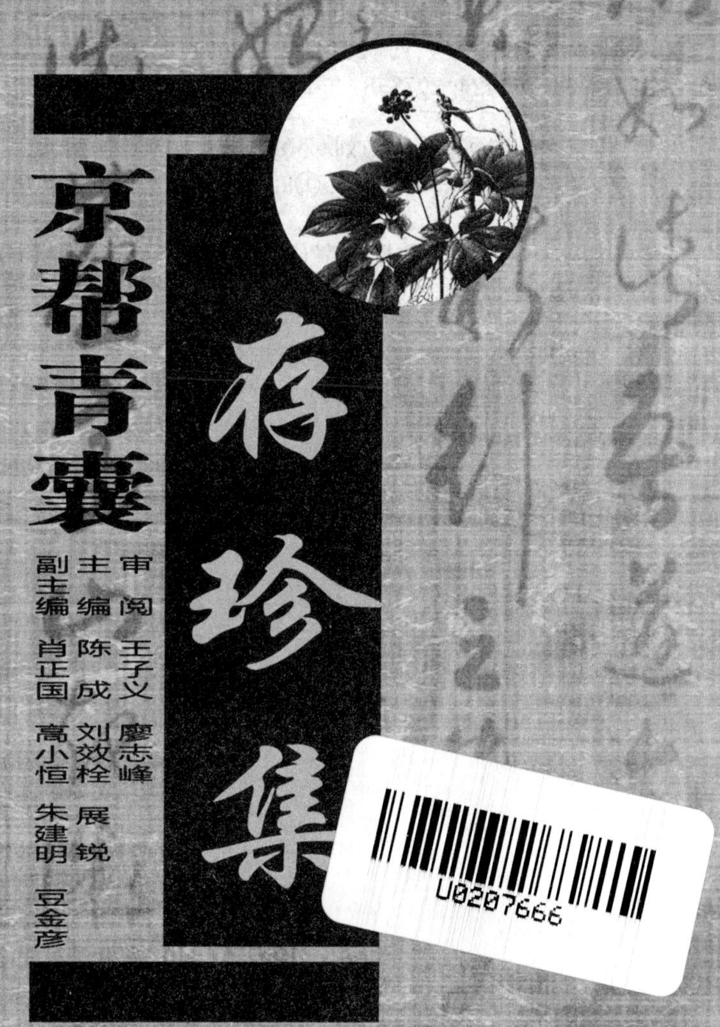

京帮青囊存珍集

审　阅　王子义　廖志峰

主　编　陈　成　刘效栓　展　锐

副主编　肖正国　高小恒　朱建明　豆金彦

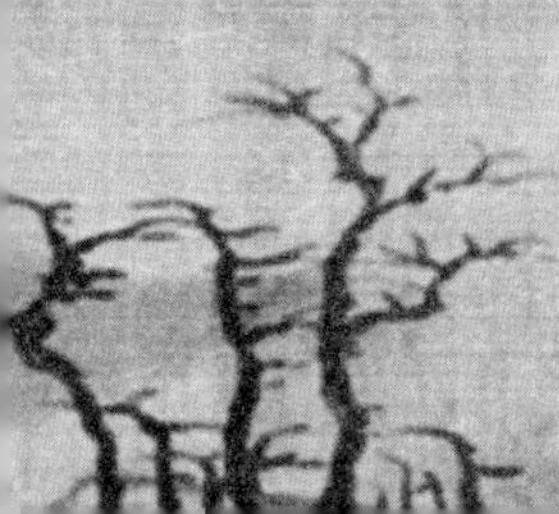

甘肃科学技术出版社

图书在版编目(CIP)数据

京帮青囊存珍集 / 陈成,刘效栓,展锐主编. -- 兰州 : 甘肃科学技术出版社, 2014.12 (2021.8 重印)
ISBN 978-7-5424-2071-8

Ⅰ.①京… Ⅱ.①陈… ②刘… ③展… Ⅲ.①中国医药学－古籍－汇编－现代 Ⅳ.①R2-52

中国版本图书馆CIP数据核字(2014)第第280076号

京帮青囊存珍集
陈　成　刘效栓　展　锐　主编

责任编辑　刘　钊
封面设计　张　琮

出　版　甘肃科学技术出版社
社　址　兰州市读者大道568号　730030
网　址　www.gskejipress.com
电　话　0931-8125103(编辑部)　0931-8773237(发行部)
京东官方旗舰店　https://mall. jd. com/index-655807.html

发　行　甘肃科学技术出版社　　印　刷　三河市华东印刷有限公司
开　本　787毫米×1092毫米 1/16　印　张　40　插　页　1　字　数　866千
版　次　2014年12月第1版
印　次　2021年8月第2次印刷
印　数　1001~1750
书　号　ISBN 978-7-5424-2071-8　定　价　168.00元

岐黄赋

混兮辟兮，其无穷兮；幽兮冥兮，此漠影兮；寂兮寥兮，斯难尽矣！无极太极，脱胎两仪；阴阳互根，清浊自分；上下交胜，左右索腾；四象衍生，八卦图呈；鸿浩寰宇，万象本根。

阳刚阴柔，乾坤道焉；变化父母，生杀本始；万物纲纪，神明之府。阴阳表里，虚实寒热，八纲辨证，两仪统矣；汗吐下和，温清消补，八法论治，规矩定矣。木火土金水，五行天地生；肝心脾肺肾，五脏配五行；寒热温凉平，药食阴阳分；酸苦甘辛咸，五味归于形；水谷之精津，化生营卫功；荣气偕卫气,皆归之于精；形神之始生，本乎精血成；形恃神以立，神须形以存。

岐黄医药，博大精深；橘杏文化，旨趣钩深；橘井泉香，道馨千载；杏林春暖，恩泽古今。无欲无求，普救含灵；《大医精诚》，道德准绳；《内经》《本草》，国医坟典；《伤寒》《温病》，中医权衡。

岐和彭缓，腾绝轨于前；李华张吴，震英声于后；铅翰昭彰，定群言之得失；丹青绮焕，备庶物之形容；穷青囊之绝技，尽医方之妙极；庶厥昭彰圣旨，敷畅玄言义理；生灵无夭枉之期，夷夏有延龄之望；至道流行，徽音累属；功侔造化，恩迈才成！斯大道传万祀而无昧，渠功德悬百王而不朽！

黄河母亲，华夏摇篮；祁连长城，民族脊梁；广袤陇原，中华膏壤；山川竞秀，大地溢彩；物华天宝，人杰地灵；羲皇故里，药材之乡；国老、铨黄，享誉四海；归、芪、纹党，行销五州；伏羲文化，寰宇景仰；医圣岐伯，岿立东方。《黄帝内经》《武威医简》，首辟岐黄门庭；莫高经卷、皇甫针经，始启国粹洪荒。折肱仁术，丰绩可碑；艺臻神妙，举世无双！

青史千载，曾见杏林有道；沃土万里，方知芳草无涯。噫吁兮！我中华五千年医学根基，地负海涵，凤翥龙翔；瞻未来，医道路漫漫其修远兮，同道自当上下而求索。愿吾侪趁潮展翼，国粹必将弘扬；唤后辈扶摇直上，恢宏华夏岐黄！

冀希京都之流派，抗志以希古人，虚心而师百氏；踵事增医华，析微阐药奥；赋岐黄之髓，扬神农之魂。笃守大医精诚之圣训，崇德尚业，广济蒸人；救死扶伤，乐道遗荣；博极医源,精勤不倦；潜沉药海,启微探幽。为天地立心，为生民立命，为往圣继绝学，为万世开太平！

陈成偕刘效栓、展锐、肖正国、高小恒、朱建明、豆金彦，时甲午壬申岁撰于陇上金城医苑。

编著者简介

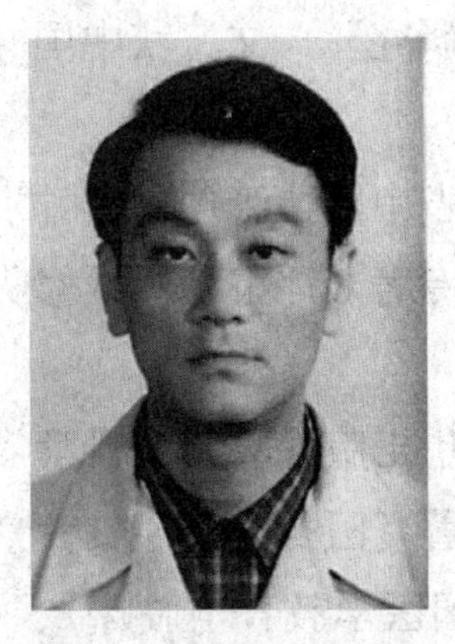

陈成，男，汉族，1955年9月生于甘肃陇西，籍贯甘肃礼县。中共党员，主任药师、执业药师，北京中医学院药学系毕业。出身医学世家，8岁始随甘肃陇上著名全科医学专家陈应贤副主任医师习承家学，熟阅《易经》、《黄帝内经》，尤对《伤寒论》、《温病条辨》、《珍珠囊药性赋》、《汤头歌诀详解》、《频湖脉学》等岐黄经典原文背诵如流，擅长于中医内科疾患的辨证论治。

系中华人民共和国人事部、卫生部、国家中医药管理局确定的“全国第二批500名中医药专家学术经验师承”出师人员，金城“兰州庆仁堂王子义京帮中医药学术流派”主要代表人物及传承人；1999~2010年甘肃省医疗卫生中青年学术技术带头人、甘肃省中医院334第一层次人才，甘肃省中医院建院60周年科技先进工作者。历任中华临床医学会副理事长，中国文化研究会传统医学专业委员会委员，《中华中医药学刊》特约撰稿人，甘肃中医学院附院中药教研室副主任，甘肃中医学院特聘副教授，甘肃省中医药学会中药专业委员会秘书长，甘肃省医学会医疗事故鉴定委员会专家库成员，甘肃省开展村卫生室应用地产中药及中医药适宜技术治疗常见病、多发病工作指导委员会省级专家，甘肃省药品生产质量管理风险分析省级专家。其成就与业绩被百度百科、搜狗百科、《中华英才》、《中华名医人才大全》、《中国名医列传·当代卷》、《辉煌成就世纪曙光》、《中华创业功臣大典》（第4卷）、《甘肃省中医院报》第73期6版（见甘肃省中医院官网）等媒介翔实报道。

职业专长　从事中医药学工作42年，专长于中医药临床、中药化学、制剂学、中药炮制学、临床药学，以及中医药经典理论的发掘传承与整理著述。在相关学术期刊公开报道诸如咀嚼剂、冲剂、胶囊剂、栓剂、合剂、酊剂，以及丸散膏丹等自研制剂30余种。

技术业绩 作为主要研究人员，先后完成国家中医药管理局、甘肃省卫生厅研究课题各一项。其中，“甘肃省中医药在西部大开发中的作用研究”获甘肃省皇甫谧中医药科技一等奖、甘肃省科技进步三等奖；“面瘫咀嚼剂及其制备方法”获国家技术创造发明专利（专利号：ZL00122330.5）；“脉复平合剂的制备与临床疗效观察”获第二届世界传统医学大会优秀（论文）成果奖；作为导师兼执笔人的“损伤散胶囊剂的制备工艺研究”一文，获中国药学会第二届全国青年药师学术竞赛二等奖。

除本职工作外，多次出色完成甘肃省卫生厅、甘肃省中医药管理局、甘肃省中医院以及药剂科等部门直接委托的科研、教学、专著、评审、标准修订、科普以及岐黄文化宣教等方面的工作。

学术成就 经由中医古籍出版社、学苑出版社、新华出版社、北京科学技术出版社、甘肃科学技术出版社等，相继出版发行独著《医药方论通贯》、《京帮炮制通义》2部；主编《京帮青囊存珍集》、《中国医学教育与临床》、《陇上中医传承集》、《岐黄医药纵横》等专著8部；任副主编、编委出版《医院制剂注解》、《甘肃省中药炮制规范》、《药学经纬》等著作7部。独著、以第一作者在《中成药》、《中药材》、《中国医院药学杂志》、《中国中医药科技》、《中国药师》、《中医药学报》、《中华中医药学刊》、《中医研究》、《亚洲医药》、《中国药事》、《中国基层医药杂志》、《国医论坛》、《中国民族民间医药》、《中国医药指南》、《医学信息》、《医药产业资讯》、《中国中医药现代远程教育》、《亚太医药》、美国《环球医学》杂志文集、《甘肃中医学院学报》以及《新中医》、《中国药房》、《中国中医药报》等20余种刊物上，发表本专业及跨专业论（著）文79篇。其中，大部分刊载于“中国自然科学核心期刊”。

品格情趣 慷慨解囊，助危济困，热忱为四川省汶川等灾区捐款，并收悉中共中央组织部捐资证明；倾囊倒箧，授人以渔，竭力襄助省级医疗部门数十位高、中、初专业技术人员的学术研究；好于滑冰、游泳、竞速跑以及摩托车越野，长于声乐、二胡、电子琴、口琴及弹拨乐器。曾获北京中医学院首届中、日、非学子5千米越野赛冠军，甘肃省中医院历届冬季职工越野赛头名。

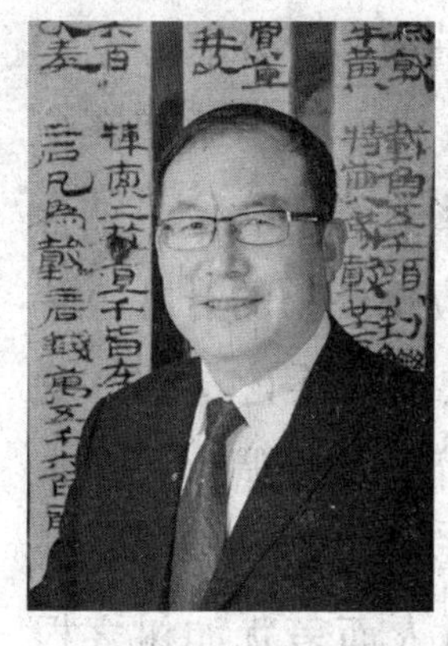

刘效栓，男，中共党员。主任药师、执业药师，硕士研究生导师，甘肃中医学院兼职教授。国家中医药管理局“十二·五”重点学科（临床中药学）与重点专科学科带头人，金城“兰州庆仁堂王子义京帮中医药学术流派”主要代表人物及传承人。现任甘肃省中医院药学部主任、经济管理处处长，兼任甘肃省药学会常务理事、甘肃省药学会中药炮制专业委员会主任委员、甘肃省医院协会药事管理专业委员会副主任委员、甘肃省中医药学会中药专业委员会副主任委员、甘肃省药品生产质量管理风险分析省级专家，《中药材》、《中国实验方剂学》杂志编委。从事医院制剂、临床药学等工作逾30年。

技术成就 主持和参与甘肃省科学技术厅、甘肃省中医药管理局等科研课题10余项。其中，获省部级科技进步三等奖1项，厅（市）级科技进步二等奖4项、三等奖3项；在相关专业期刊发表论（著）文40余篇，主编专著5部。

荣誉称号 相继获得全省卫生系统舟曲泥石流灾害医疗卫生救援工作先进个人、全省“医德医风建设”先进个人、甘肃省“我最喜爱的健康卫士”、中国药学会“优秀药师”、甘肃省中医院建院60周年科技工作者先进个人等荣誉称号。

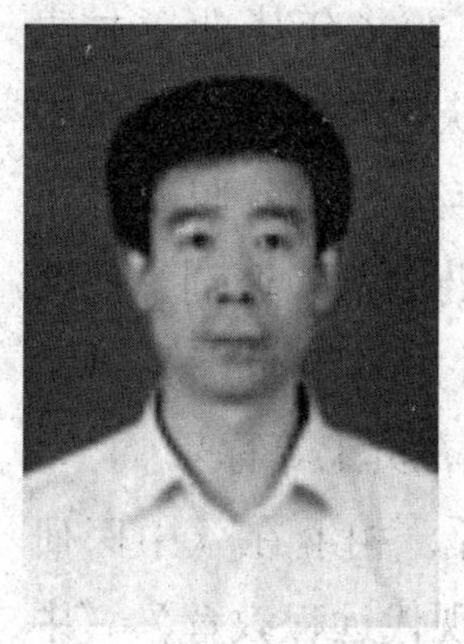

展锐，男，生于1965年11月，甘肃省靖远县人。中医内科主任医师，毕业于北京中医学院（北京中医药大学）中医系六年制本科，学士学位，现供职于甘肃省中医院肿瘤科。先后获得甘肃省第六批“万名医师支援农村卫生工程”优秀队长、甘肃省中医院“荣誉员工”、“优秀带教老师”等称号。主（参）编专著5部，在国家及省级专业期刊发表论文20余篇；主持在研课题1项、参研课题多项，其中获得厅级以上科研奖励3项。

从事临床工作20余年，期间先后在消化科、肾病科、神经内科、重症监护病房（ICU）以及肿瘤血液病科从事技术工作。其在研读历代中医典籍、名家医论、医案和现代医学知识的基础上，虚心向院内、外知名专家学习与求教，融汇各家学说，在治疗内科杂病、及肿瘤疾病方面遵循辨证论治，因之遣方用药有其独到之处。例如，对慢性咳嗽主张先辨清病位、结合证型用药，治疗用药轻灵；对内科杂病治疗通过辨证，应用药物的升降沉浮特性，使其各脏之气恢复本位而达到治病目的；对肿瘤治疗不论早期、晚期皆主张中西医综合治疗，根据分期将手术、放疗、化疗、免疫调节、介入治疗、中医药等治疗方法有机结合，从而制定出合理的治疗方案，使患者获益最大化。又如，重视调脾胃与调情志，认为“脾胃对人而言犹如树之根本，树无根难活。故若脾土衰败，则百药无效也。”另外，肿瘤患者的精神状态与治疗预后密切相关，正如《素问·汤液醪醴论》中所载：“帝曰：形弊血尽而功不立者何？岐伯曰：神不使也。”体悟何谓神不使？“岐伯曰：针石，道也，精神不进，志意不治，故病不可愈。今精坏神去，荣卫不可复收。何者？嗜欲无穷，而忧患不止，精气弛坏，荣泣卫除，故神去而病不愈也。”因此，其在临床中不仅运用针药治疗疾病，且根据不同证情之患者，向其传授八段锦和调心、调身、调呼吸等养生保健知识，从而调动患者机体内在之抗病机制，以提高肿瘤患者临床治疗效果和生存质量。

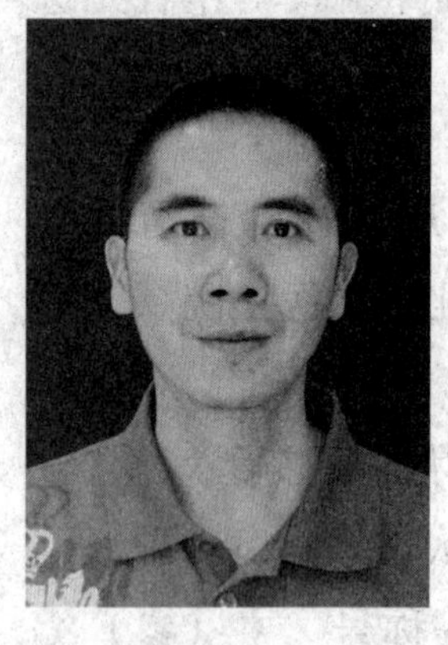

肖正国，男，生于1966年3月。中共党员，副主任药师、执业药师。1988年毕业于定西卫校，2003年毕业于兰大药学院药学专科，2006年毕业于甘肃中医学院药学本科，金城“兰州庆仁堂王子义京帮中医药学术流派”传承人。1988年迄今，就职于甘肃省中医院药剂科，相继从事中西药制剂、调剂、药物分析及药检等工作。先后荣获甘肃省卫生厅先进个人、甘肃省中医院建院60周年优秀员工等称号。

学术业绩 独著或作为第一作者，相继在《中医研究》、《西部中医》、《中国民族民间医药》、《中国中医药现代远程教育》、《中国实验方剂学》等专业期刊发表论（著）文20余篇；担任主编、副主编先后出版《岐黄医药纵横》、《医药康复指南》、《京帮青囊存珍集》等专著3部；主持在研省级课题《三黄中空栓剂的研制》、主参省级课题《玉红纳米乳膏制备与质量标准的研究》各1项，完成《复方芦荟鼻炎软膏医院制剂的开发》课题1项。

2009年9月，其赴成都中医药大学进修期间，参与了“医院制剂中中药液体制剂澄清度及其质量评价研究”、“川贝母超微粉靶向分布研究”等课题；合作完成了“口服川贝母超微粉制剂的药动学研究”；同时，参与了中药西贝碱的药时曲线、生物利用度、半衰期、表观分布容积及消除速率常数等部分研究工作。

其历时两年，与团队合作先后完成了医院制剂“玉红膏中B，B'-二甲基丙烯酰阿卡宁含量测定及QCC图在质量管理中的应用”，“玉红膏治疗皮肤溃疡有效性的Meta分析”，“均匀设计优选玉红膏中紫草油炸提取工艺”，“电导率二元相图法优选玉红纳米乳膏处方”，以及通窍鼻渊丸提取、干燥工艺、质量标准和栀子苷转移率的研究等多项工作。

援外工作 2006年，经医院、卫生厅等主管部门逐级选拔，参加了援助马达加斯加医疗队。在国外工作期间，其以高尚的医德医风、丰富的药学知识及工作经验，为非洲广大患者竭诚服务，因此获得马国相关机构颁发的荣誉证书，并于2008年经中国驻马国使馆党委讨论通过，批准其加入中国共产党。

高小恒，男，中共党员，硕士学位，毕业于江西中医药大学。主管中药师、执业药师，金城“兰州庆仁堂王子义京帮中医药学术流派”传承人，甘肃省中医药学会中药专业委员会委员。参与国家973课题及厅级课题各1项；在专业期刊发表论文6篇；任副主编撰著出版《中药炮制品临床应用指南》、《京帮青囊存珍集》各1部。其中，《中药炮制品临床应用指南》一书获甘肃省科技情报三等奖。

朱建明，男，汉族，生于1972年，甘肃省庄浪县人。毕业于兰州大学药学院药学系，本科学历，主管药师、执业药师，中国执业药师协会会员。1992年迄今，在甘肃省中医院药学部供职，从事药学制剂、调剂等工作20余年。

豆金彦，女，汉族，生于1982年。毕业于兰大药学院，硕士研究生，主管药师、执业药师。2010年迄今，在甘肃省中医院药学部供职。

审阅者简介

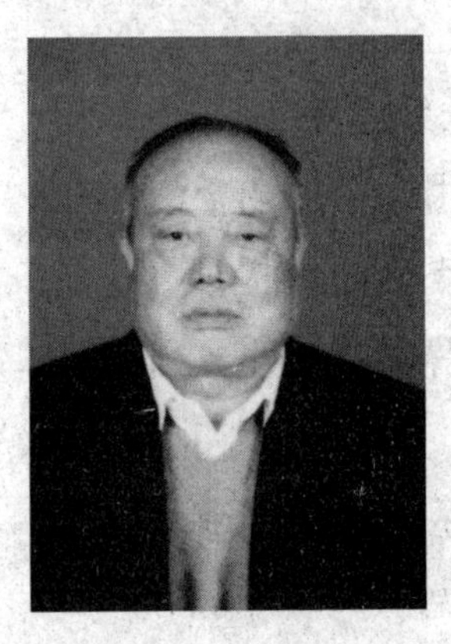

王子义，男，生于1933年，籍贯甘肃省兰州市，中共党员，副主任中药师。早年就业于兰州庆仁堂，后赴北京同仁堂、天津达仁堂受业深造。1953年毕业于兰州市药剂人员训练班，1954年调甘肃省中医院工作，供职于药剂科逾半个世纪，系甘肃省中医院创始者和奠基人之一。历任药剂科主任、及中医药学技术指导等职；曾兼任甘肃省中医药人员高级职务评审委员会委员、甘肃省新药审评委员会委员等职。为全国第二批、甘肃省第二、三批老中医药专家学术经验继承工作指导老师，甘肃省第二批五级中医药师承教育工作指导老师。主参省、厅级课题5项，发表专业论文20余篇，第一、第二版《甘肃省中药炮制规范》编写组编委。

公简悫贞良，刚严介特，执心以正，立身以诚。其品格彬彬，乐道遗荣；上学下达，以师古人；既智且仁，道熟以成。彼学在躬行，身体力行；博极药源，精勤不倦；殚精竭虑，教书育人。年至高龄仍老骥伏枥，志在兴医；烈士暮年，追求不已！

渠明晓神农本草要义，深谙雷公炮制之旨。长于中药炙炒蒸煅，工于成药丸散膏丹。其学术具有知名度，医德具有美誉度，技艺具有可信度，医患互建忠诚度。师治学严谨，授学悉心；倾其所学，传授弟子；尽其所能，培养学子。赐教中药炮制、制剂诸法，融历史源流、通法、实例与古今学说于一炉，课时始终贯穿京帮流派制药之术，且不乏陕、晋、建昌诸家之法。使理论上既凸显了京帮技艺，在学术上又汲取了百家之长。

师望之俨然，宽裕汪汪，不皎不昧。主张师生平等，推崇以德育人；其心存正气，淡泊名利；甘为人梯，乐于奉献。渠高尚的风范和人格魅力，实乃吾辈之楷模，医界之典范！

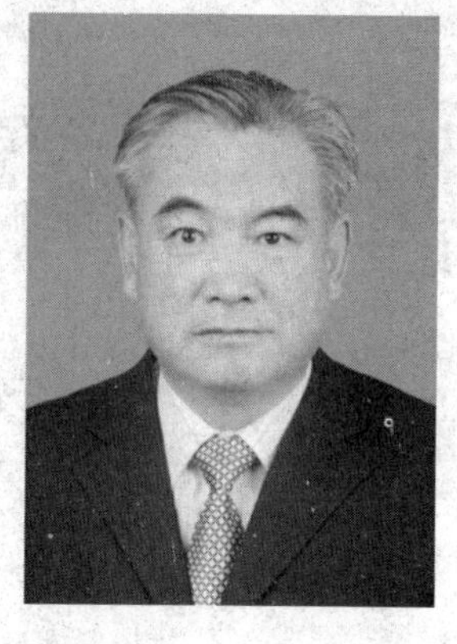

廖志峰，男，生于1946年，甘肃兰州永登县人，主任医师，从事中医临床工作逾五十载。系中国中医科学院博士生导师（师承专业），国家两部一局确定的老中医药经验继承指导老师，甘肃省名中医，甘肃省中医院首席专家,甘肃中医学院硕士研究生导师。兼任中华中医药学会脾胃病分会委员会委员，甘肃省中医药学会内科专业委员会主任委员，政协甘肃省第八、九、十届委员会委员，曾获"卫生部先进工作者"荣誉称号。廖志峰名老中医传承工作室，为国家中医药管理局全国名老中医药专家传承工作室建设项日之一。

成才之路 渠自幼受伯父（永登名医）的影响，中学时代即熟诵药性四百味及三百余首方剂歌诀，系统研读十余部中医经典著作，先后在兰州军区总医院、兰州医学院第一附属医院等多家医疗机构进修学习。1979年，全国招考选拔中医药人员充实省级中医医疗、教学机构力量，其以优异成绩被甘肃省卫生厅选拔，并分配到甘肃省中医院工作至今。此后，又分别在成都中医药大学、北京中医药大学中医提高班深造，得到了董建华、焦树德、祝堪予等全国著名老中医的悉心传授。1989年，国家人事部、卫生部与国家中医药管理局组织开展第一批全国老中医药专家经验继承工作，其被确定为首批老中医药专家学术经验继承人，拜知名中医专家王自立主任医师承其医技。通过学习实践、并结合个人多年临床体会，最终形成了自成体系的辨证论治理念。

诊疗特色 伊对《黄帝内经》、《伤寒论》、《金匮要略》、《脾胃论》、《医学启源》、《内外伤辨惑论》、《兰室秘藏》、《此事难知》、《卫生宝鉴》、《临证指南医案》等经典医著有着很深的研究，同时亦注重对各家学说的学习和总结。其据积年之临床经验，相继开发研制出了健胃消胀合剂、健胃止痛合剂、健胃消食合剂、健胃止血合剂、健胃清肠合剂等五种治疗消化系统疾病的系列特色用药。此外，其不仅对消化系统、肝胆系统、呼吸系统以及内分泌系统的疾患诊疗卓有建树，亦对外、妇、儿及疑难杂病的诊疗触类旁通。尤对于脾胃病、肝胆病、肾病及疑难杂症的治疗具有独到之见解，诸如对萎缩性胃炎、结肠炎的治疗，主张从胃、肠本脏论治为主，并辅之以肝、脾、肺进行深入辨治。

学术成就 在国家及省级专业刊物上发表论文30余篇；主编《糖尿病中西医治疗进展》、《廖志峰医论医案集》、《肝胆胰疾病中西医诊治新进展》等专著3部，合著、参编《中医胃肠病学》、《中医风湿病学》、《实用中医处方手册》等著作多部；主持完成多项相关科研课题。

序

纪称，望龙光知古剑，觇宝气辨明珠；然岐黄旨归，非天明莫洞焉。尔后，决生死称和缓，辨伤寒唯张机，谙炮制乃雷敩，析本草数东壁，晓制方推京帮，亦仅仅晨星耳！故医药为艺，尤非易言，神农始之，黄帝昌之，其道通于神圣。中医中药源流归一、互根贯穿，医无药则医无所为、药无医则药无所用。虽师仲景之术，然药非精良则沉疴难起；纵行雷公之法，而道非精湛则膏肓难医。

葳谋虽属乎生知，标格亦资于古训。然由于历史的原因与诸多主、客观因素之影响，医界学术风气浮躁，权衡失约，不思求精旨而急功近利者亦不鲜矣！若将至精至微之道、以至疏至浅之识而论之，则必致国粹中衰而有愧于先贤与后世。但值得额手称庆的是，在20世纪90年代初，中华人民共和国人事部、卫生部与国家中医药管理局，共同出台了“全国500名老中医药专家学术经验继承工作”计划，继之又推出了中医药名家传承工作室、中医药学术流派传承工作室等诸多鸿举岐黄医药之项目。从而，使祖国中医药学事业又迎来了一个百花绽放的春天。

陇上金城“庆仁堂”京帮中医药流派，其学验积淀丰厚，理论致远勾深，学术自成体系，技艺特色鲜明，流派独树一帜，历经三代，脉络清晰，传承有序，可谓陇原医药之瑰宝，岐黄文化之精华。故有词赞曰：陇药文化渊源长，金城首推庆仁堂；炙炒蒸煅法度正，丸散膏丹功效宏。为发掘、整理、继承和弘扬京帮中医药先贤之独特技法与学术要义，作者本着传承性、特色性、原创性、学术性、实用性和可读性的撰著理念，岁历两载、稿凡三易，浓缩为一部《京帮青囊存珍集》，以企发挥义理、探幽启微，承先启后、继往开来。

著作体例分上、中、下三篇，别论京帮中医药学术流派之特色文化。其中，上篇“橘井崇源”之《伤寒论》歌赋，集《伤寒论》原文、理法方药及清·柯琴诠释于一炉，以歌咏形式纂为一编，诵读琅琅上口，涵义条分缕析，庶易晓畅，乃开宗明义，发蒙敷旨之独作。其后，兼收“京帮药性赋”及经典药性赋补正，供杏林学子习诵玩味之用；中篇“青囊珠玑”，涵盖京帮特色之中药炮制理论及成药制备大法，集源流、通法、实例及古今学说与一辑，兼收并蓄，通篇既贯穿京帮流派之术，亦不乏陕、晋、建昌诸家之法。此外，且将京帮医药创新与临证心法穿插其中，供医道中人师法而为之；下篇“杏林春秋”，汇岐黄文化综览、本草演义于一稿。其中，既含对中医、中药文化之诠释，亦纳拟人化本草提兴怡神之佳作，冀望对读者具溯源解惑之用及耳目一新之感。

京帮至理，师传徒承，杏林有道，芳草无涯。今奋编摩之志，僭编纂之权著述《京帮青囊存珍集》，付之于梓以示世人，供借鉴品评。之作或许仅为医绪、拾遗补缺而已。然有道是：沧海不择细流，能容乃大；泰山不让寸土，垒积则高。中华医药学正是由一代又一代有志之士精心耕耘、不断进取、充实完善，汇集凝聚而成的华夏文化精魂。

惜因作者学未精深，性实颛蒙，故亥豕鲁鱼在所难免，诚望披阅者斧正之！陈成、刘效栓、展锐、肖正国、高小恒、朱建明、豆金彦七位，分别撰著该书逾12.3万字的内容，贡献突出，谨此明示！同时，对王子义与廖志峰二位教授给予之悉心审阅、刘钊主任之襄助，在此深表谢意！

陈　成

2014年9月9日

目　录

上篇　橘井崇源

中篇 青囊珠玑

下篇 杏林春秋

上篇

橘井崇源

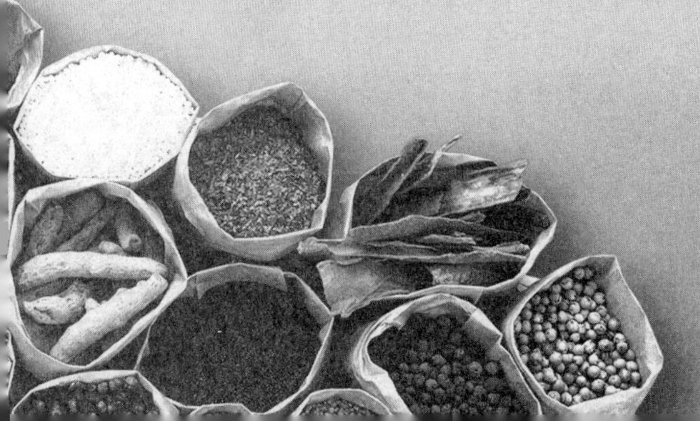

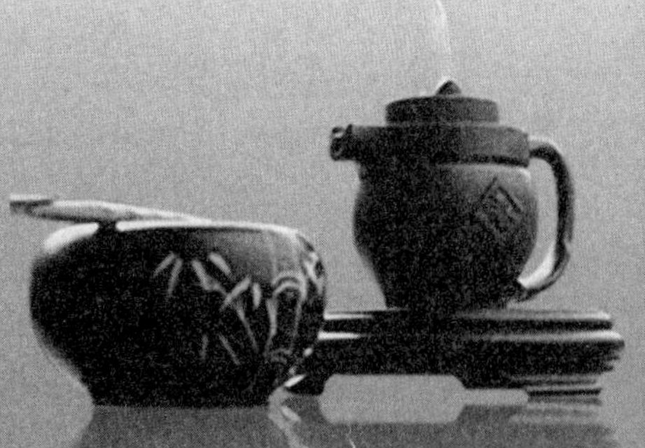

第一篇 《伤寒论》歌赋

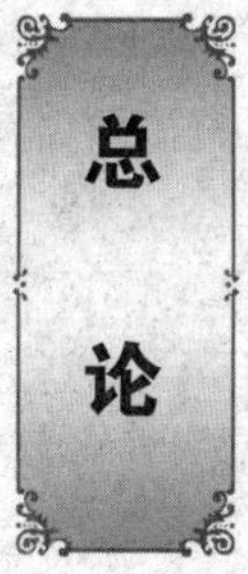

第一章 引 言

第一节 咏 岐 黄

大 医 咏

太极形，生两仪，继四象，衍八卦。
阴孕阳，阳育阴，阴阳别，乾坤定。
华夏医，本岐黄，五千年，育栋梁。
神农氏，尝百草，遇百毒，创本草。
黄帝询，岐伯答，灵枢作，素问详。
扁鹊术，流传广，内妇儿，皆通晓。
汉华佗，技工巧，麻沸散，刳痛消。
越汉季，有南阳，六经辨，圣道彰。
伤寒论，金匮藏，限权衡，立津梁。
唐药王，孙思邈，崇医德，方药尚。
千金方，集大成，外台继，疗百疾。
刘张李，朱震亨，宋金元，四大家；
刘完素，专论火，燥湿寒，皆化热；
李东垣，重脾胃，虚者补，实则泻；
朱丹溪，相火论，清实热，补虚火；
张从正，悬三法，吐汗下，重攻下。

李时珍，著本草，铅翰昭，丹青彰。
明万历，王肯堂，撰医镜，著准绳。
张景岳，八纲辨，编全书，释内经；
疗虚损，药精专，倡温补，摒寒凉。
赵献可，书医贯，重命门，水火安。
伤寒论，作附翼，清柯琴，论卓见。
叶天士，温热论，卫气分，营血辨。
吴鞠通，倡先说，辨瘟疫，从三焦。
世医杰，如繁星，尽奇术，拯万民；
博医源，求古训，启后人，承先贤。

医　理　咏

气为元，功能强，天地道，化阴阳；
水与火，温与凉，静与动，升与降。
列五行，万物纲，木火土，金水详。
配五色，应五方，观五气，察五脏。
脏封官，保家邦，肝拜将，心称王；
肺为相，脾管仓，肾作强，最需藏。
津与液，供营养，精化血，气导航。
神调摄，脏安康，怒气升，肝失畅。
喜气缓，心欠养；悲气消，肺受殃。
忧气结，脾失运；恐气下，肾难防。
阴与阳，乾坤道，变化本，万物纲。
手足经，别阴阳，辨六经，寻疾恙。
手太阳，小肠经；手阳明，大肠经；
手少阳，三焦经；手三阳，须分清。
手太阴，系肺经；手少阴，及心经；
手厥阴，心包经；手三阴，谨记胸。
足太阳，膀胱经；足阳明，连胃经；
足少阳，交胆经；足太阴，归脾经；
足厥阴，属肝经；足少阴，本肾经。

冲血海，任胞胎；气血充，胞宫盈。
督脉乃，阳脉海；带脉联，足六经。
此四脉，谓奇经；故胞宫，称奇恒。

论 治 咏

求病因，首内伤，动气血，乱阴阳；
外六淫，疫难挡；非内外，虫兽伤。
四诊法，细酌量，辨证状，别阴阳；
望神色，形舌象，诊五脏，疴疾恙。
闻声音，嗅气味，别虚实，断寒热。
问症状，解病因，明所苦，下诊断。
切六脉，辨脉象，脏与腑，盛衰亮。
学辨证，明八纲，表里定，寒热讲。
分虚实，论阴阳，知纲领，治反掌。
药百味，神农尝，通性味，明升降。
用兵法，组成方，辨治清，配伍当；
君臣辅，佐使良，司攻守，疗效彰。
未病时，需先防，病已成，体受伤。
顺自然，摄阴阳，得医道，保安康。

四 季 咏

人之初，如树苗，欲繁茂，四时调。
天人一，形神道，养生论，须明了。
春风起，防感冒，食要清，缓摘帽；
夏多热，避暑扰，食须净，衣轻薄；
秋风劲，应润燥，食宜津，慢添袄；
冬多寒，常日照，食当温，衣棉袍。

起 居 咏

起居事，规律找，四体勤，养莫娇；
逸有度，量力劳，忌熬夜，宜起早；

餐应时，不过饱，五谷养，零食抛；
多饮水，嗜蔬果，慎油腻，糖盐少。
衣适体，随季调，频晒被，枕勿高。
常洁齿，勤洗澡，护双目，水泡脚。
善运动，勤思考，少烦忧，戒焦躁。
琴棋书，广爱好，游田野，陶情操。
知调养，病难扰，勤学业，尊师老。

第二节 伤寒吟

张长沙，东汉医，字仲景，名张机；
生中原，南阳郡，举孝廉，居太守。
博医源，潜圣道，采众方，求古训；
创六经，别八纲，分三阳，与三阴；
辨伤寒，论杂病，立规矩，称权衡。
太阳病，脉浮象，头项痛，恶寒证；
汗自出，脉浮缓，桂枝汤，用之应。
太阳病，表未解，现微喘，杏朴添；
用杏仁，平咳喘；加厚朴，祛痰涎。
见项几，葛根牵；见胸满，芍药删。
见溺难，附子啖；脉浮紧，麻黄煎。
痰饮嗽，青龙宣；水逆证，五苓散。
结胸证，须手按，按之痛，小陷煎；
晡潮热，少腹硬，便秘结，大陷煎；
按之软，陷胸丸；少腹满，抵当痓。
胃家实，阳明证，大便结，渴欲饮；
舌少津，烦渴饮，气液伤，叶膏煎。
若恶热，不恶寒，心懊恼，栀豉探。
气冲胸，瓜蒂散；里热甚，白虎灌。

燥渴烦，人参联；茵陈汤，退黄疸。
承气汤，泻热便，身重热，皆可痊。
少阳病，口苦现，咽干燥，双目眩；
往寒热，胸胁满，小柴胡，治多验；
默厌食，喜呕烦，见一证，即可餐；
兼微结，芒硝舔；兼惊谵，龙牡潜；
兼外证，柴桂半；兼内证，建中酣。
兼阳明，胸胁满，心下痞，大柴铲。
时腹痛，利益甚，脉沉象，太阴证；
呕吐利，肠鸣号，振脾阳，理中汤；
四逆汤，挽厥阳；寒实胸，三物散。
脉微细，少阴证，但欲寐，不可汗。
少阴证，始得之，反发热，麻附辛。
身痛寒，热无汗，脉沉微，麻附甘。
真武汤，散水寒，肢重痛，功效显。
四逆散，厥逆挽；白通汤，脉续还。
阴格阳，脉欲绝，通脉汤，合猪胆。
巅顶痛，涎沫倾，吴萸汤，服之灵。
少阴利，脓血便，桃花汤，疗效验。
连胶汤，敲鸡蛋，消咽痛，清心烦。
桔梗汤，祛咽痛；半夏散，宣结痰。
少阴证，咽喉痛，甘草汤，功堪任；
咽生疮，声嘶哑，苦酒汤，喉顺畅。
厥阴证，乌梅丸，治久利，蛔虫安。
白头翁，连柏配，合秦皮，祛毒痢。
心动悸，脉结代，炙草汤，脉复还。
阴阳易，烧裈散，阴头肿，易消焉。
执拙笔，赋伤寒，启后辈，承先贤。

陈 成 刘效栓 撰

第二章 导 论

第一节 伤寒论翼歌赋

读书不明根蒂，古人精义弗彰；
常中之变，变中之常，参赞化育何仰。

全论大法第一

识破数和偏见，乃得仲景真传；
伤寒杂病六经兼，即是纲领大段。

六经正义第二

地理兵法两喻，夹界有路出师；
守而不战短兵，施虽有矛戟何恃？

合病启微第三

病有定体变迁，合病并病相参；
气分神合妙通玄，阴阳互根贯穿。

风寒变惑第四

和风吹面无患，中人必是夹寒；

方可通用善变迁，不拘浮紧滑缓。

温暑指归第五

欲显知温暑利害，须明寒发来由；
应夏浅深要相投，阴盛阳虚不谬。

痉湿异同第六

血虚筋急为患，紧弱二脉分优；
刚君葛根柔栝蒌，逐邪滋阴妙手。

平脉准绳第七

气口成寸大会，生死在此寻求；
阴阳二字包周围，任他百脉沉浮。

太阳病解第八

心当太阳正位，水来克火犯君；
发汗利水把火清，麻桂诸方细审。

阳明病解第九

阳明传化之府，官拜仓廪司纳；
上越中清下夺达，三阴出路妙法。

少阳病解第十

少阳官拜中正，主胆气游三焦；
寒热往来邪正交，小柴胡汤解表。

太阴病解第十一

太阴为开主脾，同处中州司输；
不为胃地津液疏，因而腹满痢吐。

少阴病解第十二

少阴水火兼理，肾中寒热杂居；
二十五度细推施，微为小象而细。

厥阴病解第十三

厥阴消渴病温，肺虚肝邪上行；
小建安邪柴木平，窃母克火对证。

六经总论第十四

六经原来活方，十剂方外有方；
舍证求方终非良，机情两得为尚。
灵素备言针灸，方药仲师乃详；
指得长沙一瓣香，受教举世无恙。

第二节 题 辞

医之一道当精讲，关人生死与存亡；
凭脉辨证勿猛浪，因证立方细推详；
药毒攻邪邪沦丧，误用一味性命戕；
然人气禀不一样，老幼男女身弱强；
三百六十各有相，内分心肝肺肾肠；
病有浅深轻重状，表里寒热及阴阳；
此事本来难模仿，幸有仲景立门墙；
本有素问复博访，区分六经有名堂；
主病主脉有变象，寒热杂病各分帐；
更有韵伯注妥当，复为二翼成宪章；
用药分经毫无妄，变化神明非执方；
真是医人当头棒，竭在唱醒药黄粱；
更不须下拦何纲，直捣虎穴擒贼王；

万一病脉不明朗，为请宗工什谦光；
欲使生灵皆无恙，诊历不害寿而康；
今访韵伯为俚唱，非敢与世作津梁；
聊使习学有依傍，记诵顺口本无腔。

第三节 六经正义歌

太阳寒水主开，太阴湿土主开；
阳明燥金主合，厥阴风木主合；
少阳相火司开合；少阴君火司开合。
诸病总不外六经，六经统辖人一身；
自从仲景立此论，遂使后学有遵循；
只在六经求根本，不求枝叶诸证名；
掌握枢机治百病，须明六经之地形；
腰以上为三阳境，三阳夹界地在心；
虽主于外里相映，先举太阳地至尊；
内由心胸外颠顶，前至额颅后眉承；
肩背下及手足跟，内合膀胱统卫营；
内由心胸胃肠经，外至额颅当分清；
由面至腹地而输，下及于足是阳明；
由胸至咽出口吻，颊上耳目更斜升；
至颠外胁内胆分，即是少阳地面存；
腰下三阴有分寸，腹为三阴夹界城；
主里而不及外省，先将太阳说于君；
自腹由脾中州定，下及二肠与魄门；
少阴自腹于两肾，膀胱溺道地图呈；
厥阴自腹由肝引，上膈至心风木林；
又从胁肋为邦禁，下及小腹与宗筋；
通行三焦主里证，夹辅之国近邦京；

此是六经经界终，适合病形篇所云。
邪中项背太阳领，邪下阳明中面膺；
中颊两胁少阳证，中阳溜经左规程；
中阴溜腑又当认，邪中于阴难直行；
望初必从臂肘进，自经及腑以逼凌；
脏中气实不容近，则邪还腑律逆横；
寒邪还腑自痢甚，热邪还腑下证因；
由此三阴不安静，须知逐邪固本根。
六经病纲细思忖，头项强痛太阳证；
脉浮恶寒为把柄，主表主开有明征；
阳明为合里阳隐，胃实提纲意义深；
少阳归重半表令，口苦目眩机遍真；
少阴阴枢开合应，欲寐不寐是病情；
归重半里情为顺，舌干口燥不提论；
太阴主里阴道盛，里寒自痢腹疼痛；
厥阴合阴阳侵浸，消渴里热气逆侵；
病有走体虽分任，病有变迁更宜寻；
更宜互参合病并，部位须分气氤氲；
脉证机情并详审，庶几万病可回春。

第四节　制方大法歌

制方不拘病之名，惟当其证机与情；
六经方虽各主令，亦可互通与它经；
所求是方合是证，不拘经用活发生；
表里虚实寒热论，并无风寒杂病分；
或无表里二方更，风寒两方或迭寻；
或以全方而取胜，或以加减而建勋；
小青或然设五证，加减方内五方新；

小柴或然设七证，加减方内七方存；
当知法中有法隐，方外有方宜知音；
何以三百九七因，一百十三方拘玲。
岐伯创立七方正，仲景化裁以尽神；
即以发表攻里证，逐邪大法也至精；
麻桂只可发表分，表里夹见不能行；
表热里寒小青清，表寒里热大龙平；
表中解里有速应，岂如坏病先后迎；
如此尽变营卫庆，邪留腠理当急擒；
半表寒热全同经，半里虚实又分呈；
里虚小柴实大领，表中和里气如春；
岂传先攻后补慎，先补后攻细酌忖；
发表不独麻黄任，攻里又岂独调承；
胸膈之水大陷运，胸膈之痰小陷清；
试胃失气小承领，肠胃燥屎大承清；
因证立方有分寸，邪袪而不伤中宫；
缓急轻重讲不尽，十法识剂当分明。
麻黄葛根诸汤定，可以散实气味轻；
宣可决壅栀瓜顺，通滞十枣与五苓；
泄闭陷承抵当峻，滑可去实胆蜜灵；
涩可固脱赤桃进，补弱附子理中陈；
黄阿之汤得燥润，禹代重可镇怯心；
连豆燥可袪湿侵，看来不外阳与阴；
白虎黄连是寒性，白通四逆热性横；
胜热治寒何须问，审明此理救世人；
虚实表里或杂混，又有治法用灸针；
然至六方为主政，诸方加减有君臣；
汗剂皆本桂枝引，吐本栀豉法相同；
攻剂承气实为准，利剂柴胡为本根；
本于泻心寒剂等，本于四逆剂成温。
学者切勿恃聪敏，诸类旁通引而伸；
老大心细学古训，而后可入仲景门。

第五节　伤寒六经传变歌

霜降以后春风前，伤寒即病六经传；
传过六经当自愈，请观素问不虚言。
若染两感伤寒证，一日两经表里传；
水浆不入不知人，六日之间当殒命。
是故伤寒不服药，待过七日无差错；
七日之中一剂差，变成坏证终耽搁。
阳盛格阴须细察，阴盛格阳必须研；
表里阴阳明的确，汗吐下和用无偏。

太阳经病歌

太阳经病恶寒先，身热头痛脊疼连；
有汗伤风脉浮缓，无汗伤寒脉紧弦。
无汗麻黄汤可汗，汗多宜用桂枝煎；
时药香苏加减用，对经中病实时痊。
初病原来是太阳，即宜发表便安康；
假若误用阳明药，引入肌中热不散。

阳明经病歌

阳明经证热如汤，不恶寒兮减去裳；
目病鼻干不得眠，脉浮洪滑数而长；
法宜解肌微汗取，升麻葛根理当先；
太阳传证到阳明，方用升麻病浅轻；
若与小柴胡一剂，邪即传入少阳经。

少阳经病歌

少阳寒热往来更，口苦咽干胸胁痛；
干呕脉弦兼重听，小柴和解即安宁。
阳明传入少阳经，一剂柴胡热便清；
若用麻黄重发汗，便为蓄血反蒸蒸。
少阳经证未全消，如用大黄不合宜；
痞气结胸从此致，请君临证莫失棋。

太阴经病歌

太阴经证当恶热，脉沉有力来不歇；
舌燥气急烦躁增，白虎投之不胆怯。
太阴恶热烦躁并，口干舌燥心下闷；
二便自利病居中，黄连泻心汤最应。
太阴恶热多口渴，烦躁腹泻大便数；
黄芩芍药两相须，再加甘草和诸药。
太阴经证身恶热，更兼腹痛将危绝；
腹痛拒按结不通，桂枝大黄汤最灵。
太阴经证表尚热，心中烦躁便且结；
腹中满闷舌上苔，大柴胡汤立时捷。

少阴经病歌

少阴经证身体凉，恶热烦躁手足扬；
口渴舌燥腹满硬，大小便秘语言狂；
或为下痢纯清水，此皆邪热胃中藏；
法用苦寒攻下剂，急投三味小承气。

厥阴经病歌

厥阴经证身厥冷，烦躁去衣腹满硬；
舌卷吏缩气上冲，发狂谵语将殒命；
寄语医家速决断，要知生死脉中辨；

生脉来时沉有力，大承急下服之宜；
死脉来时微且乱，若然投剂亦不痊。

第六节　六经方余论解歌

审其阴阳别柔刚，阳病治阴阴治阳；
内经言语岂惝恍，定其中外各守乡；
仲景制方此模仿，或同而异有主张；
只因经气不同样，六经原来分井疆。
太阳寒热互呈象，虚实迭见治非常；
故于发表把里望，表药又探里药囊。
阳明经主实热旺，所以方制攻下汤；
又恐用之或鲁莽，实中叮咛将虚防。
少阳经气虚热掌，每用人参解以凉；
太阴虚寒气药养，立方温补尚附姜。
气多虚寒少阴象，故虽表热附子良；
兼有虚热滋阴尚，又当细审勿匆忙。
厥阴经主实热撞，故虽厥冷手足僵；
脉微欲绝之形状，姜附不用置一旁。
然此无形实热降，非为阳明有形伤；
表里不一为此讲，再将表里讲一章；
三阳主表有里象，三阴主里无表扬；
太阳至尊主五脏，胸中为里犹明堂。
少阴为里七室降，犹如天子宫禁房；
阳明六腑之君长，腹中为里都会场；
中州万物所归往，太阴为里政事访。
百职皆由此分放，二阳论毕论少阳；
十一脏腑所共向，胸腹皆里无定方。

厥阴为里犹幄帐，运筹决谋有秘藏。
治三阳者皆细想，两层里面勿相仿；
三阴虽有表症恙，无非三阳经传往；
故谓无表非虚谎，女子庭即丈夫堂；
所以三阴表剂尚，仍用桂枝与麻黄；
然而阴亦有器仗，太芍少附厥阴当；
互列表剂来调养，并行不悖涤病肠。
总要阴阳互生长，表里雌雄输应将；
调和阴阳气清爽，精神充足遍身香；
郢斧还望诸良匠，此乃伤寒存真方。

第七节　引经归经药歌

伤寒辨六经，用药须引经；
手太阳经证，藁本羌活行；
少阳厥阴地，皆须柴胡祛；
手足阳明证，白芷升葛根；
肺脏升葱用，脾升白芍用；
心经黄连使，肾独加桂灵；
分经用上药，愈病即神通。

冲任督带于一身，用药归经须分清；
玉片丹参王不留，二术二甲归杞芎；
二香巴戟草吴萸，冲任经脉药配用。
归芍龙艾麻续断，带脉之药经常念。
苍耳细辛鹿藁本，芪杞桂附羊脊骨；
此是督脉药当诵，临证之时选择用。

陈　成撰

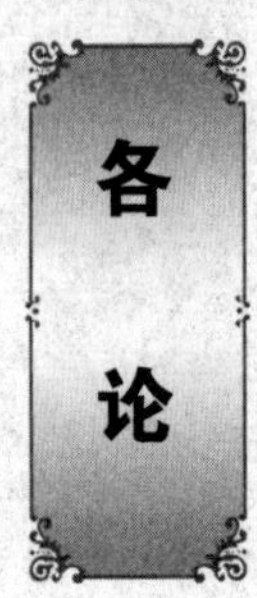

第一章　太阳病方总论歌

太阳主表犹边关，制方发表里亦兼；
心肺之经真里面，肺病发热心恶寒；
烦喘痞硬与逆满，头项强痛心肺连；
发表降气麻黄验，发表滋阴桂枝贤。
表中生津津液灌，葛根汤剂妙难言；
表中清火翘豆验，大青麻杏石膏甘。
小青龙与五苓散，发表利水对君谈；
清利又各有深浅，白虎十枣当细参。
随证救逆法莫滥，陷胸泻心抵当丸；
调胃四逆能解免，真武等方要中权；
都因麻桂方加减，神而明主妙无边；
表虚自汗桂枝验，更有加桂去桂丹；
加芍去芍加附片，参朴杏苓术共煎；
龙牡等剂皆桂变，种种不一审得端。
表实风寒麻黄汗，葛杏连翘继主前；
小青干呕而咳满，大青内热而燥烦；
皆从麻黄为主见，寒热暑湿当深谙；
证治此经法两件，发汗利水方内元；
发汗又有五法显，桂汗经络病自安；
麻汗皮肤散外感，汗在肌肉用葛仙；
大青龙汗胸中现，汗心下水小青滩。

三焦高下定水患，利治之法又有三；
上水发汗青苓散，中焦水气泻乃全；
须用十枣与大陷，在河之中挽狂澜；
水在下焦利小便，桂枝去桂苓术添；
总之此经心主管，阳中太阳不虚传。
汗为心液君令唤，第一妙法用手拈；
若火不足水弥漫，第二利水效应先；
君火太盛烦渴现，清火反治得安然；
火衰脏腑风寒犯，从治之法温补焉；
它法犹须细检点，庶不失一号十全。

第一节 桂 枝 汤 歌

桂 枝 汤

桂枝9g 芍药9g 甘草6g 生姜9g 大枣4枚

桂枝芍药草姜枣，滋阴和阳第一条；
第一发汗解肌表，服此营卫自和调；
太阳中风脉浮表，皆得用此把病疗；
脉浮为弱是主脑，头痛发热是其标。
恶寒恶风原有道，病脉相应莫混淆；
干呕胃腑风侵扰，风袭阳明鼻鸣号；
但见一证用之妙，总以自汗为主梢；
即服此方有功效，表虚之证立刻消。
桂枝色赤通心窍，温经扶阳散寒高；
甘者益气生津妙，辛堪解散外邪逃；
得芍益阴止汗巧，内和营气把烦消；
姜辛佐桂解肌表，枣甘佐芍把里调；
甘草安内扰外盗，调和营卫通三焦；
任他盗汗自汗冒，虚虐虚痢皆高超。

方后复方更精妙，啜粥服药汗自潮；
谷气内充邪自跑，发汗无患惟此高。
生冷黏滑口勿嚼，五腥臭恶一切抛；
凡服药时要忌了，免致证变把力淘。
勤笔又把疑证表，脉浮自汗察秋毫；
小便数而心烦扰，微恶寒兮是根苗；
独脚挛急不同道，乃是阳明阴虚招；
即用栀豉吐之妙，胃阳得升诸脉调。
再服桂枝去攻表，咽干烦吐厥难疗；
厥因胃阳已所招，甘草干姜能补牢；
阳复之后别无妙，芍甘和除称英豪；
胃实谵语从此造，姜桂遗热祸移噩；
调胃承气与宜妙，阴阳相合自逍遥。

第二节 麻 黄 汤 歌

麻 黄 汤

麻黄9g 桂枝6g 杏仁9g 甘草3g

麻黄汤内桂杏甘，开表逐邪发汗丹；
头痛项强发热现，身疼腰痛骨节酸；
恶寒恶风不出汗，胸满而喘形证全；
浮紧浮数脉体看，须当用此峻剂焉；
倘若汗出不解免，便以桂枝代平安；
可一而不再可见，投之恰当用手拈。
麻黄中空外直干，宛如毛窍骨节然；
能把骨节寒邪尽，引出毛窍一箭穿；
卫分风寒自发散，轻可去实疗伤寒；
有汗忌用大关键，能令人虚耗其元。
得桂入心生出汗，营分之中散风寒；

得杏温心把寒散，逐邪定喘清肺痰；
得草外拒邪不犯，内保中宫气血安；
不用姜枣有主见，串横碍麻难升前；
枣性滞逆怠而缓，窒碍杏仁速降焉；
若是衄血已出现，休再发汗把热添。

第三节 葛根汤歌

葛根汤

葛根12g　麻黄9g　生姜9g　桂枝6g　芍药6g　甘草6g　大枣4枚

葛麻桂芍草姜枣，表虚里实宜此条；
开表逐邪轻而巧，服之表里自和调；
头痛项强背强了，牵引几几受煎熬；
脉浮恶寒为主脑，风寒在表也能疗；
汗出是风伤营道，无汗伤卫在皮毛；
表病下痢不痢道，但呕合病都能消。
葛根性轻体重好，去实镇动固里高；
甘满起阴生津妙，滋筋舒脉免牵劳；
麻黄能开玄府窍，祛风发汗为臣僚；
芍桂甘枣营卫调，何患外邪不远逃。

第四节 大青龙汤歌

大青龙汤

麻黄9g　桂枝6g　甘草3g　生姜9g　杏仁9g　大枣4枚　石膏24g

大青龙麻桂杏甘，姜枣加膏以疗烦；
烦躁身痛而不汗，头痛发热又恶寒；

脉浮紧缓形体看，风寒在表里热煎；
热伤金气烦躁现，石膏生津是仙丹；
犹恐热出寒不散，变为邪热下痢焉；
是为引贼破家产，顾头不顾尾一般。
故用麻桂来发汗，急加甘草和中元；
姜枣调培营卫畔，一汗风热表里安。
麻桂二汤不反辨，此能清内扰外边；
若有少阴证夹见，与脉微弱莫妄谈。

第五节 小青龙汤歌

小青龙汤

桂枝、芍药、五味子、麻黄、细辛、干姜、半夏、甘草各9g

桂芍麻甘小青龙，姜细半味以类从；
心下有水咳气壅，干呕发热似火烘；
表虽未解里寒重，发汗利水保君躬；
渴利噎喘或满痛，小便不利皆奏功；
心下相火所居洞，水火相射病更凶；
下而不止渴利纵，上而不下噎喘逢；
溜于肠胃小便壅，少腹应满与鼓同；
发热而渴干呕动，枢机之剂如化功。
麻黄能开皮毛孔，细辛逐水气甚雄；
半夏除呕胃寒送，五味干姜咳无踪。
桂芍甘草本方重，更将加减告诸公；
麻黄细辛性直勇，干姜猛烈气不松；
心液不足渴腔应，半夏燥热不可用；
栝蒌根儿尽早用，津液上升甘露霖；
利噎满喘向里贡，故去麻黄表忌攻；
芫花茯苓水远送，附子除噎妙无穷；

杏仁定喘不欺哄，管叫表里俱能通；
化水为汗咸称颂，外邪顿解建奇功；
又主水寒在肺胃，久咳肺虚用勿虑。

第六节 五苓散歌

五苓散

猪苓9g　泽泻15g　茯苓9g　白术9g　桂枝6g

二苓泽桂术相当，五苓散是白饮汤；
汗后表热不解放，烦渴饮水汲西江；
或饮即吐水逆上，或便不利病膀胱；
在里之表此方尚，内烦外热正堪尝；
离宫真水运不上，膻中之火不宣扬；
邪水凝结内不放，玄府之外不输将；
无津不把口舌养，焉能下输于膀胱。
谨记浮数脉形象，治水之法有二方；
表证已罢洪大壮，热证阳明有表藏；
白虎加参是良将，清火益气得安康。
表证未罢浮数象，寒中表里在太阳；
泽泻培本肾水畅，猪苓利尿色相当；
白术归脾治流荡，茯苓入肺清源良；
桂枝通卫引导上，外达内滋心肺乡；
推陈致新暖水养，水精舒布贯四旁；
烦热解去精血爽，一汗而祛寿无疆；
小发其汗逐水当，不是生津利水方。

第七节　十枣汤歌

十　枣　汤

大枣10枚　芫花（熬）、甘遂、大戟各等分

十枣芫花甘遂戟，太阳中风与呕逆；
表解无有恶寒意，腠理汗出发有时；
头痛心下满硬痞，胁下牵引痛难支；
其人干呕而短气，里未合和此方宜。
水气为患有殊异，或喘或咳可利泄；
或但吐痢无汗意，病在一处不难医；
此外行皮汗而出，内生咽喉而呕逆；
下行肠胃而下痢，水邪浩浩势之溢。
且兼头痛并短气，心腹胁满痞硬齐；
水邪尚留结于中，三焦升降权难疑；
恶寒发热两不俱，头痛皆因水气逆；
里邪充斥非渗泄，表罢汗散非所宜。
此方利水为峻剂，辛苦寒毒气相须；
决渎大下如一举，水患可平定无疑；
邪出犹恐伤正气，故选大枣把君立；
调和药毒制水势，预保脾土不随虚。

第八节　麻杏石甘汤歌

麻杏石甘汤

麻黄6g　杏仁9g　甘草6g　石膏24g

麻杏甘草石膏汤，温病发汗逐邪良；

阴阳俱浮脉紧象，自汗身重见形乡；
汗下之后无汗恙，喘而灼热用此方。
石膏甘润把火降，不比黄连燥而刚；
和中调气甘草当，专呈达表是麻黄；
用此开表逐邪纲，阳浮气闭身重当；
阴浮精散血自荡，石膏填阴清火强；
表里俱热无升降，中气不运更猖狂；
多眠鼻鼾话难讲，杏仁降气勿彷徨；
冬不藏精热浮脏，春风解冻邪外伤；
清热宣肺法为尚，身即大热以此方。
若非鼻鼾言难状，治法当用白虎汤；
加参粳米以其放，表里俱虚劲非常；
但若不虚参减去，食入于阴气长阳；
但若无寒虽项强，表里俱虚忌桂姜；
重在存阴识见广，不必虑其亡了阳；
开表清里为正项，降火平喘寿而康。

第九节　麻黄连翘赤小豆汤歌

麻黄连翘赤小豆汤

麻黄9g　连翘9g　杏仁9g　赤小豆15g　梓皮9g　生姜6g　甘草6g　大枣4枚

麻黄连翘小豆汤，梓皮杏甘与草姜；
表寒不汗妄下降，热不得越腹中藏；
淤热于里火炎亢，故但头上出汗象；
无汗之处别有恙，湿热熏蒸身发黄；
因而小便不利畅，水气上溢及肤乡；
营卫不和从此降，心肺多为淤热伤；
谅非桂枝能调养，必择酸苦气寒凉；
小豆赤色通心脏，酸收心气泻火殃；

专走血分无阻挡，通络行经利膀胱；
梓皮色白肺相仿，清热理中此为良；
专走气分内外上，烦热解散为君王；
佐连与杏泻心亢，开表不离姜麻黄；
甘草大枣把胃养，水升火降地天长；
潦水味薄性流荡，降火除湿成妙方。

第十节　文蛤汤歌

文蛤汤

文蛤15g　麻黄9g　杏仁9g　石膏15g　生姜9g　甘草9g　大枣4枚

文蛤甘草生姜枣，杏仁麻黄同石膏；
病发于阳汗解妙，庸工反用水攻疗；
热被水劫不得散，气而不散邪愈潮；
外则肉上起粟泡，湿气凝结玄府曹；
意欲饮水烦热恼，阳邪内郁不和调；
当渴不渴有道理，皮毛水气入肺涝。
小青难散内烦扰，五苓治水非皮毛；
惟蛤咸寒生海岛，补心胜热邪自抛；
皮毛之水谷利导，胸中之烦亦能疗；
阳为阴郁发汗好，湿在皮毛万同条；
休把经络去动了，热淫于内更难熬；
故将桂枝去不要，麻黄治内加石膏；
姜枣为引功最效，甚不瘥者五苓消；
汗出腹痛芍药妙，渴饮不止此亦高。

第十一节　桂枝二麻黄一汤歌

桂枝二麻黄一汤

桂枝6g　芍药6g　麻黄3g　生姜6g　杏仁6g　炙甘草3g　大枣4枚

桂二麻一麻减半，保中出奇妙而玄；
桂枝汤后已大汗，其形如虐日再三；
太阳发汗是正象，太过转属阳明经；
不及转属少阳面，寒热往来头项兼。
强痛未罢表尚现，仍在太阳寻病源；
疟乃暑邪久留站，其邪内着于募原；
发作有时不怠慢，日不再作仔细参；
此因风邪营卫犯，动静长度失得端。
一曰再发无主见，或者三度受熬煎；
皮毛肌肉邪气篡，故非桂枝能疗痊；
已经汗过里明显，可非麻黄能任肩；
故取桂二解肌畔，麻黄用一开表焉；
合而服之肌表散，似汗非汗缓而痊；
仲景合方有深念，权衡轻重似仙丹。

第十二节　麻桂各半汤歌

麻桂各半汤

桂枝6g　芍药6g　生姜3g　甘草3g　麻黄3g　杏仁6g　大枣4枚

桂枝麻黄各半汤，各取三合用偶方；
前方汗出不彻状，再服缓汗解重殃；
此因未经发汗象，顿服急汗有分怅；

八九日病如疟状，发热恶寒是形伤；
热多寒少面赤样，阳气弗郁在表藏；
不得发越向外往，其身必痒不寻常；
病久气虚好调养，表邪未解细推详；
多汗转属阳明上，不汗则转属少阳；
欲从太阳愈此恙，不再作经立此方；
各煎合服不混账，水陆二师不可挡；
相为表里两军将，异道夹攻邪立亡。

第十三节　桂枝加附子汤歌

桂枝加附子汤

桂枝9g　芍药9g　炙甘草9g　生姜9g　附子9g　大枣4枚

桂枝外把附子添，汗多亡阳亦能安；
病在太阳当固汗，微似有汗病乃痊；
此是太过失检点，遂漏不止恶风焉；
因之阳虚遗小便，四肢挛急伸屈难；
膻中亡阳欲外散，玄府不闭风易陷；
津液外泄恶风偃，不能润下小便难；
诸阳亡本四肢站，筋急不利难伸蜷。
离宫阳虚液难敛，当用桂枝补心元；
阳密自然止漏汗，恶风自罢易消愆；
坎中阳虚水泛滥，加附固肾阳回还；
四肢得随筋柔软，小便自利获安全。
发汗之剂更当辨，倘若大汗人渴烦；
乃是阳陷于里面，白虎加参滋阴先；
麻黄太过汗外泛，即服此方扶阳元；
伤寒自汗脚急挛，阴虚是在未汗前；
此四肢急已发汗，阳虚汗漏寻根源。

便数便难两明显，恶风甚于微恶寒；
但脚挛急病轻点，四肢不利虚痰缠；
芍药甘草阴虚验，桂枝加附回阳丹；
不辞苦心谈机变，仲景命剂自通玄。

第十四节　芍药甘草附子汤歌

芍药甘草附子汤

芍药15g　甘草9g　附子6g

芍药甘草附子剂，急救亡阳此方宜；
发汗而病不解去，反转恶寒更甚矣；
表虽未解当救里，故加附子去桂枝；
病在太阳少阴起，上下相应有来历；
不能藏精耗阴气，不能卫外太阳虚；
致令阴邪久留此，亡阳之兆已在先；
仍用姜附攻表剂，扶阳已反亡阳基；
桂枝姜枣一切去，芍药少阴归钦密；
甘草温中止吐痢，咽痛阴邪自远移；
附子攻顷真火气，肾中元阳得所栖；
阴阳两虚把里治，表邪自解收效奇。

第十五节　桂枝甘草汤歌

桂枝甘草汤

桂枝12g　炙甘草9g

桂枝甘草药二般，补心峻剂对君谈；
发汗过多心液散，气短心虚不能堪；

心下悸动欲得按，叉手自冒卫心连；
独把桂枝甘草捡，补营养血补心丹；
甘温相得和气贯，心悸自平得安然。

第十六节　茯苓桂枝甘草大枣汤歌

茯苓桂枝甘草大枣汤

茯苓12g　桂枝9g　甘草6g　大枣4枚

茯苓桂甘大枣汤，泻肾培土制此方；
汗后脐下有悸样，欲作奔豚而为殃；
豚为水畜理相仿，奔则疾驰把首昂；
酷肖水势上攻象，此时尚在脐下旁；
欲乃是将象发状，当先急治勿彷徨。
茯苓淡渗肾邪降，佐桂甘温心气扬；
甘草大枣土培旺，制水注海此为良；
甘澜涝水为引尚，先煎茯苓以成汤；
别其所畏脐解放，令皆趋下得安康。

第十七节　桂枝去芍药生姜新加人参汤歌

桂枝去芍药生姜新加人参汤

桂枝12g　人参6g　甘草6g　大枣5枚

去芍去姜任桂枝，新加人参名更奇；
表在原无补中理，故名新加君当求。
汗后身疼不自主，诊来又见脉沉迟；
芍药生姜为何去？辛散不可治表虚；
迟为脏寒内经记，芍药滋阴故远移；
入心养血用桂意，不复发汗与解肌；

甘草大枣为羽翼，辅佐甘性直补离；
犹名不大固元气，故加人参中补益；
调养营气太和气，血脉流通身痛息；
此与人参桂枝异，彼因妄下胃寒虚；
不用姜术培胃地，表热培将桂甘施；
此因发汗不得理，津液丧亡经络虚；
不姜不术参独取，表虚身痛一剂愈。

第十八节 桂枝去桂加茯苓白术汤歌

桂枝去桂加茯苓白术汤

芍药9g 白术9g 茯苓9g 生姜9g 甘草6g 大枣4枚

桂枝去桂苓术汤，芍药甘草与枣姜；
服桂枝后证原样，仍当发汗用前方；
妄下依然痛头项，翕翕发热无汗浆；
心下微痛而满胀，小便不利病膀胱；
君将此方急用上，膀胱水气自安康；
若是小便独利恙，仍是发汗桂枝汤。

第十九节 桂枝人参汤、葛根芩连汤歌

桂枝人参汤

桂枝9g 人参9g 白术9g 干姜9g 甘草9g

葛根芩连汤

葛根12g 黄芩9g 黄连9g 甘草6g

白术甘草与干姜，理中桂枝人参汤；
葛根芩连甘草效，二方皆为下后方；
外证未解反下降，协热而痢由此伤；
脉微而弱细审量，心下痞硬为虚阳。
辛热化痞软硬当，甘温止痢解表良；
桂枝甘草尊无尚，佐以参术和干姜；
先煎桂枝四味放，解中气锐和中祥；
下痢不止脉促象，喘而汗出是盛阳；
邪束与表不开放，阳扰于内病形伤；
喘而汗出痢常降，暴注下迫内热藏；
固非桂芍能和畅，可非厚杏所可降。
葛根质轻气清爽，解肌止痢为君王；
芩连苦寒清肃状，止汗除喘做栋梁；
甘草和中调升降，先煎葛根以成汤；
后将诸药和停当，清中气锐解肌良；
表热里寒桂参尚，表里俱热葛连当；
补中解表化痞象，凉中解表止痢详。
仍把桂枝葛根讲，不明理中泻心汤；
特为表证未解放，故以解肌之名扬；
仲景两解功浩荡，物化不测称妙方。

第二十节　桂枝去芍药加附子汤歌

桂枝去芍药加附子汤

桂枝9g　附子6g　生姜9g　甘草6g　大枣4枚

桂枝去芍疗胸满，加附又治微恶寒；
皆成温剂脉促现，一加一减任抽添；
阳脉阳证阳盛现，阳虚阳盛满促兼；
此是下后促无汗，胸满不喘阳虚焉。

寒邪内结作胸满，桂枝汤中把芍删；
去芍阴气自流散，扶阳之剂味皆甘；
方有加减证有变，阴气凝象微恶寒；
姜桂力薄邪不散，加附辛热逐边关；
仲景投药随机变，一片纯阳不老丹。

第二十一节 桂枝加厚朴杏子汤歌

桂枝加厚朴杏子汤

桂枝9g 芍药9g 生姜9g 杏仁9g 厚朴6g 甘草6g 大枣4枚

桂枝加厚与杏仁，下后微喘表未清；
喘者本是麻黄证，此因下后表犹存；
腠理已疏桂宜进，不用麻黄开玄门；
但加杏仁恐不胜，必加厚朴之辛温；
佐桂解肌易而顺，佐杏降气妙而神；
喘家常将此方备，审证加减病自平。

第二十二节 桂枝加芍药汤、桂枝加大黄汤歌

桂枝加芍药汤

桂枝9g 芍药12g 生姜9g 甘草6g 大枣4枚

桂枝加大黄汤

桂枝9g 芍药12g 大黄9g 甘草6g 生姜9g 大枣4枚

桂枝加芍建中汤，更加大黄调胃方；
腹满时痛仍项强，表证未罢桂枝汤；
若大实痛表不畅，是又并病阳明乡；

皆因妄下转属象，并非本证细推详。
脾胃中宫同管掌，位同职异有分帐；
太阴升轻主运化，枢转不利受其殃。
因表未罢阳邪降，陷入太阴把胃伤；
倍芍滋阴补脾土，以除满痛阴和阳。
阳明主纳传化广，病则燥结而不畅；
亦由表邪未解放，阳邪陷入把胃伤。
除大实痛当求讲，以润胃燥加大黄；
下痢非由腹满胀，燥屎皆因实热伤。
不立它剂去调养，桂证未罢仍守方；
固非治病求本向，亦非升举除邪殃；
但就目前把逆想，土安物化妙非常。

第二十三节　茯苓桂枝白术甘草汤歌

茯苓桂枝白术甘草汤

茯苓12g　桂枝9g　白术9g　甘草9g

茯苓桂枝术甘汤，动经身摇用此方；
只因前日吐下妄，心下逆满冲胸膛；
诊来沉紧脉形状，起则头眩虚表扬；
复发其汗攻表上，故尔振摇不安康。
肝邪自下而达上，下实上虚头眩当；
吐下沉紧细推想，在里无寒是提纲；
脉紧无寒有几讲，浮沉俱紧初寒伤；
浮紧沉浮中风象，结胸热实沉紧当；
浮紧而弦邪外撞，沉紧之弦邪内藏；
经动一身振摇满，木邪内发细端详。
君以茯苓肺气爽，治节一出逆自降；
桂补心血经络畅，术补脾气胃亦康；

甘草调和营卫尚，头自不眩身容壮；
粗工用此未审量，鲜不认为真武汤。

第二十四节　桂枝加桂汤歌

桂枝加桂汤

桂枝12g　芍药9g　生姜9g　甘草6g　大枣4枚

桂倍芍治阳陷中，桂加桂治阴邪攻；
只在一味分轻重，不与方外去弥缝。
寒气外束火邪纵，发为赤核烧灸针；
气上冲胸奔豚涌，表寒不解为病根；
阳气不舒阴气胜，灸核散寒桂枝从；
倍加桂枝奔豚停，阳火自益阴邪穷。
前条发汗脐悸动，阳虚水邪犯心中；
茯苓淡渗做君用，清火之源下流通；
此表未解腹上涌，木邪挟水凌心宫；
肉桂不使肝气纵，奔豚自除如化工；
前证在里奔未动，此尚在表已上冲；
凡见此证药后送，烧针灸核先汗通；
免发奔豚气撞痛，乃与此汤见奇功。

第二十五节　桂枝去芍药加蜀漆龙骨牡蛎救逆汤歌

桂枝去芍药加蜀漆龙骨牡蛎救逆汤

桂枝9g　蜀漆6g　龙骨30g　牡蛎30g　生姜9g　甘草6g　大枣4枚

桂枝去芍加蜀漆，又用龙骨与牡蛎；
火迫劫汗无道理，亡君之阴为火逆；

脾化谷味生精气，入心为汗有来历；
伤寒发汗在此取，邪从汗出病自愈。
麻黄发汗扶阳剂，用火劫汗大非宜；
且将此事说比喻，犹挟天子令群辟；
权势下移不由主，心不主汗亡津液；
惊狂不安与起卧，不啻岂刺在背脊。
心本为阳离火寄，太阳之汗心之液；
发热自汗出不止，须用芍药收敛密；
或因迫汗心不济，无液可敛芍去之；
龙骨牡蛎补心地，肾家可得既济力；
重以镇怯功不细，涩以固脱能救逆；
补母任子培根蒂，五行承制有妙机。

第二十六节　桂枝甘草龙骨牡蛎汤歌

桂枝甘草龙骨牡蛎汤

桂枝 9g　牡蛎 15g　龙骨 15g　甘草 15g

桂草龙骨与牡蛎，更比前方简而奇；
火逆下之病仍起，烧针欲将烦躁息；
虽知烦躁难免去，惊狂渐之又将施；
桂枝甘草安神意，龙骨牡蛎能救逆；
近世伤寒多妄治，火有熨法概不提；
病伤寒者随遣使，烦躁惊狂多变机；
每用白虎与承气，是认此证作有余；
然属实热故多矢，属虚寒者亦有之；
温补安神为正理，法不可度须当知；
阳盛阴虚若见此，炙甘草汤加减宜；
枣仁远志苓归据，审证而用一剂愈。

第二十七节　桂枝附子汤、桂枝去桂加白术汤歌

桂枝附子汤

桂枝12g　附子6g　生姜9g　甘草6g　大枣4枚

桂枝去桂加白术汤

白术12g　附子9g　生姜9g　甘草6g　大枣4枚

桂附甘草枣姜汤，去桂加术又一方；
八九日间伤寒状，风湿相搏把表伤；
身体烦痛如挨棒，不能转侧手足狂；
浮虚而涩脉紧象，不呕不渴里无殃。
脉浮为风涩湿恙，浮而涩者寒湿伤；
风寒与湿三气戕，合而成痹是病纲。
不能转侧烦痛样，在表非内细审量；
桂枝放重其份量，驱风散寒胜湿强；
配合附子辛热当，兼率甘草枣生姜；
调合营卫三气畅，对证下药得安康。
若兼里气不合畅，尿出自利大便坚；
此非胃实气下降，乃是脾虚细推详；
湿胜气不运下上，湿流肌肉不可当；
能使大便不濡往，反见燥化受其殃；
中焦不治桂减上，脾土失职求堪尝；
服汤小便不利样，大便不利湿胃乡；
仍须加桂去调养，上焦气化运膀胱。
勤笔又将痹分讲，行痹须知风气强；
痛痹皆因寒气旺，着痹多因湿气戕；
附子治下桂治上，白术治中大提纲；
一方三法精而当，岂只一百十三方。

第二十八节　甘草附子汤歌

甘草附子汤

甘草9g　附子6g　白术9g　桂枝12g

甘草附子白术桂，风湿相搏里入微；
前证伤寒在表位，此病情由中风推。
汗出身重表受累，短气便难把里亏；
骨节烦痛掣疼样，不得伸屈近痛催；
名为行痹风气坠，衣不欲去恶风吹；
化源不清当理会，表间风湿逞雄威；
阴阳相搏为敌对，故重桂枝去解围；
佐术附草湿中垒，除湿调气为依归。

第二十九节　大陷胸汤、大陷胸丸歌

大陷胸汤

大黄21g　芒硝21g　甘遂1～1.5g

大陷胸丸

大黄24g　葶苈子9g　芒硝9g　杏仁9g

大陷胸汤君须记，大黄芒硝与甘遂；
为丸更加杏葶苈，当审轻重和缓急。
借问此证何故起？阳证亡阴复下之；
热入胃中无路出，与不得汗水气积；
水邪热邪相结聚，内陷胸胁或作痞；
但头微汗病在里，外无大热内热急；

或者伤寒六七日，沉紧之脉胸热实；
心下痛按之石硬，结胸之名由此立；
或者得病阳明起，妄汗妄下所致得；
津液不调阳明地，大便闭塞五六日；
烦躁口渴从此起，日晡潮热是病机；
心下小腹硬满具，痛不可近此方宜。
太阳之水甘遂去，阳明之实硝黄驱；
煎汤以荡下法备，两阳表里乐融熙。
但头汗出项强了，如柔痉状察端的；
寸浮无沉见脉体，水结上焦气不支；
太阳都会胸中地，故名气海有来历；
太阳为诸阳主气，气为水母是枢机；
气清则水精四布，热则水结而壅淤；
水结因于气结起，杏仁苦温降气宜；
气结本于热邪起，清气之热用葶苈；
源清流洁是古语，不清源流枉用力；
采药苦辛用甘遂，直达其所而自愈；
太阳气化在表地，不引胸中如隔壁；
阳明胃腑难以济，因热成实胃受欺；
大黄芒硝共为剂，小制蜜丸以缓之；
胸中宿狂解结滞，肠胃无伤病可愈；
太阳里证下法备，攻剂和剂两相宜；
二方峻于大承气，水肿痢疾收效奇；
更有一言当谨记，壮实任攻忌弱虚。

第三十节 小陷胸汤歌

小陷胸汤

黄连6g 半夏9g 栝蒌实30g

小陷连半栝蒌实，名同方异当此知；
法分大小不一致，热入更有浅深尺；
心腹硬痛小腹脐，不可按者大名立；
是因土燥水坚意，故脉沉紧象病施；
此在心下胸不及，按之则痛是病机；
不甚硬者用手试，小结之名由此题；
水与热结成痰滞，留于膈上不迁移；
故脉浮滑象病体，浊物反扰清阳属。
法当泻心把痰去，寒温并用结自愈；
心下痞实黄连济，胸中痰结半夏驱；
栝蒌赤色圆形体，中含津液象心机；
用此为君连助势，滋下之燥更相宜；
除烦涤痰制此剂，开结宽胸妙而奇。

第三十一节　生姜泻心汤歌

生姜泻心汤

生姜12g　人参9g　黄芩9g　半夏9g　干姜3g　黄连3g　甘草6g　大枣4枚

甘草芩连干半参，生姜四两名泻心；
伤寒汗出表解证，胃中不和余邪侵；
干呕心下腹痞硬，胁下有水腹雷鸣；
下痢不止食臭闷，寒水之邪已入阴；
三阳俱有心胸病，太阳得此治须分；
大凡外感而阳盛，汗出不解属阳明。
心下痞硬下痢症，病虽在胃非其经；
不因误下肠鸣甚，又不满痛岂太阴；
心本为阳居上品，心下太阳之宫城；
君火不宣汗未尽，水不得越运而升；
故而痞硬成此病，胃阳不足而阴秉；

水运不宣干呕甚，邪热熏谷食臭闻；
胁下少阳所统领，太阳阳衰不调停；
相火不达于四境，水气将支胁下存；
土虚不能治水证，从胁入胃犯中庭；
胃中雷鸣下痢甚，须知病根犹在心。
寒热交结腹痞硬，胃中不和干呕生；
用热散寒热势甚，因寒攻热水横行；
法当寒热而并进，攻补兼施胃气平；
除心之热黄连应，散心之痞干姜灵；
祛胁下水姜夏定，培腹之虚枣甘参；
病理不存标与本，从乎中治妙如神。

第三十二节 甘草泻心汤歌

甘草泻心汤

甘草12g 黄芩9g 半夏9g 黄连3g 干姜9g 大枣4枚

甘草芩连干半枣，胃虚客逆痞硬消；
伤寒中风宜解表，医反下之成变爻；
下痢日行数十计，完谷不化腹雷号；
心不得安甚烦扰，痞硬而满干呕潮；
此非结热辨宜早，胃中真虚祸根苗；
客气上逆痞硬造，心烦只因汗未调；
认为实热腹下导，其痞益甚更难熬。
泻心除烦君甘草，兼补胃虚客气疗；
培加干姜中宫到，下药之寒自能抛；
且行芩连气由到，管叫心下痞硬消；
协草和中加倍好，佐夏除呕功效高；
中虚去参汗未表，恐热不越结上焦；
又因胃液已虚耗，干呕故把生姜抛；
从乎中治培甘草，阳明胃虚亦能疗。

第三十三节　半夏泻心汤歌

半夏泻心汤

半夏12g　黄芩9g　干姜9g　人参9g　甘草6g　黄连3g　大枣4枚

半枣芩姜甘连参，少阳误下用为君；
但满不痛为痞硬，宜用此方心火平。
呕而发热小柴证，五六日间伤寒人；
此中虽见阳明病，合从枢转忌三承。
二阳下药大柴称，它药下之枢转沦；
少阳半表半里分，不全发阳不全阴。
下后偏表结胸证，偏于半里痞自生；
同为硬满平何定？欲要辨认在疼痛；
满而硬痛者实甚，大陷之下随痢轻；
满而不痛虚痞硬，补虚散寒把火清；
痞由寒热互结定，黄连干姜解分争；
痞本于呕见伤损，故用半夏以为君；
呕后痞硬寻本病，上焦津竭不流行；
寒气留滞干姜应，且助半夏把痞平；
痛于心下火郁甚，用芩佐连以泻心；
参草大枣一齐进，脾胃伤损俱调停；
不专能散痞硬证，且助少阳枢转灵。

第三十四节　大黄黄连泻心汤、附子泻心汤歌

大黄黄连泻心汤

大黄21g　黄连9g

附子泻心汤

附子9g 黄芩9g 大黄6g 黄连3g

大黄黄连名泻心，同方加附与黄芩；
一剂攻实效各应，法不同前但同名。
此痞汗下颠倒施，热邪不越心下停；
结而成痞胃火甚，热蓄中焦是病根；
关脉见浮为标准，汗但心下余罔寻；
用手按之见到证，知其濡湿病发阴；
尺寸不浮关独应，浮里胃实外见征；
不拘浮脉在表论，诊者此处须细心；
太阳阳明相并病，母实泻子痞自平；
离宫虚火黄连润，胃家实邪大黄清；
客邪欲行出路径，大黄涌荡用为君；
麻沸汤汁作引进，乘其锐气急下倾。
若心下痞大便硬，心烦不眠察病情；
而复恶寒汗出境，当佐附子把寒温；
三物生用取汁进，欲急除热不留停；
寒热各制合而饮，偶方佐奇妙如神。

第三十五节 旋覆花代赭石汤歌

旋覆花代赭石汤

旋覆花9g 代赭石15g 人参6g 半夏9g 生姜9g 甘草6g 大枣4枚

旋代姜枣甘半参，泻心变剂更其名；
寒气伤心发汗应，复吐下之形坏证；
解后心下成痞硬，噫气不除不断声；
心虚不可以泻心，故去干姜与连芩；
表寒虽解火不盛，闭塞不通痞硬生；
若主不安难卧寝，噫气不出声长鸣；

心为太阳通夏气，依时标药顺而行；
旋覆开花夏时正，咸软痞硬又补心；
半夏亦取同声应，辛而散结噫气平；
二味全禀夏气分，故尔用之以通心。
心本苦缓火倒运，今反苦急因邪侵；
谅非它药能退呕，甘草和缓中土清；
心本欲收守离郡，今反欲散除邪停；
干姜除邪恐不胜，故用生姜为凭行；
虚气上逆痞硬甚，金石重镇除噫声；
代赭性酸最坚硬，赤色秉南通于心；
疗痞除噫多盛应，用以为佐治标灵；
人参大枣须培本，扶正驱邪且安神；
勤笔先将此方论，顽痰结胸涎沫清；
旋覆做汤赭石饮，虚者加参保长生。

第三十六节　干姜黄连黄芩人参汤歌

干姜黄连黄芩人参汤

干姜、黄连、黄芩、人参各9g

干姜芩连汤人参，泻心之半不仍名；
伤寒妄吐下变证，食入于口吐出唇；
此为上焦寒格证，胃气受伤贵知音；
寒邪盘踞于上境，虽不痞硬病在心；
除上焦寒干姜任，清心下热有连芩；
格逆之气人参运，调其寒热自和平；
若呕挟热服之应，香砂桔半亦能行。

第三十七节　赤石脂禹余粮汤歌

赤石脂禹余粮汤

赤石脂30g　禹余粮30g

石脂禹粮两相同，下焦虚脱能固穷；
下痢心下痞硬甚，它药下之势益凶；
医见即以理中用，其痢益甚此收功。
大肠不固胃责重，关门不闭脾虚因；
土虚水势乘隙贡，乃当补土制水龙；
芳草气化甲乙种，土之所畏不相通；
二味秉土精气重，味甘归脾幸相逢；
其气冲和性不动，用因提防肠胃充；
功胜草木更说众，水土自平成大功。
石脂色赤血性共，入丙助火生土隆；
禹粮色黄土道统，入戊实胃涩肠中；
下焦之标自运送，而且培脾于中宫；
复痢不止有妙用，利其小便湿消融；
理治下焦法堪颂，谷道既塞水亦通。

展　锐 撰

第二章　阳明病方总论歌

阳明居中土德正，诸病咸善治法彰；
发汗吐下三炮响，平服逆贼振朝堂。
在腹栀豉祛邪扰，在胸瓜蒂来承当；
多汗桂枝管关上，无汗关外遣麻黄；
三承初硬分坚壮，白虎烦渴一口降；
猪苓利尿战水仗，逐瘀除黄茵陈汤；
停饮不散五苓尚，食谷欲吐吴萸良。
治法悉具借喻讲，发汗先着吐要方；
为有清火最妥当，利水是着勿怆惶；
温补乃是忿激想，攻下末着细审量；
总因从前失调养，不罢不已攻下忙；
倘若汗之法不狂，余法不用得安康。

第一节　栀子豆豉汤、栀甘豆豉汤、栀子生姜豆豉汤

栀子厚朴汤、栀子干姜汤、栀子柏皮汤歌

栀子豆豉汤

栀子 9g　淡豆豉 12g

栀甘豆豉汤

栀子 9g　淡豆豉 12g　甘草 6g

栀子生姜豆豉汤

栀子 9g　淡豆豉 12g　生姜 12g

栀子厚朴汤

栀子 9g　厚朴 12g　枳实 9g

栀子干姜汤

栀子 9g　干姜 9g

栀子柏皮汤

栀子 12g　黄柏 9g　甘草 12g

栀黄加草加生姜，去豉加厚枳成汤；
去豉栀子干姜放，黄柏甘草共六方。
表里涌泄和剂尚，有热无汗细酌量；
外证身热汗出状，恶热而不恶寒凉；
内无津液身重恙，目痛鼻干不眠状；
口苦咽燥火内象，烦躁舌苔涩有芒；
心中懊恼谵语状，腹满而喘窒胸膛；
脉弦浮紧有同样，病体不得在太阳；
殊非汗剂非可尚，未入胃腑下不当；
法宜涌泄顺势尚，去而吐之得安康。
栀子赤色通心象，苦寒泄热胜热强；
黑豆象肾入肾脏，制而为豉更为良。
腐气熏蒸心肺上，自能令人吐不遑；
心腹浊邪由口往，表里寒热无余殃；
此皆心热所由降，不是胃热察端详；
心之外候在左上，心热微甚舌先彰；
厚薄浅深观色象，一目了然知何脏；

胃家虚实用之当，不只误下后用方。
若少气把甘草放，若呕多者用生姜；
下后心烦腹满胀，起卧不安厚朴汤；
大下身热微烦恙，栀甘寒热走且僵；
若是表里热涌荡，心中懊恼肤发黄；
栀子甘草黄柏放，小便通利亦安康；
此经重存津液上，惟恐胃燥病危亡；
凡处此汤勿鲁莽，忌服病人有旧溏。

第二节 瓜蒂散歌

瓜蒂散

瓜蒂（熬黄）1g 赤小豆1g（淡豆豉9g 煎汤送服。）

瓜蒂香豉赤小豆，邪结胸中亦满悠；
清虚之府阳气受，营卫出入亦此由；
寒邪凝结阻关口，胃气不升总出头；
热不外达痞硬就，不息之气冲咽喉；
鼻鸣发热合干呕，汗出恶风寸微浮；
寒格于上汗不透，因而越之莫停留。
瓜蒂色象东方青，春生升发气悠悠；
能举胃阳往上走，胸中寒热自远游；
然而其性走不守，必有一合谷气投；
形色象心赤小豆，甘酸可保心气收；
形色象肾为黑豆，蒸熟而后性轻悠；
令肾精气交心口，胸中浊气出唇头；
化为稀糜调服好，快吐而不伤神州；
奏功之捷称妙手，胜于汗下莫它求。
勤笔又把别经究，相类合病说根由；
心温欲吐复不呕，手足寒冷邪初投；

气不满脉弦迟候，休在太阴去寻搜；
此方吐之理亦有，欲寐只在少阴头；
少阴阳明合并就，实在胸中吐而休；
厥阴阳明合并受，实邪结胸有来由；
手足厥冷脉紧凑，心满烦饥不食愁；
急则治标好下手，涌吐法用痰自瘳；
亡血虚象不可忽，妄吐下证勿轻投。

第三节 甘草干姜汤、芍药甘草汤歌

甘草干姜汤

甘草24g 干姜12g

芍药甘草汤

芍药24g 甘草24g

甘草干姜回阳汤，芍药甘草滋阴良；
误服桂枝证变相，复阳救逆设此方。
中风自汗桂枝状，脉浮而弱皆可尝；
病在阳明亦同样，汗出多而微恶凉；
无有里证表未畅，桂枝发汗亦相当；
若现俱浮之脉象，小便数而心烦慌；
血虚筋急拘挛恙，病在半表半里乡；
常服栀豉保和畅，用桂攻表汗亡阳；
胃阳不达四肢上，手足厥冷受其殃；
虚阳不归往外撞，咽干吐逆烦躁戕；
因热服热法再仰，救桂枝误速回阳；
阳亡实由阴虚降，益津敛血滋阴忙；
继以芍甘去调养，虽有变证也无妨；
芍药酸寒止烦尚，敛汗利便多擅长；

甘草生津调胃当，和血缓筋解烦强；
或现表热谵语状，调胃承气少与良；
仲景回阳有数项，从中治法守中央。

第四节　白虎汤、白虎人参汤歌

白虎汤

石膏30g　知母24g　甘草9g　粳米9g

白虎人参汤

石膏30g　知母24g　人参12g　甘草9g　粳米9g

白虎膏知甘草粳，大补真阴加人参；
表证未解示所禁，后明所用不差分；
无汗烦渴表未尽，麻杏甘膏建奇勋；
发热而渴水欲饮，小便不利猪五苓；
脉浮发热有表证，无汗恶寒不可吞；
背微恶寒寒将尽，口渴心烦与之灵；
渴欲饮水里热甚，身无大热表将清；
或大烦渴表未尽，表里俱热恶风侵；
舌上干燥而烦闷，热结饮水欲数升；
此因吐下法不正，重亡津液热气蒸；
三阳合病辨主证，洪大浮滑脉认真；
胃气不通腹满应，无气以运身不轻；
难以转侧少阳病，无津上布口不仁；
阳明颜色黑浸浸，少阳面垢微有尘；
遗尿不必它经问，太阳膀胱热结停；
关上浮大脉须审，合目则汗欲睡情；
更有脉滑热厥证，名为阳极而似阴；
里热烦渴能食饮，大便艰难白虎寻；

胃若不实下反殃，妄汗谵语而亡津；
什为虎啸风相应，风生热解妙而神。
石膏大寒热能胜，降龙伏虎为先行；
秋金之体光明俊，甘味归脾性主沉；
生水之用极有准，色白通肺而含津；
知母寒辛能润肾，兼泻肺火滋肺金；
上中泻火甘草任，寒药之寒缓而行；
能缓石膏沉降性，始能留连于胃村；
粳米有益而无损，生津养血培气形；
奠安中宫阴寒品，无致伤脾损胃经；
入胃输脾归肺郡，水津四布烦渴平；
邪凑阴虚气不运，补阴益气更加参；
金能得气津液润，立法尽善贯古今。

第五节 竹叶石膏汤歌

竹叶石膏汤

淡竹叶9g 石膏30g 人参5g 半夏9g 麦门冬18g 甘草6g 粳米8g

竹叶石膏甘草粳，加参半夏与麦冬；
前述病状治方论，此详病脉及病情。
三阳合病头项应，胃家之实属阳明；
口苦咽干目眩症，合病常脉浮大存；
今在关上把机审，病在肝胃两部寻；
凡胃不和难安枕，肝火走窍卧不宁；
心血肝脏说君听，人卧则血归肝经；
目合则汗肝火盛，窍闭则火无泻门；
血不归肝热泛运，心不主血慌无凭；
法而无汗散外境，不由睡发盗汗名。
故用竹叶为引进，气秉东方色象青；

入通于肝大寒性，泻肝之火无与伦；
麦冬佐参而通经，用任白虎能生津；
半夏秉阴之气分，通行阴道其味辛；
能泻阳明之渴证，以引血气归入阴；
阴阳交通卧安枕，其汗自止肝自平。

第六节　茵陈蒿汤歌

茵陈蒿汤

茵陈蒿30g　栀子15g　大黄10g

茵陈蒿汤茵栀黄，阳黄利水其妙方；
但头汗出是形状，其身无汗内热藏；
小便不利不下往，淤热在里渴饮浆；
胃实腹中微满胀，身热如橘色儿黄。
揣笔先将黄病讲，太阳阳明有分张；
太阳表证汗之畅，麻黄连翘散宜凉；
两阳之间寒湿当，栀子柏皮清火强；
阳明之里泻而降，用逐浊法立本方；
茵陈色秉北方象，经冬不凋傲雪霜；
历遍寒冬气什旺，能除热邪化结殃；
曲通水源栀子尚，以除胃热惟大黄；
淤热令从小便降，腹满自灭保胃肠。
又将渴饮分四项，太阳转属五苓强；
烦渴自利白虎汤，小便不利猪苓汤；
不利腹满茵陈汤，泻满令黄出膀胱；
种种相类难尽讲，仲景神化建奇方。

第七节 大承气汤、小承气汤歌

大承气汤

大黄12g 芒硝9g 枳实15g 厚朴15g

小承气汤

大黄12g 枳实12g 厚朴6g

小承枳朴同大黄，加硝即是大承汤；
阳明地道不通畅，实热燥屎里为殃；
病日已过六七上，已合阳数不安康；
头痛身热是病状，恶热反不恶寒凉；
此方阳盛阴虚恙，当下误汗即死亡；
日晡潮热期不爽，手足涔涔汗出浆；
内证大便不下降，始初饮食今不尝；
脐中绕痛腹满胀，烦躁谵语热邪戕；
发作有时喘冒上，腹转矢气不卧床；
或者烦躁口干亢，自痢清水心下伤；
或汗吐下热不放，仍不大便察端详；
又或下痢谵语样，沉实滑数大承汤；
蓄实滑疾脉实象，小承试之勿莽撞；
不转矢气更服上，不可拘于大承汤；
大便不甚燥坚状，微和胃气小承良；
即或大便已硬朗，其证未剧调胃强；
若微发热汗出象，恶寒未罢腹如常；
屎未坚硬审妥当，初头硬者后便溏；
热不能潮脉微状，苦骤攻之不可当；
必小便利不实样，余定燥硬用此方；
诸病皆因于气上，浊物不去气不畅；

攻积之药善采访，必用行气作主张；
亢害承制又取尚，病袪元气仍不伤；
先化燥屎芒硝当，继通地道惟大黄；
枳朴能除痞满胀，先后三次煎法良；
小承同煎不相仿，微和之剂意味长。

第八节　调胃承气汤歌

调胃承气汤

大黄12g　芒硝12g　甘草9g

调胃大黄芒硝草，专为燥屎设此条；
太阳阳明并病妙，攻实虑虚甚高超；
二阳合剂治里表，外热内热两和调；
汗后外证虽未扫，阳明发热势已潮；
不恶寒而恶热恼，胃家虚实要分爻；
莫等津液暗枯燥，少与此剂汗自消；
十三日过不了了，承气汤下辨分毫；
平人更实更虚妙，气故得以上下焦；
今气不承有理道，胃家实热把病招；
必用硝黄软坚燥，气得以下润粕糟；
温中还须炙甘草，以生津液气上潮；
推陈致新兼用到，一攻一补把胃调；
古人用药分量妙，轻重有法善煎熬；
不取势锐常服少，欲留于胃和中焦；
以存津液濡胃阴，水升火降自逍遥。

第九节 桃仁承气汤歌

桃仁承气汤

桃仁12g 芒硝6g 大黄12g 桂枝6g 甘草6g

桃仁承气桂枝良，芒硝甘草与大黄；
承气变剂已酌量，伤气伤血细审详。
身之经营无它样，气血周流内外乡；
太阳生病主气上，阳明生病血尿当；
太阳阳明并病状，气血交并人如狂；
外解少腹急结恙，是内淤热结膀胱；
气留不行先受障，血壅不濡继受伤；
小腹膀胱所居处，外邻冲脉内肝旁；
阳气不化如结网，阴血停蓄不通畅；
小腹急结魂魄荡，如颠如狂服此汤。
大黄为君把令掌，催行逆气走忙忙；
甘草甘平温缓性，调和正气最为良；
血结不行芒硝降，咸软坚硬又润肠；
辛散苦降可共赏，气行血濡自来往；
若是外证未解放，不可妄攻用此方；
此方不但和胃畅，小腹安舒神自强；
先期作痛固能养，经闭不行亦分张。

展 锐 撰

第三章　少阳病方总论歌

少阳主胆中正官，半表半里枢机关；
口苦咽干而目眩，此是病机脉细弦；
中风目赤聋烦满，头痛发热是伤寒；
喜呕此经病情现，往来寒热认得端；
法当清火为主见，火有虚实宜细研；
虚火扰表能解免，小柴去渣以再煎；
相火热结半表面，大柴攻之病自痊；
若是半里邪入犯，半夏黄芩与黄连；
等辈急用勿怠慢，心腹之疾除不难。
此经大忌吐下汗，伤寒中风一齐观；
胆无出入相火炎，汗吐下之津液干；
然头汗出为结患，柴胡桂枝汗剂传；
满硬潮热先下反，芒硝大陷亦用焉；
烦惊而不利小便，柴胡龙骨二便安；
惟有吐法要细辨，恐误性命非等闲。

第一节　小柴胡汤歌

小柴胡汤

柴胡12g　半夏9g　人参9g　黄芩9g　甘草9g　生姜9g　大枣4枚

柴草芩半姜枣参，浮弦有力方可升；
但凡三阳半表证，逗留腠理悉能平。
和解表里多效应，且将病机说分明；
太阳气游三焦分，腠理开合管一身；
先天真元气本正，血弱气虚能保存；
腠理开发邪入境，邪与正气两分争；
少阳主胆官中正，绝断出焉有勇行；
不容邪犯转不胜，所以物结胁下存；
因得往来寒热证，虚火半表而游行；
故取柴胡解表证，微苦微寒又轻清；
尤恐正不把邪胜，扶元补气用人参；
强主逐寇功堪任，喜其微甘又微温。
若是口苦咽干病，目眩目赤头汗淋；
舌苔白者心烦等，虚火游行半里存；
当用黄芩治里证，取其苦寒把火清；
即用甘枣甘缓性，提防受邪在三阴；
欲呕不食姜半引，一以逐邪佐柴芩；
兼行甘枣腻滞性，可以止呕苦满平。
方有加减药无定，胸烦不呕去半参；
恐其助烦而愈甚，烦呕用半单去参；
需加栝蒌除烦病，取其苦寒降火清；
渴多津液元气损，去半加参以生津；
更加花粉疗渴病，津液上升甘露霖；
腹痛呈内相火病，芩苦恐转属太阴；
故易芍药益阴分，酸以泻木相火平；
邪结胁下呈痞硬，枣能助满去莫用；
再加牡蛎四两正，胁下痞硬遁无形；
妄行吐下津液损，胆虚心虚悸而惊；
胆虚肝虚脏腑应，小便不利病相因；
黄芩性寒少阴近，故易淡渗之茯苓；
微热不渴表邪甚，当加桂枝去人参；

咳者相火迫肺境，去参五味干姜灵。
脉来弦细本经应，头痛发热无汗升；
发热必成谵语证，惟此和解得安宁；
伤寒四日五日整，头痛发热恶寒侵；
口渴乃是太阳并，胁下苦满手足温；
此方能断来路径，加桂枝与栝蒌根；
若发潮热阳明并，大便溏而小便平；
胸胁苦满不安静，能使出路得开明；
惟有吐法最宜禁，此经病解寅卯辰；
又医脾家虚热证，四时疟疾妙如神。

第二节 大柴胡汤歌

大柴胡汤

柴胡9g 黄芩9g 芍药9g 半夏9g 生姜12g 枳实6g 大枣4枚

大柴芩半枳姜芍，弦数有力脉配合；
降气之剂有定妥，无得加减须求觉；
伤寒发热经已过，汗出不解怎奈何？
结热在里胃口坐，心下痞硬呕吐多；
往来寒热下痢可，无形邪热能解脱；
或者妄下法相左，小柴与之病不瘥；
心下急烦仍呕唾，此方下之烦呕祛；
善治三焦无形火，倍姜佐柴除表魔；
故去参甘里热妥，破结须当加枳芍；
便硬下痢皆得所，不用大黄胃气和；
仲景深意须揣破，凭脉辨证以用药。

第三节 柴胡桂枝干姜汤歌

柴胡桂枝干姜汤

柴胡9g 桂枝9g 干姜6g 黄芩9g 栝蒌根12g 牡蛎15g 甘草6g

柴胡桂枝干姜汤，解表解里解结方；
五六日间汗不解，伤寒尚属在太阳；
表邪未解反下降，胸满微结系太阳；
阳结阴结对面讲，是指结实在胃旁；
此对大结胸证讲，是指胸胁痞硬伤；
小便不利因下降，下焦津液多减亡；
头为三阳气会所，阳气不降出汗浆；
半表半里寒未放，上焦下焦邪热藏；
往来寒热心烦象，此为柴胡加减方；
心烦不呕不渴状，故去半夏之温良；
即以生津除烦状，惟有栝蒌可承当；
胸胁之满微结象，减枣加蛎软痞强；
小便不利无悸恙，不加茯苓利膀胱；
虽渴余邪未解放，减枣加桂细推详；
胸胁满结欲散荡，故以干姜易生姜；
初服芩蒌微烦样，继服周身汗洋洋；
桂枝解表功堪仰，干姜解结佐柴良；
法若无定局定向，故其名曰柴桂姜。

第四节 柴胡桂枝汤歌

柴胡桂枝汤

柴胡12g 桂枝9g 芍药9g 黄芩9g

人参9g 半夏9g 生姜9g 甘草6g 大枣4枚

柴胡桂枝各半进，双解表里剂甚轻；
病六七日当退证，今竟不退审病情。
发热恶寒表微病，心下支结里略存；
但见恶寒微而隐，发热必微亦相因；
肢节烦疼不太甚，一身骨节必不痛；
微呕微结心下应，谓之支结当分明；
里证虽现而未甚，表疾虽存而已轻；
故将桂枝减半分，以解太阳余邪侵；
又将柴胡减半饮，以解少阳微结停；
身热不渴参不应，日久气虚故用参；
外证虽在病内侵，所以柴冠桂前云。

第五节 柴胡龙骨牡蛎汤歌

柴胡龙骨牡蛎汤

柴胡12g 龙骨15g 牡蛎15g 黄芩9g 人参9g 桂枝9g

茯苓9g 半夏9g 生姜9g 铅丹3g 大黄9g 大枣6枚

柴胡半夏人参苓，姜枣桂铅大黄苓；
龙牡取属血气分，同类相求作题名。
八九日间伤寒病，阳盛阴虚未可平；
下之而反多变证，调胃承气术欠精；

胸满而躁便不顺，三阳皆有此病形；
热邪入胃谵语应，木邪犯心方恐惊；
一身尽热负重甚，元气以动病阳明；
不可转侧属少阳，枢机不利于此经；
此为少阳阳明并，半取小柴转枢灵；
阳明开合大黄进，小便不利加茯苓；
惊者须重把怯镇，铅受癸气禀乾金；
中焦有形热结证，上焦无形烦满清；
不仅入心安神圣，而且入肝滋血荣；
龙骨体重惊能镇，金令行左把木平；
守而不移是属性，寒除烦热金镇惊；
软坚佐黄清胃分，润下利水助茯苓；
欲阳入阴半夏引，治目不瞑独效能；
人参通脉安神品，桂枝又将血气引；
不可转侧身重病，在所必须宜急寻。

第六节 黄连汤歌

黄连汤

黄连9g　干姜9g　桂枝9g　人参6g　半夏9g　甘草6g　大枣4枚

连参桂草半姜枣，表不发热胸中烧；
未伤寒时蓄热早，已伤寒时故来潮；
热气冲胸头面冒，寒邪不得犯上焦；
遂往中间虚处跑，从胸入胃受煎熬；
内经中胁则入少，即是此类不差毫；
此病寒热不在表，焦府半表里混淆；
胸为君宫要知晓，半夏泻心加减高；
欲吐胸中热邪扰，腹痛胃中邪未消；
黄连心胸热泻了，胃中之寒姜桂疗；

腹痛能缓惟甘枣，呕半虚参两和调；
寒热攻补兼施到，和解治法仍不抛；
太阴少阳此证考，泻心理中病自消。

注：欲呕而不得呕，腹痛而不下痢，似乎今人谓之干霍乱、绞肠沙等症。

第七节　黄芩汤歌

黄芩汤

黄芩9g　芍药9g　甘草9g　大枣4枚

甘芍大枣黄芩汤，太阳少阳合病方；
阳陷入阴下痢恙，若兼呕者半夏良；
胆火肆逆无阻挡，移热于脾下痢伤；
此热淫内表不妨，苦甘相消存阴方；
凡邪半表柴桂赏，芍培脾土虚能养；
黄芩泻热于大肠，甘草能把中州掌；
调和胃气有收藏，非实非虚胃无恙；
不用人参补中央，正气稍虚不同样；
表虽尚在里预防，邪气正盛下痢降；
不须补中细审量，弦数无力寸关上。

注：若太阳阳明合病，是寒邪初入阳明之经，胃家未实移寒于脾，故自下痢，乃阴盛阳虚，又当葛根汤辛甘以维阳。

展　锐　撰

第四章　太阴病方总论歌

太阴主内为至阴，所以最畏虚寒侵；
温补理中法乃正，故将理中属本经；
亦有中风可汗证，脉浮四肢烦且痛；
桂枝发表自安靖，表热里寒可当分；
下痢清谷中寒病，四逆救里急宜寻；
尤恐妄汗胀满应，故制朴姜草半参；
此经下痢本当禁，反有桂枝加芍存；
只因阳邪陷内证，腹满时痛下之灵；
若病不由太阳经，满痛乃是本经生；
妄下胸下必结硬，寒实结胸有原因；
邪药互结阴已胜，三物白散气流行；
此经大忌寒凉品，然亦清火与滋阴；
若素脾弱便不顺，理当滋阴用麻仁；
热病传有嗌干证，乃当清火来调停；
活法制方有准绳，不可执一为定凭。

第一节　理中汤（丸）歌

人参9g　白术9g　干姜9g　甘草9g

理中参术干姜草，太阴虚寒用此条；
沉缓有力脉当晓，腹满吐痢病能消；
吐痢皆因腹满扰，且将病机说根苗；
一因表虚风寒侵，二因下虚寒湿潮；
三因生冷口中嚼，终中虚寒把病招；
法当温中方为妙，以扶胃脘阳气调。
术培脾土虚能保，参宜中宫气自豪；
姜散胃脘寒邪好，草能缓急理三焦；
痛痢全凭人参草，满吐多赖姜术疗；
仲景明训谨记到，审证加减疗效高。

第二节 四逆汤歌

四逆汤

附子9g 干姜9g 甘草12g

四逆附子干姜草，表热里寒病根苗；
浮中见迟脉当晓，六经通用忘阳明；
腹满吐痢太阴证，四肢厥逆痢谷清；
不可攻汗生满病，急当救里用此灵；
二太并病极有准，太阳坏证转太阴；
虚阳留表亦未尽，湿寒邪气困土深；
小便自利大汗浸，脉微欲绝浮迟形；
汗下下痢面厥冷，痢谷不止身体疼；
四肢拘急吐痢甚，汗出发热恶寒侵；
或者膈上有寒饮，或者少阴病脉沉；
真阳不归于内境，阴邪猖獗故逆名；
用此救逆功堪任，温中兼补自安平。

第三节 厚朴生姜甘草半夏人参汤歌

厚朴生姜甘草半夏人参汤

厚朴 12g 生姜 12g 半夏 9g 人参 6g 甘草 9g

厚朴姜夏草参汤，太阴调胃承气方；
皆因汗后腹满胀，浮缓有力脉堪当。
治病必把表里讲，表里互是尤宜详；
下痢腹满是里恙，身体疼痛表兼伤；
先温其里法最尚，后解其表记心旁；
下痢清谷脉浮象，表实禁攻治里忙；
汗为阳气上焦当，只可散寒调营乡；
不能治湿于腑脏，岂能祛寒于胃肠?
病在太阴无汗状，妄发其汗胃脘伤；
胃脘为阳随表荡，肠胃寒湿腹中藏；
下痢清谷由此降，腹中满胀由此戕；
寒实于里寒虚脏，邪盛则实厚夏姜；
但能散邪除满胀，正气虚夺无主张；
人参甘草皆用上，补中益气保元阳。

第四节 三物白散歌

三物白散

桔梗 6g 贝母 6g 巴豆 1g（去皮心，熬黑，研如脂。）

白散桔贝合巴豆，沉缓有力脉须知；
腹满时痛下之瘳，寒实结胸有来由；
又审外无热证候，结硬微痛将此投；

或汤或散随病授，如为热证不宜服；
心胸郁结贝母透，胸中陷下桔梗求；
能胜结硬唯巴豆，大辛大热力最尤；
清阳上升邪下走，结硬默化为和柔；
白散和服不遂漏，留恋于胃病可瘳。
本证原自吐痢就，胸中结硬暂停留；
今病在膈上必呕，膈下必痢结硬休；
欲痢不利热粥凑，痢过不止冷粥收；
稼穑作甘味和厚，能生精血四体周；
桂枝借此把汗透，理中借此温中州；
仲景用此把世救，后学何故不绎紬。

第五节 麻仁丸歌

麻仁丸

麻子仁30g 芍药15g 枳实15g 大黄30g 厚朴15g 杏仁15g

麻仁杏芍枳朴黄，素有脾弱此擅长；
大便坚硬不顺畅，饮食小便亦如常；
此是秽浊不去恙，沉数有力舌苔黄；
眼红身热汗出状，里急后重也堪尝；
和而为丸缓调养，阴无骤补骤攻方；
凡是胃家实病象，多因阳明热结肠；
亦有太阴不开放，脾弱胃液不流畅；
若无恶热腹满胀，自汗烦躁谵语狂；
但若大便硬坚状，是谓独行之孤阳；
急将秽物来涤荡，去除平日蓄积藏；
慢而不治任它往，必致消瘦而死亡；
然病客腑主在脏，治主须缓治客忙；
麻仁甘草入脾脏，润而多脂为君王；

杏仁利窍把气降，大黄性走为君良；
芍药滋阴敛液尚，枳朴消导除积强；
炼蜜为丸久滋养，少服渐加喜气扬；
调胃承气对君讲，推陈致新奇妙方；
更实更虚脾胃畅，受盛传导有主张；
津液相成精血长，内安外和身体康。

展　锐撰

第五章　少阴病方总论歌

少阴先天一气蒸，乃是人身性命根；
分司枢机是职分，太阳之里偏于阴；
然而阴中阳气隐，故表根里热寒因；
治表必先顾里证，热证治寒热自平；
虽回元阳以固肾，正以存重少阴真；
微细脉是脉形影，欲寐不寐即病情。
始得中风脉浮紧，麻黄附子与细辛；
脉属沉细少阴病，理当温中一阳生；
脉数里热又当审，不可发汗不可温；
浮表亦有现里证，浮大反硬里热存；
沉里或有表证隐，反发热者是病形；
若是伤寒阳虚甚，大温大补附子君；
欲解里热四逆证，欲挽亡阳通脉能；
欲吐而渴心烦闷，滋阴利水用猪苓；
下焦水邪溺不顺，四肢沉重腹疼痛；
坎中阳虚不得令，引火归源真武神；
倘便脓血火郁证，升阳散火桃花寻；
心烦不卧是阳盛，万不得已用连芩；
此经亦有承气证，急下之以存真阴；
二三日热淫内境，或痢清水色纯青；
当归不解腹胀困，皆以急下用大承；

须晓肾家无实证，实证必转属阳明；
能知其虚而培本，方并用药作此经。

第一节 麻黄附子细辛汤、麻黄附子甘草汤歌

麻黄附子细辛汤

麻黄6g 附子9g 细辛6g

麻黄附子甘草汤

麻黄6g 附子9g 甘草6g

麻黄附子细辛汤，少阴治病用此方；
水火二气兼执掌，发热似乎是太阳；
头不疼痛假借象，欲寐病情是提纲；
肾为坎卦当求讲，二阴不敝一元阳；
寒邪内侵犯下上，孤阳无依散外乡；
反热无汗恶寒状，开表逐邪用麻黄；
细辛散热功堪仰，附子固本做栋梁；
津液不得越境往，邪除元气有归藏；
表病脉浮汗之畅，表病脉沉汗亦良；
沉若在里反汗降，津液越出阳必亡；
附子固本名不爽，急急用之固元阳；
病二三日无里恙，去辛加草微汗良；
只因微热恶寒象，故用轻剂两不伤；
前沉紧数有力尚，后沉紧数无力尝；
六经变迁审妥当，须知以脉去合方。

第二节 附子汤歌

附子汤

附子9g 人参6g 茯苓9g 白术12g 芍药9g

附子白术参茯芍，大温大补表里和；
病脉无力而沉弱，其背恶寒口中和；
身体骨节痛难过，手足寒冷恶寒多；
纯阴无阳汗不可，熟附二枚温补妥；
力锐任重保肾火，外邪不敢来侵扰；
百病消除得其所，当用人参把气和；
少阴之枢道细剖，扶阳益阴两协调；
太阴湿土白术佐，厥阴之木有芍药；
茯苓利水饮即制，土安木润根基活；
万全之术甚停妥，由此类推得妙药。

第三节 真武汤歌

真武汤

茯苓9g 芍药9g 生姜9g 附子9g 白术6g

真武茯芍附术姜，壬癸之水正北方；
取名真武用卦象，坎中一阳柔是刚；
坎水藏肾通五脏，其静也专性体常；
动而不息因火降，炉中有火成烫烫；
坎中真火若不旺，肾家水体失主张；
不行润下逆行往，四肢中宫俱病伤；
沉滑无力脉紧象，水气为患病提纲；
腹痛下痢犯腑脏，四肢沉重痛难当；

下焦有寒来涤荡，小便不利于膀胱；
坎中阳虚审妥当，壮阳消阴培土伤。
留清去浊药采上，附子能填阴中阳；
佐芍酸苦收炎亢，得苓淡渗润下方；
白术甘温水邪降，生姜辛温四肢康；
少阴枢机保和畅，开合得宜则安康；
若兼咳嗽不同样，水气射肺五味良；
佐芍收肾水不放，细辛佐姜散肺乡；
若兼呕者中焦恙，脾湿宜散倍生姜；
和中之剂附不上，不用射肺治肾堂；
溲利下痢胃寒降，四肢病因脾湿伤；
芍苓减去存附姜，温中散寒脾胃强。

第四节　桃花汤歌

桃　花　汤

赤石脂24g　干姜6g　粳米30g

干姜赤石脂与粳，亦取春和桃花名；
少阴腹痛小便病，下痢不止脓血形；
是与真武同一论，彼此四肢沉重痛；
坎中阳虚多亏损，故用附子固本根；
引火归源入坎肾，身注北海体自轻；
此便脓血火气盛，何不清火反补温？
盖是下焦水气证，心下水气不同情；
下焦便血当痢论，与心烦痛治亦分；
心为离火虚而损，真火居中欲流行；
润下作咸书有证，因势润之水患平；
坎卦为水本属肾，真火居中势望升；
从性炎上易而顺，发之须当用苦温；
水郁于下克金甚，火炎于上戊土生；

五行之理来者进，已往退往次第论；
上得其令火退阵，水归其职病自平；
此方培土细思忖，水不必利火不清。
石脂固脱本涩性，色赤和血势相因；
酸收逆气辛邪遁，甘补元气故为君；
炎上作苦干姜称，火郁发之见内经；
亢下生土难培本，粳米之甘火有生；
土中火用得宣令，水中火体自安平；
升阳散火此方应，热入血室刺期门；
少阴主脉沉细认，法当温中一阳生；
火升水降周流运，妄行归原见本根。

第五节 白通汤、白通加猪胆汁汤歌

白 通 汤

葱白茎9g　干姜9g　附子9g

白通加猪胆汁汤

葱白茎9g　干姜9g　附子9g　童便一匙　猪胆汁一匙

姜附葱白三通妙，脉微下痢此方高；
少阴下痢而渴躁，小便色白虚下焦；
和仍不止无脉兆，厥逆烦躁更苦恼；
方加胆汁与童尿，阴盛格阳患可疗；
水气不上输肺窍，口苦自痢病由招；
庸医一见措施少，便用栀子合连翘；
法当姜附元阳保，犹恐痢止渴不消；
采药升腾顶上冒，葱白能把诸脉调；
色味禀西通肺窍，水出高原洗天桥；
服汤以后脉出暴，孤阳独行死难逃；
脉若微绪阳生少，水火既济病全消。

第六节 通脉四逆汤歌

通脉四逆汤

附子9g 干姜12g 炙甘草9g 葱白茎9g

通脉附草干姜葱，真阳将亡挽回宫；
阴证似阳势静动，病脉多与四逆同。
而但欲寐或咽痛，反不恶寒面色红；
干呕腹痛内交讼，痢止脉藏病形踪；
下焦元阳将亡尽，故倍其味更加葱；
按诸脉微宜急用，色青味辛体益身；
少阳枢机能行动，营卫肺气能和融；
姜附参甘芍与共，奏捷经络百脉通；
里寒外热皆除送，虚阳反本往即踪；
呕加生姜二两正，咽痛桔梗一两从。

第七节 茯苓四逆汤、干姜附子汤歌

茯苓四逆汤

茯苓12g 人参6g 附子9g 干姜6g 炙甘草9g

干姜附子汤

干姜9g 附子9g

茯苓参草附子姜，阴阳双补用此方；
当汗反下失妥当，病仍不解烦躁彰；
若是下后复汗妄，昼日烦躁不眠床；
夜静不见呕渴状，不恶寒兮表无伤；

微沉无力纯阴象，急回其阳姜附汤；
阳病变阴坏病相，阴病似阳反照光；
世医不明使命丧，少阴烦躁用药凉；
六经烦躁各一样，兼见少阴合太阳；
真阴之本少阴象，其标即是太阳当；
标本皆从烦躁讲，又有虚实两分张；
未经汗下太阳降，烦为阳胜躁阴伤；
汗下以后少阴挡，烦为阳虚躁阴亡；
先汗后下得顺向，表仍不解阴气戕；
阴阳两虚烦躁象，固阴收阳四逆良；
先下后汗祛遁罔，表证反解如无殃；
似于阴阳自和畅，而实妄汗亡了阳；
故夜安静昼烦恙，固阳扶阴用附姜；
茯苓无根而成长，补气安烦为君王；
得参配之元气旺，姜附元阳挽回乡；
枢机无滞运下上，周而复始地天长。

第八节 吴茱萸汤歌

吴茱萸汤

吴茱萸9g　人参9g　生姜18g　大枣4枚

人参姜枣吴茱萸，手足厥冷吐痢剂；
烦躁欲死而不死，沉细欲绝脉相宜；
少阴生气注肝里，阴盛水寒肝木郁；
气不舒展烦躁至，肝血不荣冷四肢；
水欲出土不得遂，中土不安痢吐急；
病本在肾机肝系，不得相生欲死期；
补火开路厥阴去，绝处逢生吴茱萸；
气本在下感天地，大热通肝善调剂；
苦温辛散水土理，佐参安神固元气；

且助姜枣调营卫，拨乱反正百脉娱。
若是命门火衰矣，饮食难化胃上积；
干呕头痛吐涎液，皆系脾肾阴寒虚；
此助先天少火力，后天之土有生机；
下焦真阳运四体，上焦寒邪必远移；
三阴得位玄妙趣，无怪庸医不解疑。

第九节 黄连阿胶鸡子黄汤歌

黄连阿胶鸡子黄汤

黄连12g 阿胶9g 黄芩9g 芍药9g 鸡子黄二枚

连胶芩芍鸡子黄，此是少阴泻心汤；
得病二日三日上，心烦不眠难卧床；
细微欲绝脉形状，法当滋阴心肾凉；
未将芩连药采上，安能滋阴以和阳？
安能水升而火降？阴火归位热退藏。
蛋黄通心补离上，色气禀火与南方；
生者搅和用药烫，取生流动贯肚肠；
阿胶入肾补坎上，色气象水禀北方；
性下趋下咸先向，阿井有水精凝藏；
与之兼容成胶状，配芩连芍鸡子黄；
降火归源精神爽，阴平阳密称妙方。

第十节 猪苓汤歌

猪苓汤

猪苓9g 茯苓9g 泽泻9g 阿胶9g 滑石9g

猪苓茯苓滑泽胶，滋阴润水甚高超；
下痢六日七日了，咳呕渴烦难开交；
沉滑无力脉细考，不得眠床邪火潮；
下多乃因精虚耗，其阳不藏无主梢；
上焦虚阳变证扰，急采此药把疾疗。
二苓渗泄化土妙，太空元气无根苗；
相交心肾太和保，虚无氤氲气能调；
阿胶性厚补精好，泽泻引水升天高；
滑石重浊通地道，能降心火归下焦；
水火既济坎离卦，又取药色亦同条；
猪阿黑色通肾窍，与黑相称理本超；
茯滑白色通肺窍，少阴之源亦和调；
壮体利用分功效，病祛而日元气高；
阳明发热而渴燥，小便不利也堪疗；
更痢脉浮为主脑，滋土生津胃邪抛；
若是汗多胃中燥，谨记不可用此条。

第十一节 四逆散歌

四逆散

柴胡9g 枳实9g 芍药9g 炙甘草9g

柴芍枳草四逆散，泄痢下重四逆消；
脉沉弦数有力兆，或咳或悸不开交；
小便不利热结窍，或有腹痛阴火潮；
四厥乃是热邪扰，酸苦涌泄始堪疗；
枳实苦寒辛酸妙，善入脾胃化气高；
痢止溏止痛止效，痰消胀消热结消；
枳芍涌泄清热妙，不用芩连识见超；

非受心肺二经燥，此是阴病热下焦；
更加柴胡升散好，阴火四达邪自抛；
下重宜缓佐甘草，白饮和服中气调；
四肢阴阳顺接了，三焦之热自平消；
此证用药忌霸道，须防其人命不牢。

按：胃阳不敷于四肢为寒厥；阳邪内扰于阴分为热厥。然厥者必自痢，审泻痢之寒热，而四逆之寒热判矣。下痢清谷为寒，泄痢下重为热。

第十二节 猪肤汤歌

猪肤汤

猪肤15g 白粉15g 白蜜30g

猪肤白蜜和白粉，无草无石无木根；
三味之物融一体，随手拈来道合成；
下痢咽痛胸满证，更兼心烦此方灵；
脉循咽喉挟舌本，支出络心胸中存；
坎水原来本属肾，先天之气有真阴；
精气不足肾亏损，水不上升下痢倾；
坎中一阳藏不定，循卫上走犯阳经；
上焦因之受热侵，胸满心烦与喉痛；
阴并于下阳不应，阳可对敌拒绝阴；
火不下藏交于肾，水不上达承于心；
未济之气能识认，细审采药妙如神。
肤蓄津液在肤分，取肤能把浮火清；
味甘白蜜同白粉，和脾润肺又泻心；
虚阳归位热不逞，下痢自止病即平。

第十三节　甘草汤、桔梗汤、半夏散、苦酒汤歌

甘草汤

甘草12g

桔梗汤

桔梗12g　甘草12g

半夏散

半夏9g　桂枝9g　甘草9g

苦酒汤

半夏9g　苦酒半升　鸡子一枚

甘桔半苦四方剂，少阴喉痛急投与；
少阴为何喉痛剧？原本经脉循喉舌；
若无它证咽痛病，二三日见热邪侵；
阴火上冲宜凉泻，甘草性温缓奏捷；
不瘥再把桔梗寻，又兼辛散奇偶协；
轻则正治苦寒散，脉细欲寐禁苦寒。
若是恶寒欲吐病，阴证似阳又别论；
半夏汤亦可假借，散其上逆阴寒邪。
若呕吐伤把痛惹，不言不语声气折；
庸医当做热证泻，岂知呕痛痰饮结；
故取苦酒药性缓，能缓半夏辛猛烈；
润咽复声用鸡子，痰饮自不泥于膈。

展　锐撰

第六章　厥阴病方总论歌

厥阴主方乌梅丸，丸以缓之制火然；
肝挟相火逆侵犯，气上撞心痛热难；
阴中之阳热证现，温病提纲非伤寒；
消渴本病厥痢变，当渴无补患乃痊；
故虽代结心悸乱，炙草生地麦冬兼；
下痢沉结脉已险，犹用黄柏与黄连；
肝胆郁热火内炎，莫听人言邪热传；
手足厥冷是外感，脉微欲绝细审研；
当归四逆表药检，不用姜附助火炎；
中气虚衰与小建，继之小柴以疏肝；
先内后外从阳转，阴出之阳病自安；
热痢下重沉脉辨，白头翁汤是灵丹；
此经禁下又忌汗，下之痢疾必缠绵；
倘若心下水泛滥，悸厥不热不渴烦；
亦当发汗治水患，茯苓甘草用宜权；
阴阳易病烧裤散，六味生脉继进前；
且忌情欲毒侵染，灯蛾扑火自招愆。

第一节 乌梅丸歌

乌梅丸

乌梅21g 细辛12g 干姜15g 黄连24g 附子12g
当归9g 蜀椒9g 桂枝12g 人参12g 黄柏12g

乌梅方用连归细，椒姜桂附参柏需；
六经厥阴为难治，方无加减若化一；
热病不因伤寒起，皆是少阳相火为；
火旺水亏消渴至，气上撞心实难支；
心中疼热火威势，胃中空虚风化饥；
木胜克土不欲食，食即吐蛔理可知；
若是下之痢不止，断非此丸不能医。
此丸不君辛甘剂，酸泻酸补有来历；
乌梅以酸养肝意，优其所主得便宜；
佐连泻心以除痞，得柏滋肾渴自愈；
肾为肝母姜附济，温肾然后火有栖；
肝欲散气干姜细，肝欲藏血归桂宜；
又用人参调中气，蒸之米下谷气资；
寒热之性可调剂，苦酒乌梅更相需；
加蜜为丸把本治，日服十丸渐加之；
更禁生冷滑臭食，管叫此症得安宜。

第二节 当归四逆汤、当归四逆加吴茱萸生姜汤歌

当归四逆汤

当归9g 桂枝9g 芍药9g 炙甘草6g 细辛9g 通草6g 大枣5枚

当归四逆加吴茱萸生姜汤

前方加吴茱萸6g　生姜15g　清酒半升

当归四逆通归细，沉弦而紧脉有力；
发散表邪用此剂，手足厥冷是病机；
微细欲绝脉细审，此经相火为它属；
大凡伤寒从外起，脏气实热不敢欺；
热厥相应有定理，先厥后热也可宜。
君以当归培血地，桂枝散寒邪自驱；
肝欲徐缓甘草备，肝欲布散细辛施；
不用生姜恐散气，通草行气入肝室；
芍药能把肝火祛，又防相火把患遗；
营气得运太阴地，脉自不绝有生机；
卫气通行四末遂，手足温暖厥除移。
若内久伤有寒滞，阴胜阳不达四肢；
此种寒厥须加剂，生姜清酒吴茱萸；
温经通络调脏气，邪散血和百脉娱；
冷结膀胱少腹痛，一剂而愈效神奇。

第三节　小建中汤歌

小建中汤

桂枝9g　芍药18g　炙甘草6g　生姜9g　大枣4枚　饴糖30g

小建中汤桂芍甘，生姜大枣饴糖甜；
厥阴平肝逐邪验，功能散表以驱寒。
伤寒二日三日间，心中悸动而且烦；
此是肝气不舒展，热邪于下相火燃；
上行去把心脾犯，故用此方建中元；
取其酸苦平木验，调脾之急用辛甘；
泻中兼补名曰建，安内且能守边关；

倘资善桂把表散，不全主中小名传。

若是阳脉把涩见，又当腹中急痛焉；

此证先把建中捡，芍治心痛似仙丹；

不瘥小柴更加减，去芩加芍妙无边；

从内之外法灵验，阴出之阳病自痊。

第四节　茯苓甘草汤歌

茯苓甘草汤

茯苓9g　桂枝9g　生姜12g　炙甘草9g

茯苓桂枝甘草姜，汗散厥阴内邪伤；

寒厥心下悸动恙，宜先治水用此方；

不尔水积入胃上，厥痢交作不可挡；

故此先把治水讲，先治消渴受水伤；

今已无热无渴状，无汗发汗此堪当。

茯苓渗泄治水尚，能清水源无彷徨；

得姜与桂入肺脏，兼行营卫调阴阳；

佐甘缓温周身上，汗出厥止理所当；

水精四布无阻挡，心悸自然得安康；

若是恶寒温病状，发火之药忘此方。

第五节　炙甘草汤歌

炙甘草汤

炙甘草12g　桂枝9g　生姜9g　麦门冬10g　酸枣仁12g　人参6g

阿胶6g　生地黄30g　大枣15枚　清酒一盅

炙草地阿桂麦冬，枣仁姜枣酒人参；
相火内郁难搬运，血室干枯不化生；
因之脉现结代证，其人动悸不安宁；
寒伤心主神明病，气上撞心故悸惊；
心不生脉失其本，结与代脉皆为阴；
阳证见阴是绝证，不忍坐视施慈仁；
背成借一火余烬，欲挽夕阳转东京；
离宫真虚宜补神，峻补其阴来调停。
甘草温缓为引进，辅佐地麦君和臣；
来到中宫把安问，久欠滋阴与补阴；
心神礼仪要齐整，麦冬枣仁各半升；
大枣十五枚处定，二两阿胶二两参；
桂枝生姜三两正，更配清酒脉通行；
倘得元神把物领，血脉流通可回春。

第六节 白头翁汤歌

白头翁汤

白头翁15g 黄连6g 黄柏12g 秦皮12g

白头翁汤连柏皮，热痢下重此方宜；
暴注下迫属湿热，大肠虚瘕小肠移；
或欲饮水热在里，其脉沉弦下重机；
若脉大者为未止，微弱数者为欲愈；
虽自发热亦不死，阴出之阳得解宜；
可不服药而有喜，微热而渴脉弱知；
脏腑之火静则治，白头静镇风热失；
秦皮本得清阳气，佐白升阳功可施；
能协连柏清火势，除湿胜热品堪题。

第七节 烧裤散歌

仲景有个烧裤散，阴阳易证非伤寒；
凡因欲火把病染，实由阴虚热毒传；
表无恶寒发热患，里无胃实自痢端；
体重少气运不转，热上冲胸咳无痰；
头重不举身体倦，阴中拘挛气曲圈；
少腹里急冲任犯，小便不利受熬煎；
眼中生花电光闪，膝胫拘急动作难；
谅非金石能除患，需烧裤裆服之安。
卫外自能清内畔，有形用治无形间；
男病服女有效验，女病服男理同然；
阴阳感召通微显，阴头微肿自消愆；
便利浊阴走下面，欲火平息诸症痊；
六味地黄生脉散，补肾收功延寿年；
六经等剂作歌念，修饰润色望群贤。

展　锐撰

第二篇　药性赋

第一章 京帮药性赋

坤土生草木，性味各不同；
先贤相传授，意在概括中。
生毛能消风，粘泥拔毒功；
中空能利水，有刺可排脓；
茎方善发散，骨圆退火功；
叶缺能止痛，蔓藤关节通；
色红主祛瘀，色白清肺金；
味苦能泻火，味甘可补中；
酸敛涩止血，辛散咸润融；
疴疾若侵扰，药到遁无踪；
最是辨形色，妙用自无穷。
采药贵时节，根薯应入冬；
茎叶宜盛夏，花适含苞中；
果实熟未老，核熟方有功。
凉性发散升柴葛，桑菊牛蝉萍薄荷；
温性发散荆防风，芫荽苏薷柳麻黄。
声哑咳嗽喉痛痒，甘草蝉蜕和牛蒡；
孕妇咳嗽胎不安，不离苏梗与紫菀。
胁痛并虚弱，柴草枳壳芍；
痰多气喘麻芍桂，姜夏细辛草五味。
清热去火芩柏连，上焦之火用黄连；
中焦之火黄芩泻，相火妄动黄柏安。

清热去火三黄粉，知芦决胆猪莲针；
清热凉血槿地丹，紫草白薇地骨玄；
虚弱脚肿小便涩，知母黄柏萸肉桂。
下肢出流丹，苍柏二妙丸；
加入牛膝和薏米，名为三妙四妙丸。
手足脱疽脉管炎，当归生地二花玄；
清热祛暑用薄荷，青蒿扁豆同竹叶；
急性咽炎有办法，甘草野菊金银花。
皮肤疮癣多又痒，苦参煎汤洗一场；
虚劳低热夜盗汗，葎草煎服效灵验。
头胀眩晕高血压，夏枯黄芩野菊花；
小儿咳嗽并风热，甘草薄荷小连翘；
暑热胸闷胃不佳，荷叶芦根扁豆花。
凉性化痰栝前贝，沙参蛤百草桑白；
温性化痰旋覆远，桔梗半夏白附南。
止咳平喘葶果杏，苏菀龙马款金凤；
苏子桔梗前胡杏，专治咳嗽气不顺；
神经衰弱夜多梦，远志枣仁五味同；
慢性咳嗽久不愈，冲服麻黄凤凰衣；
大便干燥气管炎，苏菔白芥三子煎；
妇女清带腰腿酸，白果山药服三钱。
治痰用二陈，陈半草茯苓；
加上枳壳茹，温胆提精神。

注：决（草决明），胆（动物胆汁），猪（猪毛菜），针（三颗针），流丹（流火、丹毒），龙（地龙），马（马兜铃），金（洋金花），凤（凤凰衣）。

藿佩苍菖荠三消，内金瓦石海螵蛸；
诸药消食化浊剂，健胃治酸要谨记；
上吐下泻腹中痛，合半苍陈水煎吞；
食积口臭肚子胀，藿佩菔子内金放；
小儿疳积乳糜尿，麦芽荠菜陈皮熬；
海螵蛸与生甘草，消化溃疡冲服妙。

注：瓦（瓦楞子），石（钟乳石）。

止血榆茜茅卷蓟，仙锦槐柏艾炭七；
活血桃红虻丹芎，卫茅泽兰山羊血；
土三七与仙鹤草，止痛疗伤敛血好；
寒凝痛经选药巧，香附干姜加艾草；
急性肾炎西瓜皮，茅根赤豆玉米须；
川芎秦艽细辛草，风湿关节能治好；
寄奴元胡骨碎补，跌打损伤立时找；
理气香砂茴薤柿，止痛芍楝莨灵脂；
胁胀胃痛官能症，香附台乌甘草用；
挫伤岔气胸胁痛，快服木香和郁金；
栝蒌枳壳姜夏薤，心胃气痛好得快；
睾丸牵痛腰难伸，吴萸茴香金铃子；
慢性肠炎泻又痛，术芍陈皮合防风；
祛风木贼蒺苍耳，藁本白芷蔓京炒；
祛湿秦独鬼豨莶，透骨乌附桑绒莲；
强筋通络寄五加，牛续骡鹳藤芝麻；
皮肤瘙痒荨麻疹，蝉蜕蒺藜和防风；
白芷辛荑薄荷苍，专治鼻炎涕流黄；
周身疼痛受风寒，藁本防风来三钱；
风湿秦艽甘草随，游独热地杞当归；
中风后遗四肢麻，豨莶防风红五加；
跌打损伤痛瘀血，凤仙透骨赤芍归；
体虚怕冷四肢凉，附子甘草及干姜；
牙龈肿痛胃火蒸，知地石膝麦门冬；
关节疼痛老不好，或煎或熬老鹳草。

注：桑（桑枝），绒（紫草绒），莲（半枝莲），骡（骡蹄甲），藤（天仙藤），红（红藤）。

渗湿茵陈并薏柳，利尿泽苓车萹葵；
玉须问荆秕谷子，楮梓地肤滑蟋蟀；
慢性肝炎腹腿肿，煎服茵陈与五苓；
胃炎心慌或神昏，桂枝白术草茯苓；
咽炎舌炎口疮疼，灯心草加麦门冬；
肾炎浮肿蛋白尿，瓜皮生芪枳实妙；

泻水硝牛商芫金，润下蜂蜜麻李仁；
芒硝大黄生甘草，专治腹满大便燥；
冰片甘草元明粉，吹治口疮咽喉肿；
肝肾患病发水臌，二丑茴香研末饮；
大戟遂芫俱战草，要治积水十个枣；
赘疣瘊子连根除，只需捣敷千金子。

注：硝（芒硝），牛（牵牛子），金（千金子），麻（火麻仁）。

消肿排脓枯鞭草，马勃再配土贝好；
皂针蜂房水红花，加用海藻效果佳；
扁桃体炎马皮泡，再加山豆生草梢；
咽喉音哑莫商量，马勃芒硝煎红糖；
痈疮已溃肿难消，土贝母兼旱莲草；
疔疮上脸乳发炎，半两马鞭草水煎；
皂针二花当归草，透脓消肿止疼好；
安神交欢榆柏萱，镇静蝎缬赭磁石；
身痛失眠疥癣痒，夜交藤煎汤四两；
合欢树皮绒线花，能治肺络理跌打；
多梦汗泄又健忘，麦杞柏仁归石菖；
头昏眼花夜心慌，苓草知薇酸枣汤；
磁石纳肾有名堂，再配杞菊干地黄；
赭石四钱法夏三，能治胃湿下痰涎；
止汗龙牡麻麦味，止泻禹灶榴橡核；
莲芡固精又治带，椿猬桑螵墓头回；
体虚多汗生牡蛎，麻黄根芪浮麦配；
口干脉弱参麦味，阴伤酸枣一处配；
便血脱肛子宫垂，补中益气橡壳为；
晕车妊娠发呕吐，浓煎一杯灶心土；
猬皮山甲槐米炒，为末冲服痔漏好；
毛大丁草一枝香，活血行气消腹胀；
八仙拉拉猪殃殃，解毒消肿接骨良；
一枝黄花满山黄，感冒跌打蛇咬伤；
连钱草即活血丹，利尿排石瘀肿散。

清肝明目千里光，清热解毒疖痈消；
利尿排石过路黄，善治疔疮跌打伤；
白果止带且治喘，苎根止血把胎安；
解毒消肿用马兰，痈疖扭挫蜂螫伤；
芳香化湿选佩兰，经闭腹痛效非凡。
胃溃疡用仙人掌，行气止痛青木香；
灯笼草医天疱疮，半边莲疗毒蛇伤；
大蓟可治烫火伤，凉血止血有擅长；
小茴理气疗诸疝，散寒和胃止痛良；
肝炎宜服田基黄，肝胆湿热用虎杖；
泻肝火用龙胆草，消除疳积选爵床；
半枝莲清热除疳，鹿衔草祛痹疗嗽；
凉血降压臭牡丹，清热解暑西瓜霜；
铃茵陈利湿退黄，朝天罐补肾益肝；
南五味和胃消胀，潮涨盐止咳定喘；
红背羊蹄一点红，清热解毒且消肿；
女菀野蒿一年蓬，清热又且治牙痛；
土牛膝治经闭痛，引药下行小便通；
土荆芥杀钩蛔虫，苦温有毒量适中；
大粪蛆名五谷虫，消积导滞疗疔痈；
蛇舌草治阑尾肿，清热解毒将癌攻；
半枝莲治肝硬化，活血化瘀利湿功；
红藤败毒疗肠痈，活血消肿经络通；
月季调经月月红，活血消肿用其根；
关节炎用八角枫，散瘀止痛能祛风；
类风癫痫用地龙，清热镇痉熄肝风；
止咳定喘千日红，疏风解痉蛭蜈蚣；
鼻衄止血宜瓦松，排脓消肿用芙蓉；
石韦排石医尿红，麦冬润肺养阴功；
疔疮疽疖苍耳虫，祛风通络路路通；
预防流感宜贯众，疏肝理气香附崇；
强筋壮骨用杜仲，利胆退黄茵陈功。

南蛇藤乃过山龙，痧胀风湿筋骨痛；
黄毛耳草地蜈蚣，清热除湿解暑灵；
忍冬解毒脉络通，半夏止呕痰湿穷；
桔梗止咳亦宽胸，大黄泻下且消肿；
荆芥防风风寒用，银花连翘风热从；
利湿退黄马蹄金，消食利胆鸡内金；
消肿利水四叶苹，补中益气土人参；
牛筋草清暑养神，女贞子补养肝肾；
祛风利湿觅白英，跌打损伤寻陆英；
蛇莓三叶疔疖平，蛇含五爪风湿灵；
乌药行气疗诸淋，山药补肺益肾精；
小旋花与打碗花，健脾调经利尿功；
扶芳藤乃对叶肾，舒筋活络壮腰肾；
外科槲榆疗效灵，妇科益母不虚名；
儿疳蝉蜕和灯心，夜盲猪肝明砂平；
积雪草与满天星，行气利水疗石淋；
蒲公英与紫地丁，清热解毒痈疽灵；
荷叶莲房莲子心，解暑安胎心火平；
竹茹竹沥竹卷心，止呕化痰暑热清；
鸭跖草高热可清，马齿苋泻痢立停；
补肾益精鸡矢藤，益肝补肾沙苑从；
虚汗淋漓浮麦用，腰虚腿疼荔枝功；
五劳七伤紫河车，补肾强身治本根；
寒者温之热宜清，虚则补益实泻应。

陈　成　刘效栓　撰

第二章 三字药性赋

第一节 寒性药

蚯蚓物，名地龙，葱汁化，治耳聋。

猪脂油，性寒凉，能润燥，敷疮痈。

疗目疾，用秦皮，崩带止，热痢停。

白薇药，医风热，敷金疮，通血厥。

吐风痰，藜芦良，若不止，饮葱汤。

行乳汁，用漏芦，瘰疬消，肠风除。

珍珠散，点目良，能拔毒，治痘疮。

猪蹄汤，下乳汁，美肌肤，增弹性。

杀虫虱，用水银，然入腠，毒害深。

化痰涎，宜矾石，生解毒，煅生肌。

治黄肿，用皂矾，祛湿毒，疗疥癣。

除热毒，予胆矾，疗诸风，涌痰涎。

芦根寒，降火炎，止呕逆，效灵验。

消毒饮，用板蓝，方专治，大头病。

苎麻根，疗丹毒，清毒热，治血淋。

缩小便，蔷薇根，治口疮，效如神。

清胃热，用雷丸，杀三虫，医风痫。

和营气，用紫檀，敷金疮，肿痛安。

青羊肝，性苦寒，目羞明，捻为丸。

黑铅寒，能坠痰，消瘰疬，治虫验。

止喘嗽，用白前，能降气，且除痰。

阳明病，芒硝用，佐大黄，通腑安。

犬咬症，用斑蝥，消瘰疬，敷恶疮。

疗虚热，用青蒿，除骨蒸，治劳疟。

利二便，配田螺，引湿热，往下行。

土瓜根，治疾热，行瘀血，通乳汁。

解热毒，金银花，消痈肿，此味佳。

夜明砂，祛瘀血，治翳障，疗雀盲。

海金砂，治热淋，阴部疼，效最神。

绿茶凉，怡精神，清头目，医热痢。

凌霄花，即紫葳，入厥阴，破血瘀。

天竹黄，性微寒，治惊痫，且豁痰。

人中黄，类粪清，治瘟病，显奇功。

地浆水，除烦闷，中暍卒，效堪能。

口舌疮，用柿霜，上焦热，服之灵。

黑蜣螂，出粪中，疗癫痫，消瘕积。

白沙糖，性甘平，益肺津，培土脾。

紫地丁，开紫花，治痈疽，效最灵。

眼翳障，用青葙，味苦寒，清肝经。

大青叶，解毒热，治温病，与时疫。

薄荷冰，性最寒，遇牙疼，点即安。

卫茅药，通经血，消毒肿，疗虫积。

草河车，名重楼，疗惊痫，治毒痈。

蜗牛汁，治脐风，敷蝎螫，用亦灵。

疗湿热，用苦参，疥癞痒，效最神。

北沙参，补阴药，清肺火，热痰停。

行气血，配郁金，散肝郁，凉心血。

青葙子，除目翳，清肝热，降压灵。

枸杞子，益肝肾，滋肾水，消渴平。

穿山甲，通乳良，消痈肿，敷恶疮。

蝉蜕寒，风热散，透疹痒，治音哑。

蜂蜜甘，入脾胃，补中土，润便结。

牛角尖，烧灰服，治喉痹，效甚验。

酸而涩，米壳性，治久泻，脱肛病。

解热毒，绿豆良，连皮用，疗痘疮。

海带咸，能软坚，配海藻，消瘤疝。

土贝母，合白芷，疗痈肿，治乳痈。

大便秘，猪胆汁，纳谷道，粪自清。

苦寒性，乃浙贝，火痰嗽，用之灵。

通经血，马鞭草，阴囊肿，疗效高。

益母草，辛苦凉，通乳汁，调经良。

目夜疼，夏枯草，治瘰疬，效果妙。

利阴窍，灯心草，降心火，疗失眠。

龙胆草，清肝火，祛湿热，医肿痒。

蛤蜊粉，走肾经，止痰嗽，配青黛。

续筋骨，用蟹良，降血压，疗漆疮。

止烦渴，用荸荠，疗黄疸，平血压。

牛乳汁，厚肠胃，噎膈病，服之宜。

涩精汗，予牡蛎，煅收敛，生镇肝。

补阴虚，用泽泻，利小便，通淋浊。

犀牛尖，色玄黑，苦酸咸，解心热。

羚羊角，性苦酸，泻肺热，清肺肝。

宽肠胃，枳壳进，与枳实，力稍逊。

利胸膈，用枳实，推积滞，疗痞疾。

解热毒，用藕节，止吐衄，消瘀血。

白芍药，归肝脾，缓急痛，敛汗阴。

金箔功，治痫惊，安魂魄，镇肝心。

淫羊藿，补命门，祛风寒，疗湿痹。

赤芍药，破结血，经闭通，痈疮平。

泻肾火，用黄柏，益肾水，除湿热。

治淋浊，处瞿麦，利小肠，清膀胱。
疗中暑，用滑石，荡湿热，力最宏。
葶苈子，利膀胱，泻肺喘，通水气。
侧柏叶，苦涩寒，疗崩漏，敛失血。
淡竹叶，导心热，清上焦，除烦热。
白头翁，凉血剂，止鼻衄，治热痢。
五谷虫，乃粪蛆，治疳积，小儿宜。
土鳖虫，化血瘀，骨折伤，最适宜。
苦而寒，乃虻虫，逐瘀血，通经水。
少阳病，柴胡证，口中苦，目眩病。
前胡疗，风热病，平痰嗽，宽胸中。
清血热，用地榆，治吐衄，止血痢。
疗水肿，予薏苡，除风湿，理脚气。
胜湿热，用茵陈，除黄疸，以为君。
粉葛根，发汗剂，解肌热，消烦渴。
白茅根，清伏热，治吐衄，疗血症。
山豆根，解热毒，治咽痛，黄疸清。
栝蒌根，润肺金，清痰热，善解渴。
疗咽闭，射干用，消痈肿，痰结平。
治温疟，宜常山，祛老痰，除积饮。
车前子，清湿热，利小便，泻痢停。
黄连味，苦且寒，既燥湿，又解毒。
咸软坚，朴硝功，清肠胃，除积热。
通热淋，石韦用，吐衄血，崩漏症。
除哕呕，予竹茹，清痰热，开胃郁。
肝胆热，柴胡攻，引清气，能上升。
薄荷叶，辛凉性，清头目，疏风热。
散表邪，升麻功，清风热，止头疼。
甘菊花，肺肝经，能明目，清头风。
旋覆花，能软坚，消结痰，散痞坚。
陈槐花，凉血剂，治肠风，医痔痢。

川大黄，涤胃肠，泻实热，是良将。
生地黄，乃寒剂，宣血滞，医眼疮。
熟地黄，性偏温，补精血，疗虚损。
马兜铃，清肺热，止痰饮，喘自平。
除哕呕，用竹茹，清痰热，开胃郁。
栝蒌仁，清肺气，疗痰嗽，除结胸。
逐水气，用牵牛，通下焦，力最雄。
黑玄参，滋肾阴，利咽膈，解热毒。
上焦热，用黄芩，燥湿热，清五淋。
凉心肾，栀子功，焦栀子，敛血经。
通小便，用金铃，治疝气，杀三虫。
地肤子，苦寒性，利膀胱，疗热淋。
止咳嗽，百部功，医肺热，且杀虫。
通大肠，用腻粉，益肺气，敛肛门。
海藻咸，能软坚，散瘿瘤，亦治疝。
治五淋，萱草用，消乳肿，萱根灵。
清肺痰，桔梗能，利胸膈，咽痛平。
川贝母，治虚烦，润心肺，止嗽痰。
知母性，能滋阴，润肾燥，清肺金。
辟瘟疫，贯众功，解热毒，杀三虫。
七情郁，香附行，理血气，医痛经。
昆布咸，可软坚，散瘿瘤，且治疝。
荆芥穗，能发汗，治外感，透疹癍。
疗阴虚，天门冬，清肺火，水自生。
麦门冬，乃寒性，清心肺，解渴烦。
地骨皮，退虚热，除骨蒸，医三消。
白鲜皮，燥湿热，医疥癣，疗风痹。
血分火，丹皮清，止吐衄，退骨蒸。

第二节 热性药

川芎功，行气血，清头目，善搜风。
少附子，乃天雄，助阳道，疗寒痹。
肉苁蓉，益肾经，补精血，医虚秘。
生精血，用鹿茸，肾虚冷，补最灵。
治虚损，用麋茸，强筋骨，补肾经。
五灵脂，能行血，止崩漏，炒至黑。
广陈皮，开胃宫，祛痰湿，导滞气。
岷当归，调经血，身养血，尾活血。
鲫鱼肉，疗诸虚，健脾胃，通乳汁。
川乌头，祛寒痹，心腹冷，用之宜。
石菖蒲，开心气，化痰湿，辟恶气。
紫苏梗，解气郁，能和血，兼下气。
吴茱萸，疗吞酸，心腹寒，诸痛愈。
山茱萸，益精气，治头晕，且涩精。
腽肭脐，疗痨瘵，壮元阳，除冷积。
止吐泻，缩砂仁，和脾胃，善调中。
驱风寒，川椒功，补命门，止牙疼。
暖脾胃，胡椒性，除风热，医牙痛。
温中药，乃花椒，驱风邪，住牙疼。
海漂蛸，入肝肾，敛精血，祛吞酸。
鹿角胶，治血崩，补虚羸，壮阳精。
胡芦巴，壮元阳，疗虚冷，消疝气。
若吐泻，缩砂用，化宿食，安胎灵。
白花蛇，疗诸风，起瘫痪，疗拘挛。
乌梢蛇，疗不仁，皮肤风，效最神。
荜澄茄，暖胃肾，与胡椒，一类从。

鲜生姜，性辛温，解表邪，温中州。
脾胃寒，干姜暖，止血崩，炒为炭，
胃冷痛，良姜用，医霍乱，止吐痢。
发汗剂，乃麻桂，止汗药，麻黄根。
石硫黄，暖胃经，补命门，亦驱虫。
公丁香，温胃经，除呕哕，医痃癖。
白檀香，宣气滞，利胸膈，温胃经。
当门麝，醒神窍，通经络，化瘀浊。
禹余粮，涩胃肠，治崩漏，下痢良。
白石英，温肺肾，利小便，安心神。
五味子，敛肺肾，滋肾水，止痰嗽。
挽厥逆，附子良，配肉桂，补元阳。
韭菜子，补命门，疗阳痿，医白浊。
补肝肾，强筋骨，通经血，续断功。
瘀阻经，米醋行，降血脂，酒醉醒。
补命门，肉桂寻，挽亡阳，祛积冷。
白豆蔻，治冷泄，化湿浊，消积食。
红豆蔻，止吐酸，温中州，散虚寒。
巴豆猛，毒辛热，泻冷积，除痰癖。
川厚朴，温脾胃，行滞气，祛呕胀。
鹿角霜，益精血，起阳痿，疗宫冷。
白术功，利水湿，健脾胃，且安胎。
消癥瘕，干漆能，破瘀血，且杀虫。
虎胫骨，强肾精，壮筋骨，疗痹风。
荜拨药，温脾胃，疗呕泻，鼻渊通。
疗诸风，独活功，祛湿痹，止头痛。
麒麟竭，散瘀血，治跌打，疗伤痛。
降逆气，乌药用，行寒凝，医尿频。
生卷柏，破癥瘕，制炭用，敛血能。
代赭石，镇肝剂，平逆呕，血气行。
消癥瘕，莪术功，通血瘀，疗闭经。

陈橘皮，性苦辛，化湿浊，医痰嗽。

通经络，用蜈蚣，止痉挛，疗中风。

太阳病，桂枝证，头痛热，汗恶风。

黄鳝鱼，疗诸虚，口眼斜，痹痛除。

蟾酥浆，辛热毒，疗疔疮，治痈疽。

陈石灰，医创伤，疗疮癣，治烫伤。

雄蚕娥，最壮阳，炒研末，疗金疮。

消积食，用山楂，降血脂，散瘀滞。

水中虾，发散性，托痘疮，补肾阳。

百草霜，止血崩，咽舌疮，用之灵。

草乌头，祛风湿，开顽痰，消瘰疬。

九心痛，用桂心，医寒疝，效最神。

续随子，尿闭通，消水肿，治痰饮。

疗风痰，用大枫，除癣疥，能杀虫。

白芥子，行痰气，疗咳喘，逐水饮。

通关窍，用樟脑，入丸散，消肿痒。

用石硷，疗噎膈，配石灰，除疣赘。

补虚劳，羊肉妙，益气血，壮阳道。

生姜汁，平呕逆，治久嗽，须加蜜。

消瘀血，韭菜汁，合牛乳，通便秘。

第三节 温性药

风湿痹，防风祛，解表证，消痒疹。

头风痛，处川芎，理经血，痹络通。

赤石脂，收涩剂，久泻痢，崩带医。

升补气，黄芪功，生固表，炙补中。

何首乌，乌须发，疗疮疥，润肠结。

刘寄奴，疗金疮，通经血，医火伤。

筋挛急，用茵芋，愈脚弱，除湿痹。
华细辛，祛诸风，医寒嗽，治牙痛。
光杏仁，润肺经，化痰嗽，气秘通。
火麻仁，润肠剂，滋脾阴，通便秘。
草果仁，治疟痢，暖脾胃，开郁气。
威灵仙，祛风湿，消痰水，散痞积。
益肾精，巴戟功，治白浊，疗痹症。
东阿胶，滋阴血，医嗽痰，补虚羸。
温肾阳，选仙茅，起阳痿，溺崩平。
宣木瓜，疗脚气，消水肿，除湿痹。
红蓝花，通经络，散瘀血，疗肿痛。
款冬花，润肺金，清痰嗽，宣喉痹。
通经血，乃姜黄，疗闭经，消肿痛。
川木香，理气滞，消心痛，抑呕吐。
藿香叶，化湿浊，定霍乱，祛暑邪。
小茴香，温脾胃，疗疝气，腹冷医。
槟榔子，化虫剂，消食滞，治痢坠。
紫石英，疗怔忡，降逆气，暖子宫。
大青盐，入肾经，平血热，治齿痛。
金樱子，酸涩精，缩泉水，止带痢。
紫苏子，降气剂，平痰喘，通便秘。
益智仁，温脾肾，缩小便，摄唾泄。
菟丝子，能明目，补肝肾，且固精。
马蔺花，清热淋，疗喉痹，吐衄医。
莱菔子，宽中气，消腹胀，止痰嗽。
通鼻窍，苍耳子，疗鼻渊，头痛除。
香白芷，疗额疼，排脓血，脑漏平。
风湿痹，宜防己，消水肿，痹痛除。
破故纸，温肾阳，补精髓，治劳伤。
诃子酸，敛肺肠，止泄泻，失音痊。
骨碎补，强肾骨，续折伤，疗斑秃。

平咳喘，用紫菀，顺痰气，通尿闭。
风湿痹，予藁本，颠顶痛，用之灵。
益肝肾，唯杜仲，强筋骨，治腰痛。
淡豆豉，表伤寒，消烦满，疗虚喘。
大小蓟，敛血剂，行瘀滞，消肿痛。
法半夏，燥湿痰；清半夏，痰呕验。
肉豆蔻，治冷泻，脘胀痛，呕吐平。
燥脾湿，苍术功，降血糖，且明目。
橘核仁，治腰疼，疗疝气，消卵肿。
川羌活，散表寒，祛风湿，消水肿。
淮山药，补脾肺，益精津，三消平。
血气痛，元胡行，经胃痛，跌损平。
阳起石，勃阳痿，住早泄，疗不孕。
腰脚强，狗脊良，补肝肾，除痹尚。
钟乳石，痰喘医，强阳道，乳汁回。
逐湿寒，陈艾宜，叶做灸，炭涩血。
风湿痹，筋拘挛，肢节痛，秦艽功。
石榴皮，止泻痢，煎汤洗，脱肛医。
散瘀血，灵脂功，理血气，善止疼。
治鼻渊，辛夷花，通鼻窍，疏风热。
透痘疹，胡荽功，化食滞，疗伤风。
清血毒，胭脂能，敷痘疔，挑破皮。
除骨蒸，水獭肝，治痨嗽，痔血敛。
伏龙肝，温中州，平呃逆，住泄泻。
拔疮毒，敷黄丹，微量服，虫疟除。
泽兰叶，化瘀血，疗金疮，通经水。
风湿症，蚕砂用，疗不仁，转筋随。
醋芫花，逐水饮，消肿满，平疥癣。
紫金藤，降真名，敷金疮，止血灵。
除恶疮，用雄黄，医惊痫，疗虫伤。
鸡子黄，阴血润，百合症，连胶并。

疗中虚，饴糖功，建中汤，缓急痛。

天仙藤，行水肿，脘腹痛，痹症用。

香薷草，解肌表，化水湿，吐泻了。

天仙子，治癫狂，牙痹痛，风痫良。

使君子，驱虫剂，疗五疳，消痞积。

海松子，补虚药，治燥咳，润肠道。

皂角子，滑肠性，通便结，痰湿遁。

脾虚证，糯米用，医三消，涩汗灵。

益中气，粳米配，除烦渴，健脾胃。

谷精草，治头疼，退目翳，显奇功。

鹅不食，通鼻窍，除目翳，塞鼻中。

酒酌量，气血通，升举药，用之引。

无灰酒，疏经脉，美容颜，促食欲。

鼠妇虫，活经水，除血瘕，通尿闭。

消毒肿，大蒜功，治泻痢，杀蛔虫。

龙眼肉，益心脾，疗怔忡，补血虚。

消食积，用红曲，化瘀滞，除膈闷。

疗金疮，选三七，祛瘀痛，宽胸痹。

荔枝核，祛寒疝，卵睾肿，可收功。

猫头骨，煅粉用，消瘰疬，鼠瘘遁。

炉甘石，祛目疾，除湿痒，风眼医。

疗胸痹，处薤白，痢后重，最适宜。

敛溃疡，疗臁疮，止疼痛，蜂蜡功。

柽柳叶，善解毒，透痧疹，水湿利。

第四节　平 性 药

清心火，木通善，通经乳，利小便。

陈橘皮，理痰气，开脾胃，导逆气。

疏肝气，用青皮，消胁胀，化痞积。

燥湿热，椿根皮，医白带，治泻痢。

桑白皮，化肺饮，清肺热，平喘息。

五加皮，坚筋骨，祛风湿，消水肿。

紫河车，益精血，除骨蒸，疗虚损。

白蒺藜，能明目，潼蒺藜，补肝肾。

益肺津，乌梅良，安蛔虫，亦涩肠。

安心神，酸枣仁，治不眠，敛汗津。

柏子仁，养心神，润肠燥，疗怔忡。

医心悸，予茯神，祛健忘，除失眠。

郁李仁，滑肠道，导积滞，通尿闭。

行血瘀，处桃仁，通经水，疗便秘。

冬瓜仁，祛淋痛，利水道，消水肿。

桑螵蛸，补肾功，缩小便，止泄精。

感风热，用连翘，排疮脓，疗肿毒。

消积坚，硇砂功，疗痈疡，涤痰饮。

惊风证，用天麻，平眩晕，除肢麻。

食不化，处麦芽，消脘胀，通乳积。

甘香松，理气痛，除脘胀，疗牙疼。

祛瘀血，蒲黄功，咯衄崩，肿痛用。

石决明，退目翳，草决明，通便结。

祛风湿，桑寄生，强腰脚，安胎动。

黑猪苓，味甘淡，除湿肿，利小便。

天南星，消结肿，胆南星，定痫惊。

白茯苓，益心脾，渗水湿，亦安神。

赤茯苓，利湿热，疗淋浊，治泻痢。

京三棱，味苦平，行气血，化痞灵。

高丽参，益智神，补元气，疗惊悸。

抽搐风，僵蚕功，喉肿退，面瘫平。

安魂魄，用龙齿，疗怔忡，癫狂症。

覆盆子，缩尿灵，起阳痿，治不孕。

疏风热，牛子功，透疹毒，消咽肿。

驱蛔虫，用槟榔，能下气，且宽中。

白附子，医面瘫，消瘰疬，除风痹。

疗骨蒸，龟板功，吐衄崩，疟痢平。

和百药，甘草性，生解毒，炙补中。

宁心志，用远志，化痰嗽，消痈肿。

益中气，红大枣，养血神，平脏躁。

除疝气，阿魏功，消痞块，治疟疾。

赤小豆，祛湿肿，解热毒，疗疮痈。

医恶疮，商陆功，治喉痹，消水肿。

逐水饮，用甘遂，通二便，咳喘平。

莲子肉，益心脾，失眠痢，精带医。

陈神曲，开胃气，化水谷，导积滞。

金石斛，平胃气，滋阴津，补肾虚。

涤风痰，皂角功，平哮喘，杀真菌。

芡实米，止遗精，祛白浊，医尿频。

金樱子，能涩精，止遗尿，喘咳平。

淮牛膝，壮筋骨，强腰足，除湿痹。

龙骨功，安心神，涩汗精，敛溃痈。

治风瘫，全蝎功，身不遂，痉挛用。

鸭头血，消水肿，清毒热，解挛痉。

散瘀血，没药功，消肿痛，跌打平。

花蕊石，疗金疮，崩衄血，收敛灵。

琥珀粉，能安神，定惊痫，亦主淋。

浮小麦，入心经，清虚热，止汗神。

竹沥水，定惊痫，消烦渴，疏风痰。

退目翳，选木贼，疏风热，便血医。

治肺痨，用百合，咯血嗽，肺痈疗。

枇杷叶，清肺痰，降呕逆，热嗽宣。

医疟母，鳖甲功，疗骨蒸，散结灵。

诸虚喘，蛤蚧平，治痨嗽，益肾精。

大腹皮，消水肿，除胀闷，脚气平。
辛而散，莫如葱，能发汗，且通中。
自然铜，醋淬用，续筋骨，散瘀痛。
木芙蓉，疗痈疽，消肿毒，善排脓。
消渴证，玉竹用，疗阴伤，虚损病。
白胶香，除恶疮，咯吐血，便结灵。
樗树皮，同椿皮，祛湿痒，热痢清。
榆树皮，医淋浊，消水肿，除癣痈。
退水肿，生姜皮，利小便，除胀闷。
合金疮，用象皮，烧灰敷，最生肌。
刺猬皮，平脘痛，呕哕吐，血痢灵。
鲤鱼胆，退目翳，滴耳中，治聋疾。
棕榈炭，主血症，咯崩衄，煎汤用。
血余炭，敛血崩，治吐衄，医血淋。
乌贼骨，敛带精，胃吞酸，疮血平。
消疳积，用芜荑，疗疮癣，且杀虫。
风湿症，茄根用，洗冻疮，久咳平。
胡黄连，治泻痢，退骨蒸，疮疡医。
石莲子，益心脾，治淋浊，涩带精。
百药煎，平痨嗽，口疮噙，泻痢煎。
黄明胶，医肺痿，咯衄崩，痈疽平。
疗咳喘，核桃仁，补肾精，便秘通。
山茶花，烫伤平，咯衄崩，敛血灵。
蜜蒙花，目翳清，眼肿痛，羞明平。
望月砂，野兔粪，祛疳瘵，翳障清。
癣疹疮，硼砂灵，宣喉痹，癫痫医。
孩儿茶，敛疮溃，敷湿疹，退口疮。
醒酒脾，葛花宜，除膈胀，肠风祛。
胡麻仁，通肠胃，补五脏，须发美。
象牙屑，化痰痫，喉痹痛，疮疡医。
痰迷病，牛黄证，喉舌疮，惊痫镇。

龋齿痛，用蜂房，疮痈瘰，顽癣平。

消渴证，黄精啜，乌须发，痨嗽退。

蒲公英，抗毒菌，治肝炎，疗痈肿。

祛腐疮，铜绿攻，喉痹癣，目翳清。

王不留，乳汁行，痈肿疮，经闭行。

密陀僧，敷疹疮，狐臭痢，惊痫定。

息肝风，处钩藤，定惊痫，降压灵。

酸石榴，乃涩剂，烧存性，疗久痢。

紫丹参，消肿痛，跌痹瘕，失眠用。

脾肺虚，用党参，喘溏悸，消渴平。

痫痰迷，冰片宜，疗齿痛，退目翳。

肾虚喘，磁石灵，主眩晕，亦安神。

清暑湿，荷叶功，治痢带，敛血灵。

水肿满，海蛤散，血毒痢，搐搦安。

蚀恶疮，用砒霜，寒痰喘，痔瘘安。

黄药子，解毒肿，化痰结，疗喉痛。

补肾经，黑豆雄，消水肿，虚汗平。

抽搐挛，蛇蜕堪，退翳障，瘙痒安。

敛肺喘，白果选，祛带浊，缩泉眼。

枸杞叶，治虚劳，烦热渴，翳痹消。

逐水痰，宜狼毒，疥癣虫，喘咳平。

肖正国　高小恒 撰

第三章　本草药性赋

第一节　珍珠囊·药性赋

一、概　述

《珍珠囊·药性赋》又名《雷公药性赋》、《珍珠囊指掌补遗药性赋》。该书卷首有“元山道人”原叙一篇，自称为书之作者，然无具体年月，实不知为何人、何时所作。最初，由书商将题为金代李东垣撰《珍珠囊》、与明代无名氏作《药性赋》合刊而为两卷，成书后托名李东垣撰，继后迭经增补，至清代之《雷公药性赋》刊印后则基本定型。《珍珠囊·药性赋》分为4卷，该书集中了两类常用的药性歌诀，并且吸收了金代张元素和李东垣等人的部分药性学说。

《珍珠囊·药性赋》由三部分内容组成，卷一为《药性赋》，分寒、热、温、平四赋，分别记述了240余种药物的功能及主治，其语句流畅，朗朗上口。书后附“用药发明”，集录药性阴阳、标本、配伍、用药法象、五脏苦欲、引经、十八反、十九畏及六陈歌等中药基本知识；卷二为《诸品药性主治指掌》，实即《医要集览》本“珍珠囊”中所载常用药90味，简介各药主要药性及功效；卷三、卷四亦为《药性赋》，按玉石、草、木、人、禽兽、虫鱼、果品、米谷及蔬菜等分类，以歌赋形式记载了410种药物的主治与功用，并加按语作为补充阐释。该书同时介绍了中药常识及常用药物之要点，易诵、易记，是明代以后流传最广的中药学基础理论。现有50余种明、清刻本，近现代亦多有石印本和排印本面世。

《珍珠囊·药性赋》托名作者李杲，字明之，河北真定人（今河北省正定县），晚年自号东垣老人，生于1180年，卒于1251年。他是中国医学史上的“金元四大家”之一，亦为中医“脾胃学说”的创始人。李杲强调脾胃在人体的重要作用，因为在土、金、水、木、火五行当中脾胃属于中央戊己土，因此其学说也被称之为“补土派”。李氏师医于张元素，尽得其真传且独有发挥，通过长期的临床实践积累了丰富的辨治经验，提出“内伤脾胃，百病由生。”的观点，从而形成了独树一帜的脾胃内伤学说。此外，李杲尚著有《脾胃论》、《内外伤辨惑论》、《兰室秘藏》、《活法机要》、《医学发明》以及《东垣试效方》等。为使医林后学者习诵典籍，明辨药性，兹将《珍珠囊·药性赋》卷一内容厘订如下，以飨读者。

二、正 文

（一）寒性药

诸药赋性，此类最寒。犀角解乎心热；羚羊清乎肺肝。泽泻利水通淋，而补阴不足；海藻散瘿破气，而治疝何难？闻之菊花能明目而清头风；射干疗咽闭而消痈毒。薏米理脚气而除风湿；藕节消瘀血而止吐衄。瓜蒌子下气润肺喘兮，又且宽中；车前子止泻利小便兮，尤能明目。是以黄柏疮用；兜铃嗽医。地骨皮有退热除蒸之效；薄荷叶宜消风清肿之施。宽中下气，枳壳缓而枳实速也；疗肌解表，甘葛先而柴胡次之。百部治肺热，咳嗽可止；栀子凉心肾，鼻衄最宜。玄参治结热毒痈，清利咽膈；升麻消风热肿毒，发散疮痍。尝闻腻粉抑肺而敛肛门；金箔镇心而安魂魄。茵陈主黄疸而利水；瞿麦治热淋之有血。朴硝通大肠，破血而治痰癖；石膏治头痛，解肌而消烦渴。前胡除内外之痰湿；滑石利六腑之涩结。天门冬止嗽，补血冷而润肝心；麦门冬清心，解烦渴而除肺热。又闻治虚烦、除哕呕，须用竹茹；通秘结、导瘀血，必资大黄。宣黄连治冷热之痢，又厚肠胃而止泻；淫羊藿疗风寒之痹，且补阴虚而助阳。茅根止血与吐衄；石韦通淋与小肠。熟地黄补血，且疗虚损；生地黄宣血，更医眼疮。赤芍药破血而疗腹痛，烦热亦解；白芍药补虚而生新血，退热尤良。若乃消肿满，逐水予牵牛；除毒热，杀虫于贯众。金铃子治疝气而补精血；萱草根治五淋而消乳肿。侧柏叶治血山崩漏之疾；香附子理血气妇人之用。地肤子利膀胱，可洗皮肤之风；山豆根解热毒，能止咽喉之痛。白鲜皮祛风治筋弱，而疗足顽痹；旋覆花明目止头风，而消痰嗽壅。又况荆芥穗清头目便血，疏风散疮之用；瓜蒌根疗黄疸毒痈，消渴解痰之尤。地榆疗崩漏，止血止痢；昆布破疝气，散瘿散瘤。疗伤寒、解虚烦，淡竹叶之功倍；除结气、破瘀血，牡丹皮之用同。知母止嗽而骨蒸退；牡蛎涩精而虚汗收。贝母清痰，止咳嗽而利心肺；桔梗下气，利胸膈而治咽喉。若夫黄芩治诸热，兼主五淋；槐花治肠风，亦医痔痢。常山理痰结而治温疟；葶苈子泻肺喘而通水气。此六十六种药，性之寒者也。又当考图经，以博其所治；观乎方书，以参其所用焉。其庶几矣！

（二）热性药

药有温热，又当审详。欲温中以荜拨；用发散以生姜。五味子止嗽痰，且滋肾水；腽肭脐疗痨瘵，更壮元阳。原夫川芎祛风湿，补血清头；续断疗崩漏，益筋强脚。麻黄表汗疗咳逆；韭子助阳而医白浊。川乌破积，有消痰治风痹之功；天雄散寒，为祛湿助阳精之药。观夫川椒达下，干姜暖中。葫芦巴治虚冷之疝气，生卷柏破癥瘕而血通。白术消痰壅，温胃兼止吐泻；菖蒲开心气，散冷更治耳聋。丁香快脾胃而止吐逆；良姜止心气痛之攻冲。肉苁蓉填精益肾；石硫黄暖胃驱虫。胡椒主祛痰而除冷；秦椒主攻痛而治风。吴茱萸疗心腹之冷气；灵砂定心脏之怔忡。盖夫散肾冷、助脾胃，须荜澄茄；疗心痛、破积聚，用蓬莪术。缩砂止吐泻、安胎，化酒食之剂；附子疗虚寒、反胃，壮元阳之功。白豆蔻治冷泻；疗痈止痛与乳香。红豆蔻止吐酸；消血杀虫予乾漆。岂知鹿茸生精血，腰脊、崩漏之均补？虎骨壮筋骨，寒湿、毒风之并祛。檀香定霍乱，而心气之痛愈；鹿角秘精髓，而腰脊之疼除。消肿益血与米醋；下气散寒予紫苏。扁豆助脾；则酒有行药破血之用。麝香开窍；则葱为通中发汗之需。尝观五灵脂治崩漏，理血气之刺疼；麒麟竭止血出，疗金疮之伤折。鹿茸壮阳以助肾；当归补虚而养血。乌贼骨止带下，且除崩漏、目翳；鹿角胶住血崩，能补虚羸、痨绝。白花蛇治瘫痪，除风痒之癣疹；乌梢蛇疗不仁，祛疮疡之风热。图经云：乌药有治冷气之理；禹余粮乃疗崩漏之因。巴豆利痰水，能破积热；独活疗诸风，不论久新。山茱萸治头晕遗精之药；白石英医咳嗽吐脓之人。厚朴温胃而祛呕胀，消痰亦验；肉桂行血而疗心痛，止汗如神。是则鲫鱼有温胃之功；代赭乃镇肝之剂。沉香下气补肾，定霍乱之心痛；橘皮开胃祛痰，导壅滞之逆气。此六十种药性之热，又当博本草而取治焉。

（三）温性药

温药总括，医家素谙。木香理乎气滞；半夏主于风痰。苍术治目盲，燥脾祛湿宜用；萝卜去膨胀，下气治曲尤堪。况夫钟乳粉补肺气，兼疗肺虚；青盐治腹痛，且滋肾水。山药而腰湿能医；阿胶而痢、嗽皆止。赤石脂治精浊而止泄，兼疗崩中；阳起石暖子宫以壮阳，更疗阴痿。紫菀治嗽；防风祛风。苍耳子透脑止涕；威灵仙宣风通气。细辛祛头风，止嗽而疗齿痛；艾叶治崩漏，安胎而医痢红。羌活明目驱风，除湿毒肿痛；白芷止崩治肿，疗痔瘘疮痈。若乃红蓝花通经，破产后恶血之余；刘寄奴散血，疗汤火金疮之苦。祛风湿之痛，则茵芋叶；疗折伤之症，则骨碎补。藿香叶辟恶气而定霍乱；草果仁温脾胃而止呕吐。巴戟天治阴疝白浊，补肾尤滋；延胡索理气痛血凝，调经有助。尝闻款冬花润肺，清痰嗽以定喘；肉豆蔻温中，止霍乱而助脾。抚芎走经络住痛；何首乌治疮疥之资。姜黄能下气，破恶血之积；防己宜消肿，祛风湿之施。藁本除风，主妇人阴痛之用；仙茅益肾，扶元气虚弱之衰。乃曰破故纸温肾，补精髓与劳伤；宣木瓜入肝，疗脚气并水肿。杏仁润肺燥，止嗽之剂；茴香治疝气，肾疼之用。诃子生精止渴，兼疗滑泄之疴；秦艽攻风逐水，又除肢节之痛。槟榔豁痰而逐水，杀寸白虫；杜仲益肾而添精，祛腰膝重。当知紫石英疗惊悸崩中之疾；橘核仁治腰痛疝气之瘨。金樱子兮涩遗精；紫苏子兮下气涎。淡豆豉发伤寒之表；大小蓟敛诸血之验。益智安神，治小便之频数；麻仁润肺，利六腑之燥坚。抑又闻补虚弱、排疮脓，莫若黄芪；强腰脚、壮筋骨，无如狗脊。菟丝子补肾以明目；马兰花治疝而有益。此五十四种药性之温者也，更宜参图经而默识也。

（四）平性药

详论药性，平和惟在。以硇砂而祛积；用龙齿以安魂。青皮快膈，除膨胀且利脾胃；芡实益精，治白浊兼补真元。原夫木贼草治目翳，崩漏亦医；花蕊石治金疮，血行则却。决明子和肝气，治眼之疾；天麻主头晕，祛风之药。甘草和诸药而解百毒，盖以性平；石斛平胃气而补肾虚，更医脚弱。观乎商陆治肿；覆盆子益精。琥珀安神而破血；朱砂镇心而有灵。牛膝强足益精，兼疗腰痛；龙骨止汗住泄，更治血崩。甘松理风气而痛止；白蒺藜疗风疮而目明。人参润肺宁心，开脾助胃；蒲黄止崩治衄，消瘀调经。岂不以南星解痉，祛惊风痰吐之忧；三棱破积，除血块气滞之症。没食子主泄泻而神效；皂角治风痰而响应。桑螵蛸疗遗精之泄；鸭头血治水肿之盛。蛤蚧治痨嗽；牛蒡子疏风壅之痰。全蝎主风瘫；酸枣仁治怔忡之症。尝闻桑寄生益血安胎，且止腰痛；大腹子去膨下气，亦令胃和。小草、远志，俱有宁心之妙；木通、猪苓，尤为利水之多。莲肉有清心醒脾之用；没药乃治疮散血之剂。郁李仁润肠宣水，祛浮肿之疾；茯神宁心益智，除惊悸之疴。白茯苓补虚劳，多在心脾之有眚；赤茯苓破结血，独利水道以无毒。因知麦芽有助脾化食之功；小麦有止汗养心之力。白附子祛面风之游走；大腹皮治水肿之泛溢。椿根白皮主泻血；桑根白皮主喘息。桃仁祛瘀血，润肠通便；神曲健脾胃，而进饮食。五加皮坚筋骨以立行；柏子仁养心神而有益。抑又闻安息香辟恶气，且止心腹之痛；冬瓜仁醒脾，实为饮食之资。僵蚕治诸风之喉闭；百合敛肺痨之嗽痿。赤小豆解热毒，疮肿宜用；枇杷叶下逆气，哕呕可医。连翘排疮脓与肿毒；石楠叶利筋骨与毛皮。谷芽养脾；阿魏除邪气而破积。紫河车补血；大枣和药性以开脾。然而鳖甲治痨疟，兼破癥瘕；龟甲坚筋骨以立行，更疗骨蒸。乌梅主便血，而安蛔之用；竹沥水治中风声音之失。此六十八种平和之药，更益参本草而求其详悉也。

第二节 药性赋续贯

济世之道，莫先于医；疗疾之功，莫行于药；医者九流魁首，药者百草根苗；丸散合修，药性先识。硇砂有疗疮之功，巴豆具透肠之力；丁香和胃，干姜快膈；熟地黄补虚损，大有奇功；生地黄通血脉，甚为精妙；陈皮青皮功能理气，石脂龙骨极好生肌；良姜性热，得菖蒲主医心痛；芒硝大寒，佐黄连可通腑结；乳香没药止痛为先，荆芥薄荷消散风热；金沸草款冬花能医咳嗽，天南星制半夏尤化痰涎；五灵脂专理血气，元胡索佐之尤良；黑牵牛通利小便，伍滑石并之其效尤佳；朱砂辟邪伐恶，犀角疗风治狂；萹蓄瞿麦治膀胱之疾，芫花甘遂逐水尤宜；芦荟蟾酥疗小儿疳积，蛇床鸦胆子治诸蛊虫疮；河北团参，亦平咳嗽；江南蛤蚧，擅疗肺痿；黄连厚肠，兼能洗眼明目；槟榔下气，且可退翳除昏；甘菊花清心明目，赤茯苓利水行瘀；枳壳厚朴快气通肠，桔梗枳实开胸宽膈；香附子活血治衄，骨碎补止疼住痛；木香理气降逆，麻黄发汗而其根止汗；当归活血，茵陈退疸；生姜止呕，人参润肺；白术补中，肉蔻止泻；川芎石膏善治头痛，柴胡黄芩能除身热；苍术燥湿，猪苓利水；五味生津，乌梅止血；川乌草乌入骨搜风，附子天雄回阳散寒；缩砂红豆消食补中，栀子连翘清心解热；葛根止渴，且能启脾开腠；黄柏消瘀，亦可敷疮退疸。枳壳陈皮半夏，麻黄狼毒茱萸，六般之药宜陈，入药方知效奇。药性续贯，补缺拾遗；医者当鉴，药者必读！

第三节　药性总义赋

凡药酸属木入肝，苦属火入心，甘属土入脾，辛属金入肺，咸属水入肾，此五味之义也。凡药青属木入肝，赤属火入心，黄属土入脾，白属金入肺，黑属水入肾，此五色之义也。凡药酸者，能涩能收；苦者，能泻能燥能坚；甘者，能补能和能缓；辛者，能散能润能横行；咸者，能下能软坚；淡者，能利窍能渗泄。此五味之用也。凡药寒、热、温、凉，气也；酸、苦、甘、辛、咸，味也；气为阳，味为阴。气浓者，阳中之阳；薄者，阳中之阴。味浓者，阴中之阴；薄者，阴中之阳。气薄则发泄（发散），浓则发热（温燥）；味浓则泄（降泻），薄则通（利窍渗湿）。辛甘发散为阳，酸苦涌泄为阴；咸味涌泄为阴，淡味渗泄为阳；轻清升浮为阳，重浊沉降为阴。阳气出上窍，阴味出下窍；清阳发腠理，浊阴走五脏；清阳实四肢，浊阴归六腑。此阴阳之义也。凡药轻虚者，浮而升；重实者，沉而降；味薄者，升而生（象春）；气薄者，降而收（象秋）；气浓者，浮而长（象夏）；味浓者，沉而藏（象冬）；味平者，化而成（象土）。气浓味薄者，浮而升；味浓气薄者，沉而降；气味俱浓者，能浮能沉；气味俱薄者，可升可降。酸咸无升，辛甘无降；寒无浮，热无沉。此升降浮沉之义也（李时珍云：升者，引之以咸寒，则沉而直达下焦；沉者，引之以酒，则浮而上至巅顶。一物之中，有根升梢降、生升熟降者，是升降在物、亦在人也。）凡药根之在土中者，半身以上则上升，半身以下则下降（以生苗者为根，以入土者为梢。上焦用根，下焦用梢，半身以上用芦，中焦用身，半身以下用梢。虽一药而根、梢各别，用之或差，服亦罔效。）药之为枝者，达四肢；为皮者，达皮肤；为心、为干者，内行脏腑；质之轻者，上入心、肺；重者，下入肝、肾；中空者，发表；内实者，攻里；枯燥者，入气分；润泽者，入血分。此上下内外，各以其类相从也。凡药色青、味酸、气臊、性属木者，皆入足厥阴肝、足少阳胆经（肝与胆相表里，胆为甲木，肝为乙木。）；色赤、味苦、气焦，性属火者，皆入手少阴心、手太阳小肠经（心与小肠相表里，小肠为丙火，心为丁火。）；色黄、味甘、气香，性属土者，皆入足太阴脾、足阳明胃经（脾与胃相表里，胃为戊土，脾为己土。）；色白、味辛、气腥，性属金者，皆入手太阴肺、手阳明大肠经（肺与大肠相表里，大肠为庚金，肺为辛金。）；色黑、味咸、气腐，性属水者，皆入足少阴肾、足太阳膀胱经（肾与膀胱相表里，膀胱为壬水，肾为癸水，凡一脏配一腑，腑皆属阳，故为甲、丙、戊、庚、壬；脏皆属阴，故为乙、丁、己、辛、癸也。）。十二经中，惟手厥阴心包、手少阳三焦经无所主，其经通于足厥阴、少阳。厥阴主血，诸药入肝经血分者，并入心包；少阳主气，诸药入胆经气分者，并入三焦。命门相火，散行于胆、三焦、心包络，故入命门者，并入三焦。此诸药入诸经之部分也。药有相须者，同类而不可离也（如黄柏、知母、破故纸、胡桃之类）；相使者，吾之佐使也；相恶者，夺吾之能也；相畏者，受彼之制也；相反者，两不可合也；相杀者，制彼之毒也。此异同之义也。肝苦急（血燥苦急），急食甘以缓之；肝欲散（木喜条达），急食辛以散之；以辛补之，以酸泻之（以散为补，以敛为泻）。心苦缓（缓则散逸），急食酸以收之；心欲软，急食咸以软之；以咸补之（水能克火，然心以下交于肾为补，取水火既济之义也。），以甘泻之。脾苦湿，急食苦以燥之；脾欲缓（舒和），急食甘以缓之；以甘补之，以苦泻之。肺苦气上逆（火旺克金），急食苦以泻之；肺欲收，急食酸以收之；以酸补之，以辛泄之。肾苦燥，急食辛以润之；肾欲坚（坚固则无狂荡之患），急食苦以坚之；以苦补之，以咸泻之。此五脏补泻之义也。风淫于内，治以辛凉，佐以苦甘，以甘缓之，以辛散之（风属木，辛为金，金能胜木，故治以辛凉。过辛恐伤真气，故佐以苦甘，苦胜辛，甘益气也。木性急，故以甘缓之；木喜条达，故以辛散之。）；热淫于内，治以咸寒，佐以苦甘，以酸收之，以苦发之（水胜火，故治以咸寒；甘胜咸，佐之所以防其过。必甘苦者，防咸之过，而又以泻热气佐实也。热淫故以酸收之，热结故以苦发之。）；湿淫于内，治以苦热，佐以酸淡，以苦燥之，以淡泄之（湿为土气，苦热皆能燥湿，淡能利窍渗湿。用酸者，木能制土也。）；火淫于内，治以咸冷，佐以苦辛，以酸收之，以苦发之（相火位火也，故治以咸冷。辛能滋润，酸能收敛，苦能泄热，或从其性而升发之也。）；燥淫于内，治以苦温，佐以甘辛，以苦下之（燥属金，苦属火，火能胜金，故治以苦温；甘能缓，辛能润，苦能下，故以为佐也。）；寒淫于内，治以甘热，佐以苦辛，以咸泻之，以辛润之，以苦坚之（土能制水，热能胜寒，故治以甘热。苦而辛，亦热品也。伤寒内热者，以咸泻之；内燥者，以辛润之。苦能泻热而坚肾，泻中有补也。）此六淫主治各有所宜，故药性宜明而施用贵审也。人之五脏应五行，水、木、火、土、金，母子相生。经曰：虚则补其母，实则泻其子。又曰：子能令母实。例肾为肝母，心为肝子，故入肝者，并入肾与心；肝为心母，脾为心子，故入心者，并入肝与脾；心为脾母，肺为脾子，故入脾者，并入心与肺；脾为肺母，肾为肺子，故入肺者，并入脾与肾；肺为肾母，肝为肾子，故入肾者，并入肺与肝。此五行相生，子母相应之义也。酸伤筋（敛则筋缩），辛胜酸；苦伤气（苦能泄气），咸胜苦；甘伤肉，酸胜甘；辛伤皮毛（疏散腠理），苦胜辛；咸伤血（咸能渗泄），甘胜咸。此五行相克之义也。酸走筋，筋病毋多食酸，筋得酸，则拘挛收引益甚也；苦走骨，骨病毋多食苦，骨得苦，则阴益甚重而难举也；甘走肉，肉病毋多食甘，肉得甘，则壅气胪肿益甚也；辛走气，气病毋多食辛，气得辛，则散而益虚也；咸走血，血病毋多食咸，血得咸，则凝涩而口渴也（咸能渗泄津液）。此五病之所禁也。多食咸，则脉凝泣而变色（脉即血也，心合脉，水克水。）；多食苦，则皮槁而毛拔（肺合皮毛，火克金。）；多食辛，则筋急而爪枯（肝合筋，爪者筋之余，为金克木。肝喜散，故辛能补肝，惟多则为害。）；多食酸，则肉胝而唇揭（脾合肉，其华在唇，水克土。胝音支，皮皱也。）；多食甘，则骨痛而发落（肾合骨，其华在发。）此五味之所伤也。药之为物，各有形、性、气、质，其入诸经，有因形相类者（如连翘似心而入心，荔枝核似睾丸而入肾之类。）；有因性相从者（如属木者入肝，属水者入肾；润者走血分，燥者入气分；本天者亲上，本地者亲下之类。）；有因气相求者（如气香入脾，气焦入心之类。）；有因质相同者（如药之芦入头，干入身，枝入肢，皮行皮。又如红花、苏木，汁似血，而入血之类也。）此乃自然之理，可以意得也。药有以形名者，人参、狗脊之类是也；有以色名者，黄连、玄参之类是也；有以气名者，藿香、香薷之类是也；有以味名者，甘草、苦参之类是也；有以质名者，石膏、石脂、归身、归尾之类是也；有以时名者，夏枯、款冬之类是也；有以能名者，何首乌、骨碎补之类是也。凡药火制四，煅、煨、炙、炒也；水制三，浸、泡、洗也；水火共制二，蒸、煮也。酒制升提，姜制温散；入盐走肾而软坚，用醋注肝而收敛；童便制，除劣性而降下；米泔制，去燥性而和中；乳制润枯生血，蜜制甘缓益元；陈壁土制，借土气以补中州；面裹煨制，抑酷性勿伤上膈；黑豆、甘草汤渍，并解毒致令平和；羊酥、猪脂涂烧，咸渗骨容易脆断；去瓤者免胀，去心者除烦。此修治各有其所宜也。药之为用，或地道不真，则美恶迥异；或市肆饰伪，则气味全乖；或收采非时，则良莠异质；或头尾误用，则呼应不灵；或炮制不精，则功力大减。用者不察，顾归咎于药之罔功。譬之兵不精练，思以荡寇克敌，适以复众舆尸也。但凡业医者，岂可忽诸哉！

高小恒 肖正国 撰

中篇

青囊珠玑

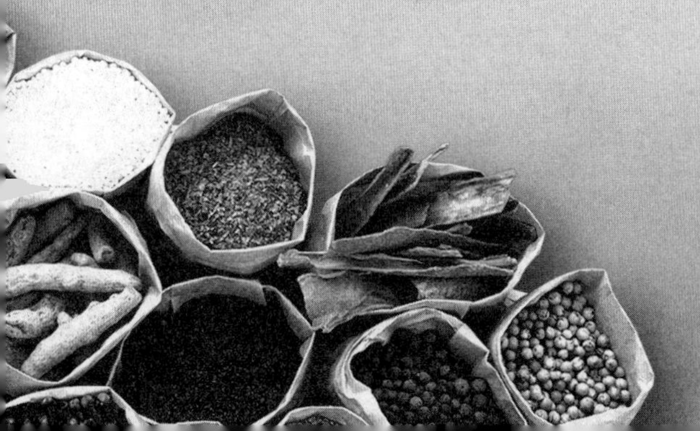

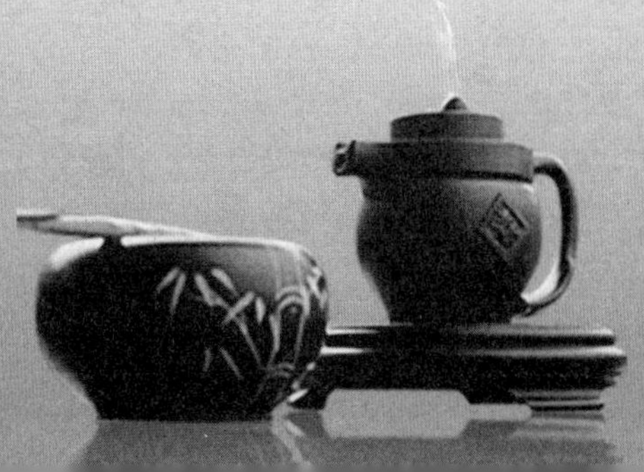

第一篇　京帮医药流派治学辑

第一章 医药发挥

第一节 面瘫咀嚼剂的制备与应用

面瘫咀嚼剂是在中医理论指导下、积多年临床实践经验基础上，结合现代康复医学理论，研创发明的一种治疗周围性面瘫的中药剂型。两年来经对60例患者对比用药观察表明，该制剂具有药物治疗与肌力康复锻炼“标本兼治”之效用，从而解决了药物或针灸等其他治疗方法与康复锻炼互不衔接的缺憾，兹将初步研究结果分述如下：

一、处方与制备

1. 处方

岷当归、大青叶各150g，三七、水蛭、僵蚕、桃仁、红花、连翘、菊花各120g，全蝎、蝉蜕、荆芥、防风、桂枝、白附子、甘草、钩藤各100g，蜈蚣30g；酸性食用胶基、薄荷油各适量。

2. 制备

按组方精选道地药材进行前处理。将三七、僵蚕、全蝎、蜈蚣四味分别单研为细粉，通过七号筛，以等量递增法混匀，备用。其余岷当归等14味加水煎煮3次，每次1h，滤过，合并滤液，加热浓缩为稠浸膏（以浸膏液滴于桑皮纸上无水迹扩散为度），将备用药粉加入其中，搅拌混合均匀，置于60℃～65℃恒温烘干，粉碎，通过七号筛，得干膏粉，备用。

按酸性食用胶基（赋形剂）与干膏粉5∶4之比例量，分别称取胶基和膏粉适量，先将胶基水浴加热融化，然后徐徐加入干膏粉，继之喷入薄荷油（为胶、药混合物重量的2%），连续搅拌混匀，趁热制软材，以芝麻油为润滑剂，入模具内压制成块，取出，包装，即得。每块重5g。

二、质量控制

1. 性状

本品为棕褐色固体块状物，气清香，味微咸、略苦，具清凉感，嚼之富有韧性，36℃软化。

2. 稳定性

用玻璃纸包裹、塑料袋密封包装，在室温下留样观察24个月，其外观性状、理化性质及含量等均无异常。

3. 鉴别

（1）取本品一块，加水40ml，煎煮使溶化，冷却，加乙醚提取3次，每次20ml，合并乙醚提取液，挥干，残渣加甲醇1ml使溶解，作为供试品溶液；另取阿魏酸对照品，加甲醇制成每1ml含0.5mg的溶液，作为对照品溶液，照薄层色谱法试验，吸取上述两种溶液各5μl，分别点于同一硅胶G薄层板上，以苯-氯仿-冰醋酸（6：5：1）为展开剂，展开，取出，晾干，置紫外光灯（365nm）下检视，供试品色谱中在与对照品色谱相应的位置上，显相同颜色的斑点。

（2）取鉴别（1）项下乙醚提取过的水溶液，用水饱和的正丁醇提取3次，每次25ml，合并正丁醇提取液，用正丁醇饱和的水洗2次，每次20ml，正丁醇液置水浴上蒸干，残渣加甲醇2ml使溶解，作为供试品溶液；另取甘草酸对照品，加甲醇制成每1ml含1mg的溶液，作为对照品溶液。照薄层色谱法试验，吸取上述两种溶液各10μl，分别点于同一硅胶GF_{254}薄层板上，以正丁醇-乙醇-氨水（5：1：3）为展开剂，展开，取出，晾干，置紫外光灯（254m）下检视，供试品色谱中在与对照药材色谱、及对照品色谱相应的位置上，显相同颜色的斑点。

（3）取鉴别（2）项下的作为供试品溶液；取三七总皂苷对照品，加甲醇制成每1ml含1mg的溶液，作为对照品溶液。照薄层色谱法试验，吸取对照品溶液与供试品溶液各10μl，分别点于同一硅胶G薄层板上，以氯仿-醋酸乙酯-甲醇-水（15：40：22：10）10℃以下放置的下层溶液为展开剂，展开，取出，晾干，喷以10%的硫酸溶液，于105℃烘至显色清晰，供试品色谱中在与对照品色谱相应的位置上，显相同颜色的斑点。

4. 含量测定

阿魏酸：按照高效液相色谱法项下方法测定。

（1）系统适用性试验：用十八烷基硅烷键合硅胶作为填充剂；乙腈-甲醇-5%冰醋

酸（15：20：65）为流动相，流速1.0ml·min^{-1}；检测波长325nm，理论板数按阿魏酸计算应不低于2000；柱温30℃。

（2）对照品溶液的制备：取阿魏酸对照品适量，精密称定，用甲醇制成每毫升含0.01mg的溶液，即得。

（3）供试品溶液的制备：取本品2块，精密称定，加水40ml煎煮使溶化，冷却，加乙醚提取4次，每次20ml，合并乙醚提取液，挥干，残渣精密加入甲醇2ml使溶解，滤过，滤液经0.45μm的微孔滤膜滤过，即得。

（4）含量测定：分别精密吸取对照品与供试品溶液各10μl，注入液相色谱仪，测定，即得。本品每块含岷当归以阿魏酸（$C_{10}H_{10}O_4$）计，经对三批样品含量测定，结果分别为0.0092mg/块、0.0095mg/块、0.0093mg/块。样品实际测得最小值为0.0092mg/块，故本品含量限度暂定为每块含阿魏酸应不低于0.0092mg。

三、临床应用

1. 诊断依据

参照国家中医药管理局1994-06-28发布的《中医病证诊断疗效标准》“中风”项下相关指标。

2. 病例选择

本组病例中男53例，女7例；年龄39～66岁之间，平均52岁；病程3.5个月至2年不等，平均11个月。临床主要症状为面神经麻痹，面肌痉挛及萎缩，口眼㖞斜，舌强语蹇等。根据证候分类：其中，风痰阻络型16例；痰热腑实型9例；气虚血瘀型14例；阴虚风动型21例。将以上4种证类患者随机分为2组，治疗组30例，给予“面瘫咀嚼剂”；对照组30例，给予“面瘫咀嚼剂”处方1/10剂量的汤剂。

3. 用药方法

治疗组将药物置口腔内连续咀嚼，至无药味后唾弃胶基，每次1块，1 d3次；对照组日服汤药1剂，取两次煎液600ml，早、晚各服300ml。15d为1疗程，两组患者用药3个疗程后判定疗效。

4. 疗效评定

痊愈：症状及体征消失，表情肌功能、肌力完全恢复正常，无后遗症。好转：症状及体征好转，表情肌功能、肌力部分恢复正常，但有后遗症两处以上。无效：症状及体征无变化，表情肌功能、肌力未见恢复。

5. 治疗结果

两组治疗结果见表1-1。

表1-1 两组治疗结果比较(例)

Tab1 Comparison of therapeutic effect between tow groups

组别	n	痊愈	好转	无效	总有效率%
治疗组	30	17	9	4	86.7*
对照组	30	14	5	11	63.3

注:与对照组比较*P<0.05

四、讨 论

面瘫又称之为"吊线风"或"歪嘴风",前人多归于"中风"门下,属风中经络之疾。目前,主要采用浅刺、透针、电针、针加灸、甩针以及中药膏剂、汤剂、散剂、穴位贴敷、中药离子导入、齿颊间隙含药与针药并用等疗法。上述施治虽各有其长,但仅局限于药物或针灸疗法。而"面瘫咀嚼剂"则融药物治疗和功能康复训练于一体,变形式的"主动"为被动"动",充分体现了康复治疗的干预性,打破了它固有的循环圈,使面瘫患者的麻痹肌群能定时、定量、有序的被动"动"或主动"动"。在咀嚼用药的过程中使药物逐渐释放,经口腔及舌下黏膜直接吸收进入血液,此既提高了药物生物利用度、达到了治疗目的;又起到了锻炼面瘫肌群、改善局部血液循环、促进肌力康复的作用。具有药物治疗与功能康复一药并举之效。

此外,为有效控制制剂质量,因此进行了初步的定性、定量分析。鉴别(1)系方中岷当归所含有效成分阿魏酸的薄层特征鉴别。该法专属性强,阴性对照无干扰;鉴别(2)系方中甘草所含成分甘草酸铵的薄层特征鉴别。该法简便、快速,专属性强,阴性对照无干扰;鉴别(3)系方中三七所含有效成分三七总皂苷的薄层鉴别。该法系参考药典方法,经阴性对照试验及3批样品实验观察,确认本法可行;含量测定系采用HPLC法测定方中岷当归所含有效成分阿魏酸的含量。该法快速、准确、简便且重现性好,能够有效控制"面瘫咀嚼剂"的内在质量。

第二节 面瘫咀嚼剂制备工艺与质量控制研究

面瘫咀嚼剂是以酸性食用胶基作为赋型剂,由当归、三七、全蝎、甘草、水蛭等18味天然药物参合制备而成的一种固态块状胶体剂型。通过口腔咀嚼给药的方式,使药物逐渐释放、并经口腔及舌下黏膜直接吸收进入血液，从而既达到了用药治疗之目的、又提高了生物利用度；且在患者咀嚼用药的同时，起到了锻炼面瘫肌群、促进肌力康复的作用。具有“标本兼治”之效果，解决了单一针灸或用药与康复锻炼不衔接的弊端。因此，“面瘫咀嚼剂”具有药效迅速、生物利用度高、服用及携带方便等特点，是治疗面神经麻痹、面肌萎缩和面肌痉挛等周围性面瘫疾患的理想药物剂型。为进一步完善制剂制备工艺，深入探索取舍有效成分的种类、数量以及存在形式，控制有效成分的释放速度，直接控制药物吸收速度，从而使药物疗效得以充分发挥，故对“面瘫咀嚼剂”的质量控制、制备工艺进行了如下研究。

1. 处方

当归150g，三七120g，全蝎100g，水蛭120g，蝉衣100g，僵蚕120g，蜈蚣30g，桃仁120g，红花120g，荆芥100g，防风100g，桂枝100g，白附子100g，甘草100g，连翘120g，菊花120g，大青叶150g，钩藤100g。

2. 制法

按上方精选道地药材进行药材前处理。将方中全蝎、三七、僵蚕、蜈蚣等4味分别单研为细粉，通过七号筛，按等量递增法混匀，备用。其余14味分别加水煎煮3次，每次1h，滤过，合并滤液，加热浓缩为稠浸膏（以浸膏液滴于桑皮纸上无水迹扩散为度），再将备用药粉加入其中，搅拌混匀，置于60℃～65℃恒温下烘干，粉碎并通过七号筛，得干膏粉，备用。

按食用酸性胶基（赋型剂）与干膏粉5∶4之比例量分别称取胶基和膏粉适量，先将胶基水浴加热融化，然后徐徐加入干膏粉、并喷入食用薄荷香精油适量（为胶药混合物量的2%），连续搅拌混合均匀，趁热制为软材，以芝麻油为润滑剂，入模具内压制成长方形块状，以药用包装材料双层包装，即得。

3. 性状

本品为棕褐色块状物，味苦，气香。

4. 鉴别

（1）取本品一块，加水40ml煎煮使溶化，冷却，加乙醚提取3次，每次20ml，合并乙醚提取液，挥干，残渣加甲醇1ml使溶解，作为供试品溶液；另取阿魏酸对照品，加甲醇制成每毫升含0.5mg的溶液，作为对照品溶液。按照薄层色谱法（《中国药典》2000年版一部附录Ⅵ B）试验，吸取上述二种溶液各5μl，分别点于同一硅胶G薄层板上，以苯-氯仿-冰醋酸（6∶5∶1）为展开剂，展开，取出，晾干，置紫外光灯（365nm）下检视，供试品色谱中在与对照品色谱相应的位置上，显相同颜色的斑点。

（2）取鉴别（1）项下乙醚提取过的水溶液，用水饱和的正丁醇提取3次，每次25ml，合并正丁醇提取液，用正丁醇饱和的水洗2次，每次20ml，正丁醇液置水浴上蒸干，残渣加甲醇2ml使溶解，作为供试品溶液；另取甘草酸对照品，加甲醇制成每毫升含1mg的溶液，作为对照品溶液。照薄层色谱法（《中国药典》2000年版一部附录Ⅵ B）试验，吸取上述二种溶液各10μl，分别点于同一硅胶GF_{254}薄层板上，以正丁醇-乙醇-氨水（5:1:3）为展开剂，展开，取出，晾干，置紫外光灯下（254nm）下检视，供试品色谱中在与对照药材色谱、及对照品色谱相应的位置上，显相同颜色的斑点。

（3）取鉴别（2）项下的作为供试品溶液，取三七总皂苷对照品，加甲醇制成每1毫升含1mg的溶液，作为对照品溶液，照薄层色谱法（《中国药典》2000年版一部附录Ⅵ B）试验，吸取对照品溶液与鉴别（2）项下的供试品溶液各10μl，分别点于同一硅胶G薄层板，以氯仿-醋酸乙酯-甲醇-水（15∶40∶22∶10）10℃以下放置的下层溶液为展开剂，展开，取出，晾干，喷以10%硫酸溶液，于105℃烘至显色清晰，供试品色谱中在与对照品色谱相应的位置上，显相同颜色的斑点。

5. 含量测定

阿魏酸：照高效液相色谱法（中国药典2000年版一部附录Ⅵ D）测定。

系统适用性试验：用十八烷基硅烷键合硅胶为填充剂；乙腈-甲醇-5%冰醋酸（15∶20∶65）为流动相；检测波长325nm，理论板数按阿魏酸计算，应不低于2000。

对照品溶液的制备：取阿魏酸对照品适量，精密称定，用甲醇制成每毫升含0.01mg的溶液，即得。

供试品溶液的制备：取本品2块，精密称定，加水40ml煎煮使溶化，冷却，加乙醚提取4次，每次20ml，合并乙醚提取液，挥干，残渣精密加入甲醇2ml使溶解，滤过，滤液经0.45μm的微孔濾膜濾过，即得。

测定方法：精密吸取对照品溶液与供试品溶液各10μl，注入液相色谱仪，测定，即得。本品每块含当归以阿魏酸（$C_{10}H_{10}O_4$）计，不得低于0.008mg。

6. 功能与主治

清热疏风，活血通络，止痉牵正。用于面神经麻痹，面肌痉挛，口眼歪斜等症的治疗及功能康复锻炼。

7. 用法与用量

置于患侧口腔内连续咀嚼，至无药味后唾弃胶基。每次1块，1d3次。孕妇慎用！

8. 规格

每块5g重，一袋10块，每块相当于含原生药9.28g。

9. 贮藏

密闭，防潮，置阴凉干燥处存放。

第三节　通腑爽口胶的制备与应用

随着国人饮食结构的改善，因嗜食膏粱厚味、辛辣刺激之物，或由不良排便习惯及滥用通泻剂等，所致之顽固性便秘在临床屡见不鲜，而目前治则多以通导疗法，然往往取效不佳。“通腑爽口胶”系在汲取前贤治秘经验的基础上，结合便秘的病因及病机，依据理法方药的组方原则，筛选参合制备而成。经对60例典型便秘患者对比用药观察表明，疗效满意，兹分述如下：

一、处方与制备

1. 处方

岷当归、生地黄各120g，何首乌、黄精、肉苁蓉、山药、胡桃仁、松子仁、瓜蒌各90g，石斛、枳壳、决明子各70g；冰糖60g，酸性食用胶基适量。

2. 制备

按组方精选道地药材予以前处理。将山药、冰糖混合研粉，然后分别加入胡桃仁、松子仁混合串研为细粉，通过五号筛，备用。其余岷当归等9味置锅内添水适量浸泡1h，加热煎煮2次，每煎1h。过滤，合并滤液，水浴浓缩为稠浸膏（以浸膏液滴于桑皮纸上无水迹扩散为度），再将备用药粉加入其中，混合均匀，置于60℃～65℃恒温条件下烘干，粉碎，通过六号筛，得干膏粉。

按酸性食用胶基（赋形剂）与干膏粉1:1之比，分别称取胶基和膏粉适量，先将胶基水浴加热融化，然后徐徐加入干膏粉，连续搅拌混匀，趁热制软材，以芝麻油为润滑剂，入模具内压制成5g重的矩形块，取出，包装，即得。

二、临床观察

1. 治疗标准

参照国家中医药管理局1994-06-28发布的《中医病证诊断疗效标准》“便秘”项下相关指标。

2. 病例选择

排除肠道器质性病变，选择典型便秘患者60例，其中男29例，女31例，年龄17～73岁之间，病程6个月至2年不等。临床主要表现为排便不畅，粪便干结且量少，每周排便少于3次，严重者长达2周排便一次，每次排便时间逾30min。依据标准分型：大便干结，腹部胀满，按之作痛，口干、口臭。舌苔黄燥，脉滑实的肠道实热型患者33例；大便干结，状如羊粪，口干少津，神疲纳呆。舌红、苔少，脉细、微数的阴虚肠燥型患者27例。将以上两类患者随机分为2组，治疗组与对照组各30例。

3. 用药方法

治疗组：给予“通腑爽口胶”，药物置口腔内连续咀嚼，至无药味后唾弃胶基。每次1块，1d3次；对照组：给予中药通泻剂“清宁胶囊”（主要成分为大黄，0.5g/粒，本院制剂）。口服，每次5粒，1d3次。两组患者7d为1疗程，3个疗程后判定疗效。

4. 疗效评定

痊愈：2天以内排便1次，便质转润，解时通畅，短期无复发。好转：3 d以内排便，便质转润，排便欠畅。无效：症状无改善。

5. 治疗结果见表1-2

表1-2　两组治疗结果比较(例)

组别	n	痊愈	好转	无效	总有效率%
治疗组	30	21	6	3	90.0*
对照组	30	15	7	8	73.3

注：与对照组比较*$P<0.05$

三、讨　论

古人云：“欲得长生，肠中常清，欲得不死，肠中无滓”、“五味入口，即入胃，留毒不散，积聚既久，致伤冲和，诸病生焉。”由此知矣，便通则康、便秘则伤。然病家嗜食辛辣易生火，姿食膏粱聚痰湿。因之，导致中焦积食化腐，胃肠淤热，燥热灼津，则肠失濡润，故现腹胀便艰之症。脾开窍于口，脾胃湿热浊气熏蒸于上，则现口干、口臭诸症。此当谓之“实秘”也；又肾藏精，精生髓而髓生血，气为血之帅，血为气之母。若年高体衰，肾精枯乏，必现气血双亏之象，气虚则大肠传导无力，血亏则肠道失于濡润，于是呈现口干少津，神疲乏力，大便艰涩诸症，此当系“虚秘”也。

综合病机，审证求因，便秘之患当需标本兼施、脏腑同治为妥。故“通腑爽口胶”方用岷当归补血益气，增液行舟。合生地黄壮水益阴，敛液生津；肾开窍于二阴，司二便之通利，因之辅以何首乌、黄精、肉苁蓉填精益髓，润燥通肠。“大肠者，传导之官，变化出焉。”然肺与大肠相表里，故予胡桃仁、山药色白益肺，汁浓濡肾，味甘实脾。又配瓜蒌、松子仁滋肺阴、润肺燥、清肺热，上以宽膈利气，下以通导大肠；佐以石斛滋脾阴而益胃津、平胃气而补肾虚，合枳壳利肺气以通肠气、化痰湿而消滞积，配决明子利六腑而通大肠。方尾加以冰糖之甘，既起护阴生津之功，亦具矫味、矫臭之效。制剂采用食用胶基作为药物载体、通过咀嚼方式给药，不仅能够促进消化液的分泌，且在咀嚼用药的同时尚可清除齿间餐渣、祛除口臭。诸药合用相辅相成，共奏推积导滞之功，通腑爽口之效。

第四节　口溃平咀嚼剂的制备与应用

复发性口疮的病因、病理目前尚不完全明了，故缺乏行之有效的预防措施和治疗方法。为此，笔者根据中医脏腑辨证理论和理法方药的组方原则，在借鉴前人治疗经验的基础上，筛选参合而成“口溃平咀嚼剂”一方，用于治疗口腔溃疡患者41例，收效良好，兹报道如下。

一、处方与制备

1. 处方

三七、大青叶、金银花各150g，生地黄、黄精、天花粉各120g，粉甘草、黄芩、连翘、丹皮、知母、儿茶各90g，黄连、生栀子、冰糖各60g，酸性食用胶基、薄荷油各适量。

2. 制备

按上方精选道地药材进行前处理，将三七、粉甘草、儿茶、冰糖分别研为细粉，通过7号筛，混合均匀，备用。其余11味加水煎煮2次，每次1h。过滤，合并滤液，置水浴上加热浓缩为稠浸膏（以浸膏滴于桑皮纸上无水迹扩散为度），再将备用药粉加入其中，混合搅拌后置于60℃恒温烘干，粉碎，通过七号筛，得干膏粉，备用。

按胶基（赋型剂）与干膏粉1:1比例称取胶基适量，然后盛入容器中置水浴锅上加热融化，之后缓慢加入干膏粉并喷入薄荷油适量（为胶、药混合物量的2%），连续搅拌混匀，趁热制软材，以芝麻油为润滑剂，入模具内压制成方形块，取出，包装，即得。

二、质量标准

1. 性状规格

本品呈棕褐色块状物，味微甘、略苦，具清凉感；嚼之富有韧性，36℃软化，每块质量5g。

2. 鉴别

（1）取本品一块，加水40mL，煎煮使溶化，冷却，用水饱和的正丁醇提取3次，每次25mL，合并正丁醇提取液，用正丁醇饱和的水洗2次，每次20mL，正丁醇液置水浴上蒸干，残渣加甲醇2mL使溶解，作为供试品溶液；另取甘草酸对照品，加甲醇制成每1mL含1mg的溶液，作为对照品溶液。照薄层色谱法试验，吸取上述两种溶液各10μL，分别点于同一硅胶GF_{254}薄层板上，以正丁醇-乙醇-氨水（5∶1∶3）为展开剂，展开，取出，晾干，置紫外光灯（254nm）下检视，供试品色谱中在与对照药材色谱、及对照品色谱相应的位置上显相同颜色斑点。此系方中粉甘草所含成分甘草酸铵的薄层特征鉴别。该法简便、快速，专属性强，阴性对照无干扰。

（2）按鉴别（1）项下的方法制备供试品溶液；取三七总皂苷对照品，加甲醇制成每1mL含1mg的溶液，作为对照品溶液。照薄层色谱法试验，吸取对照品溶液与供试品溶液各10μL，分别点于同一硅胶G薄层板上，以氯仿-醋酸乙酯-甲醇-水（15∶40∶22∶10）10℃以下放置的下层溶液为展开剂，展开，取出，晾干，喷以10%的硫酸溶液，于105℃烘至显色清晰，供试品色谱中在与对照品色谱相应的位置上，显相同颜色的斑点。此系方中主药三七所含三七总皂苷的薄层鉴别。该法系参考药典方法，经阴性对照试验及3批样品实验观察，确认本法可行。

3. 微生物限度

按2005版中国药典一部附录微生物限度检查法检查，应符合含药材原粉制剂的微生物限度规定。

4. 稳定性

将用玻璃纸包裹、塑料袋密封包装的口溃平咀嚼剂，于室温下放置12个月，对其外观性状、理化性质、含量等项目进行检测，结果无明显变化。

三、临床应用

1. 临床资料

按国家中医药管理局1994-06-28发布的《中医病证诊断疗效标准》“口疮”项下相关指标选择病例和评定疗效。收治病例79例，分为口溃平咀嚼剂治疗组（以下称治疗组）与养阴生肌散治疗组（以下称对照组）。治疗组：男性32例，女性9例；对照组男性27例，女性11例。根据中医辨证分型：口腔疼痛，口渴，口臭，尿短黄，便秘。口疮数量多，周围充血明显。舌红、苔黄，脉数或细数的心脾积热型患者42例；口腔疼痛，口干，手足心热，乏力，口疮1～2个或2～3个，周围轻微充血，舌红、苔少，脉细数的阴虚火旺型患者37例。

2. 用药方法

治疗组将口溃平咀嚼剂置口腔内连续咀嚼，至无药味后唾弃胶基，每次1块，tid；对照组于溃疡面上撒敷养阴生肌散适量，tid。12d为1疗程，2个疗程后评定疗效。用药期间忌烟、酒及辛辣刺激物。

3. 疗效评定

痊愈：口腔溃疡愈合，局部无不适感，1年内未复发。显效：口腔溃疡愈合后6个月内又复发，但口疮数量明显减少，程度轻微。有效：口腔溃疡愈合面积达到3 / 4以上，口疮数量减少，程度减轻。无效：口疮及溃疡无明显改善。

4. 治疗结果

两组治疗结果比较具有统计学差异。见表1-3

表1-3 两组疗效比较

Tab 1 Comparison of therapeutic effect between tow groups

组别	n	痊愈	显效	有效	无效	有效率(%)
治疗组	41	12	15	9	5	87.8
对照组	38	6	8	12	12	68.42

注：X^2检验；$P<0.05$

四、讨 论

目前，治疗口腔溃疡的药物有膜剂、软膏剂及含漱剂等。但是，贴膜和软膏多含有激素类成分，不良反应大，经常使用易引起诸如过敏、神经刺激症状和口周皮炎等；阴离子型表面活性杀菌剂如洗必泰类漱口液等，长期使用会造成菌群失调、牙齿变质、变色。且上述药剂近期疗效虽可、但远期疗效则不尽如人意。而“口溃平咀嚼剂”药物不良反应却相对较小，剂型容纳药量则相对较高，且在咀嚼过程中可将药物直接释放于溃疡面上，不仅延长了药物与病灶部位的接触时间，而且满足了药物治疗冲击量，提高了药物生物利用度。因此，该制剂是寓全身调节和局部治疗于一方，集膜剂、软膏剂及含漱剂特点于一体的中药新剂型。

第五节　牙宣康咀嚼剂的制备与应用

牙周炎及牙龈炎祖国医学谓之“牙宣”，由于现代社会人们饮食结构的改变，因长久嗜食辛辣煎炒、炸炙醇酒之品，导致胃肠积热而发为“牙宣”痾疾者屡见不鲜。为此，有医者在参考经方“清胃散”的基础上，汲取了陇上医家陈应贤教授数十年的方药经验，经加减化裁，筛选参合而成“牙宣康咀嚼剂”一方。经两年来对93例患者用药观察表明，收效满意，兹分述如下。

一、处方与制备

1. 处方

怀生地、岷当归、何首乌各120g，亳白芍、玄参、麦门冬、光知母、川黄柏、旱三七、粉甘草各90g，枯黄芩、粉丹皮各60g，川黄连、绿升麻各30g。食用酸性胶基适量。

2. 制备

处方诸药进行前处理。将旱三七单独粉碎，通过五号筛，备用。其余怀生地等13味置于容器中，加8～10倍量的清水煎煮3次,每次1h，滤过，合并滤液，低温加热浓缩为稠浸膏，加入旱三七粉，混合搅拌均匀，摊开，置于65℃恒温箱中烘干，粉碎，通过六号筛，备用。

按药粉与酸性食用胶基1∶1之比，称取胶基适量，置于蒸发皿内水浴加热融化，然后徐徐加入等量药粉，混合搅拌制备软材，搓条，以芝麻油为润滑剂，入模具内压制成方块或球形，取出，包装，即得。

二、规格与性状

本品呈棕褐色，系胶体剂型，每枚重5g。味苦、微甘，36℃以上软化，咀嚼柔软且富有韧性。

三、用法与用量

口腔咀嚼剂。将药物置于口腔内连续咀嚼，至无味后唾弃胶基即可。每次1粒，1d3次。7d为一疗程，3个疗程后判定疗效。

注意：用药期间慎食膏粱厚味，忌食辛辣刺激性食品。将药物置于阴凉干燥处存放。

四、疗效观察

本组病例中男81例，女12例，年龄17～65岁之间，病程1～3个月不等。全部病例均符合国家中医药管理局1994-06-28发布的《中医病证诊断疗效标准》“牙宣”项下指标。其临床主要症状为：齿龈红肿，出血溢脓，口气腐臭，牙齿松动，龈肉萎缩，牙根宣露等。93例患者经用“牙宣康咀嚼剂”3个疗程，临床症状全部消失，牙周袋小于4mm，痊愈者78例，占83.87%；临床症状明显好转，牙周袋大于、等于4mm，显效者9例，占9.68%；临床症状无明显改善，牙龈仍现红肿或溢脓，无效者6例，占6.45%；总有效率为93.55%。

五、讨　论

病家偏嗜膏粱厚味、或辛辣刺激食品，久则必致胃肠积热，积热郁而化火。然“龈为胃之络”，故胃火上炎则循经灼伤齿龈，遂发为“牙宣”之患。又“肾藏精”，而“齿为肾之余”，若精气亏耗则无以生血，血虚则无以载气，而气虚则不能摄血，于是齿龈失气血之荣养，牙齿乏肾水之涵濡，从而发为齿龈萎缩、红肿出血，牙根宣露，牙齿松动，口气腐臭诸症。故此，“牙宣咀嚼康”方以怀生地滋胃阴而清胃热，“增液行舟”以润燥；合岷当归化阴生血，濡肠导滞；配何首乌填精益肾，推陈致新，以为主药。辅以亳白芍柔肝补血，敛阴和营；配玄参、麦门冬、光知母、川黄柏滋阴生津，平抑相火；用金石斛平胃气而补肾虚；加旱三七祛瘀血而疗龈肿，通龈络以定齿痛；处粉甘草清热解毒，建中益胃。佐以枯黄芩、川黄连、粉丹皮清热凉血，且除三焦之热；配少许升麻既清胃火上攻齿龈，且可托举诸药直达病所。

另外，“牙宣咀嚼康”创用食用酸性胶基作为药物载体，旨在通过反复咀嚼之给药方式，以使药物逐渐释放，经口腔黏膜直接吸收而取效。此既提高了药物生物利用度、又可起到清洁齿龈，预防牙龈继发性感染之目的。

第六节　经归七咀嚼剂的制备与应用

痛经系中医妇科临床常见和多发病，且以气滞血瘀或寒湿凝聚型病证居多。笔者根据疾病的病因、病理，按照理法方药的组方原则，在“当归芍药散”的基础上，加减化裁、筛选参合而成“痛经康咀嚼剂”一方，经对83例痛经患者对比用药观察表明，疗效肯定，兹分述如下。

一、处方与制备

1. 处方

岷当归150g，丹参、三七、赤芍、益母草各120g，香附、川楝子、元胡、甘草各90g，川芎、柴胡、制附子、桂枝各60g；冰糖50g，酸性食用胶基（赋型剂）、薄荷油各适量。

2. 制备

按上方精选道地药材进行前处理。将三七、冰糖分别单独研细，通过七号筛，备用。其余岷当归等12味加水煎煮2次，每次1h，滤过，合并滤液，加热浓缩成稠浸膏（以浸膏液滴于桑皮纸上无水迹扩散为度），将三七粉加入其中，搅拌均匀，置于60℃恒温干燥，粉碎并通过七号筛，再与冰糖粉按等量递增法混合均匀，备用。

按食用酸性胶基与备用药粉5∶4之比，分别称取胶基和药粉适量，先将胶基置水浴上融化，然后徐徐加入药粉并喷入薄荷油（为胶药混合物量的2%），顺时针连续搅拌至均匀，趁热制软材，以芝麻油为润滑剂，入模具内压制成每粒5g重的块状，取出，包装，即得。成品为棕褐色固体块状物，味甘、微苦，气清香，嚼之富有韧性，36℃软化。

二、鉴　别

（1）取本品一块，加水40mL煎煮使溶化，冷却，加乙醚提取3次，每次20mL，合并乙醚提取液，挥干，残渣加甲醇1mL使溶解，作为供试品溶液；另取阿魏酸对照品，加甲醇制成每毫升含0.5mg的溶液，作为对照品溶液。照薄层色谱法试验，吸取上述两种溶液各5μL，分别点于同一硅胶G薄层板上，以苯-氯仿-冰醋酸（6∶5∶1）为展开剂，展开，取出，晾干，置紫外光灯（365nm）下检视，供试品色谱中在与对照品色谱相应的位置上，显相同颜色的斑点。该法系方中岷当归所含活性成分阿魏酸的薄层特征鉴别，本法专属性强，阴性对照无干扰。

（2）取鉴别（1）项下乙醚提取过的水溶液，用水饱和的正丁醇提取3次，每次25mL，合并正丁醇提取液，用正丁醇饱和的水洗2次，每次20mL，正丁醇液置水浴上蒸干，残渣加甲醇2mL使溶解，作为供试品溶液；另取甘草酸对照品，加甲醇制成每毫升含1mg的溶液，作为对照品溶液。照薄层色谱法试验，吸取上述两种溶液各10μL，分别点于同一硅胶GF_{254}薄层板上，以正丁醇-乙醇-氨水（5∶1∶3）为展开剂，展开，取出，晾干，置紫外光灯（254nm）下检视，供试品色谱中在与对照药材色谱及对照品色谱相应的位置上，显相同颜色的斑点。该法系方中甘草所含主要成分甘草酸铵的薄层特征鉴别，本法简便、快速，专属性强，阴性对照无干扰。

（3）取鉴别（2）项下的作为供试品溶液；取三七总皂苷对照品，加甲醇制成每1毫升含1mg的溶液，作为对照品溶液。照薄层色谱法试验，吸取对照品溶液与供试品溶液各10μL，分别点于同一硅胶G薄层板上，以氯仿-醋酸乙酯-甲醇-水（15∶40∶22∶10）10℃以下放置的下层溶液为展开剂，展开，取出，晾干，喷以10%的硫酸溶液，于105℃烘至显色清晰，供试品色谱中在与对照品色谱相应的位置上，显相同颜色的斑点。该法系方中三七所含特征成分三七总皂苷的薄层鉴别，该法系参考药典方法，经阴性对照试验及三批样品实验观察结果确认可行。

三、临床应用

（1）诊断依据：排除盆腔器质性疾病所致腹痛。参照国家中医药管理局1994-06-28发布的《中医病证诊断疗效标准》"痛经"项下指标作为诊断依据。

（2）病例选择：临床观察病例83例，年龄18～37岁之间，平均29岁；病程1～3个月不等。根据证候分类：经前或经期小腹胀痛拒按，或伴乳胁胀痛。经行量少不畅，色紫黑有块，块下痛减。舌苔紫黯或有瘀点，脉沉弦或涩的气血瘀滞型患者43例；经行小腹冷痛，得热则舒，经量少，色紫黯有块，伴形寒肢冷，小便清长。苔白，脉细或沉紧的寒湿凝滞型患者40例。将以上两种证候类型患者随机分为2组，治疗组45例，对照组38例。

（3）用药方法：治疗组服用"痛经康咀嚼剂"，每次1块，1d3次，将药物置口腔内连续咀嚼至无药味后唾弃胶基；对照组给予"痛经康咀嚼剂"处方1/10剂量的汤剂，每次300mL，1d2次。10d为一疗程，2个疗程后判定疗效。

（4）疗效判断：痊愈：疼痛消失，连续3个月经周期未见复发。有效：疼痛减轻或疼痛消失，但不能维持3个月以上。无效：疼痛未见改善。

（5）治疗结果：治疗组总有效率为95.6%，对照组总有效率为79.0%，两组疗效经χ^2检验，具有统计学意义（$P<0.05$），证明治疗组效果优于对照组，结果见表1-4

表1-4 两组治疗结果比较(例)

Tab1 Comparison of therapeutic effect between tow groups

组别	总数	痊愈	有效	无效	有效率(%)
治疗组	45	26	17	2	95.6△
对照组	38	15	15	15	79.0

注：与对照组比较△$P<0.05$

四、讨 论

经曰："冲为血海，任主胞胎。"祖国医学认为，痛经多系情志所伤或六淫为害，造成气血瘀滞或寒湿凝滞经脉，导致冲任二脉闭阻而成。故治痛经以疏理气机、调冲理任、宣经活络，温通经脉为妥。因之"痛经康咀嚼剂"方用岷当归补血调经，填冲补任，以为主药；辅以"丹参一味，功兼四物。"合三七、益母草、赤芍益营通脉，调理冲任；佐以香附子、川楝子、元胡行滞开郁，疏肝理气，宣经定痛。配甘草补中益气，缓急止痛，调和诸药；使以川芎、柴胡疏理冲任，通脉宣滞。合附子、桂枝温经通脉，活络止痛；方尾配以冰糖之甘，既起补益中气、缓急止痛之功，又有矫正方药苦味之效。制剂采用酸性食用胶基作为赋型剂，旨在通过咀嚼给药方式使药物逐渐释放，经口腔及舌下黏膜直接吸收进入血液，以达到提高药物生物利用度，充分发挥疗效之目的。此外，咀嚼剂型较之外用腔道制剂具有用药简便、易行，患者乐于接受之优点；较之其他口服剂型具有生物利用度高，显效迅速之特点。因此，是值得推广和开发的一种新剂型。

第七节 闭经咀嚼康的制备与应用

闭经系因血枯精亏或气滞痰阻等，导致女子年逾18周岁月经未至；或正常月经周期建立后，又停经3个月以上的妇科常见病。此属中医"女子不月"、"月事不来"、"血枯闭经"等范畴。笔者根据疾病的病因、病理，按照理法方药的组方原则，以当归、三七为主药，筛选参合而成"闭经咀嚼康"一方，经两年来对87例患者的临床用药观察表明，收效满意。兹分述如下，供同道斧正。

一、处方与制备

1. 处方

当归、三七各150g，丹参、何首乌、黄芪各120g，赤芍、益母草、泽兰、黄芩、麦门冬、甘草各90g，川芎、香附子、郁金、半夏、桂枝各60g；冰糖50g，酸性食用胶基、薄荷油各适量。

2. 制备

按上方精选道地药材进行前处理。将三七、冰糖分别单独研细，通过七号筛，备用。其余当归等15味加水煎煮3次，每次1h，滤过，合并滤液，加热浓缩为稠浸膏

（以浸膏液滴于桑皮纸上无水迹扩散为度），将三七粉加入其中，搅拌混匀，置于60℃～65℃恒温烘干，粉碎，通过七号筛，再与冰糖粉按等量递增法混合均匀，备用。

按食用酸性胶基（赋型剂）与备用药粉1:1之比例，分别称取胶基和药粉适量，先将胶基置蒸发皿中水浴加热融化，然后徐徐加入药粉并喷入薄荷油（为胶药混合物量的2%），连续搅拌混匀，趁热制软材，以芝麻油为润滑剂，入模具内压制成块状，包装，即得。

二、质量控制

1. 性状规格

本品为棕褐色块状，味甘、微苦，气清香；嚼之富有韧性，36℃软化。每块5g重，相当于含原生药9.3g，理论产量为161块。

2. 鉴别

（1）取本品一块，加水40ml煎煮使溶化，冷却，加乙醚提取3次，每次20ml，合并乙醚提取液，挥干，残渣加甲醇1ml使溶解，作为供试品溶液；另取阿魏酸对照品，加甲醇制成每毫升含0.5mg的溶液，作为对照品溶液。按照薄层色谱法《中国药典》（2000年版一部附录Ⅵ B）试验，吸取上述二种溶液各5μl，分别点于同一硅胶G薄层板上，以苯-氯仿-冰醋酸（6∶5∶1）为展开剂，展开，取出，晾干，置紫外光灯（365nm）下检视，供试品色谱中在与对照品色谱相应的位置上，显相同颜色的斑点。此系方中当归所含有效成分阿魏酸的薄层特征鉴别，本法专属性强，阴性对照无干扰。

（2）取鉴别（1）项下乙醚提取过的水溶液，用水饱和的正丁醇提取3次，每次25ml，合并正丁醇提取液，用正丁醇饱和的水洗2次，每次20ml，正丁醇液置水浴上蒸干，残渣加甲醇2ml使溶解，作为供试品溶液；另取三七总皂苷对照品，加甲醇制成每毫升含1mg的溶液，作为对照品溶液。照薄层色谱法《中国药典》（2000年版一部附录Ⅵ B）试验，吸取对照品溶液与供试品溶液各10μl，分别点于同一硅胶G薄层板，以氯仿-醋酸乙酯-甲醇-水（15∶40∶22∶10）10℃以下放置的下层溶液为展开剂，展开，取出，晾干。喷以10%的硫酸溶液，于105℃烘至显色清晰，供试品色谱中在与对照品色谱相应的位置上，显相同颜色的斑点。此系方中三七所含有效成分三七总皂苷的薄层鉴别，本法系参考药典方法，经阴性对照试验及三批样品实验观察，确认本法可行。

三、用法用量

置口腔内咀嚼至无药味后唾弃胶基；每次一块，1d3次，7d为一疗程。孕妇忌用！

四、临床观察

1. 一般资料

本组病例年龄18.5～41岁之间，闭经4.5个月至1.3年不等，全部病例均符合国家中医药管理局1994-06-28发布的《中医病证诊断疗效标准》“闭经”项下指标。根据证候分类：其中年逾18周岁，月经未至或来潮后复闭。素体虚弱，头晕耳鸣，第二性征不足，腰腿酸软，腹部胀痛，小便频数。舌淡红，脉沉细的肾气不足型患者23例；月经周期后延，经量偏少，继而闭经。面色不荣，头晕目眩，心悸气短，神疲乏力。舌淡边有齿印、苔薄，脉细无力的气血亏虚型患者17例；月经停闭，形体肥胖，神疲嗜睡，头晕目眩，胸闷泛恶多痰，带下量多。苔白腻，脉濡或滑的痰湿阻滞型患者21例；月经先多后少，渐至闭经。五心烦热，颧红升火，潮热盗汗，口干舌燥。舌质红或有裂纹，脉细数的阴虚内热型患者12例；经闭不行，小腹冷痛，得热痛减，四肢欠温，大便不实。苔白，脉沉紧的血寒凝滞型患者5例；月经闭止，胸胁胀满，小腹胀痛，精神抑郁。舌质紫黯，边有瘀点，苔薄，脉沉涩或沉弦的血瘀气滞型患者9例。

2. 结果

经用“闭经咀嚼康”2～4疗程，月经来潮，连续3次以上正常行经，痊愈者72例，占82.76%；月经恢复来潮，但月经周期未正常，好转者11例，占12.64%；月经仍未来潮，未愈者4例，占4.60%。总有效率为95.40%。

五、讨　论

“冲为血海，任主胞胎。”故经事不行多因冲任二脉虚损，血海不足、或胞胎闭而不通所致。因之“闭经咀嚼康”方用当归、三七补血调经，填冲补任，以为主药。辅以“丹参一味，功兼四物。”益营通脉，调理冲任；用何首乌、黄芪填髓益肾，补气生血。佐以赤芍、益母草、泽兰通络行经，散瘀止痛；配黄芩清热燥湿，用麦门冬益阴生津；合甘草补中益气，兼行调和诸药。使以川芎、香附、郁金行气开郁，宣经定痛；半夏逐饮祛痰，桂枝温经扶阳。方尾配以冰糖之甘，既起补益中气之功、又有矫正方药苦味之效。诸药合用，则冲、任皆盈，气血俱充，而经道自通矣。

第八节　乳痈咀嚼康的制备与应用

急性乳腺炎中医谓之“乳痈”，多见于产后哺乳期妇女、尤其是初产妇。笔者根据中医辨证论治、理法方药的组方原则，筛选参合而成“乳痈咀嚼康”一方，两年来经对60例急性乳腺炎患者对比用药观察表明，疗效满意，兹分述如下。

一、处方与制备

1. 处方

当归、蒲公英各150g，穿山甲、红藤、王不留行、路路通、金银花、连翘、败酱草各120g，柴胡、香附子、枳壳、薏米仁、甘草各100g，冰糖60g，酸性食用胶基适量。

2. 制备

按组方精选道地药材进行前处理。将薏米仁、冰糖混合研为细粉，通过七号筛，备用。其余当归等13味加水适量浸泡30min，煎煮2次，每次1h，过滤，合并滤液，加热浓缩为稠浸膏（以浸膏液滴于桑皮纸上无水迹扩散为度），将备用药粉加入其中，搅拌混合均匀，置于60℃～65℃恒温烘干，粉碎，通过七号筛，得干膏粉，备用。

按酸性食用胶基（赋形剂）与干膏粉5:4之比例量，分别称取胶基和膏粉适量，先将胶基水浴加热融化，然后徐徐加入干膏粉，连续搅拌混匀，趁热制软材，以芝麻油为润滑剂，入模具内压制成块，取出，包装，即得。每块质量5g。

二、质量控制

1. 性状

本品为棕褐色固体块状物，味微甘、略苦。嚼之富有韧性，36℃软化。

2. 稳定性

用玻璃纸包裹、塑料袋密封包装，在室温下留样观察24个月，其外观性状、理化性质、含量等均无异常。

3. 鉴别

（1）取本品一块，加水40ml，煎煮使溶化，冷却，加乙醚提取3次，每次20ml，合并乙醚提取液，挥干，残渣加甲醇1ml使溶解，作为供试品溶液；另取阿魏酸对照品，加甲醇制成每毫升含0.5mg的溶液，作为对照品溶液。照薄层色谱法试验，吸取上述两种溶液各5μl，分别点于同一硅胶G薄层板上，以苯-氯仿-冰醋酸（6∶5∶1）为展开剂，展开，取出，晾干，置紫外光灯（365nm）下检视，供试品色谱中在与对照品色谱相应的位置上，显相同颜色的斑点。

（2）取鉴别（1）项下乙醚提取过的水溶液，用水饱和的正丁醇提取3次，每次25ml，合并正丁醇提取液，用正丁醇饱和的水洗2次，每次20ml，正丁醇液置水浴上蒸干，残渣加甲醇2ml使溶解，作为供试品溶液；另取甘草酸对照品，加甲醇制成每毫升含1mg的溶液，作为对照品溶液。照薄层色谱法试验，吸取上述两种溶液各

10μl，分别点于同一硅胶GF_{254}薄层板上，以正丁醇-乙醇-氨水（5∶1∶3）为展开剂，展开，取出，晾干，置紫外光灯（254nm）下检视，供试品色谱中在与对照药材色谱、及对照品色谱相应的位置上，显相同颜色的斑点。

三、临床应用

1. 诊断依据

参照国家中医药管理局1994-06-28发布的《中医病证诊断疗效标准》“乳痈”项下相关指标。

2. 病例选择

观察病例中哺乳期患者23例，初产患者37例。根据证候分类：乳汁淤积结块，肤色未变或微红，肿胀疼痛，伴有恶寒发热、头痛、周身酸楚、口渴、便秘。苔黄，脉数的气滞热壅型患者34例；壮热，乳房肿痛，皮肤焮红灼热，肿块软而有应指感，或切开排脓引流不畅，红肿热痛不消，有“传囊”现象（炎性肿块软化形成脓肿，脓肿呈多房性）。舌质红、苔黄腻，脉洪数的热毒炽盛型患者26例。将以上两种证类患者随机分为2组，治疗组30例，给予“乳痈咀嚼康”；对照组30例，给予“乳痈咀嚼康”处方1/10剂量的汤剂。

3. 用药方法

治疗组：将药物置口腔内连续咀嚼，至无药味后唾弃胶基，每次1块，1d3次；对照组：日服汤药1剂，两次滤取煎液600ml，早、晚各服300ml。7d为1疗程，两组患者用药2个疗程后判定疗效。

4. 疗效评定

痊愈：全身症状消失，肿块消散，疮口愈合；好转：全身症状消失，局部肿痛减轻、或疮口尚未愈合；无效：反复“传囊”或形成乳漏。

5. 治疗结果

两组治疗结果见表1-5

表1-5 两组治疗结果比较(例)

Tab1 Comparison of therapeutic effect between tow groups

组别	n	痊愈	好转	无效	有效率(%)
治疗组	30	18	7	5	83.3*
对照组	30	15	3	12	60.0

注：与对照组比较*P<0.05

四、讨　论

乳痈以乳房部位结块肿胀疼痛，溃后脓出稠厚为主要病征。祖国传统医学认为，乳头属足厥阴肝经，乳房属足阳明胃经，肝郁、胃热则导致经络阻塞，气血瘀滞而成乳痈。故治宜行气活血，通行经络，疏肝解郁，清热解毒为妥。因之“乳痈咀嚼康”方用当归活血行气，行经通络。合蒲公英清解热毒，托里排脓；辅以王不留行、路路通、穿山甲、红藤通行经络，涤荡败血。用连翘、金银花、败酱草排疮脓与肿毒；佐以柴胡、香附子、枳壳行气导滞，疏肝解郁。配薏米仁祛湿化毒，甘草调和诸药。方尾配以冰糖之甘，既起缓急止痛之功，又有矫正方药苦味之效。制剂采用酸性食用胶基作为赋型剂，旨在通过咀嚼给药方式使药物逐渐释放，经口腔及舌下黏膜直接吸收进入血液，从而达到提高药物生物利用度，充分发挥疗效之目的。

第九节　开音复声咀嚼剂的制备与应用

因恣酒或嗜烟所引起的急、慢性咽炎，以及发声不当或用嗓过度所导致的声带充血肥厚、声音嘶哑，甚或失音的“暴喑”、“久喑”性“喉痹”疾患屡见不鲜。有医家针对上述之病因、病机，依据中医理法方药的指导原则，采用解毒利咽，润肺开音，清热化痰之法，筛选参合而成“开音复声咀嚼剂”一方。临床用于63例“喉痹”患者的疗效观察，收效良好，兹分述如下。

一、处方与制备

1. 处方

玄参、金果榄、麦门冬、藏青果各120g，金银花、挂金灯、浙贝母、胖大海、牛蒡子、牡丹皮各90g，桔梗、粉甘草、僵蚕各60g，射干、木蝴蝶各30g，冰糖40g，薄荷脑10g。食用酸性胶基适量。

2. 制备

先将方中诸药进行前处理。冰糖一味单独研粉，通过五号筛，然后加入薄荷冰混合套研，备用。其余玄参等15味置于容器内，加入8～10倍量的清水浸泡1h，继之加热煎煮2次，每次煎煮1h，过滤，合并滤液倾入蒸发皿内，先直火、后水浴浓缩为稠浸膏，将浸膏移入瓷盘中，置于60℃的恒温烘箱内烘制为干膏，取出，粉碎，通过五号筛，加入备用粉，混合均匀，通过五号筛，称重，备用。

按干膏粉与食用酸性胶基（1∶1）之比，称取胶基适量，然后置于蒸发皿内水浴加热至熔融状态，取下蒸发皿，待胶温降至60℃左右时，徐徐加入干膏粉，依顺时针连续搅拌，混合均匀后盛入预先用芝麻油涂抹过的磁盘中制软材，搓条，置于不锈钢模具内压制成为矩形块或球状体，以药用玻璃纸包装，即得。

二、性状规格

本品为棕褐色固态胶体制剂，味微甘苦，嚼之具清凉感。每粒重5g。置阴凉干燥处存放。

三、用法用量

咀嚼用药。取药物1粒，置于口腔内连续咀嚼，待嚼至无药味时将胶剂唾弃。1d3次，每次1粒，7d为一疗程。用药期间禁烟戒酒，忌辛辣刺激性食品！宜息声调养。

四、疗效观察

本组病例中男41例，女22例；年龄19～37岁之间，病程6～31d不等。根据中医辨证分型，平素嗜烟好酒，致肺胃郁热，复感风热，引起毒热上攻咽喉，造成声音嘶哑或音喑的风热型喉痹（急性咽炎）患者29例；禀赋素弱，津液亏乏，肺肾阴损，致虚火上炎、蒸灼咽喉，引起声嘶音哑的虚热型喉痹（慢性咽炎）患者13例；发声不当、或用嗓过度，引起声带及声道充血水肿，造成声音嘶哑的音喑不出型患者21例。根据病情轻重缓急，分别于用药后1～3个疗程判定疗效。经用“开音复声咀嚼剂”治疗后，声音完全复常，发音洪亮，痊愈者54例；发音基本恢复正常，声音略现嘶哑，显效者7例；临床体征未见明显改变，无效者2例。总有效率为96.83%。

五、病案举例

病案一：谭某，男，31岁，职员。有嗜烟好酒习惯十余载。近期自觉喉中干涩发痒，且有异物阻塞感，因起居不慎偶感风热，遂现咽干喉痛，声道燥涩，发音浑浊不清，吞咽不爽诸症。体查：咽喉黏膜充血，悬雍垂水肿，黏液腺分泌物增多，咽后壁淋巴滤泡红肿。遂予“开音复声咀嚼剂”观察治疗，并嘱用药期间禁烟戒酒，忌食辛辣刺激性食品。用药一个疗程，临床体征明显好转，两个疗程后诸症悉平。告之续用药一个疗程，以固疗效。

病案二：段某，女，19岁，学生。因在娱乐场所频繁出入引吭高歌发声不当、用嗓失度，兼之长期吸入大量二手烟，遂导致声音嘶哑，继之失音，经多方治疗罔效。体查：喉头黏膜水肿，声带充血增厚、运动功能几乎丧失。随之给予“开音复声咀嚼剂”，并嘱息声静养、忌食辛辣。用药一个疗程，喉部炎症完全消失，发声复常，谈吐自如，告愈。

六、讨论

传统医学辨证理论认为，因外感风热之邪所致之“喉痹”属“金实不鸣”；由虚火上炎、或滥用嗓音所致之“音喑”属“金破不鸣”。二者证虽相似，然病因、病机各异。因此，理法方药应虚实兼顾，标本同行。故“开音复声咀嚼剂”重用玄参、金果榄祛热结毒壅，清咽利膈；合以金银花、挂金灯、桔梗、粉甘草、射干清热解毒，疏风热以疗咽闭；伍麦门冬、藏青果、木蝴蝶补肺阴而润肺金，清喉痹而疗咽痛；加浙贝母、胖大海、牛蒡子宣肺气且化痰热，利咽喉而鸣金音；配牡丹皮、僵蚕行瘀阻并通脉络，宣喉痹而开“音喑”；方尾使以冰糖、薄荷脑，既起矫味爽喉之功，亦具利咽润肺之效。

此外，“开音复声咀嚼剂”创新性的应用食用酸性胶基作为药物赋形剂，旨在通过反复咀嚼用药的方式，使药物通过口腔及咽喉黏膜直达微循环，以发挥最佳的药物生物利用度。另外，在咀嚼用药的同时，尚可起到清洁口腔、预防咽喉产生继发性感染之作用。

第十节 咳嗽咀嚼康的制备与应用

支气管扩张性咳喘是冬季呼吸系统最常见的疾患，其发病机理系因支气管及其周围肺组织的慢性炎症损坏管壁，以致支气管持久扩张变形，从而造成痰声俱现之病症，此属于中医“咳嗽”、“痰饮”之范畴。甘肃陇上名医陈应贤教授对“喘嗽”具有独到的治疗经验，有医者将之效验良方“嗽宁丸”经剂改为“咳嗽康咀嚼剂”，施用于临床收效显著，兹简介如下。

一、处方与制备

1. 处方

大熟地100g，川贝母、款冬花、广陈皮、潞党参、当归身（酒炒）、白茯苓、薏米仁、何首乌、胡桃仁各50g，光杏仁、五味子各30g。冰糖15g，酸性食用胶基适量。

2. 制备

将方中诸药进行前处理，冰糖单独研为细粉，通过五号筛，备用。另取麻黄30g、细辛25g、干姜15g，加水适量分别煎煮25min，过滤取汁。大熟地用麻黄煎液、白茯苓用细辛煎液、五味子用干姜煎液分别浸渍24h，取出，烘干，然后与胡桃仁混合粉碎，通过五号筛，备用。另将其余川贝母等8味置于容器内，加8～10倍量的清水煎煮3次，每次1h，滤过，合并滤液，低温浓缩为稠浸膏，继之加入大熟地等4味混合粉，搅拌混匀，置于65℃烘箱内恒温干燥，粉碎，通过五号筛，加入冰糖粉，混合均匀，备用。

按药粉与酸性食用胶基1∶1之比，称取胶基适量，置于蒸发皿中水浴加热融化，再徐徐加入等量药粉，混合搅拌制备为软材，以芝麻油作为润滑剂，入模具内压制成矩形块状，取出，包装，即得。

二、规格与性状

本品为棕褐色固态胶体剂型，每块5g重。味甘、微苦，36℃以上发生软化，咀嚼口感柔软、且富有韧性。

三、用法与用量

口腔咀嚼用药。取药物1块，置口腔内连续咀嚼至无味时唾弃胶基。1d3次，每次1块，7d为一疗程，根据病情缓急，用药1～5个疗程后判定疗效。

注意： 用药期间禁烟酒、及寒凉辛辣刺激性食品。药物置阴凉干燥处存放。

四、临床应用

1. 一般资料

本组收治病例93例，其中男性55例，女性38例；年龄23～56岁之间，病程20天至1年余不等。全部病例均符合国家中医药管理局1994-06-28发布的《中医病证诊断疗效标准》“咳嗽”项下的临床指征。根据中医证候分类，其中风寒袭肺型咳喘患者13例；风热犯肺型咳嗽患者7例；燥邪伤肺型咳嗽患者12例；痰湿蕴肺型咳喘患者11例；肺阴亏虚型咳嗽患者23例；肺气亏虚型咳嗽患者27例。

2. 药用效果

所有观察病例经用“咳嗽咀嚼康”1～5个疗程，结果临床体征消失，咳嗽痊愈者77例，占82.8%；咳嗽明显缓解、痰量减少，显效者11例，占11.83%；临床体征无明显改变，咳嗽未缓解，无效者5例，占5.37%。总有效率为94.63%。

五、讨　论

病家外感六淫、抑或内伤七情累及肺系，致邪客肺经，肺金失清肃宣降之功，遂发为有声无痰之咳、或有痰无声之嗽。因之，“咳嗽咀嚼康”重用大熟地滋肾益精，化阴生血，以增水涵金。辅以川贝母、款冬花清肺化痰，下气宽胸，止嗽定喘；合广陈皮行气化痰，疏壅滞之逆气，且抑熟地之滋腻；配潞党参、白茯苓、当归身补中益气，培土生金。经曰：“肺与大肠相表里”，故佐以何首乌养血润燥，增液行舟；配胡桃仁色白入肺、汁浓入肾、味甘归脾，润肠通便，疏导肺肠；又因“脾为生痰之源”，遂加薏苡仁健脾和胃，渗湿祛痰。使以光杏仁平咳喘、行滞气、化痰饮；用五味子敛肺气而止嗽痰，滋精血并纳肾气。方尾引以冰糖既可化痰润肺，又可矫正药味。诸药相伍为用，则正复邪退，咳止嗽息矣。

第十一节 归芪益元合剂的制备与应用

化疗与放疗技术广泛应用于恶性肿瘤治疗，然由此造成的骨髓抑制、机体免疫功能下降等毒副作用却日趋显现，中药较之西药在防治上述不良反应方面则独具特色。因此，笔者根据其病因、病机，汲取前贤良方“九转黄精丸”，拟填精补髓，益气养血，祛毒除邪，益元固本之方“归芪益元合剂”从治，经对50例患者分组对照用药表明，疗效满意，兹分述如下。

一、处方与制备

1. 处方

红芪300g，岷当归、枸杞子、制首乌、黄精、山茱萸、女贞子、酸枣仁各150g，白芍、川芎、旱莲草、补骨脂、白花蛇舌草、玄参各90g，三七130g。

2. 制备

将方中三七单研为细粉，通过六号筛，装入“0”号胶囊，备用。其余14味加水煎煮2次，第一煎加16000mL水、第二煎加12000mL水，分别煎煮1h，合并煎液，过滤，减压浓缩至1900mL左右，静置24h，过滤，加入苯甲酸钠6g，添加蒸馏水调整总量至2000mL，搅匀，分装，即得。本品为棕褐色液体，稍具豆腥气，味微甘、略苦。每毫升相当于原生药0.95g。

二、薄层鉴别

1. 取本品200mL，浓缩至约100mL，加5倍量乙醇静置12h，回收乙醇并浓缩至约50mL，用水饱和的正丁醇振摇提取4次，每次40mL，合并正丁醇提取液，用1%的氢氧化钠溶液提取2次，每次40mL，弃去水液，正丁醇蒸干，残渣加水5mL使溶解，放冷，加在D_{101}型大孔吸附树脂柱（长20cm，内径1cm）上，用50mL水洗脱，弃去水液，再用40%乙醇50mL洗脱，弃去40%乙醇洗脱液，继用70%乙醇80mL洗脱，收集洗脱液，蒸干，残渣加甲醇2mL使溶解，作为供试品溶液；另取黄芪甲苷对照品适量，加甲醇制成每毫升含1mg的溶液，作为对照品溶液。照薄层色谱法试验，吸取上述两种溶液各5μL，分别点于同一硅胶G薄层板上，以氯仿：甲醇：醋酸乙酯：水（65∶40∶10∶8）为展开剂，展开，取出，晾干，喷以硫酸乙醇（1→10）溶液，在105℃加热至斑点显色清晰，分别置日光及紫外光灯（365nm）下检视，供试品色谱中在与对照品色谱相应的位置上，显相同颜色的斑点或荧光斑点。此系方中黄芪所含黄芪甲苷的薄层鉴别，阴性对照无干扰。

2. 取本品100mL置分液漏斗中，用乙醚振摇提取3次，每次20mL,合并乙醚液，挥干，残渣加乙醇5mL使溶解，作为供试品溶液；取阿魏酸对照品适量，加乙醇制成每毫升含0.5mg的溶液，作为对照品溶液。按薄层色谱法试验，吸取上述两种溶液各5μL，分别点于同一硅胶G薄层板上，以氯仿：醋酸乙酯：甲酸（25：12：1）为展开剂，展开，取出，晾干，喷以10%的三氯化铁和1%的铁氰化钾（1：1）混合液，在日光下检视，供试品色谱中在与对照品色谱相应的位置上，显相同的蓝色斑点。此系方中当归所含阿魏酸的薄层鉴别，阴性对照无干扰。

3. 取本品100mL置分液漏斗中，加水饱和的正丁醇振摇提取3次，每次30mL，合并正丁醇液，蒸干，残渣加乙醇1mL使溶解，拌入少量中性氧化铝，混匀，挥干，加于中性氧化铝柱（100～200目，4g，柱长20cm，内径1cm）上，用甲醇50mL洗脱，收集洗脱液，蒸干，残渣加乙醇1mL使溶解，作为供试品溶液；取芍药苷对照品适量，加乙醇制成每毫升含2mg的溶液，作为对照品溶液。照薄层色谱法试验，吸取上述两种溶液各8μL，分别点于同一硅胶G薄层板上，以氯仿：甲醇：水（65：35：10）10℃以下放置的下层溶液为展开剂，展开，取出，晾干，喷以10%的硫酸乙醇溶液，加热至斑点显色清晰，供试品色谱中在与对照品色谱相应的位置上，显相同的紫色斑点。此系方中白芍所含芍药苷的薄层鉴别，阴性对照无干扰。

三、临床应用

1. 一般资料

排除其他相关致病因素，所选病例均系化疗、放疗所致不良反应体征。其中男性22例，女性28例；年龄33～42岁之间，病程3至11个月不等。患者主要不良反应症状为：呕恶，便秘，心悸气促，神疲乏力，面色萎黄，唇、甲苍白，食欲不振，口干舌燥，齿龈出血。舌淡胖、质红少苔，脉虚芤或沉数。将50例患者随机分为治疗组26例、对照组24例，两组年龄、性别、病程、证型等方面经统计学处理无显著性差异。

2. 治疗方法：

对照组：给予“贞芪扶正颗粒”（甘肃定西制药厂，生产批号：20070913），口服，每次15g，1d2次；治疗组：给予“归芪益元合剂”，口服，每次30mL，同服三七胶囊4粒（每粒0.5g），1d2次。各组15d为一疗程，2个疗程后比较疗效。

3. 疗效判定

显效：临床症状基本消失；有效：临床症状明显改善；无效：临床症状无明显改善。

4. 治疗结果：见表1-6

表 1-6 两组治疗结果比较(例)

Tab1 Comparison of therapeutic effect between tow groups

组别	n	痊愈	有效	无效	有效率(%)
治疗组	26	19(73.1)	5(19.2)	2(7.7)	92.30
对照组	24	11(45.8)	7(29.1)	6(25.1)	75.00

注：两组疗效经 X^2 检验，P<0.05。

四、讨 论

《素问·六节脏象论》曰："肾者，精之处也。"精生髓而髓生血，故精足则血旺；又"气为血帅，血为气母；血能载气，气能生血。"盖气旺则血盈。病家屡次化、放疗则易使毒邪伤正，化火伤阴，阴伤则火亢，火亢益损阴，阴损精亦亏，精亏则无以填髓，髓乏则无以化血，血虚则无以载气，气虚则无以生血。因之"归芪益元合剂"方药剂量归少、芪多，益元固本，补血力雄；配何首乌、黄精壮水之主，抑制阳光，增液行舟，滋阴润燥；合山茱萸、枸杞子、女贞子涵水濡肾，叠补精血；用酸枣仁养血安神，敛液益阴。辅以白芍、川芎、三七柔肝行滞，调养经血；合补骨脂温肾，补精髓与疗伤；携旱莲草滋补肝肾，调适阴阳。佐以玄参、白花蛇舌草祛结热毒蕴，荡寇除邪。诸药相伍为用，合成补精填髓，益气养血，扶正祛邪之剂；共奏精足血旺，正复邪退，化疗副消之效。

第十二节 祛湿拔毒膏的制备与应用

一、处 方

甲方：苦参90g，蛇床子90g，生大黄90g，生百部70g，地肤子70g，五倍子70g，甘草30g。

乙方：薄荷70，冰片70g，青黛粉20g。

丙方：醋酸氯已定10g，75%乙醇适量，无水羊毛脂30g。

二、制 备

1. 取甲方苦参、百部、蛇床子、地肤子、五倍子、大黄、甘草等七味，加水煎煮3次。第一煎加入10倍量的清水，浸泡30min，然后加热煎煮1.5h；第二、三次加入8倍量水，分别煎煮1h。合并煎液，滤过，加热浓缩成流浸膏（约得浸膏220g），将浸膏通过100目筛滤过，备用。

2. 取乙方冰片置乳钵内研细，然后再与青黛粉按等量递增法（套色）研磨均匀，备用。将薄荷粉为粗末，置于索氏提取器中加水回流提取40min，弃去药渣收取回流液，静置12h，分取上层挥发油水溶液，备用。

3. 将乙方所制备之药物分别加入甲方流浸膏中，混合均匀；然后依次加入氯已定、无水羊毛脂，再加入乙醇适量调节全量至500mL，混匀，即得。

三、功能主治

祛湿止痒，拔毒疗疮，消肿止痛。用于过敏性皮炎，湿疹、荨麻疹、接触性皮炎；神经功能障碍性皮肤病，如瘙痒症、神经性皮炎；真菌、细菌所引的皮肤感染，如顽癣、疥疮等。

四、用法用量

先用温水洗净患处，然后将药物均匀涂擦于病灶部位，1日3次，12d为1疗程。治疗期间禁烟忌酒，勿用辛辣刺激及虾、蟹等易致敏食品。

五、处方解析

祛湿拔毒膏重用苦参化湿拔毒，杀菌止痒。合蛇床子燥湿杀虫，祛风止痒。伍生大黄清泄湿热，化瘀消肿。以为主药；辅以生百部燥湿祛毒，杀菌止痒。用地肤子利膀胱，尤祛皮肤之风。配五倍子行血散瘀，解毒消肿。携薄荷、冰片宣发肌肤之风热，透毒止痒，清瘀定痛；佐以甘草泻火解毒，缓急止痛。与青黛清热凉血，化瘢消疹；方尾配以醋酸氯己定、乙醇及无水羊毛脂，不仅调控流浸膏之密度，且可对疾肤黏膜发挥杀菌消炎、润滑皮肤和平衡水分之功。全方诸药配伍效专力宏，相得益彰，共显拔毒化湿之力，消炎除疹之效。

现代研究证明，组方君药苦参所含苦参碱系免疫抑制剂，可降低过敏性介质的释放。苦参碱对小鼠巴豆油引起的耳廓肿胀、醋酸引起的小鼠腹腔渗出增加、大鼠角叉菜胶性足垫肿胀等，均有抑制作用。苦参醚提物及醇提物对金黄色葡萄球菌有较强的抑制作用，苦参水浸剂对堇色毛癣菌、同心性毛癣菌、许兰毛癣菌及奥杜盎小芽孢癣菌等均具有抑制作用；蛇床子所含蛇床子素能抑制小鼠被动皮肤过敏反应，蛇床子素体外试验对发癣菌的须发癣菌有较强的活性；大黄所含大黄酸、大黄素、大黄酚、芦荟大黄素、大黄素甲醚等游离蒽醌衍生物，均具有清热、祛瘀，抗菌消炎之作用。此外，方中其余辅、佐药物，皆具不同程度的抗菌消炎、脱敏和消肿止痛之功，可协助主药充分发挥祛湿拔毒之效。

六、病因病机

皮肤疾患系多因性疾病，一般认为与变态反应以及真菌、细菌所致感染密切相关；部分与内分泌功能紊乱、植物神经功能紊乱有关；此外，遗传因素亦为肤疾病因之一。

基于其病因、病机的复杂性，故临床治疗多难奏效。

过敏性皮炎、神经功能障碍性皮肤病，以及真菌、细菌所引起的皮肤感染之患，其发病机制古今医家认为内、外因素兼而有之。内因不外乎“七情”喜怒忧思悲恐惊所致，外因不外乎“六淫”风寒暑湿燥火所为。“七情”过度，必使气血津液失和，而致心火炽盛，内扰心营，暗耗心血。血虚则风胜，然风邪善行数变，轻飏升发，交织于肌肤则致肌腠失荣，疹痒叠起。

此外，加以素虚之腠理易受风热之邪入侵，然风、湿、热邪聚于肌腠则影响卫气宣发，从而致外卫不固，营卫失和，血行不畅；加之湿与风、热三邪互相搏结，而发为肌肤诸恙。如若嗜食膏粱厚味、烟酒、辛辣之品而致饮食内伤，戕伤脾胃，使脾虚湿阻，津液不布，水湿蓄积，停滞于内，郁久化热，湿热互结充斥肌腠，浸淫肌肤，故而影响气血运行而发为肌表之患。因之，治以祛湿拔毒，疏风散热，通络行经，化瘢消疹为要。

七、理论依据

传统医学认为，皮肤之为病，“本诸于内而形诸外”，尤其久病者，多因内在因素致病，或七情内伤、或饮食不节、或脏腑所伤；六淫之邪风、寒、暑、湿、燥、火侵袭肌肤而为病者，乃外因之患也。中医经典理论明示，“肺主气，其合皮毛。”，故组方以生百部、薄荷之疏通宣散卫气，以疏散肌肤之风热。而“肺与大肠相表里”，故以生大黄通上达下，导滞清瘀；又“脾主肌肉四肢”，饮食不节必伤及脾胃，脾失健运致使湿热内蕴。更兼腠理不密，淋雨涉水防护不周，复感外界风湿热邪，内外两邪相搏，充于腠理，浸淫皮肤而发为皮肤之疾。故方与苦参、蛇床子、地肤子燥湿拔毒；心主血，“诸痛疮疡，皆属于心。”验之临床，瘢疹疮痒多与火热有关。《类经》亦云：“热甚则疮痛，热微则疮痒。心属火，其化热，故疮疡皆属于心也。”故肌肤疹痒疮痈之患必责之于心。因之，方选青黛、冰片清营凉血，甘草化毒解热，五倍子散瘀定痛。祛湿拔毒膏辨证施治重视标本内外，遣方用药紧扣理法方药。兼之采用外治法，既可直接使药物作用于病灶部位，通过疾肤黏膜吸收而取效，又可避免药物内服难以耐受、携带使用不便，以及可能产生的不良反应。

综上所述，皮肤顽疾求其病因、病机，必从“六淫”、“七情”入手为妥；遣方用药，必以脏腑气血阴阳辨证为善；治疗之法重在燥湿拔毒，疏散风热，清营凉血为佳；组方必以苦参、蛇床、大黄之流为妥。

第十三节　肛裂合敷剂的制备与应用

肛裂亦称“钩肠痔”，其发病率仅次于痔疮，该疾患尤好发于青壮年群体，多以手术治疗为主，而采用非手术保守疗法者较少。为此，有医者汲取了陇上医家陈应贤教授对之丰富的用药经验，采取标本兼治之法，筛选参合，制备而成“肛裂合敷剂”内服合剂与外用软膏剂型。经三年来对157例患者临床用药观察表明，收效良好，兹分述如下。

一、处方与制备

1. 处方

合剂：当归身、生首乌、瓜蒌仁各120g，杏仁、生地榆、炒槐花、防风各100g，槐角、三七、甘草各90g，苯甲酸钠3g。

软膏剂：虎杖90g，黄柏、紫草、元胡、木瓜、防己、莪术、血竭、煅古墨、白及各30g，煅石膏、煅炉甘石各180g，硼砂15g，冰片10g。尼泊金乙酯2g，凡士林、羊毛脂各250g，液体石蜡12.5g。

2. 制备

（1）合剂：方中诸药进行前处理，将三七单独粉碎，通过五号筛，备用。除苯甲酸钠外，将其余9味药置于容器内，加入8～10倍量的清水浸泡1h后，加热煎煮2次，每次1h，滤过，合并滤液，静置24h，滤过，滤液加热浓缩至1000mL，加入苯甲酸钠混合均匀，分装，30mL/瓶。

（2）软膏剂：先将方中诸药进行前处理，血竭、煅古墨、白及、煅石膏、煅炉甘石、硼砂、冰片等7味分别单独研细，通过五号筛，备用。另将虎杖、黄柏、紫草、元胡、木瓜、防己、莪术等7味置于容器内，加入8～10倍量的清水浸泡30min，加热煎煮2次，每次1h，过滤，合并滤液，加热浓缩成比重约为1.3的浸膏，然后分别加入煅石膏、煅炉甘石粉各90g，混合搅拌均匀，置于60℃恒温烘干，粉碎，通过五号筛，备用。

取凡士林、羊毛脂、液体石蜡，置于容器内混合加热融化，待液温至200℃左右时，依次徐徐加入剩余煅石膏、煅炉甘石粉，混合均匀，恒温2h；待温度降至约130℃时，依次加入浸膏粉、白及粉及尼泊金乙酯，混合搅拌均匀，于120℃恒温1h，停止加热。待膏温降至80℃时加入硼砂粉、冰片粉、血竭粉、古墨粉，顺时针连续搅拌混匀，分装，15g/盒。

二、规格与性状

合剂：呈棕褐色液体，味微甘、苦。每毫升相当于原生药0.94g。

软膏剂：外观色泽均匀一致，呈浅棕色，系W/O型固态软膏。

三、用法与用量

合剂：口服，1d3次，一次30mL，饮用前摇匀；每次同时冲服三七粉3g。

软膏剂：外用，涂敷患处适量，1d2次。

15d为一疗程，用药期间忌食辛辣刺激性食品。

四、疗效观察

本组病例中男106例，女51例；年龄23～57岁之间，病程5天至6个月不等。根据中医辨证分型，症见大便二、三日一行、质干硬，便时滴血、或手纸染血，肛门疼痛，裂口色红。伴腹胀，溲黄，舌红、苔黄，脉弦数的血热肠燥型患者87例；症见大便干燥，数日一行，便时疼痛且点滴出血，裂口深红。伴口干咽燥，五心烦热，舌红少苔，脉细数的阴虚津亏型患者21例；症见肛门刺痛，便时、便后尤甚，肛门紧缩，裂口色紫暗。舌质紫暗，脉弦细、涩的气滞血瘀型患者49例。

经用“肛裂合敷剂”内外兼治1～4个疗程，临床症状消失，肛门裂口愈合者105例，占66.88%；临床症状明显改善，肛门裂口缩小，有效者41例，占26.11%；临床症状未缓解，肛门裂口如前，无效者11例，占7.01%。总有效率为92.99%。

五、讨　论

经曰：“大肠者，传导之官。”若热结大肠、津枯液亏或气滞血瘀，则必致腑气不通、大肠传导失司，而发为肠燥便秘。然便秘努挣致肛裂，裂则刺痛与出血，进而加剧排便困苦，使之便秘益甚，如此恶性循环，则成顽疾矣。

故“肛裂合敷剂”内以辛开苦降，滋阴润燥，软坚通便之法治其本。遂以当归、何首乌化阴生血，增水行舟，润燥通便；又“肺与大肠相表里”，故伍瓜蒌仁甘缓润枯，下气通肠。辅以杏仁润肺通肠，解结畅便；配槐花、地榆请上、泄下，凉血止血；合防风升清降浊，温润收血。佐以槐角清热泻火，凉血止血；合三七、甘草化瘀生新，益营敛血。

外以散瘀定痛，清热解毒，敛血生肌之法疗其标。故方用煅石膏、炉甘石托毒祛腐，收涩生肌；伍虎杖、黄柏、紫草、元胡、莪术、血竭、煅古墨、白及清热解毒，祛瘀定痛，化腐生肌，凉血止血；配木瓜、防已通络行经，消肿止痛；合硼砂、冰片燥湿热，祛恶腐，除疡痛。此外，软膏基质与机体皮脂腺分泌物相类似，故软膏所含药物分子易于透皮吸收，提高了药物生物利用度，从而可最大限度发挥其临床药用效果。

第十四节　摄领疮消膏的制备与应用

神经性皮炎中医谓之“摄领疮”或“松皮癣”，系临床常见之神经障碍性皮肤病。有医家针对该病疾所表现的皮肤组织粗糙肥厚、呈苔藓样变且伴有剧烈瘙痒之临床证候特点，根据急则治标，对证施药的原则，在汲取陇上名医陈应贤积久之临证经验的基础上，筛选参合而成“摄领疮消膏”一方。3年来对77例患者的治疗观察表明，收效明显，兹简介于下。

1、处方与制备

1. 处方

苦参125g，土槿皮100g，生百部、枯矾各75g，乳香、没药、雄黄、轻粉、硼砂、血竭各45g，花椒、冰片各30g。羊毛脂、凡士林各250g，液体石蜡12.5g，尼泊金乙酯2g。

2. 制备

先将方中诸药进行前处理。将枯矾、乳香、没药三味混合粉碎，通过五号筛，备用。另将雄黄水飞为极细粉，轻粉、硼砂、血竭、冰片四味，分别单独研为细粉，通过五号筛，按打底套色法将五味混合均匀，备用。方中所剩苦参、土槿皮、生百部、花椒等四味，置于煎药容器内，加入6～8倍量的清水浸泡1h，分别加热煎煮2次，每次1h，滤过，合并滤液，低温浓缩至比重约1.3左右时，加入枯矾、乳香、没药等三味药粉，混合搅拌制成粗颗粒，置于60℃恒温烘干，粉碎，通过五号筛，备用。

将羊毛脂、凡士林、液体石蜡置于容器中，混合加热融化，待液温至130℃时依次加入浓缩膏混合粉与尼泊金乙酯，混合搅拌均匀，保持恒温1h，停止加热。待温度降至80℃左右时，徐徐加入套色混合药粉，顺时针连续搅拌混匀，待凉分装，即可。

二、规格与性状

本品呈棕红色，表观均匀一致、质细腻，系W/O型固体软膏剂。每盒装量15g。

三、用法与用量

外用药！取药膏适量涂敷于患处，1d3次。15d为一疗程，用药2个疗程后判定疗效。

注意：用药期间慎食膏粱厚味，禁烟酒及辛辣刺激性食品，避免抓搔或用热水擦洗患处！

四、临床观察

1. 一般资料

本组病例中男53例，女24例；年龄25～47岁之间，病程1.5个月至1年不等。根据中医证候分类，患部皮损呈淡褐色片状，皮质粗糙肥厚，剧痒时作，夜间尤甚，乃由风邪湿毒壅郁肌肤者43例；皮损部位色红，伴心烦易怒，失眠多梦，心悸眩晕，口苦咽燥，乃因肝郁化火型患者19例；皮损部位色灰白，肥厚粗糙似牛皮，触之如枯木，瘙痒异常，乃血虚风燥型患者15例。

2. 治疗结果

77例患者经用“摄领疮消膏”1～2个疗程后，患处皮肤色素尽退、或有色素部分残留，皮损与临床体征完全消失，痊愈者56例，占72.73%；皮损部位面积较前缩小30%以上，皮质变薄，皮屑减少，瘙痒减轻，显效者17例，占22.08%；皮损消退不明显，瘙痒症状未改善，无效者4例，占5.19%。总有效率为94.81%。

五、讨 论

祖国传统医学认为，摄领疮之病因多由精神抑郁，情志不畅所致。心藏神、主血，五行属火。若情志不遂，则必致心气抑郁不舒，郁则耗阴伤血。然心阴不足则心阳独亢，阳亢则火炎，遂使经血运行失调，热毒流注肌肤，加之血虚化燥生风，而发为肤疾。此外，若脾胃功能失调，水谷运化失司，兼以膏粱厚味充肠，辛辣刺激伤胃，致使湿热交蒸，蕴滞中焦，一旦复感风邪，湿热与风搏结于腠理，即发为摄领疮。

综合病因、病机，故“摄领疮消膏”方用苦参、土槿皮、百部、枯矾清热燥湿，祛风止痒；辅以雄黄、轻粉、硼砂拔毒除湿，宣凝开滞；配血竭、乳香、没药通经活络，散血行瘀；佐以花椒、冰片辛香走串，疏散风热，祛湿抑痒。诸药合用，相得益彰，以达祛风清热疗疮，拔毒除湿止痒，通经活络疏腠之功。此外，“摄领疮消膏”系油包水型软膏剂，其基质成分与人体皮脂腺分泌物相似，故药物分子对皮肤具有较强的穿透性，从而提高了药物生物利用度，充分发挥了平疮疗肤之作用。

第十五节 排毒消瘾增力丸的制备与应用

毒品对于吸食者不仅可造成神经系统、免疫系统等多方面生理功能的严重损害,而且戒除困难、复吸率亦高。因此，有学者在参考《京帮国药成方配本》中所载传统戒毒效方“林则徐十八味”的基础上，结合相关临床报道，以固本扶正，益气养血，滋阴安神，通络镇惊与脱毒消瘾之法从治，加减化裁、筛选参合而成“排毒消瘾增力丸”一方。经2年来用于43例戒毒后接受康复治疗患者的临床用药观察表明，收效满意，兹分述如下。

一、处方与制备

1. 处方

潞党参90g，黄芪90g，黄精90g，枸杞子90g，益智仁90g，鹤虱90g，明党参60g，酸枣仁60g，茯苓60g，炮干姜60g，炒杜仲60g，天麻60g，地龙60g，粉甘草60g，山楂60g，罂粟壳60g，肉苁蓉45g，橘红45g，蜈蚣15条。

2. 制备

取以上19味，进行药材前处理。除蜈蚣外,将其余18味混合粉碎，然后通过六号筛，备用。另将蜈蚣单独研为极细粉，再与上述药粉按等量递增法混合配研，通过六号筛，混合均匀，备用。

按每100g中药粉加入炼蜜90～110g之比，制成丸重9g的蜜丸剂，外裹满金衣，蜡皮密封，即得。每丸含中药全粉末4.2～4.75g，蜜丸成品约为260～290枚。

二、用法用量

每次服9g（1丸），一日3次，早、中、晚以黄酒或白开水送下，20d为一疗程。

三、性状检查

本品为黑褐色蜜丸剂，味甘、微苦。各项指标均应符合《中华人民共和国药典》一部、制剂通则丸剂项下的相关规定。

四、疗效观察

观察病例其中男36例，女7例，患者年龄为27～51岁之间，病程4个月至1年不等。根据传统医学辨证分型，证现乏力倦怠，精神萎靡，流涕呵欠，纳呆厌食，体弱肤枯及行为依赖，烟毒伤正，致精血耗损，气阴两虚型患者32例；染毒日久，发作有时则烦躁不安、惊悸不寐，或登高而歌、弃衣而走，或口吐涎沫、四肢抽搐，类似癫痫大发作体征的烟毒攻心，神明无主，阴阳相悖，气血阴阳枯竭型患者11例。

以上病例，皆服用“排毒消瘾增力丸”3个疗程后评价疗效。其中，32例气阴两虚型患者用药后，其临床体征基本趋于正常，毒瘾以及对于毒品的依赖性显著降低者23例；临床症状完全消失，无复吸，彻底脱毒者9例。11例气血阴阳枯竭型患者，经用药后临床症状缓解，毒瘾发作频率减少、对于毒品的依耐性明显减轻者3例；身体机能完全恢复正常，未再复吸、完全脱瘾者2例；临床症状无明显改变，脱毒效果不理想者6例。经对43例吸毒者的药物观察治疗，3个疗程后痊愈者11例，占25.58%；有效者23例，占53.49%；无效者6例，占13.95%。总有效率为86.05%。

五、病案举例

病案一：赖某，男，36岁，自由职业者。1998年秋因好奇吸食毒品海洛因，继而反复吸食，遂染毒半年左右。后经强制戒毒月余，其毒瘾虽减，然机体功能低下，乏力倦怠，精神不振，口燥，便结，面色无华，肌肤甲错。毒瘾发作时则呵欠流涕，坐卧难安。遂给予“排毒消瘾增力丸”观察治疗；同时与患者家属配合，对其辅之以心理卫生疗法。经2个疗程用药，患者面色红润、精神转爽，食欲复常、纳增味香，毒瘾几绝，体健力强。效不更药，遂嘱其继续服药2个疗程，以固疗效。半年后随访，一切复常。

病案二：宋某，男，33岁，手工业者。染吸毒品海洛因9个月，经强制戒毒治疗，毒瘾虽有所控制，然仍时有发作。休作有时，证见惊悸谵妄，躁扰不安，时现精神失控，继之仆倒于地，手足抽搐，意识不清之象，且其机体免疫功能每况愈下。遂给予“排毒消瘾增力丸”观察治疗，同时辅以心理卫生康复疗法与体能恢复性锻炼。经综合医治2个疗程后，患者毒瘾发作频次显著减少，机体各系统功能逐步恢复正常。遂继续用药3个疗程后随访，其神清体健，毒脱瘾消，体查诸项理化指标正常。

六、讨论

“排毒消瘾增力丸”方用潞党参、黄芪补中益气，固本扶正，鼓邪外出以祛除内毒；合黄精、枸杞子壮水之主，滋阴养脏；配益智仁固摄肾气，藏纳归源，宁心益智；予鹤虱解痰凝，宣滞气，消瘾脱毒。以为主药；辅以明党参、酸枣仁、白茯苓滋阴养血，益心宁神；用炮干姜引诸补血药直入营分，充心血以养神；合杜仲补肝肾、强筋骨以壮腰脚；配天麻、地龙止惊解痉，通行经络；加粉甘草、山楂益气宽中，除秽导滞；予罂粟壳固摄肺脾肾气，且助鹤虱脱毒消瘾之力。佐以肉苁蓉添精益肾，化燥通结，尚缓罂粟壳酸涩敛肠之弊；配橘红利气宽中，且助肉苁蓉推陈致新之功；方尾使以蜈蚣止痉解挛，以助天麻、地龙之效。诸药相伍为用，则共成祛毒扶正，益心宁神，解痉定惊，脱毒消瘾之剂；而达排毒消瘾、正复邪退之效。

此外，方中除重用可增强和调节机体免疫功能、镇静及抗惊厥的一类天然药物外，并根据吸毒者所表现的瘾毒症状，针对性地选择了含有微量罂粟碱成分的罂粟壳、与类似于罂粟碱样药理作用的鹤虱两味中药，用以缓解可能出现的戒断症状，从而预防并减少复吸率，以提高“排毒消瘾增力丸”的药用效果；方尾蜈蚣其具有拮抗惊厥的药理作用，对于毒品戒断性抽搐痉挛症状效果尤佳。

第十六节　脉复平合剂的制备与应用

心脏频发性室性早搏，证属《伤寒论》所载“脉结代，心动悸”的中医证候范畴。近年来，有医家在参考经典方药“炙甘草汤”的基础上，结合现代药学研究成果，筛选参合而成“脉复平合剂”一方。经对43例频发性室性早搏患者的用药观察表明，收效满意，兹简述如下。

一、处方与制备

1. 处方

炙甘草180g，黄芪、丹参各150g，生地、麦门冬、五味子、生白术各120g，玄参90g，桂枝60g，姜酊30mL。

2. 制备

除姜酊外，其余9味进行药材前处理。将桂枝一味采用水蒸汽蒸馏法提取挥发油，收集蒸馏液100mL，备用。将药渣与其余8味置于容器内，加入6～8倍量的清水浸泡30min，然后加热煎煮2次，第一次煎煮1.5h，第二次煎煮1h。过滤，合并滤液，低温加热浓缩至约850mL，然后依次加入姜酊与挥发油蒸馏液，最后加入尼泊金乙酯0.2g，混合搅拌均匀，静置，分装，即可。

二、用法用量

口服，1d3次，每次30mL，每毫升相当于原生药1.14g。15d为一疗程，根据病情轻重缓急，用药2～6个疗程后判定疗效。

三、疗效观察

本组病例中男16例，女27例，年龄23～62岁之间，病程4个月至7年不等。根据辨证分型，其中气阴两伤，心脉不足者23例；气血亏虚，心脉不足者14例；心阳虚，心脉不足者6例。43例患者心电图检查，均示频发性室性早搏。经服用“脉复平合剂”治疗后，心电图恢复正常，痊愈者29例；心电图基本恢复正常，显效者11例；心电图仍异常，无效者3例。总有效率为93%。

四、病案举例

病案一：南某某，女，50岁。1989年12月3日就诊，主诉：自1989年8月突感心悸及心前区不适，时觉心脏搏动呈间歇性增强，头晕气短，喉部梗塞，手足心发热，夜寝难安。曾以中西药多方治疗其效不佳，近月余症状加重，时偶发昏厥。诊见：两颧发红，唇齿干裂，舌红少津、舌燥苔黄，脉细数而结代。结脉15次/min，心率122次/min，心节律不齐，二尖瓣闻及Ⅲ级双重性隆隆样杂音。心电图检查示频发性室性早搏。脉证相参，此乃心阴亏损，心阳独亢，气血阴阳俱伤之证。遂予“脉复平合剂”6个疗程，临床体征消失，心电图基本恢复正常。

病案二：马某某，女，47岁。1990年8月10日就诊，患者自诉：近半年来感觉心悸气短，头晕乏力，四肢发凉，腹胀溲少，寝卧欠安。观其面色苍白，肢体浮肿，舌淡、苔白滑，脉细弱而结代。结脉11次/min，心电图示频发性室性早搏。四诊合参，此当为心阳不足，气血鼓动运行乏力之象。遂予“脉复平合剂”3个疗程，心电图恢复正常，诸症悉平。

五、讨 论

“脉复平合剂”方用炙甘草、黄芪甘温益气，缓急养心；用生地黄“壮水之主，以镇阳光。”滋养阴血；合麦门冬、五味子、玄参，峻补真阴，滋阴复脉；配丹参理血气而通经脉，生白术协黄芪以补气利水；加桂枝与姜酊通阳复脉，并行药力。诸药合用，同收益气养血，鼓舞心阳，脉复平疾之效。

据有关药理研究表明，生地黄、五味子、桂枝，以及小剂量的玄参均具有强心和改善心血管系统机能的作用。其中，生地黄的强心作用尤为明显；丹参可增加冠脉血流量，改善心肌收缩力和调整心节律；麦门冬可明显提高动物的耐缺氧能力，对冠心病、心绞痛具有一定的疗效，对于改善心率亦可发挥良好作用；炙甘草则具有较明显的肾上腺皮质激素样作用,且能增强肾上腺素的强心作用；生白术与黄芪具有较强的利尿作用，对于心血管疾患所致之心源性水肿具有良好的治疗效果，从而减轻了心脏负担、增强了心脏功能；方尾姜酊起到促进血液循环、吐故纳新之作用。诸药相伍为用，以达减轻心脏负担，改善心脏功能之目的。

第十七节 哮喘宁合剂的制备与应用

支气管哮喘是因支气管受到过敏原的刺激而引起的一种炎性变态反应，该疾患尤以冬季或气温较低时发病率较高。相关学者以水寒射肺则哮、肺卫不宣则喘之中医辨证理念，在“小青龙汤”、“射干麻黄汤”、“定喘汤”三方的基础上，结合现代中药研究报道，经加减化裁、筛选参合而成“哮喘宁合剂”一方。自1991年以来，用于治疗“寒哮证”疾患87例，获得良效，兹介绍如下。

一、处方与制备

1. 处方

广地龙120g，炙远志100g，五味子120g，炙麻黄60g，白果90g，杏仁90g，百合90g，款冬花90g，半夏90g，厚朴90g，细辛50g，白芍90g，甘草90g。

2. 制备

先将方中诸药进行前处理，然后将细辛一味单独采用水蒸汽蒸馏法蒸馏，收集蒸馏液约150mL，备用。再将药渣与其余12味药物置于容器内，加入6～8倍量的清水浸泡30min，继之加热煎煮2次，第一煎约1.5h、第二煎约lh，过滤，合并两次滤液，低温浓缩至850mL，然后加入细辛蒸馏液及苯甲酸钠4g，混合均匀，在常温下静置24h，过滤，分装，流通蒸气消毒30min，即得。

二、用法与禁忌

1. 用法

口服，每日3次，每次25mL，7d为一疗程。每毫升相当于原生药1.17g，

2. 禁忌

用药期间戒酒、禁烟，忌生冷及刺激性食品。

三、疗效观察

本观察病例中男25例，女62例；年龄22～65岁之间，病程2～5年不等。患者主要症状为咳嗽气喘，痰涎清稀，且多伴有哮鸣音，肺部可闻及湿性啰音。根据哮喘的成因不同分型：其中，感染性哮喘19例；吸入性哮喘12例；混合型哮喘56例。87例患者经用“哮喘宁合剂”3个疗程的治疗，临床症状完全消失，痊愈者66例；临床症状明显缓解，有效者17例，临床症状无明显改变，无效者4例。总有效率为95.4%。

四、讨　论

“哮喘宁合剂”方用广地龙通络平喘。配远志祛痰止嗽，镇静安神。合五味子宁嗽定喘，补肾益肺；以为主药。辅以炙麻黄利皮毛以宣肺气，消咳喘以请痰饮。用白果敛肺气而止喘息，予杏仁、百合益肺金而养肺阴。配细辛内以温化痰饮、外可辛温散寒。诸味辅药相使，既增强了镇咳平喘之力，亦可收敛肺气以防耗散；佐以款冬花、厚朴、半夏，化痰降气，燥湿宁喘。合白芍酸甘化阴，以抑麻黄、细辛燥烈辛散之性；方尾使以甘草祛痰止咳，调和诸药。组方药味共伍、相辅相成，共奏宣肺通络，豁痰化饮，降气平喘之功。

第十八节　黑豆丰毛乌发散的制备与应用

毛发色泽异常以及脱发，是临床最常见的皮肤附属器疾病。其中，以斑秃（油风症）和须发早白发病率较高。有学者依据中医对斑秃及须发早白病因、病机的辨证理念，在参考兰州京帮“庆仁堂”特色国药成方的基础上，以益肾填精，养血祛风之法，加减化裁、筛药组方，制备而成“黑豆丰毛乌发散”一药，自1997年用于101例患者的临床观察治疗，收效满意，兹总结如下。

一、处方与制备

1. 处方

雄黑豆（长形豆）1000g，桑葚子、枸杞子各60g，制首乌、熟地黄、女贞子、菟丝子、五味子、酸枣仁（生、熟各半）、旱莲草各45g，当归、丹参、川芎、赤芍、大青盐各36g，菊花、白蒺藜、羌活、白附子、桑叶各30g，柴胡、升麻各15g。

2. 制备

依方称取诸味药物进行前处理。除雄黑豆、大青盐2味外，其余20味置于铜锅内注入10～12倍量的清水浸泡1h，然后加热煎煮三次。第一煎1.5h，第二、第三煎1h，过滤，合并滤液，低温浓缩至约3000mL，再加入大青盐，搅拌混匀，继之将浓缩液倾入雄黑豆中，入铜锅内以微火加热浸煮，期间不停搅拌。待黑豆约七八成熟，药汁被吸尽、豆皮出现皱缩时，停止加热。然后出锅晾干，粉碎，通过六号筛，分装，即得。

二、用法用量

口服，每次9g，1d3次，空腹以白开水送下，30d为一疗程。每克黑豆粉中相当于含其他原生药0.8g。服药期间忌烟酒、甘肥厚味及辛辣刺激性食品。

三、疗效观察

本组病例中男57例、女44例；年龄8～37岁之间，病程2个月至3年不等。依据中医辨证分型，头发呈圆片状脱落，局部患处头皮发亮，且微感瘙痒的血热生风之斑秃型患者33例；发质细软稀疏，枯燥无华的气阴双虚之症状型脱发患者27例；精血亏耗，腰膝酸软，发失濡养，须发渐白，并现轻度脱发的肝肾阴虚型患者41例。101例患者，皆服用“黑豆丰毛乌发散”2个疗程后评定疗效。经2个疗程治疗，有效92例。其中，29例斑秃型患者，用药后脱发停止，患部生出新发，其他伴随症状消失；27例气阴双虚型患者，经治疗后脱发停止，头发由疏渐密，发质由枯转润；36例肝肾阴虚型患者，经用药后须发由白转黑，脱发停止，气血充盈。用药无效者9例，2个疗程后脱发未止，须发返黑表象不明显，其他症状无显著改变。治疗总有效率为91.09%。

四、病案举例

病案一：王某，女，8岁，就读于兰州市西固某小学。1998年6月初，头顶局部突现脱发，继之形成2块直径约1cm左右的圆形斑秃，患处头皮油亮且微痒。期间，服中药煎剂60余副，并予“养血生发丸”、“神应养真丸”等中成药协同配合治疗，然其效不显。遂予“黑豆丰毛乌发散”观察治疗，并嘱用药期间忌食膏粱厚味以及甘甜辛辣之品。用药2个疗程后，患处生出细密绒状毛发。于是，嘱其继续用药1个疗程，以固疗效。次年随访，发长而致密，光亮润泽。

病案二：张某，男，35岁，甘肃礼县人氏。1997初春，头发出现少许花白，继而白发渐增且伴脱发，伴有腰膝酸软，遗精盗汗，失眠健忘之症。经服用中药汤剂，以及中成药“七宝美髯丹”与“二至丸”等，治疗半年余疗效不佳。询其家族史无毛发异常疾患，四诊脉象滑数，左中取弦。即于“黑豆丰毛乌发散”观察治疗，用药1个疗程，其白发遂逐渐变黑，脱发减少；服药2个疗程后，发黑而茂密，面色红润，精力充沛。

五、讨论

经云：肾藏精而精生髓，其华在发。然脑为髓之海，髓能生血，而发乃血之余。若肾精亏虚，则髓不生而血不化，故血虚则发落。因之，“黑豆丰毛乌发散”重用雄黑豆，其色黑形肾，添精补髓，丰毛乌发；其味甘缓，补气益血。辅以桑葚子、枸杞子，合以制首乌、熟地黄、女贞子、菟丝子、五味子、酸枣仁、旱莲草、大青盐补肝益肾，滋阴养血，以资“天一之真水”；与黑豆相使为用丰毛乌发。

又闻，血热则生风，风动则发落；然治风先活血，血活风自灭。因之,方用当归、丹参、川芎、赤芍养血、活血，此通中寓补、养中寓活也；佐以菊花、白蒺藜、羌活、白附子、桑叶疏散风热，以祛面风之游走；其中，菊花、桑叶又乃轻清之剂，具载诸药上行至面部之功，而使药效直达病所。

根据久疾、顽疾非复方、大剂不能祛之理，因此“黑豆丰毛乌发散”筛选22味天然药物组方而成。此外，为缩小剂量、提高单位药物中生物活性成分的含量，并克服长期用药对患者胃肠系统的不良反应，遂以方内雄黑豆作为余21味中药的“载体”，采取煎煮提取其总成分，再以雄黑豆将之吸收，继之干燥、制散的新工艺，以期达到低毒高效、便携易服之目的。

第十九节　缩泉止遗散的制备与应用

“遗尿症”多发于幼儿时期，其症状表现为睡眠中无知觉小便遗出，民间俗称“尿床”。该疾患除少数由器质性病变引起外，绝大多数系因大脑皮质、及皮质下中枢功能失调所致。祖国医学认为，遗尿症乃由肾气虚衰，使封藏固摄失职，膀胱失约所致。因此，有医家根据中医“三焦气化”学说，以及水液在人体内平衡、吸收、代谢的生理过程，按传统医学藏腑辨证理论，以调补气血，交通心肾,理脾健胃，益肾缩泉之法从治，筛选组合而成“缩泉止遗散”一方。自1992年以来，用于治疗幼、少儿遗尿症66例，收效颇佳，兹概述如下。

一、处方与制备

1. 处方

紫河车一具，莲子60g，西洋参、菟丝子、补骨脂、益智仁、山药、砂仁、白术、鸡内金各30g，何首乌、石菖蒲各18g，肉桂、干姜、陈皮、炙甘草各9g。

2. 制备

按量称取方中诸药进行预处理。先将西洋参与鸡内金两味分别单独粉碎，通过六号筛，备用。再将紫河车（胎盘）用冷水反复揉搓清洗干净，备用。另取花椒3g纳入纱布袋内，然后置容器中加清水适量煎煮15min，过滤，将紫河车投入滤液中煎煮约3min，取出，加入绍兴黄酒20mL，拌匀，置于不锈钢锅内蒸制30min，取出，置于干燥箱内60℃恒温烘干，粉碎，通过六号筛，将西洋参、鸡内金两味与之按等量递增法混合均匀，备用。所剩13味药物混合粉碎，通过六号筛，按等量递增法再与其余3味混合均匀，于紫外灯下照射30min，分装，即得。

二、用法用量

口服，每次6g，1d3次，15d为一疗程，2个疗程后评定疗效。必要时亦可装填入胶囊内服用。

三、疗效观察

本组病例中男42例，女24例；年龄3～12岁之间，病程6个月至2年不等。根据中医辨证分型，因先天肾气不足，致关元虚冷，固摄无权，气化不行，膀胱失约所致遗尿症37例；病后气血亏虚，致脾肺运化水液功能失司，肺失肃降，不能通调水道，使膀胱失约而遗尿者23例；后天精血不足，致心肾俱虚，无权摄纳水液而遗尿者6例。经用“缩泉止遗散”2个疗程后，临床症状全部消失，痊愈者53例，占80.30%；临床症状明显改善，偶现遗尿者9例，占13.64%；临床症状无明显改善，遗尿仍频发者4例。总有效率为93.94%。

四、讨 论

经曰：“肾主水，开窍于二阴。”因之，填精固肾为缩泉之根本。故“缩泉止遗散”方用紫河车益元填髓，峻补气血；配菟丝子、补骨脂“益火之源，以消阴翳”；合莲子健脾养心、固肾涩精，益智仁固摄收敛、藏纳归元；用西洋参补肺益气，养阴生津。以为主药；辅以山药、砂仁、白术、鸡内金健脾养胃，培土止遗；配何首乌滋生精血，上通下达；合石菖蒲宣散化湿，开心醒神。佐以干姜、肉桂辛散温阳，引火归源；合陈皮行气健脾，用炙甘草补中益气。全方诸药为伍，共奏补气益肺，健脾和胃，添髓生精之功，而达水津四布，髓盛泉缩之功。

第二十节　脂溢脱发康冲剂的制备与应用

脂溢性脱发为最常见的皮肤附属器疾病之一，其中尤以男性青壮年患者居多，该病因目前尚不十分明了,临床亦尚乏满意的治疗药物。有研究者依“发为血之余，血为精气所化生。”以及“风为百病之长，湿为百病之源。”的中医经典理论，认为血虚则发脱，湿热风燥则发落。因此，采用添精益肾，养血祛风，清热利湿之法，筛选参合而成“脂溢脱发康冲剂”一方。自1999年以来，用于治疗脂溢性脱发患者98例，收效理想，兹介绍如下。

一、处方与制备

1. 处方

何首乌、旱莲草、白蒺藜、猪苓、泽泻、白鲜皮、丹参各150g，菟丝子、女贞子、生地黄、白芍、黄芩、菊花、生山楂各120g，茵陈、木瓜、桑叶、川芎各90g，薏苡仁1600g。

2. 制备

按方称取药材进行前处理。将薏苡仁粉碎，通过五号筛，备用。再将川芎粉碎成粗末、茵陈打成棉绒状，然后装入渗漉筒中，加入4倍量85%EtOH浸润24h，再加入6倍量85%EtOH按常规操作方法进行渗漉，收集漉液，回收EtOH，所剩挥发油溶液备用。

除薏苡仁外，将渗漉后的药渣与其余16味置于煎药容器内，加8～10倍量的清水煎煮2次，每次1.5h，合并煎液，过滤，将滤液加热浓缩为稠膏状，真空干燥，粉碎，通过五号筛，得干膏粉约360g。

按等量递增法，将膏粉与薏苡仁粉混合均匀，继之均匀喷入挥发油醇提液，混合搅拌均匀，然后加入适量95%EtOH制成软材，以手握成团、松手即散为度。再将软材通过12目筛制成颗粒，置于60℃恒温干燥，整粒，分装，即得。每袋15g。

二、用法用量

口服，1d3次，一次15g，白开水送服。20d为一疗程，2个疗程后评定疗效。用药期间控制膏粱厚味、糖及辛辣刺激性食品摄入量，宜食粗纤维果菜。

三、疗效观察

排除家族遗传性因素，本组筛选98个病例。其中，男77例，女21例；年龄18～45岁之间，病程1～3年不等。根据临床表现症状进行分类，症现头皮油腻发亮且瘙痒，前额两侧与颠顶部毛发逐渐稀疏脱落的湿热型脱发患者66例；症见毛发稀疏，枯燥无华，发质细脆，头皮瘙痒且多屑的燥热型脱发患者32例。经用“脂溢脱发康冲剂”2个疗程，其症状完全消除，毛发润泽丰茂者63例；症状明显改善，渐生新发者29例；症状无明显改善，毛发生长不明显者6例。总有效率为93.88%。

四、讨论

经曰：“发为血之余，血为精气所化生。”、“肾藏精，其华在发。”故“精血同源”也，精足则血旺，血旺则发荣。因之，“脂溢脱发康冲剂”方用何首乌补血生精，养血润燥；配旱莲草强腰膝而壮筋骨，滋肾阴以盛毛发；合菟丝子、女贞子壮水之主，益肾填精；加生地黄、白芍增液生津，润枯生发。以为主药；辅以猪苓、泽泻、薏苡仁坚阴而渗湿；予黄芩、茵陈清热燥湿，木瓜和中化湿，生山楂散瘀行滞。佐以白蒺藜散风行气，合白鲜皮祛风燥湿，配菊花、桑叶疏风热而清头目；“治风先活血，血活风自灭。”故加丹参活血通络，以助疏散风热之力。全方诸药为伍，使之精血生，湿热祛，风燥灭，疴疾除而发自盛矣。

第二十一节　神衰虑康平胶囊的制备与应用

由于工作节奏的加快和社会生存压力的增大，神经官能症疾患日渐增多。其发病机理系人体大脑皮层兴奋和抑制协调失衡，从而导致神经系统功能的紊乱而致之疾。此即中医所谓“不寐”、“脏躁”、“虚劳”等证，该病多因思虑伤神，致肝气郁结，气血亏耗所为。“不寐”证虽无明显的病理改变,但给患者的精神及生活品质却造成了极大的困扰。有医者在分析不寐证病因、病理的基础上，按照中医“阴平阳秘,精神乃治”之学说，以养心缓急、滋阴润燥、舒肝解郁、燮调阴阳之法从治。以“逍遥散”与“甘麦大枣汤”为底方，加减化裁，筛选参合而成“神衰虑康平”一方。自1994年以来，临床用于治疗177例“不寐”证患者，取效满意，兹分述如下。

一、处方与制备

1. 处方

莲子300g，何首乌、酸枣仁、黄精各150g，五味子、茯苓、女贞子、白芍、麦门冬、当归、珍珠母、磁石各120g，苦参、三七、合欢花、炙甘草、大枣各90g。

2. 制备

方中诸药进行药材前处理。先将莲子、三七分别单独粉碎，通过六号筛，备用。再取珍珠母、磁石二味，加水适量先煎煮2h，然后加入方中余药与之共同煎煮3次，每次煎煮1h。过滤，合并3次滤液，低温浓缩为稠膏状，继之加入莲子粉混合均匀，置于60℃恒温条件下干燥，粉碎，通过六号筛，最后加入三七粉，混合均匀，分装入“0”号硬胶囊中，即得。

二、规格性状

共制得1000粒，每粒含药量0.5g，相当于含原生药2.2g。胶囊内容物为黄褐色粉末，味苦、微甘酸。其他项目应符合《中华人民共和国药典》一部附录胶囊剂项下的相关规定。

三、用法用量

口服，1d3次，一次6粒，饭前糖水送服。20d为一疗程，2个疗程后评定疗效。

四、疗效观察

排除因器质性病变所致之神经精神综合征，本组病例中男79例，女98例，年龄21～57岁之间，病程1～3年不等。临床主要症状为失眠健忘，心悸气短，头晕乏力，思维迟钝，注意力不集中，纳呆腹胀。兼有多疑敏感、易激惹，情绪不稳定，固执急躁等。

经予“神衰虑康平胶囊”2个疗程用药后，临床症状完全消失者139例，占78.5%；主要临床症状消除者26例，占14.7%；症状无明显改善者12例，占6.8%。总有效率为93.2%。

五、病案举例

曲某，女，23岁，宁夏银川某科研单位供职。于3年前大学就读期间因生活琐事不遂心情郁郁寡欢，失眠多梦，心悸气短，头晕健忘，易激惹；继之多疑任性，焦虑不安。经中西医予抗焦虑、镇静剂及安神补心药物交叉治疗罔效。遂予“神衰虑康平胶囊”观察治疗，用药期间同时配合心理疏导疗法。经服药2个疗程后，临床表现症状全部消除，精神状态完全复常。嘱其续服“神衰虑康平胶囊”1个疗程，以固疗效。

六、讨　论

“心者，君主之官，神明出焉。”心主血而藏神。劳心思虑则耗真，真阴亏耗则血亏，血亏则无以养心，心虚则神不守舍，遂致失眠健忘，心悸气短，神志颓废等郁证。因之，“神衰虑康平胶囊”方用莲子清心醒脾，养心除烦，交通心肾；以何首乌、黄精化阴生血，润脏益神，合酸枣仁充营补血，安心宁神。辅以五味子酸收心气，水火既济；用白茯苓甘淡补心、麦门冬寒润养心，心气足则神自归矣；又肝藏血，故肝郁则血损，遂以当归补血活血，白芍养血柔肝，女贞子填精生血，则肝血盈而神自藏也；配以珍珠母、磁石平肝潜阳，重镇安神。佐以炙甘草、大枣补中益气，培土化血；用苦参定志安神，三七化瘀生新，合欢花宣心开郁。全方诸药为伍，相辅相成，共奏神衰虑康之效，阴平阳秘之功。

此外，据药理实验研究证明，何首乌、当归、三七、甘草等均具有调节机体内分泌功能紊乱之作用。其中，何首乌所含卵磷脂为构成脑神经组织、尤其是脑脊髓主要成分；三七能够清除机体LPO、而升高SOD，可在一定程度上保护脑组织等器官避免过氧化，亦对脑内蛋白质、DNA、RNA皆具促进其合成作用，可预防脑衰和增强记忆功能；苦参、五味子均具有良好的镇静作用，五味子尚能增强中枢神经系统的兴奋与抑制过程，具有双向调节脑神经系统平衡之作用，从而获得改善智力，减轻疲劳之疗效。

第二十二节　宣痹平胶囊的制备与应用

风湿性关节炎中医谓之“风湿痹”，是造成骨关节及心脏等诸多器官受损的变态反应性顽疾。其中，风湿痹尤以冬季发病率较高。有学者在参考张机《伤寒论》所载“桂枝附子汤”、“甘草附子汤”经方的基础上，结合陇上医家陈应贤教授多年积累的治疗经验，筛选参合而成“宣痹平胶囊”一方。经三年来对191例患者的用药观察表明，收效显著。

一、处方与制备

1. 处方

桂枝、当归、黄芪、生薏苡仁各120g，麻黄、生白术、附子、丹参、赤芍、川牛膝、海风藤、杏仁各90g，川芎、防己、豨签草、甘草各60g。

2. 制备

按量称取方中诸药进行药材前处理。然后将薏苡仁单独粉碎，通过六号筛，备用；再将桂枝置于索氏提取器中，加热回流提取挥发油，备用。其余14味与桂枝药渣同置于煎药容器中，添入8～10倍量的清水浸泡1h，加热煎煮3次，每次lh，滤过，合并滤液，低温浓缩为稠浸膏，继之将薏苡仁粉加入其中，搅拌混合均匀，置于60℃恒温烘干，粉碎，通过六号筛，最后均匀喷入所提挥发油，填充入“0”号硬胶囊内，分装，即得。

二、规格与性状

“宣痹平胶囊”每粒重0.5g，胶囊内容物呈黄褐色粉末，味苦、微甘。其他项目应符合中国药典一部制剂通则附录IL胶囊剂项下的相关规定。

三、用法与用量

口服，1d3次，一次6粒，以绍兴黄酒或白开水送服，20d为一疗程。用药期间禁于寒湿环境中生活，忌生冷粘滑食物。根据患者病情轻重程度不同，2～4个疗程后判定疗效。

四、临床观察

1. 一般资料

本组病例中男89例，女102例。年龄23～60岁之间，病程3个月至5年不等。所收病例均符合国家中医药管理局1994-06-28发布的《中医病证诊断疗效标准》“风湿痹”项下指标。根据中医证候分型，证现肢体关节肌肉疼痛，游走不定，屈伸不利，或现恶风发热，舌苔薄白，脉浮的风邪偏盛型行痹患者55例；证现肢体关节疼痛较剧，遇寒加重、得热痛减，昼轻夜重，关节不可屈伸，痛处不红、触之不热，舌苔白滑，脉弦紧的寒邪偏盛型痛痹患者63例；证见肢体关节沉重酸痛，痛处固定，尤以下肢为甚，或现肿胀，肌肤麻木，阴雨天气加重，舌苔白腻，脉濡缓的湿邪偏盛型着痹患者47例；证见发病急骤，关节疼痛，局部红肿热痛，痛不可触，屈伸不利，得凉稍舒，频现发热恶寒，出汗，心烦口渴，舌红苔黄，脉滑数的热邪偏盛型热痹患者7例；证现病程日久，缠绵不愈，关节疼痛、时轻时重，面黄无华，心悸自汗，头晕乏力，舌质淡、苔薄白，脉濡的气血双虚型虚痹患者19例。

2. 治疗结果

191例患者经用“宣痹平胶囊”2～4个疗程后，其临床症状消失，关节肌肉活动自如，血沉及抗“O”指数在正常值范围，痊愈者132例，占69.11%；临床症状明显改善，痹痛显著减轻，血沉及抗“O”趋于正常值，有效者47例，占24.61%；临床体征及实验室检验均无明显改变，无效者12例，占6.28%。总有效率为93.72%。

五、讨论

病家感触风寒湿邪，邪气则随之乘虚而入，流注于经络、关节肌肉瘀阻脉络，遂发为“痹”。然“风善行数变”，故痛现游移不定、痛无定处之“行痹”；寒则凝滞收引，阻滞气血不行，“不通则痛”，遂现“痛痹”之象；“湿主重浊”，留滞关节经络则气血布达受碍，遂致痛处不移之“着痹”；风寒湿邪相互搏结，郁于经络，久郁则化热，故现关节红肿热痛之“热痹”；体素虚弱、气血不足，或久痹不愈，则必损阳伤阴，遂致为“虚痹”。

根据痹证之病因病机，“宣痹平胶囊”方用桂枝色赤通心，温经扶阳，宣络通痹；“治风先活血、血活风自灭。”故合当归疏通经络，通、补气血；配黄芪、薏苡仁补气升阳，利水渗湿；以为主药。辅以麻黄宣表散寒，开腠通络，且与生白术同行表里之湿；配附子温通十二经，祛寒除痹；“通则不痛”，遂合丹参、赤芍、川牛膝、海风藤祛瘀生新，行血止痛，宣痹舒筋；加杏仁宣发肺气，“提壶揭盖”以通利水道。佐以川芎行气止痛，搜风盛湿；用防己利水泄湿，配豨签草祛风痹、除湿热，合甘草补中益气、与附子相使以祛诸痹。全方诸药为伍，相得益彰，欲达祛风、散寒、除湿之效，而收风寒湿痹悉平之功。

第二十三节 灭滴抗炎栓的制备与应用

滴虫、细菌、霉菌性阴道炎，是妇科发病率较高之疾患。近年来，有医药工作者应用自研中药制剂“灭滴抗炎栓”，用于观察治疗上述疾病，取得理想疗效，兹简述如下。

一、处方与制备

1. 处方

木槿皮、苦参各35g，黄柏、蛇床子各30g，硼砂5g，葡萄糖5g，甘油120g，甘油明胶250g。

2. 制备

将方内中药进行前处理。黄柏、蛇床子二味分别粉碎,通过五号筛，混合均匀，备用；硼砂置于乳钵内研为细粉，备用；按等量递增法依次将葡萄糖粉与硼砂粉混合，然后再与黄柏、蛇床子粉混匀，备用。将木懂皮、苦参两味置于容器内，加入8倍量的清水煎煮2次，每次煎煮45min，过滤，合并滤液，低温浓缩成为1∶1.5（即1mL药液相当于含1.5g原生药）的浓缩液，备用。将混合药粉先加入甘油中，在乳钵内研磨成糊状物，其次将中药浓缩液加入药糊内，混合搅拌均匀，备用。取甘油明胶置于水浴上加热融化，继之加入备用药糊，顺时针充分搅拌均匀，然后倾入预先涂敷过润滑剂的栓模中制栓，放置冷却后刮去溢出的药物，取出，包装，即得。每枚栓剂重5g。

二、用法用量

洗净外阴，于临睡前纳入一枚。7d为一疗程，3个疗程后判定疗效。

三、临床观察

本组共143观察病例，年龄18～55岁之间，病程1个月至2年不等。其临床主要体征表现为，稀薄的泡沫状白带增多及外阴瘙痒等。根据病因分类，其中滴虫性阴道炎97例，细菌性阴道炎33例，霉菌性阴道炎13例。经用“灭滴抗炎栓”2～3个疗程后，临床症状完全消失，痊愈者127例；白带减少，阴道瘙痒减轻，显效者13例；临床体征无明显改变，无效者3例。总有效率为97.9%。

四、讨　论

传统医学认为，滴虫、细菌、霉菌性阴道炎，系由湿热交蒸，流注下焦所致。故“灭滴抗炎栓”方用木槿皮、蛇床子祛湿止痒，杀虫灭滴；辅以黄柏、苦参清热解毒，化浊祛痒。此外，鉴于滴虫适于在pH5～6的近中性阴湿条件下生存，故佐以硼砂调整阴道局部环境，使之达到pH3.8～4.4的正常酸性环境，以破坏原虫及致病菌的生存条件。使以葡萄糖用之于分解为乳酸的糖原，使之保持阴道的酸性环境，从而恢复阴道的生理特性与自净作用。该方药中西合璧，标本兼治，相得益彰。

第二十四节　除癣酊的制备与应用

银屑病俗称“牛皮癣”，其病因主要系感染、内分泌及免疫功能紊乱、代谢障碍或精神等诸多复杂因素所致。祖国医学理论则认为，血热乃是银屑病发生的主要病机。经云：“血热则生风”。风燥热盛则肌失所养，肌失所养则现肌肤甲错、脱屑瘙痒诸症。

根据中医所述病因机制，有医家根据理法方药的组方原则，筛选组合而成“除癣酊”一方。自1989年以来，临床用于治疗银屑病154例，收效满意，兹简介如下。

一、处方与制备

1. 处方

土槿皮、苦参各150g，蛇床子60g，白花蛇50g，蜈蚣40条，斑蝥15g，冰片20g，水杨酸40g，二甲基亚砜200mL。

2. 制备

将方中诸中药进行前处理。取冰片置于乳钵内研细，备用。然后将土槿皮、苦参、斑蝥、白花蛇四味混合粉碎，通过20目筛，连同蛇床子同装入渗漉筒内，加入45%的乙醇浸渍24h，按渗漉法以每分钟1～2mL的速度缓慢渗漉，收集漉液700ml，备用。

另取水杨酸，将之加入二甲基亚砜中充分搅拌溶解，再将所收集漉液加入其中，搅拌混合均匀后加入45%乙醇调整全量至1000mL，加入冰片,搅匀，分装，即得。

二、用法用量

外用！涂搽患处，1d3次，早中晚各一次。皮肤感染糜烂者慎用！治疗期间需保持心情愉悦；戒烟禁酒，忌食虾蟹及辛辣刺激性食品。7d为一疗程，视病情轻重不同，1～2个疗程后判定疗效。

三、临床观察

本组共收治病例154例。其中，神经性皮炎77例，体癣29例，手癣14例，足癣34例。经予“除癣酊”1～2个疗程观察治疗后，临床症状完全消除，患部肌肤恢复正常者97例；临床症状明显好转，皮肤患处面积缩小者54例；临床症状未改变，且现继发性感染，患处糜烂无法继续用药者3例。总有效率为98%。

四、讨论

中医认为，内伤七情、外感六淫，以致血热、血燥及血瘀等证，乃是引发银屑病的本源。故“除癣酊”方用土槿皮、苦参燥湿拔毒，清热止痒；配蛇床子杀虫攻毒，祛风、除湿止痒；合白花蛇疗风热而清癣痒，加蜈蚣、斑蝥通瘀滞而除癣毒、蚀顽癣以平痾痒。

此外，现代药理实验亦证明，土槿皮、苦参、斑蝥、白花蛇四味，对皮肤真菌具有明显的抑制与杀灭作用，为治疗顽癣疥疮之要药；配以冰片辛凉之味，既具消肿止痛之功，又起辛凉舒肤之效；用水杨酸软化苔癣所致皮肤角质层增厚之症；加入二甲基亚砜以促进药物分子的透皮性，从而提高药物的生物利用度，使“除癣酊”发挥其最佳疗效。方中诸药相辅相成，集拔毒除湿，杀菌祛痒于一剂。

第二十五节 制剂中使用含鞣质中药刍议

在制备出血、烫伤及溃疡的中药制剂时，某些剂型对于中药鞣质的提取、与成分的选择方面似有欠妥之处。兹将异议之处表述如下。

天然药物中所含鞣质类成分，依据其理化性质的差异分为可水解鞣质、与缩合型鞣质两大类。其中，诸如五倍子鞣质、酸枣树皮鞣质等，皆系可水解鞣质成分；而虎杖鞣质、四季青鞣质、儿茶鞣质等，则均为缩合型鞣质。可水解鞣质其分子结构中含有酯键和苷键，故容易被酸、碱、酶类或沸水所水解，从而使鞣质失去了原有的止血收敛、抗菌消炎之作用。因此，对于鞣质类成分的提取，水温一般应控制在60℃～90℃为宜；可水解鞣质则应在约50℃的温水中浸提。

据相关报道，在制备口腔溃疡膜的操作中，对处方内五倍子鞣质及其他药物的提取，选择用75%的乙醇浸渍12h，过滤，备用。再将药渣以清水适量加热煎煮2次，每次1h，过滤，合并滤液后加入乙醇提取液，然后浓缩至所需量即可。从其操作过程分析，药渣经长时间较高温度煮提，不仅可使大量的亲水性杂质溶出，且又造成了鞣质类成分的水解；加之，水煎液与醇提液合并后需继续加热浓缩，从而进一步增强了鞣质的水解程度，再加之膜剂载药有限。因此，膜剂的药物效用将会大打折扣。

另外，可水解鞣质分子结构为缩酚酸式结合的没食子酸，如果与甲醇或乙醇长时间相互接触，即可发生醇解作用。因此，可水解鞣质选择水作为提取溶媒则较妥。亦有报道云，将南酸枣树皮等粉碎为粗末，加70%乙醇浸泡14d之方法，亦未能排除鞣质醇解的可能性。

据相关实验研究证明，可水解鞣质的毒副作用明显高于缩合型鞣质。经对小白鼠肝脏毒性研究表明，含缩合型鞣质类的四季青、虎杖等中药品种，其毒副作用明显低于含可水解型鞣质的中药，诸如五倍子与酸枣树皮等。五倍子其鞣质含量虽较之于四季青及虎杖等中药品种为高，但是对于肝脏器官的损害却更大。所以，在治疗烧烫伤或溃疡出血等组方中，应少用或不用诸如五倍子一类的中药。

此外，在制备含鞣质的中药剂型时，尚需注意避免与蛋白质类、重金属盐类、生物碱类、有机胺类以及安替匹林等配伍应用，以免产生结合性沉淀。除此而外，鞣质类不宜与铁器接触，否则会造成药液变色、或者发生沉淀现象。

第二十六节　海带防治中药霉变与虫蛀

富含淀粉以及含糖量较高的中药饮片,诸如薏苡仁、芡实、麦芽、谷芽、山药、党参、黄芪、枸杞子、桂圆肉等，极易吸潮而发生霉变，同时产生粉螨和蛾类等虫害。相关药学工作者在长期的中药贮藏保管实践中，以药食兼用之海带防治中药饮片的虫蛀与霉变，收效颇佳，其具体操作方法如下。

按中药饮片与海带100：1的比例，即在每100kg药材中投放干海带1kg，此后每隔7d再将海带取出来晾晒30～40min，然后重新放入所贮药材之中，如此反复使用20～25次，即可再用新的海带加以替换。

经实践经验证明，海带不仅具有很强的吸湿能力，且海带自身所富含的氯化钠及碘等诸多化学成分，亦具有较强的抑制霉菌与杀灭虫害之作用。据有关对抗贮存实验证明，1kg海带在7d内可吸收100kg药材中3%以上的水分。如果将吸湿后的海带取出晾晒半小时左右，则可完全释放出其所吸收的水分。据测试，一份海带反复使用20次，亦不会减弱其放湿与吸湿的作用。经对照实验表明，采用海带对抗养护中药饮片的方法，被养护的药材7d后各种菌类群数明显减少。并且，达96%以上的粉螨及虫蛾被消除；而未放置海带的中药饮片，其霉变与虫害程度则较为严重。此外，采用海带养护中药饮片，不仅对药材本身无污染；且海带自身无异味，因此不会造成药材之间的相互窜味；海带亦不会发生变质而影响到其他被养护的药材质量，亦可照常药用或作为食用。除海带以外，诸如海藻之类也可作为养护中药之品，其防霉、防虫效果亦佳。

肖正国　朱建明 撰

第二章 京帮中药炮制概论

第一节 中药炮制溯源

中药“炮制”亦称“炮炙”，系在中医药学理论基础上，根据医疗、调制、制剂、贮藏等不同的需求和中药材本身的属性，将原生药材制备成为可供处方调剂的饮片，而采用的传统制药技术；对中药炮制工艺、条件和机理等进行系统性阐释的学说，则称之为“中药炮制学”。

一百万年以前，中华民族的祖先就在华夏这片大地上生活和劳作者，人们在寻找食物充饥的过程中，尝试着各种草、叶、根及果实等，经过无数次的反复实践，从而逐渐认识到了某些动、植物对人体有益，某些动、植物对人体有害，某些动、植物还能治疗某些病痛，于是进而形成了最初级的原始药物学。西汉淮南王刘安主持编撰的《淮南子·修务训》记载：“神农……尝百草……当此之时，一日而遇七十毒。”此生动地描述了古代劳动人民发现药物和对药物毒性的认识过程。在使用药物治疗疾病时，为了去除其毒性和便于服食，就必然相应的产生了洗涤、打碎、劈为小块等最简单的加工方法，从而逐步积累了原始的药物炮制知识。当人类发现了火以后，不仅能使生食变为熟食，同时亦为药物的加工炮制创造了条件。“炮炙”，仅从字面含义上解析两字形符皆为“火”，即炮制离不开火。但是，现代的炮制方法中有很多是不用火的，而真正需要直接用火进行“炮”或“炙”的操作则所占比例并不多。所以，明代著名的医药学家李时珍在《本草纲目》中将这些操作方法称之为“修治”。这是因为“炮炙”二字仅表示了用火加热，它只能反映科学不发达的远古时代制药技术，然不能概括现代迅速发展和改进了的中药制备技术。此外，汉代的《金匮玉函经》中就有“方药炮制”的记载，宋代诗人苏东坡的“桃花源”诗中，亦有“耘樵得甘芳，龁啮谢炮制”之句，苏氏的这段佳话对后世炮制学是有影响的，如明朝药物学家在雷敩《炮炙论》基础上所编撰的制药专著，则将“雷公炮炙”称之为“雷公炮制……”

据传，发明中药炮制技术的人乃是商代曾经做过厨师的大臣伊尹，他将厨房中经常应用的一些烹饪手法如炙、炒、蒸、煮、烤，以及常见调味料如盐、醋、酒、蜜、姜等均试用于草药的加工中，而且发明了中药汤剂，并且总结出了煎药的操作方法。因此，据传伊尹尚著有《汤液经法》一书。中药炮制技术最早见于湖南长沙马王堆汉墓出土的竹简《五十二病方》中，书简内每一个方剂下都以注释的形式列出了炮、炙、燔、熬等操作方法；中医典籍《黄帝内经》中亦有相关的中药炮制记载；中国最早的药学专著《神农本草经》中，则记述了中药炮制的基本原则：即“药，有毒无毒，阴干暴干，采造时月，生熟土地所出，真伪新陈并各有法，若有毒宜制，可用相畏相杀，不尔勿合用也。”东汉著名医学家张仲景在其《伤寒杂病论》中，则记载了近百种中药的炮制方法。例如，蒸、炒、炙、煅、炮、炼、煮、沸、火熬、烧、咀、斩折、研、锉、捣膏、酒洗、酒煎、苦酒煮、水浸以及汤洗等。可见，当时中药炮制技术发展已初具规模。

据史书载，雷敩所著《炮炙论》一书出自于南北朝刘宋时代（公元420～479年），这是一部最早论述中药制药技术的专著。然而，在南北朝以前医家用药时就已经非常重视炮制方药了。因此，中药传统炮制方法并非创始于雷敩时代。此外，在公元前约22世纪的黄帝时代，尚有一个传说中的医药学家雷公，由于时间推移，年代更迭，人们逐渐将雷敩与雷公混同为一人。例如，宋代的《大观本草》在所引用书目中称雷敩著作为《雷公炮炙论》，这个书名并且一直流传至今。李时珍在《本草纲目》中曾辨正过此一讹传，他认为：“雷公炮炙论，刘宋时代雷敩所著，非皇帝时雷公也。”与李时珍同时代的徐春甫则根据社会上的讹传，在其《古今医统》一书中认为：“雷公为黄帝臣，姓雷名敩，善医，有至教论、药性炮制二卷问世。”基于人类历史上的每一项创举，均系多人经验的积累和智慧的结晶，于是古人则往往抽出其中杰出的代表冠之以名，以示敬仰和继承学习，故徐春甫将炮制技术的历史推溯到奴隶社会初期的雷公，有可能是出于上述含义吧？

从历史上流传至今的黄帝和其手下的雷公、桐君二人，都是被认为对中国传统医药学做出过杰出贡献的名家，汉代人们为纪念这两位历史名人，曾借雷公、桐君之名著有《雷公药对》和《桐君采药录》，可惜此二书早已失佚。从历史学的观点分析，黄帝时代尚无文字，所以不可能有文字作品流传下来，故是否有雷公其人亦无法考证。因此，雷公创始中药炮制论只能将之作为一个历史传说，而不一定非信其有。然而，基于历史的沿革与文化的传承，直至现代中药行业内仍尊雷公为中药炮制学之开山始祖。

商代晚期都城殷墟所发掘出来的甲骨文，是中国早期经济文化最可靠的历史资料，这些文物属于公元前1300～1028年的。相关学者在研究先秦医学史料的过程中，于众多甲骨文中“似乎未曾找出殷朝人已是能够知道使用药物治病的痕迹”，这或许是殷朝人治疗疾病注重于求巫问卜，而将药物治疗放在次要地位的缘故吧？但是，这又不能判定殷人不懂医药，那么又该如何加以解释呢？在甲骨文中刻有“鬯其酒□于大甲□□于丁”语句，其他的甲骨文中亦常现“鬯”字，这个字的含义古《释文》中云：“鬯，酒香。”《说文》云：“鬯，以柜酿郁草芬芳条畅。”东汉史学家班固在《白虎通义》中亦指出：“鬯者，以百草之香，郁金合而酿之成为鬯。”由此可以证实，殷朝确已具备将中药材加工制成芳香药酒的操作方法了。按照历史逻辑推断，应当是先使用未经加工炮制的自然品，而后才会逐步发展为应用加工品。据此推断，殷朝有可能已在使用中药治疗疾病了。那么，使用的又会是哪些药物呢？秦朝丞相吕不韦在《吕氏春秋·本味篇》一书中，记载有商汤和伊尹的对话片段：即“阳朴之姜，招摇之桂。”其中所述“姜”、“桂”均为药、食兼用之品，其所含芳香挥发性成分皆适于酿制芳香药酒。然而，从商汤到吕不韦之间却悬隔着1300余年。因此，我们也可以对此时使用姜、桂的记述提出质疑。然而，在西周的历史神话传记《穆天子传》一书中，有周朝初年穆王西征时携带着大量姜、桂前往西北的记载。

中国现存最早的医药方书《伤寒论》所载113方中，用姜者为57方、用桂者亦不少，方中标注桂须“去皮”、姜应“切片”，此举从现代药学的理论可解释为桂表面的木栓层不含挥发油、或含量甚微，气味淡薄，无药用价值，所以古方中均用“去皮”桂；姜则“切片”是以增大其比表面积，而有利于所含成分的煎出。又如，周朝《诗经》中记载的“葽”，东晋学者郭璞注为“远志也”，远志中心的木质纤维坚韧且不易“咬咀”、“捣研”，气味与远志根的皮部（即远志筒）大不相同，其效用迥异。前人在长期用药实践中逐渐认识到，远志根中心的木质纤维系非药用部分，因此古方中的远志皆为“去心”。其他尚有诸如麻黄入药“去节”（实则为剔除麻黄根），石膏配方要“碎”等。凡此种种对药材的加工方法，在汉代末年就已基本成熟并固定下来了，而对于中药炮制起源的求证，则应推溯到汉代以前的悠远岁月中去加以探寻。

从现存资料分析，前人最早重视的是作用峻猛的生药。例如，乌头和附子由于植物美丽的紫堇色花朵、并衬以多歧的绿叶，因此很早就被发现了。中国首部诗歌总集《诗经》曾记述“堇”，古代学者贾逵解释堇“即乌头也”。公元前10世纪的《穆天子传》一书中，亦有“管堇”及“模堇”的记载。公元前2世纪的《淮南子》一书中，有“天雄乌喙（即乌头之类），药之凶毒也，良医以活人。”之说。东汉末年的医药学家张机所著《伤寒论》中，应用附子的方剂就有19条，约占总方数的六分之一，而且方中所用附子均为经过炮制过的，其毒性已经大减、药性趋于平和。《黄帝内经》中“秫米半夏汤”方用“治半夏”，即为经过加工的半夏，这是现存医学书籍中对生药进行加工炮制的最早文字记载。

总而言之，中药加工炮制这门中华民族所独有的优秀文化遗产，是伴随着华夏古国的文明历史，经过历代医药学家的亲身实践、不断探索、充实完善，整理总结出来的一套系统而规范的传统中药学术理论体系。古人对于中药的炮制最早源于减低药物的毒性，但是药物本身往往还具有不同程度的偏性，即所谓“药性有偏”。因此，通过对中药不同的处理方法，从而使其符合中医用药的权衡，中药加工炮制就是在此基础上发展起来的。“炮制”二字的涵义即为：“炮”表示加热，“制”既包含制造药物之因，亦含有制伏药物的毒性和偏性之意。

第二节　中药炮制的历史沿革

自上古《神农本草经》问世后，从奴隶社会进入封建社会阶段，随着社会经济、生产技术和科学文化的发展，为中药炮制的不断兴盛奠定了良好的基础。春秋战国时期（公元前722～221年），中国古代第一部编年体的历史著作《左传》中曾记载用麦曲治疗腹疾，该药显然是禾本科植物麦的加工品。中华最早的医药书籍《黄帝内经》“灵枢邪客篇”中，所载“秫米半夏汤”方用“治半夏”，所指即为炮制后的半夏。

至秦汉三国时代(公元前221年至公元280年)，已发明的炼丹术是以矿物药为原料进行烧炼升华而成的化合物制剂。当时，人们追求的目的不是为了疗疾，而是为了服食后长生不老。

中国第一部药学专著《神农本草经》的行世，即总结了汉以前的药学知识，其中记载了很多有关中药炮制的内容。其在本经序例中指出：“药有毒无毒、阴干暴干……并各有法。”此外，对于一般矿物类药物多有“炼饵服之”等注释，这相当于现代的“火煅”。露蜂房用“火熬”、桑螵蛸用“蒸法”等等，不胜枚举。本经全书大约收载了12种炮制方法，其中多数仍被现代所沿用。

到了东汉末年，临证医学开始创立，中药炮制技术又有较大的发展，炮制的品种及其方法大大增加，从此时期的代表作《伤寒论》和《金匮要略》中，都可以得到充分的说明，著作者张机（字仲景）对中药的炮制尤为重视，两书共载药物183种，其中有73种须经过炮制方可入药。例如，药物净选的方法有去污、去芦（人参）、去节（麻黄）、去毛（石韦）、去皮（附子）、去皮尖（杏仁）、去心（丹皮）、去核（乌梅）、去翅足（虻虫）、去足（䗪虫）等，其意于除去非药用部分和降低毒副作用。制作饮片则有咬咀、斩折、锉、切、削、碾等，另外还有洗、泡和浸渍等方法。例如，海藻洗去咸，泽漆洗去腥，半夏热汤洗去滑沫，百合渍泡去白沫，赤小豆发芽，酒浸大黄，醋渍泡乌梅等。加热炮制的方法有烧煅云母石，桑白皮烧存性，煨熟附子，炮裂附子，熬焦蜘蛛，熬黄瓜蒂等。加液体辅料炮制的方法有炙酥鳖甲，蜜煎乌头，烊化阿胶，蒸大黄等。《伤寒论》和《金匮要略》的这些记载，大致涵盖了中药炮制的基本内容，后世虽在炮制内容上日益繁复，但是仍然脱离不了张氏所书的基本范围。

南北朝刘宋时代（公元420～479年），出现了第一部中华制药专著——《雷公炮炙论》，它将当时流传的炮制方法进行了系统总结。作者雷敩在自序中云："直录炮、熬、煮、炙，列药制方，分为上、中、下三卷。"该书内容丰富，对中药炮制颇有发明，书中记载了前所未有的炮制方法。例如，浸法有盐水浸、蜜水浸、米泔水浸、浆水浸、醋浸、药汁浸等；炙法有蜜炙、酥蜜炙、猪脂炙、黄精汁涂炙等；煮法有盐水煮、甘草水煮、乌豆汁煮等；蒸法有清蒸、酒蒸、黄精汁蒸、生地汁蒸、药汁蒸等。后世根据其中的内容将之总结成为"炮炙十七法"，即"炮、爁、煿、炙、煨、炒、煅、炼、制、度、飞、伏、镑、摋、𣋡、曝、露。"等。此对后世生药炮制的发展具有很大影响，然而该书久已亡佚，主要散见于《证类本草》和《本草纲目》中。直至近代，始由张骥辑著成《雷公炮炙论》一书，然则已非原本面目。

梁代（公元502～557年），医药学家陶弘景著述的《本草经集注》一书，是继《神农本草经》后的药学名著，在序例中增加了"合药分剂"法则。其所论述虽以合药制剂为主，但是由于制剂前处理的需要，其中增载了爆、修、燃、烊、煻，制作屑、沥等各种中药炮制方法。例如，在合丸散中曰："凡合丸散药，宜先切细，曝燥乃捣之。""若逢阴雨，微火烘之。"巴豆、杏仁、胡麻等膏腻药，"首先熬黄，捣令如膏……"等。总体上讲，这时期中国制药技术已渐趋完善阶段。

唐代（公元618～907年），科学文化显著发展，尤其在医学方面具有很大的成就，生药炮制技术亦随之不断进步，中药加工炮制逐渐在学术上形成体系，这个时期在整个炮制发展过程中是一个重要的历史阶段。中华第一部药典《新修本草》发展了《神农本草经》的炮制内容，它对炼丹技术以及玉石、玉屑、云母、石钟乳、矾石、硝石等矿物药均有记载，使得炮制内容比往昔更为广泛而丰富。医药学家孙思邈的《备急千金要方》一书，在中药炮制方法上作了专章论述，指出："诸经方药，所有熬炼节度皆脚注之，今方则不然，于此篇具条之，更不烦方下别注也。"其在合和篇中列举炮制相同之品，并分条述之，如"凡用麦蘖曲米、大豆黄卷、泽兰、芜荑皆微炒。""凡用斑蝥等诸虫皆去足翅微熬……"这种归纳方式为后世总结炮制方法打下了基础。此外，在王焘《外台密要》、和孙思邈的《千金翼方》中，皆以《本草经集注》的合药分剂为基础，在炮制学方面均有不同程度的发挥。

时至宋代（公元960～1368年），在中药炮制方面发展较快，由唐慎微编撰的《经史证类备用本草》一书，首先辑录了《雷公炮炙论》的大部分内容，并收载了《本草经集注》的合药分剂，基本上为后世保存了较为完整的药学文献，使之不致散佚而失传。《太平惠民和剂局方》是中药炮制理论极为重要的一部文献，它列有专章讨论药材加工技术，载有186种中药的炮制方法。对炮制加工技术作了更为详细的论述，并将炮制技法列入了法定的制药范围，对于保证药物质量和制定炮制规格具有重要的作用。此书在炮制技法上的突出特点此是广泛应用酒、醋作为辅料炮制生药，在“煨”法上又有新的发展，创立了纸煨和面裹煨等方法。

金元时期（公元1115～1368年），中药炮制最突出的特点是理论方面的发展。例如，李东垣在《用药法象》一书中载：“黄芩、黄连、黄柏、知母，病在头面及手梢皮肤者，须用酒炒之，借酒力以上腾也。咽之下，脐之上，须用酒洗之，在下生用……”又云：“大凡生升熟降，大黄须煨，恐寒则损胃气，至于川乌、附子，须炮以制毒也。”此皆初步概述了中药炮制的意义。

明代（公元1368～1664年），中国伟大的药物学家李时珍所编撰的《本草纲目》巨作，耗时30余年，此间其阅读了800多种相关古典书籍，并亲自奔走各地，边采访、边医疾、边采药，以学而不厌，诲人不倦的精神和科学求实的态度，认真总结了16世纪以前华夏劳动人民丰富的用药经验和药物学知识。《本草纲目》不仅对中药学理论有着巨大的贡献，且在中药炮制方面书中亦专列“修治”一项，总结了历代的炮制方法和理论，大大丰富了生药炮制的内容，并多有所发挥。例如，对于苍术炮制目的描述曰：“苍术性燥，故以糯米泔浸去其油，切片焙干用，以制其燥性。”李时珍始终从实践出发论证前人的经验，纠正前人的错误和繁琐的做法。例如炮制白芷，雷敩以黄精片等分同蒸，李时珍则主张“以石灰拌匀晒收，为其易蛀，并欲色白也，入药微焙。”《本草纲目》虽非中药炮制专著，但所载炮制方法大部分仍为后世所遵循沿用。

在《本草纲目》刊行之前，尚有明·陈嘉谟《本草蒙荃》一书对中药炮制理论作了概括性的总结。其中，对中药炮制有一段经典性的诠释，即“制药贵在适中，不及则功效难求，太过则气味反失。火制四：煅、炮、炙、炒也；水制三：渍、泡、洗也；水、火共制二：蒸、煮二者焉，制法虽多，不离乎此。酒制升提；姜制发散；入盐走肾而软坚；用醋注肝而住痛；童便制除劣性而降下；米泔制去燥性而和中；乳制润枯生血；蜜炙甘缓益元；陈壁土制培真气骤补中焦；麦麸皮制抑酷性勿伤上膈；乌豆汤、甘草汤渍曝，并解毒致令平和；羊酥油、猪脂油涂烧，咸渗骨容易脆断；去瓤者免胀；抽心者除烦。大概具陈，初学熟玩。”此理论至今对于中药炮制机理研究仍然有着重要的参考作用。

此外，明·缪希雍与庄敛之合编的《炮制大法》是一部专论中药炮制的著作，书中阐述了439种药物的炮制方法，其中部分内容摘自于《经史证类备用本草》所载的《雷公炮炙论》，并将之归纳成为“炮制十七法”，在前人的基础上又有进一步的发挥。

清代（公元1644～1911年），对于药学的研究亦很重视，但大多致力于药物的临床应用研究，而有关中药炮制的文献则不多，当时虽有张睿等人专论炮制的《修事指南》，其中收载了232种药物的炮制方法，但大部分内容亦出自于《经史证类本草》及《本草纲目》两部书中，然未有更多新的阐释。

从鸦片战争至中华人民共和国成立前（公元1840～1949年）的一百多年中，由于帝国主义列强的入侵，使中国陷于半封建和半殖民地的状态。西洋医学随之传入中国，而祖国传统医药学则受到了歧视和排挤，特别是1929年国民党政府竟然通过了废止中医的决议，虽然后来政策未被实施，然已致中医药事业蒙受了严重的摧残，处于奄奄一息的境地。

基于不良的社会环境，老药工们通过长期实践积累的中药加工炮制经验得不到应有的重视和系统总结，他们只能以口传心授、师徒相承的方式延续着中药炮制的技艺。由于中药生产方面的技术设备几近空白，从而致使中药炮制长期停留在落后的小作坊和手工操作状态；在理论方面更无从谈起运用现代科学加以论证、总结和提高。由于中药炮制行业向来为分散经营，因之炮制方法不仅各地互不相同、甚至同一地区的各家药店均不一样，根本谈不上统一的炮制规格与标准，这显然会影响到药品质量和药用效果。

自中华人民共和国成立（公元1949年～）后的半个多世纪中，由于自始至终贯彻了“中国医药学是一个伟大的宝库，应当努力发掘，加以提高。”这一振兴传统中医药学的方针，从而使中医药事业得以全面飞速向前发展，同时取得了重大的成就。

在中药加工炮制生产技术方面，首先废除了某些不合理的炮制方法。各地将长期以来药工师徒之间口传心授的中药加工炮制经验进行了认真总结，逐步确立了国家和地方统一的炮制标准规范，使得中药质量有了明显的提高，中药加工炮制形成了一套较为科学而完善的质量标准体系。对诸如“陈皮一条线，枳壳赛纽绊，半夏不见边，木通飞上天。”这种传统的说教进行了具体量化。在生产加工设备方面研制出了万能切片机、电动搅拌炒药锅、电动滚筒炒药锅，以及使用反射炉煅制药材等，从而降低了劳动强度，提高了生产效率。另外，中药炮制工艺方面也有较大的改进。例如，胆南星的炮制周期从原来的3～9年时间缩短为2个月左右，且符合质量标准要求；采用微生物发酵法炮制龟板；应用冷压技术浸泡药材；将反射炉煅药进一步改为平炉煅药，从而大大提高了炭药“存性”的程度；饮片烘干采用了较先进的排管式和隧道式烘干室干燥技术，同时还研制出了诸如烘干机、电动筛等多种中药加工机械。为适应炮制生产技术的不断发展趋势，全国各省（市）有关部门对原有的地方炮制规范进行了多次修订，《京帮青囊存珍集》的主笔陈成先生，曾有幸参与了1998年9月出版发行的《甘肃省中药炮制规范》的修订与编撰工作。

为大力发展中医药学教育事业，1956年先后在北京、南京、上海、成都和广州等省（市）率先成立了中医学院，20世纪70年代后期全国每个省会均有一所中医药高等院校，并设立了中药系。中药加工炮制被列为中药学子的必修课，从而将“口传心授”的原始教学方式上升到了系统化理论教学的新高度。

自1949年以来，在党的中医药政策指引下，对于中药炮制经验的发掘、整理、传承和研究工作均取得了明显成效。对于那些历史悠久、流传分散的传统中药炮制经验，有关单位进行了全面的整理，系统地介绍了当地所沿用的炮制技艺，叙述了各种药材的炮制工艺过程和质量要求，这方面工作尤为突出的当数京帮流派。许多学者对中药炮制的历史沿革、《雷公炮炙论》的内容和年代考证等方面均作了深入的研究探讨。卫生部中医研究院于1963年曾编撰了《中药炮炙经验集成》一书，将长期分散的中药炮制技术初步作了一次全面的整理总结，以后又对该书进行了修订。

科技人员对于中药材的炮制实验研究先后采用了化学、药理、临床等多学科技术手段，对数百种天然药物进行了探索性研究，并且取得了初步成果。例如，对中药浸泡切制质量的研究，传统炮制药材先经净选、浸泡软化，再切制成一定规格的饮片，具体软化的方法有水浸泡、水漂和热水浸煮等。研究人员通过对槟榔、大黄及黄柏等药材的炮制研究发现，某些具有生物活性的化学成分在水浸泡过程中造成大量流失。因此，研究改进采用“喷淋滋润法”、“少泡多闷法”和“汤尽泡透法”等，结果饮片炮制质量得以明显提高。又如，对黄芩炮制质量的研究，提出黄芩软化应采用蒸或煮的方法，并且阐明了蒸煮黄芩的机理与目的。

此外，药学工作者还对同一种药材的不同入药部位，进行了功用和化学成分的研究。例如，钩藤的钩与老茎枝；当归头、身、尾；人参的身与芦头等。初步研究结果认为，不同部位之间其化学成分并无显著性差异。对于毒性药材、煅或炒炭药材、加辅料炮制的药材以及炒制类药材等，科技人员均开展了炮制前后化学成分、药理作用以及临床疗效等多方面的比较研究，且取得了可喜成绩。

20世纪90年代初，国家为抢救、整理和继承中医药界先辈们独到的技艺，中华人民共和国人事部、卫生部及国家中医药管理局（简称“两部一局”）共同制定出台了关于“全国500名老中医药专家学术经验继承人”师带徒培养计划，目前已完成了四批带教工作，第五批业已启动，有些省份亦实施了中医药人员师承带教工作，此举无疑为振兴祖国中医药学事业开创了一个历史性的先河。

第三节 甘肃省中药资源概况

陇原厚土，人杰地灵；羲黄故里，河岳之根；植被丰茂，山川锦绣。岷归红芪，纹党铨黄，誉满九州，中外驰名。甘肃地处祖国西北腹地，位于青藏、黄土和内蒙古三大高原的交汇地带，居北纬32°31′～42°57′，东经92°13′～108°46′，总面积约45.4万km^2。主体海拔约1200～2000m,最低约550m、最高约5564m。有山地、高原、河谷、丘陵、盆地、平原以及沙漠等多种地形地貌。土壤分布水平地带性和垂直地带性明显，具有森林土壤、草原土壤和荒漠土壤三大系列。植被水平方向自南向北呈带状分布，垂直方向从下自上呈梯形分布。全省气温年、日差较大，太阳辐射强，阳光充足，气候干燥，降雨多集中在秋季。总体为大陆性气候，兼有亚热带、温暖带湿润气候区；暖温带半湿润气候区；暖温带半干旱气候区、温带干旱气候区和高寒气候区等。气候与地理复杂所形成的生物多样性，使之蕴藏了极其丰富的中药资源。

根据初步评估测算，甘肃省有药用植物、动物及矿物资源约1600种，经普查中药资源，全省共采集药用植物、动物和矿物类计1527种。其中，植物类1270余种，动物类214种，矿物类43种。另外，尚有藏药材500多种。有276种药材被列入全国重点品种。

根据自然系统分类，1270余种药用植物有菌类14科、28属、35种；苔藓类4科、4属、4种；地衣类3科、3属、5种；蕨类17科、26属、47种；种子植物类116科、596属、1176种。其主要分布在毛莨科、菊科、伞形科、唇形科、豆科、蔷薇科以及茄科等科属。动物类药材有资源分布的为94科、125属、214种；矿物类药材有资源分布的为43种。

按药品标准等级分类，列入2000年版《中国药典》（一部）的药材有321种；以经营习惯分类，道地药材有当归、党参、（红）黄芪等20余种，珍稀药材有贝母、冬虫夏草、鹿茸等7种。中药材产藏量在万吨以上的有当归、党参、甘草、狼毒、五加类和苦参等6种；千吨以上的有大黄、麻黄、秦艽及丹参等62种；百吨以上的有牡丹皮、枸杞、知母及百合等67种。甘肃省主要大宗道地药材品种有当归、党参、黄（红）芪、大黄，以及家、野间有品种甘草等五种，其量大、质优，享誉海内外，是甘肃中药产业的支柱品种。

一、当 归

以素有“当归之乡”美称的岷县所产“岷归”产量大、质量佳，有“中华当归甲天下，岷县当归佳中华”之说。其约占国内销售量的60%、出口量的70%，主要行销港、澳、台以及日本和东南亚各国。

二、党　参

以文县与舟曲所产“纹党”、徽县和两当所产“西潞党”、岷县及临潭所产“南山党”与“河党”，以及定西所产“白条党”质量最为上乘。其中，纹党具有“蚕头蛇尾美人搓，肉实纹细冰糖心。”的独特品质。其年产、销量约占全国40%以上，为甘肃省骨干出口药材，主要行销日本、东南亚以及北美各国。

三、红　芪

俗称“独根”，主产武都和宕昌等地。其药用历史久远，早在一千多年前梁·陶弘景撰《本草经集注》中载：“黄芪第一出陇西洮阳，色黄白，甜美，今亦难得。次用黑水宕昌者，色白肌理粗，甘而温补。色赤者可做膏帖，用消痈肿。”陶氏所云前者系指甘肃野生黄芪，后者即指产于武都和宕昌等地的野生红芪，为甘肃特有药材。其产量大、质量佳，远销全国各地及港、澳、台和东南亚各国。

四、大　黄

主产于甘肃陇南礼县、宕昌及陇东华亭、庄浪等县。前者商品名称之为“铨水黄”，后者称之为“庄浪黄”。特别是礼县与宕昌交界处的铨水乡，其种植大黄历史悠久，加工方法独树一帜。商品以个大清香、纹理清晰、碴口鲜亮、质坚体重而著称。除行销国内、还远销加拿大等北美等国。

五、甘　草

清·黄钰辑《名医别录》一书中，最早记载其产地“生河西川谷沙山及上郡”，从而可知甘肃省河西地区系全国甘草主产区之一。全省野生甘草分布面积约77万亩，蕴藏量2.5万t左右，主要分布于酒泉、张掖、武威和庆阳等地区，民勤、金塔、安西、敦煌及环县为甘肃省五大主产县。据统计，全省家种面积约5000亩以上，野生与家种甘草平均年产量在2000t左右，最高年产量达6200t以上，为甘肃省主导商品药材之一。

除上述五宗道地药材外，尚有秦艽（分布面积约1000万亩，蕴藏量7800t左右。）、羌活（生长面积约800万亩，蕴藏量约5600余t。）、猪苓（野生蕴藏量约96万kg，家种五万窖以上，总量约100多万kg。）、款冬花（分布面积约100万亩，蕴藏量680t左右。）、远志（分布面积约100万亩，蕴藏量600t左右。）以及龙骨（因其储量与一般矿产相比无明显规律性，无法作储量估算，只能以采挖产量而定，15年间共采挖龙骨

6000余t。）等6种主要道地药材品种。除此而外，还发现了一批具有开发与利用价值的新资源和新品种，诸如张掖地区的白头翁和黄精；武威地区的贝母与冬虫夏草；定西地区的手掌参；武都地区的金果榄、乌梅及桃儿七；天水地区和临夏州的齿瓣元胡；以及陇东的猪苓等，其品种不胜枚举。另外，全省尚分布有药用效果好和经济价值高的原料药材，诸如沙棘、鬼臼、乌头、五加、陇马陆、祖师麻、苦豆子、羌活鱼、独一味、铁棒槌和祖师麻等，其资源品种丰富，具有广阔的开发利用前景。

第四节　论中药之性味功用

追溯到远古神农时代，《淮南子·修务训》中记载："神农……尝百草之滋味，水泉之甘苦，令民知所避就。当此之时，一日而遇七十二毒。"由此，古代将所有治病之药物皆泛称为"毒药"。《素问·异法方宜论》载："其病生于内，其治宜毒药。"在古人看来，是药三分毒，实际上是指药物的特性，后来则用以专指毒性较大的药物。《医学问答》对此有解释："夫药本毒药，故神农辨百草谓之'尝毒'。药之治病，无非以毒拔毒，以毒解毒。"医圣张仲景更有精辟之论述："药，谓草、木、虫、鱼、禽、兽之类，以能治病，皆谓之毒。""大凡可避邪安正者，均可称之为毒药。"然神农一日而遇七十二毒，是说其一日之中辨别了70余种药物的特性。药之特性，用对了可以治病救人，用错了则会伤人害命。对于中药，一言以蔽之就是用毒药治病。神农尝百草创本草，是一种勇于探索的伟大义举，是一种舍生忘死的高尚行为。无怪乎对起步于先秦、成书于东汉，历经几百年、融汇了几代医药学家的辛勤劳动与智慧的首部中药学巨著，作者们宁肯要隐去自己的姓名，而冠以"神农"之名命曰《神农本草经》，此除了受托古风的影响之外，大概亦是对这位中华民族药物学圣祖的一种纪念吧!由此不难看出"毒药"一词的丰富文化内涵，正是这毒药，为中华民族的繁衍生息，疗病保健做出了不可磨灭的贡献。

中药有"气"，"气"是什么？它能治病吗？回答是肯定的。《神农本草经》中云："药又有寒、热、温、凉四气。""疗寒以热药，疗热以寒药。"药之"四气"便由此而来。中医药理论中说到"气"，居然有27个义项。这个"气"不是人们日常生活中的概念，而是特指"药性"。我们的先祖用寒、热、温、凉来诠释药物的特性，比"毒"要具体和科学多了。例如，中药的补法不仅内容丰富，而且别具文化情趣。其中，有补气、补心、补血、补肾、补脾、补肝、补肺、补阴、补阳等；与之相应的方药有：补心丹、补肝散、补肺散、四物汤、归脾汤、补阴丸、补血荣筋丸、补中益气汤、四君子汤、杞菊地黄丸、六味地黄丸、百合固金汤、补阳还五汤、补肾磁石丸、补肺阿胶汤等，有以上功能的单味药不下数十种。此类补法多是补脏气，这个“补”是调理、增强的意思；这个“气”是指生理功能，即用药物来调理增强五脏六腑的生理功能，使之发挥正常作用。

《神农本草经》中将药物分为上、中、下三品(即“类”)，且曰：“上药养命，中药养性，下药治病。”又云：“上药……为君，主养命以应天”，“中药……为臣，主养性以应人”，“下药……为佐使，主治病以应地”。所谓养命、养性，都是突出了中药调养人体的功效，从而保证机体、各个器官组织的功能正常，这就是许多人信奉中药的原因之一。此是中药学的特色，其中也充满了文化意味，中药的这种特性被体现在每一味药中，因为它对于疗疾治病十分重要。对于寒病就要用热性药、对于热病就要用寒性药，这里药性与病性是相逆的，所谓相反相成，这就是中药文化的一种具体表现。若非如此，如果“以热益热、以寒增寒”，则会导致“精气内伤，不见（现）于外”，这是治疗上的严重失误。孙思邈在《大医精诚》中亦驳斥了那些“寒而冷之，热而温之”的医生“是重加其疾”，此乃假以冰雪以为春，利于松柏而不利于蒲柳也。中医药学上称这种用药方法为“正治”。由此可见，运用药物的“四气”来治病是何等之重要，许多服用过中药的患者或许对此知之甚少。

此外，尚有味补之说。《神农本草经》载：“药有酸、咸、甘、苦、辛五味”，这五味对人体有何作用呢？黄帝内经《素问·宣明五气篇》中讲得明白：“五味所入（即入的器官）：酸入肝，苦入心，甘入脾，辛入肺，咸入肾。”由此可见，药味不同其功效各异，其原因是酸味能收能涩，苦味能泄能燥，甘味能补能缓，辛味能散能行，咸味能软坚润下。根据五味的药用功能与进入相应脏腑的情况，也可以发挥其“补”(或补养、或调理)的作用，这些都是一般人并不熟知的内涵。

君、臣本是一个政治术语，古代天子、诸侯皆称谓君，辅佐君者称为臣，君臣有着严格的等级之分。古代药学家将之引入药物配伍组方中，成为方剂组成的基本原则。早在西汉初年成书的黄帝内经《素问·至真要大论》中，岐伯回答黄帝关于“方制君臣”时曰：“主病之谓君，佐君之谓臣，应臣之谓使”，《神农本草经》载：“药有君、臣、佐、使，以相宣攝。”明代何伯斋更进一步阐释云：“大抵药之治病，各有所主，主治者，君也；辅治者，臣也；与君药相反而相助者，佐也；引经使治病之药至病所者，使也。”此清楚讲述了君、臣、佐、使之药的功能。更详尽一点说，君药是针对主病或主证起主要作用的药物，按需要可用一味或几味；臣药是辅助君药加强治疗主病或主证的药物，或者是对兼病或兼证起主要治疗作用的药物；佐药是辅助君臣药起治疗作用、或治疗次要症状、或消除（减轻）君、臣药的毒性，或用于反佐药；使药是起引经或调和作用的药物。以《伤寒论》太阳证“麻黄汤”为例，该方主治外感风寒的表实证。君药麻黄（3两），辛温，发汗解表以散风寒，宣发肺气以平喘逆；臣药桂枝（2两），辛甘温，温经和营，助麻黄发汗解表；佐药杏仁（70个），苦温，降肺气助麻黄平喘；使药炙甘草（1两），甘温，调和诸药又制约麻、桂发汗太过。麻、桂、杏皆入肺，有引经之效，故不再用引经之使药。麻黄、桂枝、杏仁、炙甘草的药性有主次之分，相互制约又相互补充，协调配合而形成一股强大的药力，去攻克外感风寒这一堡垒，其临床疗效十分显著，成为千古名方与经方。中药方剂的组成，不仅仅是几种药物的简单组合，而是在丰富的临床实践基础上形成的一个有机的整体。其中，文化内涵的核心就是儒家所强调的“和”，以“和”为贵。

中药亦有其药理，正如前所述；其次还有其哲理，常为人所忽视或不识。哲学就是教人如何以更高层次认识事物、认识世界，并从中找出规律，以便更好地指导人们从“必然王国”进入“自由王国”。

药性有“阴阳”，“阴阳”本是中国古代哲学中的一个概念，它概括了天下万事、万物相对的两种不同属性，大至宇宙天地、小至草木鱼虫的矛盾与对立及其共性与个性，无不尽赅其中。诸如：天地、日月、男女、刚柔、动静、升降、生死、长消、寒热、正邪、益损、增减、气血、脏腑等。《神农本草经》载：“药有阴阳配合，子母兄弟。”后世医药学家多用“阴阳”来阐释药理。金代医家李杲在《东垣十书·汤液本草》之“药类法象”一章中云：“温凉寒热，四气是也。温热者，天之阳也；凉寒者，天之阴也，此乃天之阴阳也；辛甘淡酸苦咸，五味是也。辛甘淡者，地之阳也；酸苦咸，地之阴也。此乃地之阴阳也。味之薄者，为阴中之阳，味薄则通，酸苦咸平是也；味之厚者，为阴中之阴，味厚则泄，酸苦咸寒是也。气之厚者，为阳中之阳，气厚则发热，辛甘温热是也；气之薄者，为阳中之阴，气薄则发泄，辛甘淡平凉寒是也；气味辛甘发散为阳，酸甘涌泄为阴。”通过阴阳既阐释了药之特性、亦阐明了药之功效，此具有高度的概括性和规律性。

前述中提到了“正治”，与之相对应尚有“反治”。反治与正治相反，是当疾病出现假象，或大寒证、大热证时，对正治法发生格拒而采用的治法。其中，有“热因寒用”，是以热药来治疗真寒假热证，要佐以少量寒药，或热药凉服才发挥作用；有“寒因热用”，是指用寒凉药治真热假寒证，要佐以少量温热药，或寒药热饮才发挥作用。这既体现了中医的辨证，又体现了用药的辩证法，具有很深的哲学内涵，是中医药文化的独特之处。

补益有哲理，金代医家张从正论补颇具哲理、别树一帜。其在《汗下吐三法该尽治病诠》一文中，从扶正祛邪的角度，按照中医五行理论认为祛邪就是扶正，独出心裁的提出了与《素问》不同的“五补”：“辛补肝，咸补心，甘补肾，酸补脾，苦补肺”的观点。以“辛”为例，辛味原本入肺，属金；肝属木，金能克木，所以用“辛补肝”。张从正治病强调以祛邪为主，认为邪去则正自安。其偏重攻法，他所谓“补”，实际上已含有“攻治”之意味，后世称之为“攻下派”；张氏在《补论》中更是高论迭出：“予请为言补之法，大抵有余者损之，不足者补之，是则补之义也。阳有余而阴不足，则当损阳而补阴；阴有余而阳不足，则当损阴而补阳。”那么，具体如何补呢？他是这样阐述的：若热证，就用芒硝大黄一类的寒药，为了“损阳而补阴”；若寒证，就用干姜附子一类的热药，为了“损阴而补阳”。其结论为：“岂可以热药而云补乎哉？而寒药亦有补之义也。”仅此二例便可以看出，这正是张从正所以能自成一家的超人之处。其中的哲理和文化底蕴，需要医者细细品味，方可解药文化之三昧。

用药讲“中和”，“中和”是儒家的哲学，认为能“致中和”，则无事不达于和谐之境界。《说文》云：“事之调适者，谓之和。”中和，用于药理之中其含义为：一是调和，以不同的因素适度配合，使之比例恰当，诸如厨师之烹调羹汤，含有方法之寓意；二是和谐、均衡、统一的状态。“和”是天下共行的大道，孔子曰：“君子和而不同”，是说君子用自己的正确意见、来纠正别人的错误意见，使一切做到恰到好处，切不可盲目附和。可见，君子是很懂“和”的道理，中国古代医药学家就是这样的君子!有学者在《论语注释》中形象地解释“和”：“和，如五味之调和，八音之和谐，一定要有水、火、酱、醋各种不同的材料才能调和滋味；一定要有高下、长短、疾徐各种不同的声调，方能使乐曲和谐。”

君臣佐使之中还有一个最佳组合的问题，这就是为什么“麻黄汤”中的四味药能达到最佳的辛温解表之效，而麻黄与细辛、羌活等辛温解表药物相伍，却达不到这种效果的原因。君臣之间，不但有相互协调（配合）的关系、还有相互制约的关系，晏子云：“君臣亦然，君所谓可，而有否焉，臣献其否而成其可；君所谓否，而有何焉，臣献其可以去其否。”意思是君臣也是这样，不能君说可、臣亦云可；君曰否、臣亦曰否。这样“以水济水，谁能食之？若琴瑟之专一，谁能闻之?”应当君说可，臣献其否成全可，反之亦然。方药中的君臣亦是这样的道理。“麻杏石甘汤”是治疗邪热壅肺的佳方，方用麻黄为君药，宣肺平喘，是“火郁发之”之义，然其性温，故配辛甘大寒之石膏为臣药，石膏既可清宣肺热、又可制约麻黄温性，使其去性存用，两者相配，肺郁解，痰热清，咳喘平，疗效自得也。张仲景深得配伍变通之妙，此可谓“臣献其可而去其否”之范例。中药方剂之所以有数千年的生命力，决不是偶然的。中医药文化在世界药学理论和文化中，都是独具特色、独一无二的。它不仅融汇了华夏祖先在药学上的唯物辩证睿智，而且形成了中药方剂必须遵循的圭臬，并具有极其丰厚的文化底蕴。古人云：“用药如用兵，任医如任将。”兵法上的战略和战术与用药如出一辙，故中医不但要熟知药性，更要切中病机有的放矢，如此方能达到治病之目的。若说用药如用兵，就必须要了解它们比拟中的联系，药有性属类别，兵有种类装备；药有轻用重用，兵有辅攻主攻；药有缓急攻补，兵有虚实强弱；药有配伍精良，兵有出奇制胜等。清代名医徐大椿不仅精通医术，而且深谙兵法，“舞刀夺槊、勾卒嬴越（布阵指挥作战）之法，靡不宣（广泛）究。”其曾专著《用药如用兵论》，以讲述其中之道理。他十分形象而透辟的论述道：对于循着六经传变的病邪，要预先占据它尚未侵袭的部位，就好比切断敌军的必经之路一样；对来势凶猛的病邪，要赶快守护那尚未致病的部位，就好比守卫吾方险要的疆土一样；对挟带积食而造成的疾病，要首先消除积食，就好比敌方的辎车粮食已经烧毁一样；对新旧病的并发症，一定要防止新旧病邪会合，就好比切断敌方的内应一样……此外，还说到用药要辨明经络，好比派出侦察部队；依据病的寒热有反治之法，好比实施分化离间的策略……病势正在发展，就不宜在病邪猖獗时攻治，应坚守正气，好比使敌军疲惫；病势衰退，就一定要穷追病邪退却之处，再增加精锐药物，这好比摧毁敌人的巢穴。此外还涉及诸多方面，这里不再一一枚举。总之，它充分启迪医者在用药、用兵之间去深入探讨其中的道理，决不是故意耸人听闻。徐大椿最后总结道：《孙子兵法》一书，治病的方法完全包括在里面了。此言多么令人深思，说到中药理念似乎没有问题，但实际并非如此。在许多普通人、乃至专业人士中，仍对此尚存模糊之认识。

前些年当世界兴起“天然药物”热的时候，业内的人亦主张用“天然药物”来取代“中药”，并说这是与世界接轨，是让西方人接受中药的一个重要举措，此举曾在药界掀起了不小的浪潮，一直延续至今。稍有知识的人都知道，“天然药物”的提出和兴起，是西方医药界针对西方人惧怕化学合成药物的毒副作用，从而转向自然界寻找新的药物途径。通过研究，从某些含有特殊药用成分的动植物体内，运用现代技术提取一种或（几种）药用成分，制成药物而用于临床，这无疑是当代制药学的一个新领域、一种新的发展。令人不可思议的是，为什么有些人竟以接受新事物为幌子，一下子就联系上了中药，认为中药汤剂西方人说它是“一锅浓浓的草根树皮黑汤，既不卫生、又难喝，还说不清它的成分，实在可怕。”中药丸剂西方人说它是“一团黑乎乎的药丸，难以接受。”于是，就下了这样的结论：中药落后，成分讲不清，应该赶快改成“天然药物”，否则就会在国际上没有市场、没有前途。试问，难道“中药”真的面临绝境，惨到要改名换姓才能生存的地步吗？医人的观点是明确的，“天然药物”不等同于“中药”，务请诸君保持清醒头脑。而“中药”的概念与内涵，则与之决不相同。尽管中药材大都取自“自然界”，有些也可以直接药用，但这还不是真正意义上的“中药”，人们称之为“中药”的，亦不可以笼统而言。首先，是指经过炮制的各类饮片。炮制的机制除了清除杂质，便于制剂和服用外，更重要的是消除或减低药物的毒性和副作用，改变药物的性能，加强疗效。以地黄为例，生地黄清热凉血，经用酒蒸制成熟地黄之后，就具有温性而滋肾补血之功效。中药炮制分为水制、火制、水火合制等，水制有洗、漂、泡、渍、水飞等；火制有煅、炮、煨、炒、烘、焙、炙等；水火合制有蒸、煮、淬、煅等。然每一种方法中又细含若干种具体方法，其内涵是极其丰富的，而这些炮制方法现在已成为中华国宝级的经验。其次，中药是指按照四气五味、君臣佐使等特性与法则，配比而成的方剂药物，而不是随心所欲的杂合物，临床则根据需要，或汤、或丸、或散、或膏等。由此可见，“中药”与“天然药物”既不可混为一谈、又不可相互取代。有着几千年历史的中药，有什么必要因“天然药物”的兴起就乱了阵营，自动退避、主动靠拢，甚至要宣告投降呢？中药，就是中华民族之药，只有首先是民族的，其次才是世界的。中医药的四气五味、君臣佐使、正治反治等一系列独特法则与文化内涵，是不可轻易弃置、更不可随意取代的。不能西方人说它是“一锅浓浓的黑汤”、“一团黑黑的药丸”，人们就自觉中药落后而没有了底气。如果放弃了汤药，中医的特色（辨证论治）亦就失去了光彩。现代的模糊数学、模糊逻辑学，无疑都是高深的科学门类，由此联想到了一锅汤药、一团药丸，目前对它们经过配比后的药物成分暂时尚说不清，那么何不将它称之为“模糊药学”呢？由此又联想到，世界无论是自然界或是科学界，不是有着许许多多的“模糊”难题在困惑着人类，等待人们去考察、研究和揭示吗？对于宇宙，人类了解多少、又有多少模糊而未知呢？然而，不是有综合宇宙学吗？对人类居住的地球而言，依然存在诸多模糊与未知，不是有综合地球学吗？较而论之，对自身人们到底还有多少模糊与未知？人类基因图谱的问世，无疑是大大向前迈进了一步，而综合性的人体科学还面临着多少有待探索的课题？人类不会因为对某种自然现象处于模糊之中而去指责它；人类亦不会因为对金字塔等诸多古代建筑处于模糊之中而去指责它；人类更不会对自身的器官、组织、功能模糊不解而去责怪它。同理，人类暂时对一锅药汤、一个药丸的成分处于模糊之中，又有什么了不起呢？何况其已存在了几千年，救治和保养的人数以亿计，仅此一条就足以证明中药的科学性与实效性。要让世人都知道中药的内涵、中药的文化，其底蕴是何其丰富！医者的任务就是在将中药推向世界的同时，更要加大中药文化宣传的力度，“中药”与“天然药物”应该相互并存、相互借鉴、和谐共存并各谋发展。

第五节　中药加工炮制概述

一、中药加工炮制之目的

中药炮制的目的，最初主要是为了减低药物的毒性或刺激性等副作用，就是纠其“偏性”以利于治疗疾病。从北宋时代起，由于制药技术的进步中成药遂被广泛应用，炮制中药的方法亦随之多样化了。例如，使用酒和醋处理药料，就有酒蒸、酒炒、醋炒及醋煮等，其目的在于使药物能够更快发挥治疗作用或引药归经。丸剂、散剂以及大部分中成药料，在配制前均须先粉碎成为适当的细粉，然后方进行下一步操作。但是，由于中药材质地有软、硬、韧、坚的不同，且品种有动、植、矿物的差异，因之其中有许多药材难以制为细粉，如矿物类的磁石、自然铜等难以粉碎，但经煅、淬等方法炮制后，就较易于粉碎和煎出成分了。

中药材防霉、防虫蛀以及保持其所含成分不被分解破坏，是保证药材质量的一个重要问题，而保持药材干燥则是防止药物变质的有效而简便方法。经过炮制后的药料，由于大部分水分已经从细胞组织中蒸发，因此通常较易贮存。某些含苷类成分的药物，在炮制加热过程中能使其中与苷共存的酶失去活性，从而可防止生物活性成分被酶解而失效。有些种子类药材经过炒制后可使其细胞组织失去活性，于是防止了植物胚芽萌发而利于贮藏。此外，某些虫卵类药材经过蒸制后可将虫卵灭活，此既防止了翌年孵化，亦有利于贮藏与保管。

绝大部分中药都具有不同程度的苦味、臭味和腥味等，过去千余年间前人曾研究过许多矫味、矫臭以及赋色的方法。宋代寇宗奭在《本草衍义》中曰："甘草用药须微炙，不尔亦为凉，生则味不佳。"黄芪、甘草在中药方剂中使用频繁且剂量较大，往往多以"炙"入药，因为这两种豆科根类植物药材都具有豆腥味，味微苦，蜜炙后就可消除上述弊端。寇氏又指出："厚朴有油味苦，不以姜制，则棘人喉舌。"故临床多用炮制品姜制厚朴以趋利避害。使用麦麸皮炒制法，则可赋予药料的焦香和焦黄。上述炮制措施不仅在中药饮片的色、气、嗅、味等方面可对人们感官产生良好作用，更重要的是尚可起到辅助治疗的作用。

中药加工炮制之目的是多方面的，往往一种炮制方法、或者炮制一种药物时兼具有多个目的。这些目的虽有主、次之分，但是彼此间又相互关联。中药加工炮制的目的，归纳起来为以下八个方面：

（1）降低或消除药物的毒副作用，防止产生不良反应。例如，大戟和甘遂用醋煮制后可使毒性显著降低；草乌用甘草与金银花水煮制后可消减其毒性；何首乌采用酒蒸制可消除其致泻副作用、而增强其温补作用。

（2）缓和或改变药物的性能。中药有寒、热、温、凉之分，为了适应患者病情和体质不同的需求，则应通过加工炮制以改变药物之性能。例如，生地黄性寒而凉血，炮制为熟地黄后则性温而补血；干姜辛热散寒，制为炮姜后则涩温而敛血。

（3）增强药物的疗效。例如，延胡索所含生物碱为其生物活性成分，经醋制后可使生物碱与醋酸结合生成生物碱盐，其水溶性增强，则汤剂中煎出浓度增加，从而提高了延胡索的止痛效果。又如，款冬花蜜炙后可增强其润肺止咳的作用；淫羊藿使用羊脂油炙制可增强其助阳之功。

（4）引药归经。中医通常是以经络学说对于疾病的传变部位进行定位的，引药归经就是使药物在疾病所处的经络发挥作用。例如，柴胡和香附等经醋制后有助于引药入肝经；小茴香与橘核等以盐水制后有助于引药入肾经。中药经酸、甘、苦、辛、咸五味的炮制，可使药物在各自所归经络中能够更好地发挥治疗作用。中医所谓“引药归经”，有些类似于西医所指的“靶向”作用。

（5）便于粉碎，且使生物活性成分易于煎出。矿物、动物介壳以及骨骼类药材质地坚硬而难以粉碎，不便于制剂和调剂，其生物活性成分煎出率亦不高。因此，必须经过炮制后方可克服上述不利因素。例如，牡蛎与石决明等经火煅烧、代赭石和自然铜等经煅淬后就易于粉碎、便于调剂，还可提高其生物活性成分的煎出率。

（6）便于贮藏，保持药效。药材经过加热处理可使之进一步干燥，含水率降低则有利于较长时间贮藏。此外，某些含苷类成分的中药如黄芩、槐花等，经蒸或炒之后可使其所含黄酮苷类成分不致被与之共存的酶分解，从而保证了药物的品质。

（7）矫味、矫臭。动物或某些具有特殊不良臭味的中药，患者服用时往往难以接受。因此，矫味、矫臭在中药炮制方面是非常必要的，在中药炮制过程中采用土炒、麸炒、蜜制、酒制以及醋制等方法，不仅具有增益药效的作用，同时亦具有矫味和矫臭的作用。

（8）去除杂质及非药用部分。即将药材所含泥砂、或其他非药用部分及杂质去除，以使药物纯净。例如，将枳壳去瓤、远志与巴戟天去心、枇杷叶去毛等，均属中药加工净制操作。

二、中药加工炮制十七法及术语

（一）中药加工炮制十七法

由明·缪希雍撰著的《炮炙大法》一书，首先提出了雷公炮制有十七法，然《雷敩炮制论》中则非十七法。考察十七法的来源，可信是缪希雍等人从《伤寒论》、《金匮要略》、《本草经集注》、《千金方》、《炮炙论》、《太平惠民和剂局方》、《医学入门》以及《本草纲目》等书中摘引归纳而成，并刊于《炮炙大法》开篇以供参读者考之，后人将之则称为“炮炙十七法”。

1932年四川成都“义生堂”印行的张骥《雷公炮炙论》，则根据缪希雍所提出的十七法、并参考了少量相关资料，编辑而成《雷公炮炙论十七法集释》，将之附于书首，张氏认为此十七法“始于雷敩，是不可靠的。”然其“集释”论述的并不具体，有数法未予注解，故实际参考价值不大。此后，中药从业人员在实践中又摸索出了许多加工炮制新方法及通用术语，具有一定的现实指导意义。由于“炮炙十七法”流传已久，目前仍作为重要的中药加工炮制参考资料，故根据张氏原意将之摘录如下，未予注解的方法则引证《医学入门》的资料加以补充。

（1）炮：置药物于火上，以烟起为度谓之“炮”。

（2）爁：火焚也。《医学入门》曰：“爁音监，火焰也。”

（3）煿：火裂也。《医学入门》曰：“煿音博，火干也。”

（4）炙：俱火烧也，系将药物置于近火处烤黄。现指药物加液体辅料后用文火炒干，或边炒边加液体辅料以文火炒干。

（5）煨：将药物置于火灰中，煨之使熟。

（6）炒：置药物于火使之黄而不焦也，法有炒黄、炒黑、炒焦各不同。

（7）煅：置药物于火上烧令通红也。

（8）炼：药石用火久熬也。有炼乳、炼蜜、炼丹石。

（9）制：药性之偏者、猛者，使就范围也。有水制、姜汁制、童便制、火酒制、酥制、醋制、蜜制、麸制、面制、米泔制等，各如其法。

（10）度：量物之大小长短也。

（11）飞：研药物为细末，置水中以漂其浮于水面之粗屑也。

（12）伏：土类，如伏龙肝。

（13）镑：削也。

（14）椴：侧手击也。

（15）曬：即“晒”的古体字。

（16）曝：晒也，晒曝物也。

（17）露：药物不加遮盖日夜暴露之，即所谓“日晒夜露”。

（二）中药加工炮制术语

中药加工炮制术语是后人根据古代加工炮制理论，经过不断实践与总结，逐步充实完善而形成的理论。然而，国内各地术语均不一致，甚至一厂、一地范围内术语亦各异，因此给应用和阐释带来了诸多不便。京帮对之进行了综合规范，将之分为以下几类。

1. 特殊用药术语

（1）鲜：系将采集的生药直接用于处方调剂、或供制备中成药，生药在使用时仍保持采集时的生物形态。例如，阳和解凝膏所用的鲜牛蒡根秧和鲜白凤仙根秧，制作六神曲和建神曲所需的鲜辣蓼、鲜苍耳及鲜青蒿等，《温病条辨》所载汤剂中常用的鲜石斛、鲜生地、鲜枇杷叶、鲜芦根和鲜茅根等，均系药用鲜品。鲜石斛、鲜牛蒡等药材，可将之连根挖出后带土盛在花盆或蒲包内，经常洒水使之湿润，以备药用。鲜生地、鲜芦根及鲜茅根等，将之采挖后置阴凉处湿润沙土中以保持药材水分。

（2）生：未经炮制的药材谓之“生”。中药处方内的部分药物品种，不经炮制即可直接入药。中药处方有时将药物注明“生”字、是为了区别于“熟”。例如，养阴清肺膏用生地黄、而六味地黄丸则用熟地黄。外用膏药多用生乌头和生半夏、内服剂型则需用制乌头与制半夏。

（3）熟：熟有两种含义，一是与“生”相对而言，凡经过加热处理的中药饮片都称之为“熟”。再者，系指用于配制中成药所需的“熟料”而言。例如，参茸卫生丸、胎产金丹和乌鸡白丸，方中大部分药料需经黄酒蒸制，蒸制后的药料就称之为“熟料”。

2. 中药修治术语

（1）拣：亦称之为“挑”，系将药材中的杂质及非药用部分拣除、或将药材拣选出来。例如，人参去芦，麻黄去根，连翘去梗，杏仁和桃仁去皮等。

（2）筛：利用竹皮或铁丝编织的筛子，筛除药材中的细小部分和杂物。例如，黄芩筛去枯，香附筛去须，蝉蜕筛除沙等。

（3）簸：用竹笾或簸箕簸除杂物、或分离轻重不同之物。例如，蔓京子、白前、车前子以及橘核等，净治多用簸法。

（4）揉：为使质脆而薄的药材成为细小碎片，可将药物置于粗孔筛网上用手揉之，使其破碎后通过筛孔。例如，加工桑叶、马兜铃以及淫羊藿等均适用该法。

（5）拌：为增强某些中药的功效，将中药饮片与另一种辅料共同拌和，以使辅料均匀粘附在药物表面。例如，用固体辅料朱砂拌灯心草，以液体辅料鳖血拌柴胡、猪心脏血液拌丹参等。

（6）去毛：又称“刷”，某些药材表面生有绒毛状物，不去除则粘附或刺激咽喉的黏膜，造成咽喉发痒、或引起咳嗽等。去毛操作方法可分为以下5种：①刷去毛：即用较硬的毛刷除去药材表面绒毛，多用于除去叶片的绒毛。例如，枇杷叶以及石韦等皆用该法。②刮去毛：即用刀或锋利的玻璃片以及瓷片等，刮除质地较为坚硬的药材表面毛状物。③火燎去毛：系将药材置于酒精灯火焰上，把绒毛熏烤至焦脆，然后用刷刷除即可。例如，除去鹿茸毛等适用该法。④烫去毛：将细砂炒至200℃～300℃时投入药材，拌炒，待绒毛烫焦后再刷除即可。例如，去除骨碎补和马钱子等药材表面的绒毛适用该法。⑤炒去毛：将药材置于锅中加热拌炒，至毛须被炒焦后筛除即可。

（7）磨：系利用摩擦力对药材进行粉碎的方法。磨的工具有石磨、机械磨、石碾和鲨鱼皮等。

（8）捣或击：某些体小、质硬的药材不便于切片，可将之置于药钵中用锤捣碎。捣碎过程中最好加盖，以免药粉飞溅。

(9)）制绒：将体轻且松泡的药材经碾压使之松解成绒状，以便于配方和调剂。例如，加工大腹皮和艾叶等均适用该法。

3. 中药水制术语

（1）洗：采集的药材表面或多或少都附有泥砂，须洗净方可入药。其中，某些质地疏松或黏性较大的药材在水中洗涤时间不宜过长，否则无法切制。例如，莱菔根、当归及栝蒌皮等，皆不宜长时间泡洗。此外，有些种子类药材含有大量黏液质，入水即黏结成团不易散开，故不宜水洗。例如，葶苈子和车前子等宜用簸或筛的方法去除附着的泥沙及杂质。

（2）淘：细小的种子或果实类药材，如果夹有泥土等杂物时宜用清水淘洗干净。

（3）漂：系将药材用水浸洗的方法。一是水能溶除部分药材的有毒成分，二是有些药材含有大量的盐分，在入药前需要漂洗干净。例如，肉苁蓉、海螵蛸、海藻以及昆布等。漂的操作方法为：将药材置于盛有清水的大缸中进行浸泡，天冷时每日换1～2次水、天气热时每日换2～3次水。漂的天数根据具体情况酌定，短则3～4天，长则1～2周左右。漂的季节最好选择春、秋两季，因为此时温度适中。夏季由于气温较高，漂时可酌加明矾适量以防腐。

（4）泡：系将药材用清水浸泡而无需更换水的操作。其目的为：利用水浸泡发酵法，去除附着于药材表面的一些有机物质。例如，去除龟板和鳖甲等表面的残存组织适用该法。

（5）飞：系将药材制备为细粉的操作，多适用于矿物类药材。具体分为以下两种操作方法：①水飞：将药料与水混合研磨，水的用量以能研成糊为度，然后加水适量搅拌，倾取混悬液；沉淀于底层的粗粉再加水继续研磨，直至全部研为混悬态即可。将混悬液静置，分取沉淀物，干燥，研散，即得。②火飞：也可称之为“煅”或“炒”，例如，飞硼砂，系将之炒为细粉的操作方法。

（6）去心：某些药材的“心”（指木质部）为非药用部分，故需除去。例如，远志、巴戟天等均须抽去心。常用的去心方法是将药材稍行泡润，然后剖开去心。

4. 中药火制术语

（1）烘：将药材置于近火处、或置入烘房及烘箱内，使其中所含水分被徐徐蒸发，以便于粉碎和贮藏。例如，芙蓉花的干燥宜用烘法。

（2）焙：又称烘焙，系以文火焙干，无需经常翻动。例如，当归、防风、水蛭及螯虫等，皆宜用焙法。

（3）炒：系将药材置于铁锅中加热拌炒的方法。具体操作分为以下五种：

1）清炒（净炒）：将药材直接投入锅内拌炒的方法。分为炒黄、炒焦和炒炭三种炮制规格。①炒黄：采用较小火候、或中等火候，炒至饮片呈微黄色、或稍带焦斑为度。例如，炒苍术、炒黄芪等。②炒焦：采用较强火力，将药物炒至外部呈焦黄色或焦褐色、内部淡黄色，以饮片散发出药材固有的焦香气时为度。例如，焦槟榔、焦神曲等。③炒炭：亦称“炮”，即用猛火炒至药材外部焦黑色、内部焦黄色为度。炒炭之目的是根据“血见黑则止”之说，因此，炭药适用于治疗各种出血性疾病。例如，地榆炭、槐花炭、生地炭、炮姜炭等均有敛血之功。此外，某些含挥发油的药物如荆芥、干姜等，炒炭后则可缓和其燥性及辛温发散之力。

2）麸炒：即以麦麸皮拌炒药料的方法。将麦麸皮置铁锅内，加热拌炒至散发焦香气并冒青烟时，再把所制药料投入其中拌炒，待药料被熏黄后出锅，即可。麸炒可起到矫臭、健胃和减低药物燥性等作用。例如，麸炒枳壳、白术等。

3）盐粒炒：系用大青盐粒拌炒药料，可谓“烫”的一种方法。该炮制法适用于质地坚实，补益肾经的药物。例如，怀牛膝、益智仁等。

4）米炒：将大米平铺于铁锅中，在其上覆以中药饮片，加盖加热，至米起烟时去盖，待药料被熏黄后即可出锅。米炒之目的主要是为了降低药物的燥性。例如，米炒沙参、米炒党参等。

5）土炒：系用灶心土拌炒药料。灶心土亦称伏龙肝，呈碱性，具有中和胃酸之功。用之拌炒中药饮片可使药物中部分有机质发生变化，并且起到缓和药性的作用。例如，土炒白芍、土炒白术等。

6）米泔水炒：系用淘米后的第二次泔水拌炒药料的操作方法。多用于炮制苍术等类药物，可起到降低药物燥性的作用。

7）炒砂（硫磺炒）：系以硫磺炒制铅粒的操作方法。金属铅经炒制后其质地酥脆，易于加工粉碎和调剂配方。

（4）烫：以沙土、蛤粉、滑石粉等作为中间传热体，将药料投入其中烫制的操作方法。烫制温度约为200℃～300℃。适于沙土烫制的饮片有马钱子、金毛狗脊、鹅枳实等；适于蛤粉烫制的饮片有阿胶、刺猬皮、人指甲等。经过烫制的药料不仅易于粉碎，尚可提高饮片所含成分的煎出率。

（5）煅：将药材经过700℃以上高温处理，使之组织结构和理化性质发生变化的操作方法。其具体操作可归纳为以下六种：

1）铁锅焖煅：适用于质轻而疏松的药料，例如煅灯芯炭、煅陈棕炭等。将药料置于锅中，在上覆盖一口径较小的铁锅，再用盐泥将两锅口对接处封严，以武火加热约2～5h，待锅底发红，或于上扣锅底处滴数滴清水、随之汽化蒸发为度，停火，放置自然冷却，出锅，即可。

2）铁锅煅：将含有结晶水的药料置于大铁锅中，加热使之失去结晶水，其炮制成品主含无机物。例如，煅明矾、煅硼砂等。该法与炒的性质相类似，但操作所用火力则更大。

3）坩埚煅（嘟噜煅）：采用耐火材料烧制成的罐形坩埚称之为“嘟噜”，其煅制操作分为加盖与不加盖两种方法，例如，煅自然铜、煅磁石等不加盖；煅石英等则需加盖，其目的是防止药料爆裂而溅出。具体操作为：将盛装药料的容器置炉火中，煅烧至坩埚内、外通红为度，放凉，取出煅品，即可。

4）直接火煅：适用于煅烧过程中不易破碎的大块矿石类药材。例如，石膏、礞石等，将之直接置于无烟旺火炉内煅红，取出放凉，即可。

5）灰火焖煅：系将药料裹埋于正在燃烧、但无火焰的灰土中焖煅，一般用木屑火或砻糠火，煅烧约4～8h。例如，煅牡蛎等。

6）炉火焖煅：将炉灶中火烧旺，待烟尽、火盛时在炉口上覆盖一块密布孔隙的铁板，将药材置于铁板之上，并在其上覆盖一口铁锅，待药物被煅烧至发红时取出，即可。例如，煅石决明、煅牡蛎、煅石膏等。

（6）淬：将高温煅红的药料立即投入低温液体中，使其温度骤然降低的操作方法。例如，磁石、自然铜等矿物类药材，将之煅红后立即投入米醋溶液中，则可使其质地呈疏松状而易于粉碎。

（7）炙：类似于炒的一种操作方法，其与炒制的区别为在拌炒药物过程中加入了不同的液体辅料。具体操作分为以下十一种：

1）蜜炙：系将药物用蜂蜜溶液拌炒的操作方法。将蜂蜜置于锅内加热融化，至颜色呈黄色时加注适量清水调和均匀，再将药物投入其中拌炒至微干，即得。蜜炙的主要目的是增加药物的滋润作用，通常润肺、镇咳、化痰的中药多用蜜炙。另外，蜜炙还可起到矫味、缓急和补中益气的作用。诸如，款冬花、紫菀、远志、百合、甘草等多采用蜜炙。

2）醋炙：系用米醋炒制药料的操作。在药料中加入米醋适量，拌匀，闷透后炒干为度。醋炙可以起到降低或消除药物毒副作用之目的，诸如醋炙甘遂、芫花等。此外，醋炙还可增大药物中生物碱类成分的溶解度，尚可起到引药归肝经以住痛的效果，例如醋炙延胡索等。

3）酒炙：方法同醋炙类似，一般多用绍兴黄酒、或者白酒作为辅料。酒炙具有发散通络、抑制药物寒凉之性的作用，并可增强药物中某些化学成分的溶出率。例如，酒炙常山、酒炙黄芩等。

4）姜炙：具体分为姜煮、姜腌和姜汁拌炒三种操作方法。①姜煮：适于姜煮的药料有厚朴等。系将适量生姜切片与厚朴同置于锅中，加水煎煮2～3h，捞出厚朴，过滤煎液，备用。待厚朴被风至半干状态时，再将过滤的煎液加入厚朴中拌和，待煎液被药材完全吸收，干燥，即得。②姜腌：将药料置于缸内，注入清水适量浸泡5天，每天换水1～2次。取生姜片和明矾末适量，备用。另取缸一口，在其中铺一层浸泡过的药料、然后在上面覆盖一层薄薄的姜片和矾末，反复交叉操作，直至铺完即可。继而注入清水适量，浸泡约30d，除去浸液与姜渣，用清水洗除矾质，备用。将药料置锅内，注入清水、以没过药面为度，加热煎煮，保持微沸，至药物内部无白心为度，取出，干燥，即得。适于姜腌的药料有半夏、天南星以及白附子等。③姜汁拌炒：取鲜姜适量捣碎，置于锅内，加水适量用文火煎煮约30min，滤汁、弃渣，再将滤液加热浓缩至适量，然后倾入药料中拌匀，炒干，即可。适于姜汁拌炒的药料有黄连、竹茹等。

5）盐水炙：系在药料中均匀喷洒适量盐水，搅拌均匀，加热炒至微带焦斑、或炒焦的操作。该法适于补益肾经的药物，诸如泽泻、补骨脂、杜仲等。另外，用盐水炒炙尚可起到矫味和防腐的作用。

6）油炙：亦称之为“炸”。取麻油或豆油适量，入锅内加热至无泡沫时随即投入药料炙至酥黄，捞出后沥尽油，再用麻纸将油吸干，即得。药料经油炙可使之酥脆而易于粉碎。例如，油炙虎骨、马钱子等。

7）羊油炙：将羊脂油置锅内加热融化，然后投入药料用微火连续拌炒，直至油脂被药物完全吸收为度。例如，羊油炙淫羊藿、木蝴蝶等。

8）乳炙：常用于炙蟾酥。将蟾酥适当粉碎，再注入牛乳汁适量搅拌混匀，密闭，于30℃以上环境中放置5～7d，每天搅拌2次。待牛乳被药物吸尽，取出，阴至六成干，继以低温烘干，或置较弱阳光下晒干，粉碎，即得。乳炙蟾酥较易于粉碎，且可避免加工过程中粉尘飞扬造成对环境的污染。

9）胆炙：取牛、熊或猪等动物胆汁适量，与药料均匀混合，待胆汁被药料充分吸收后，干燥，即得。胆炙之目的一是降低某些药料的毒副作用，二是可增强药物清心定惊、豁痰解痉之功。例如，胆南星、胆石灰等。

10）豆腐炙：传统经验认为，乌豆汤可以解毒，使用乌豆制作的豆腐炙制药物可以降低其毒性。现在多采用黄豆制作的豆腐炙药，方法为先将豆腐切成块，置于锅内与药料同煮，待豆腐呈蜂窝状时除去豆腐，捞出药物，即得。例如，炙黑附子、炙藤黄、炙珍珠等。

11）药炙：在毒性中药饮片内加入其他中药煎液，加热煎煮，以改变其原有的性能、并达到降低毒副作用之目的。具体操作方法为：先煎取中药辅料汤液，过滤，再将滤液倾入被炙药料中加热煎煮，以药透液尽为度，取出，干燥，即得。例如，用甘草和金银花煎液炙制川乌、草乌以及白附子等。

（8）煨：系将药物埋入余烬未消的草木灰中加热的方法。具体操作可分为以下五法：

1）面煨或纸浆包煨：将药物用面粉糊或纸浆糊包裹后，埋入余烬未消的热草木灰中，待面团被烧干、外表焦黑色并呈现裂纹为度，取出，剥除面层，即得。例如，煨肉豆蔻、煨木香等。

2）烘煨：将中药饮片置于铁丝编织的筐中，然后将筐放置于支架上用炉火烘煨，以去除药料中部分挥发性成分。例如，烘煨广木香等。

3）重麸炒煨：取麦麸皮适量置锅中，加热炒至冒烟时投入药料迅速翻炒，待麸皮颜色呈焦黄近枯、药物表面呈黄色时离火，筛除麸皮，即得。麸炒目的为：利用麦麸皮吸收药料中的部分挥发性成分，以降低药物燥性或滑肠之弊。例如，煨肉豆蔻等。

4）米汤煨：该法专为煨葛根而设。将葛根饮片放入陶器罐中，加入米汤淹没药面，然后置于火上煎煮至汤尽，取出，干燥，即得。用米汤煨可以降低药物的燥性（即刺激性），增强药物保护胃气之功。

5）隔纸煨：将木香或肉豆蔻等切为薄片，平铺于草纸上，其上再覆盖一张草纸，纸上再放置一层药料，如此反复叠铺数层，然后置于炉火近处，借助炉火的辐射热进行烘煨，以达到利用草纸吸取药物中部分油脂及挥发性成分之目的。

5. 中药水火共制术语

（1）煮：系在药料中加入水，或其他液体辅料，进行加热煎煮的方法。具体操作可分为以下四法：

1）清水煮：适用于含淀粉较多的药物。取铜锅一口，加入清水适量，煮沸后投入药物进行煎煮，至药料无白心，内、外淀粉粒糊化均匀一致为度。例如，清水煮白芍。

2）酒煮：将黄酒与药料混合拌匀，待酒液被药料吸尽后置锅内，添水适量加热煎煮，以水液被煮干为度。例如，制何首乌等。

3）醋煮：操作方法同酒煮。例如，醋煮延胡索等。

4）酒、醋共煮：操作方法与酒煮相同。例如，酒、醋煮制香附子等。

（2）蒸：系隔水间接加热制备药料的方法。该法多用于滋补类中药，诸如地黄、女贞子、五味子等。药物经蒸制后其色泽加深或变黑，增强了甘味，改变了药性，并且起到了矫臭、矫味的作用。具体操作可分为以下三法：

1）清蒸：即指不加辅料直接蒸制药物的操作方法。例如，清蒸女贞子等。

2）酒蒸：系用绍兴黄酒将药物拌匀，待酒被吸尽后再行蒸制。例如，酒蒸地黄、豨莶草等。此外，酒蒸尚可增加药物的温补作用，缓和药性。例如，生大黄经酒蒸后泻下作用减弱，而其清热、润脏之效则有所增强。

3）醋蒸：系将米醋与药料拌匀，待醋液被吸尽后再行蒸制的操作。例如，醋蒸五味子等。

（3）燀：将种子类药物用沸水浸泡、或稍许加热浸煮，以达到去除种皮的操作方法。例如，燀杏仁、桃仁等。

6. 其他中药炮制术语

（1）制：中药的所谓“制”有两层含义：其一，系将数种药料混合粉碎，配制成为各种中药剂型；其二，是将单味中药用其他药料处理，适当改变药物原有的性味与功用。例如，法制半夏、法制黑豆等。另外，药炙、乳炙以及胆炙也可列入“制”的范畴。因为，对于此类药物的炮制方法虽称“炙”，但皆未用火烤或炒，故可列于“制”法之列。

（2）发酵：在适当温度和湿度环境中，利用酶的作用进行发酵制曲的方法。例如，六神曲、建神曲等。

（3）制霜：将药料经过加工处理，制备成为白色的粉状物（百草霜则呈黑色），称之为“霜”。制霜分为两种方法：其一为去油成霜，多适用于种子类药物。系将药物除去种皮，研碎，压榨除去所含部分油脂，制备成为枯散的粉末状物。例如，巴豆霜、千金子霜、杏仁霜等；其二系加工成霜。例如，西瓜霜、柿饼霜等；其三为加工炮制后某些药材的副产品也称之为霜。例如，鹿角熬制鹿角胶后所剩余的灰白色骨质粉末，称之为鹿角霜。

三、中药炮制与药物性能的相关性

（一）中药炮制与四气、五味的关系

四气、五味是中药的基本性能，四气又称“四性”,即寒、热、温、凉四种药性；五味是指辛、甘、酸、苦、咸五种味觉。性、味共同构成了药物固有的特性，它既是药物自然属性的具体体现，又是中医实践理论的总结。例如，石膏、知母属寒性，具有清热泻火之功；连翘、金银花属凉性，具有清热解毒之效；附子、肉桂属热性，能回阳救逆；丁香、小茴香属温性，可温中散寒。在炮制过程中由于水的浸煮、火的蒸

炼以及辅料气味的渗透，药物本身的气味与功能则发生了这样或那样的变化。例如，黄连性味大苦、大寒，经过辛温的姜汁制后可降低其苦寒之性，即以“热”制“寒”，这类炮制方法称之为“反制”。如若使用动物胆汁炮制苦寒之药，则是苦上加苦、寒者益寒，此类炮制方法称之为“从制”。中药药性是临床用药的依据，由于性味改变，治疗作用亦随之不同。例如，生地黄主泻，具有清热凉血之功；而熟地黄主补，具有益血养阴之效。生甘草性平、味甘，具有泻火解毒之功；而经蜂蜜制后则性温、味甘，具有补中益气之效。根据中药的四气、五味和中医处方用药的需求，对药物进行科学合理的炮制，不仅起到了增效切病的作用，而且进一步扩大了药物的适用范围。

（二）中药炮制与升降浮沉的关系

升、降、浮、沉，是指药物作用于机体的趋向，一般而言辛、甘味药物属阳，多为温热药，其作用为升浮；酸、苦、咸味药物属阴，多为寒凉药，其作用为沉降。但是，药性的温热与寒凉、升降和沉浮，又可以通过中药炮制相互转化。前人经过不断的反复实践，逐渐发现了生寒、熟热，生升、熟降的道理。并且认识到“升者引以咸寒，则沉而直达下焦；沉者引以姜酒，则浮而上至巅顶。”例如，黄柏系清下焦湿热药物，用酒炮制后作用则趋上，亦可清上焦之热。砂仁行气、开胃、消食，作用于中焦，用盐水炮制后则药性可达下焦，具有温肾而治小便频数之功。再从病机和证候方面分析，呕吐、气逆、喘息等趋上的症状，多使用沉降的药物治疗；中气下陷、胃下垂、脱肛等疾患，则宜用升提药物进行治疗；表邪内陷、疹毒内攻等多需发散之剂；自汗、遗精诸证则适宜收敛之药。因此可见，中药炮制对于中医辨证论治和处方用药的效果影响极大。

（三）中药炮制与归经的关系

归经是中药对于人体脏腑经络取向性的归纳。中药性能各有所长，同是补益药然有补肺、补肾、补心和补脾的区别。同属苦寒清热药，性味亦同，但由于归经不同其作用亦不相同。例如，黄芩主清肺、胃之热，黄柏长于泻肾经之相火，黄连则多用于清心热，栀子可清三焦之热，龙胆草清肝、胆之热，大黄泻肠间之实热。又如，朱砂、犀角入心经，羚羊角入肝经，生姜用于止呕则入胃经等等不胜枚举。

中药经过炮制后其气味的改变亦可引起归经的改变，前人对炮制辅料引经报使作用的理论总结，是中药炮制的基本指导原则。即：酒制升提活血；姜制温里散寒；盐制走肾而软坚；醋制注肝而收敛；童便制除劣性而降下；米泔水制去燥性而和中；乳制润枯生血；蜜制甘缓益元；陈壁土制窃真气骤补中焦；麦麸皮制抑酷性勿伤上膈；乌豆汤、甘草汤渍曝并解毒致令平和；羊酥油、猪脂油涂烧，渗骨容易脆断；去瓤者免胀；抽心者除烦。这些概括性的理论与实践总结，至今仍为后人中药炮制参考之重要依据。

（四）中药炮制、配伍与制剂的相关性

炮制与中药配伍及其制剂关系极为密切，原生药经过炮制后不仅其性味符合了中医处方用药的需求，而且药物质地和性状诸方面的改变，亦方便了中药调剂和中成药的制备需要。因此，无论是医院或药店调配处方，还是制备丸、散、膏、丹等，都必须重视对中药饮片的炮制操作，药物必须经过加工炮制合格后，方可供处方及制剂使用。例如“清宁丸”组方中的大黄，必须用绍兴黄酒多次蒸制方能入药，生用则药力过猛，有可能导致腹痛等胃肠道刺激症状。“小儿健脾丸”、“参苓白术散”中的山药和六神曲等，需经麸炒方可起到理想的健脾益胃作用。而“六味地黄丸”和“金匮肾气丸”中所含山药重在滋阴补肾，故生用为宜。“人参再造丸”中的虎骨要用油炙才易于粉碎，炉甘石煅制后需经水飞方为齑粉，珍珠、朱砂皆应研磨、水飞，方才便于调剂与制剂。

第六节　炮制对中药理化性质之影响

中药经过加热、水浸、酒或醋及药汁等辅料的炮制处理，可使药物的理化性质产生不同程度的变化。一味中药往往含有多种化学成分，炮制后其中某些成分有可能产生分解、缩合而转化为新的成分，有些药物则其中化学成分含量比例会发生改变，还有些则是所含化学成分溶解度发生了变化，因炮制所引起的中药物理化学性质的改变，往往会改变中药的性味和其固有的功效。

中药材所含生物活性成分是极其复杂的，有的性同而味异，有的性味相同然归经不同。目前，还有许多中药品种的炮制机理，及其理化性质的变异尚不明了，有关此方面的研究虽已进行了多年，在实验研究中取得了一定的进展。但是，根据目前现有的研究资料来看，尚不能够全面而深刻地阐述中药炮制的机理，现就对之初步的学术研究概述如下。

一、炮制对含生物碱类中药的影响

生物碱是一类复杂的含氮有机化合物，味苦，通常有类似碱的性质，与酸结合形成盐则亲水性增强，水溶解度增大，在乙醇溶液中亦具有较高的溶解度。对于含生物碱类成分的中药，炮制中使用米醋、绍兴黄酒或白酒等辅料，可以显著提高生物碱成分的水溶出率。例如，醋制延胡索能够增强延胡索生物总碱的水溶性，于是可以相对提高其解痉镇痛的作用。

生物碱具有不同程度的耐热性，有些在高温条件下不稳定，可能产生分解反应，炮制过程中可利用这一理化性质，消除或降低有毒成分的含量，以保证临床用药的安全性和有效性。例如，乌头中含有剧毒的乌头碱，经过高温蒸煮后则分解为毒性较弱的乌头原碱，其毒性可降低到原来的千分之一。但是，如果高温条件会影响到生物碱的生物活性和药用效果时，则宜低温炮制或不加热为妥。例如，山豆根、龙胆草及石榴皮等所含成分在温度较高时不稳定，故以生用为佳。

水溶性生物碱在浸泡过程中易溶于水而随水流失，故应尽量缩短与水接触的时间，采取少泡多润、或不用水处理的操作方法，以免成分流失而影响到药用效果。例如，槟榔和苦参等药材，切制前最好采取闷润法。

生物碱在植物体内分布不一，故有些药材在入药前应去心、去皮以区分部位用药。例如，黄柏所含生物活性成分小檗碱，仅分布于黄柏树皮中，故仅用其皮而不用其他部位。莲子心与莲子肉二者生物碱含量差别显著，因之需要区分入药。

二、炮制对含苷类中药的影响

植物中苷类成分一般可溶于水和乙醇溶液，所以炮制含苷类药材的辅料多使用酒，同时应采取少泡多润法，以免生物活性成分溶于水中、或者发生水解反应而降低其疗效。例如，甘草、秦皮、大黄等药物均含有苷类成分，故不适于长时间水浸泡。

含苷类药材通常都有专一的分解酶，在一定的湿度和温度下苷类容易发生水解，所以常用烘、晒、炒等方法破坏或抑制酶的活性。许多花和子实类药材多采用炒法，这是其中的原因之一。例如，白芥子经过炒制增强了温肺祛痰功效，减轻了辛辣之性，并使白芥子苷的分解酶基本上失去了活性。而白芥子苷未被酶解则可提高药物促进唾液和胃液的分泌作用，且能增强反射性气管分泌物的排出，从而发挥理想的祛痰效果。

苷类在酸性条件下易发生水解，这样不仅可使苷类含量减少，亦增加了成分的复杂性。因此，在炮制过程中除特殊要求外，中药一般不用、或者少用醋处理。实践经验和相关炮制研究均证明，对于含苷类的药材不宜与水接触较长时间，亦不宜用醋酸处理。

三、炮制对含挥发油类中药的影响

挥发油大多具有芳香气味，在常温下可以自然挥发，大多数比重较之水轻，易溶于有机溶剂和脂肪油中。因此，该类药材不宜加热处理，亦不宜久浸、久泡，以避免香气走失。此外，尚不宜带水堆积，以免发酵变质。但是，对于诸如苍术、白术等类需要除去部分挥发性成分以降低燥性的药材，则须依法炮制。

四、炮制对含鞣质类中药的影响

鞣质又称鞣酸或单宁，其广泛存在于植物中，医药上常作为收敛剂，亦可作为生物碱和重金属类中毒后的解毒剂。鞣质易溶于热水而形成胶状液体，因此含鞣质类药材水制时应尽量采取少泡多润的方法，不宜用热水泡洗。鞣质能够溶于乙醇，某些药材经酒制后可提高鞣质成分的水煎出率。鞣质能与铁发生化学反应结合成为鞣酸铁盐，故在炮制过程中应注意忌用铁器。鞣质经高温处理一般变化不大，例如大黄在炮制前含有致泻作用的蒽苷和具有收敛作用的鞣质，经过酒炒或酒蒸之后其蒽苷含量明显减少，但是鞣质含量却变化不大，于是大黄的致泻作用减弱，而其收敛及止泻作用则相对增强。所以，大黄经酒制后其泻下作用趋缓。实验研究证明，含鞣质类成分的药材在炮制时温度不宜过高，更不宜与铁器接触。

五、炮制对含有机酸类中药的影响

有机酸广泛存在于植物界中，特别在有酸味的果实类药材中含量较高，对于人体营养与生理机能均具有重要作用。药材中如果含有低分子量的有机酸，则大多数能够溶解于水，如果长期在水中浸泡就会降低其酸度。因此，在水制过程中应尽量采用少泡多润的方法，以防止有机酸的大量流失。

药材中的有机酸可因加热而被破坏，例如乌梅炒炭后有机酸被破坏约70%，东山楂炒焦后有机酸则被破坏30%～40%。由于药物酸性降低，其刺激性亦随之减小。有机酸对金属具有一定的腐蚀性，所以在炮制有机酸含量较高的药材时不宜用金属器皿，以防止药物变味、变色、变质或腐蚀器具。

六、炮制对含油脂类中药的影响

油脂主要由脂肪酸和甘油酯所组成，大多存在于植物种子内，通常具有润肠通便作用。为防止此类药物产生副作用或引起胃肠刺激症状，往往对其采取不同的加工炮制方法。例如，柏子仁经去油制霜可降低其滑肠作用；千金子去油制霜可降低其毒性，使药物作用趋于缓和；栝蒌仁去油制霜以消除令人恶心、呕吐之弊，适用于脾胃虚弱患者；蓖麻子中所含脂肪油具有消肿拔毒、泻下通便之作用，但是种子内含有毒蛋白，经炒熟则可使其毒蛋白变性，从而避免中毒。另外，巴豆中所含巴豆油，其既是有效成分、亦为有毒成分，故需按中国药典之规定控制炮制成品的含油量。

七、炮制对含树脂类中药的影响

树脂是一类化学组成较为复杂的混合物，通常存在于植物组织的树脂道中，当植物受伤后则分泌而出，形成一种半固体或固体物质。在医药上常作为消炎镇痛，止血、活血、镇静和防腐剂。诸如，乳香、没药以及松香等活血祛瘀中药皆属此类。

八、炮制对含蛋白质类中药的影响

蛋白质是生物体内最复杂的物质，大多数具有明显的生理活性，加热后会产生变性，水解可生成氨基酸的混合物。对于含毒性蛋白类的药材，诸如白扁豆、蓖麻子等应加热处理，使毒蛋白变性而消除其毒性；但对诸如茯苓、猪苓、天花粉等含有药用价值的蛋白质类药材，则多以生用为宜。

蛋白质经过加热后往往会产生新的物质，这些物质有些具有一定的药用价值。例如，鸡蛋黄、黑豆以及大豆等，经过干熘能生成含氮的吡啶类和嘌啉类衍生物，此类成分具有抗真菌、抗过敏和镇静的临床作用。

氨基酸还能与单糖类成分在少量水存在的条件下产生化合反应，生成环状的杂环化合物，具有强烈的面包香气。因此，麦芽、稻芽和谷芽等经炒制后会发散出谷物香气，而具健脾益胃的作用。蛋白质能与许多蛋白质类沉淀剂，如鞣酸、重金属盐等结合而产生沉淀。因此，含有蛋白质类成分的药材一般不应与含鞣质类成分的药材一起加工炮制。酸碱度对于蛋白质和氨基酸的稳定性及活性影响很大，加工炮制过程中应根据药材性质加以妥善处理。

九、炮制对含无机成分中药的影响

无机成分大量存在于矿物类和介壳类药材中，植物药材也含有一些无机盐类，诸如钾、钙、镁等元素，其大多与组织细胞中的有机酸结合，以盐的形式存在于植物体内。因此，在加工炮制过程中应予注意，以免成分流失。例如，夏枯草不宜长时间浸洗，否则其中所含大量钾盐就会随水流失，从而会降低其利尿作用。矿物类药材多采用煅烧或煅红后醋淬的方法，如此除可使药物质地变的酥脆外，在化学性质方面也会产生变化。某些含结晶水的药材如石膏、白矾、硼砂等，经过煅烧失去了结晶水，使之更适合于特定用药的需求。此外，有些药材经过高温煅烧而发生氧化还原反应，从而衍生成了新的化合物。

总之，中药材通过不同的加工炮制方法，其所含化学成分的物理化学性质发生了诸多变化，这些变化非常复杂，有的变化与传统炮制理论相吻合，也符合现代药学观点，这有助于我们了解和认识炮制的机理。但是，大部分中药炮制原理尚有待于进一步深入研究和探讨，只要我们以唯物辩证法的理论为指导，以中医药理论为基础，并采用现代科学的方法进行细致深入的分析和研究，再通过临床药用效果的探索、实践和总结，去粗取精、去伪存真，中药炮制学这一古老而传统的理论体系就会绽放出新的异彩。

第七节　中药炮制机理的研究思路与方法

中药加工炮制学是一门独特的传统制药技术，其理论内涵及其深厚。它是根据大量临床实践经验总结得出的，并且随着时代的发展不断汲取先进的、科学的和有效的中药炮制技法，进而逐步趋于完善。但是，由于中药化学成分的复杂性，以及受中药炮制研究方法学的制约，目前对大部分中药炮制的机理仍不明了，没有足够的科学依据来揭示其内涵变化的实质，从而缺乏支撑炮制中药饮片标准的理论依据。近年来，虽然对这方面的研究有所深入，然真正研究透彻的中药品种炮制机理尚乏。因此，运用现代先进的科学技术手段，深入探讨中药炮制的科学内涵，明晰中药炮制之机理，制定科学的加工炮制质量控制标准，使中药饮片充分发挥其药效价值，是当前中药界面临的重要研究课题。

一、中药炮制机理研究概述

中药炮制机理之研究，是运用现代科学技术手段、探讨和阐明中药饮片经炮制后其内涵实质变化的一门学问。例如，含有大毒的马钱子及乌头经炮制后毒性显著降低，然而其疗效却并未减弱。那么，这是什么道理呢？药学工作者通过实验研究证明，马钱子和乌头毒性降低的机理，是由于炮制改变了其所含毒性成分的化学结构。又如，斑蝥主含毒性成分斑蝥素，与炮制时所加入的碱性物质生成斑蝥酸钠，从而使之毒性大减。此外，诸如肉豆蔻的炮制机理，则是通过降低其有毒成分肉豆蔻醚和黄樟醚的含量，从而达到减毒之目的。通过揭示中药炮制的科学内涵及其变化机理，可以为中药炮制最佳工艺的设计、和最佳饮片质量标准的制订等奠定科学的依据，同时可提供科学技术理论的支撑。另外，对于推动中药炮制技术理论水平向纵深发展，亦有着深远的现实意义。

对于中药炮制机理的研究，应重点从两个类型的中药入手。第一类是对有毒中药需进行解毒与增效机理的研究，这方面的工作目前已有许多成功的研究范例；第二类是探究通过炮制手段，对原生药的功能、主治及性味造成变化的机理。例如，经典中药炮制理论认为，生大黄攻下，酒大黄清上焦实热，熟大黄缓泻，炭品则收敛止血。医家用药实践亦证明，生大黄峻泻，熟大黄侧重于抗菌消炎和缓泻，大黄炭长于止血等功效。又如，生石膏清热泻火，除烦止渴；煅石膏则收湿、生肌和敛疮。那么，这些经炮制改变了其药性及功效的中药，其物质基础与原生药品种应当有所不同，而这些变化是通过什么机制、在什么条件下操作，才能取得最佳的炮制效果？这就是今后需要用大量的实验研究进一步揭示和阐明的课题。

二、中药炮制机理的研究思路与方法

（1）首先要通过对古今文献的深入研究，搞清楚对中药饮片炮制方法的历史沿革、炮制原始意图、目的及历代炮制品应用的情况；并且结合现代中药炮制研究成果，综合分析中药饮片的化学成分、药理和毒理作用及其临床应用情况等，从而确定具体研究方案及研究切入点。

（2）采用气－质联用、或高效液相等现代检测手段，测定中药饮片炮制前、后所有可测知的化学成分；或采用指纹图谱研究等方法，搞清楚炮制对其生物活性成分或其他成分指纹图谱的影响与变化。同时，要根据实验结果研究清楚中药炮制前、后是否有新的成分产生，所有可知成分发生的量变与质变，以及各成分之间与原比例发生的量变情况。

（3）以中医药理论为基础，根据中药的功能和主治，结合现代药理研究方法设计药理学模型，用药理实验证明炮制对药效作用的影响。并结合成分检测结果，筛选出代表炮制品主要功能和主治的药效成分或成分群。即找出炮制品中与中医临床功能与主治基本相吻合的有效成分、有毒成分或组分，以便揭示其增效或解毒的作用机理。

（4）将药理研究结果与化学成分研究结果进行综合对比分析，确定炮制品中的主要生物活性成分，确定使生物活性成分变化的主要炮制因素。可通过采取模拟炮制方法，严格控制炮制过程中主要影响因素的条件，设计一系列可行的实验方案。同时，采用TLC、HPLC等研究手段，跟踪实验路线的每一步。例如，在一定时间内连续观察主要因素对有效或有毒成分的影响；观察不同温度、不同时间等条件下，药物成分含量及组分比例等变化的真实情况，搞清炮制因素及其有效或有毒成分变化的线性范围。

（5）提取和分离炮制品中与功能主治相吻合的、新的生物活性成分或有效组分群，对其进行定性和定量分析。同时，开展药效学及毒理学研究，搞清体内代谢过程和量效关系等，确定其有效剂量及安全范围。通过上述研究，以便能够换算出炮制品的最佳用药剂量及安全用药范围，进而为指导和扩大临床应用提供科学依据。

三、中药炮制机理研究的关键点

（1）中药饮片炮制工艺规范化的前提，应当是使该品种质量统一的最佳炮制工艺。而最佳工艺的设计，原则上讲应是在该饮片炮制机理搞清的前提下来完成的。例如，黄芩的最佳润切工艺就是一个很好的例证。黄芩按常规用水浸润、软化、切片，不仅会消减药效，而且还会使饮片由黄变绿，不符合传统炮制要求的外观色泽。原因何在？经过对其炮制机理研究发现，黄芩中的主要生物活性成分是黄芩苷和汉黄芩苷等，由于采用冷水浸润、软化、切制法，可使黄芩苷和汉黄芩苷被黄芩中所含活性酶分解，生成葡萄糖醛酸、黄芩苷元与汉黄芩素，结果导致了黄芩药用效价的降低。此外，黄芩苷元又是邻位三羟基黄酮，在空气中容易被氧化而变绿。因此，根据这一研究结果，最终确定黄芩的最佳润切工艺为：将黄芩饮片用沸水煮10min、或蒸气蒸制30min，切片。这样既可灭活黄芩中的水解酶，保证饮片质量和外观色泽；又避免了黄芩所含生物活性成分的流失。

（2）对于中药炮制品成分含量的测定应有别于生药材，即饮片的成分含量测定应偏重于专属性强、且与疗效有直接关系的成分，同时确定科学合理的含量限度。例如，焦山楂以消食健胃功能为主时，则应以测定其有机酸含量为主；而生山楂则以活血止痛为主，用于心血管系统疾病时，应以测定其黄酮类成分含量为主。又如，生大黄以攻里通下为主，则主要测定其蒽醌苷类含量；而大黄炭以收敛止血为主，则应以测定大黄酚为重。相关实验研究已证明，大黄酚具有较强的止血作用，并且已明确大黄炭中所含大黄酚是生大黄的2.7倍；而其大黄酸含量则比生大黄显著减少，甚至不易检出。这就是说，再不可以大黄酸的含量多寡来评价大黄炭的质量；更不能以生品所含总蒽醌量比大黄炭高、于是折量代替大黄炭而应用于临床。

中药现代化是中药国际化的基础，中药国际化是中药现代化的目标。中药炮制机理研究的最终目的，就是确定中药饮片的最佳炮制方法，制定最切合实际的饮片质量标准，从而达到提高中药临床疗效，规范中药饮片生产，稳定中药饮片和中成药质量，规范中药饮片监督管理之目的。为此，必须努力创新，加强对中药饮片内在品质的稳定性和可控性研究，建立科学、有效、系统、规范，以及操作性强的中药炮制工艺与质量标准，从而为中药炮制这门古老且内涵深厚的学科体系提供科学的理论依据和技术支撑。

第八节　中药毒副作用机理探析

中药的毒副作用包括毒性反应和副作用两层含义。毒性反应是指药物所致的机体生理、生化机能异常及其结构的病理变化。毒性反应可分为急性和慢性，用药后立即发生的称为急性毒性，经长期蓄积逐渐发生的称之为慢性毒性。毒性反应一般较副作用危害大；副作用则是指在正常剂量下，机体伴随药物作用而发生的与治疗无关的反应，它属于药物固有的效应，一般较轻微，在治疗中较常出现。然而，药物的不良反应与药物的毒副作用两个概念容易被混淆，往往被相互替代使用。其实，药物不良反应的内涵要比药物毒副作用的内涵广泛，药物毒性与副作用仅是不良反应中的两种表现形式，故不可将之混为一谈。中药毒性成分种类繁多，化学成分复杂，兹将之分为以下五类加以论述。

一、含生物碱类中药之毒性机理

生物碱是一类含氮的有机化合物，有类似碱的性质。生物碱大多具有比较强烈的生物效应，对机体的毒性效应可因所含生物碱的构型不同而异。例如，含乌头碱的中药川乌、草乌、附子、天雄及雪上一支蒿等，其毒理作用主要是对神经系统、特别是对迷走神经和感觉神经先兴奋而后抑制，并能直接作用于心脏而产生异常兴奋。含雷公藤碱的中药诸如雷公藤、昆明山海棠等，其主要作用于中枢神经系统，可引起视丘、中脑、延脑和脊髓的病理改变，并可导致实质脏器的变性坏死。含番木鳖碱的马钱子，则可选择性的兴奋脊髓。含莨菪碱与东莨菪碱的中药如曼陀罗和洋金花等，其毒性作用是阻断节后胆碱能神经所支配的、效应器上的毒蕈碱样胆碱能受体。含苦楝碱的苦楝子，中毒时可抑制呼吸中枢，引起呼吸麻痹而窒息。含麻黄碱的麻黄，可兴奋中枢神经系统，对心脏亦有毒副作用。含甾体生物碱的龙葵、藜芦等，可造成对胃肠道的刺激反应。含类似烟碱及毒芹碱的半夏及天南星等，除刺激喉头黏膜引起水肿外，对呼吸中枢亦可造成抑制作用。

二、含苷类中药之毒性机理

苷类是由糖和非糖部分组成的一类化合物，苷类分子中的非糖部分称为苷元。根据苷元的结构及其药物效用不同，可将之分为不同的类型，在此仅简述毒性作用较强的几种化学结构类型。

（1）强心苷类：强心苷是植物中所含对于心脏具有显著生理作用的甾体苷类，能够使心肌收缩增强、心率减慢。其共同特点是小剂量具有强心作用，较大剂量或长期应用则可导致心脏中毒以致停搏。例如，夹竹桃的毒性作用类似于洋地黄，能损害心肌及神经系统。万年青除直接刺激迷走神经与延髓中枢外，尚能对心肌产生直接抑制作用。此外，其他诸如杠柳及八角枫等药材中，均含有强心苷类毒性成分。

（2）氰苷类：许多植物的种仁内均含有氰苷，进入人体后经酶水解生成氢氰酸等，氢氰酸系极其强烈的细胞毒性成分，该类成分多分布于蔷薇科和豆科植物中。例如，白果中所含有的银杏酸和银杏酚，其主要损害中枢神经系统，并能抑制呼吸中枢。其他尚有苦杏仁、桃仁、枇杷仁、郁李仁、木薯、瓜蒂以及猫豆等，其均含有氰苷成分，经水解后析出氢氰酸而产生毒副作用。

（3）皂苷类：皂苷的苷元分为甾体化合物和三萜类化合物等，因其水解振摇时能产生持久性蜂窝状泡沫，与肥皂水相似，故名皂苷。皂苷的毒性主要是对局部器官组织具有强烈的刺激作用，并能抑制呼吸，损害心脏，尚有溶血作用。例如，木通、黄药子、商陆等可引起腹痛及吐泻等肠胃刺激症状。另外，木通还可损害肾脏，黄药子会毒害肝脏，商陆损害心脏、并可引起呼吸肌麻痹等。

（4）黄酮苷类：黄酮苷的苷元为黄酮类化合物，含黄酮苷的中药如芫花、广豆根等，其毒副作用是对于胃肠道的刺激症状，且可对肝脏造成损害而引起恶心、呕吐以及黄疸等症状。

三、含毒蛋白类中药之毒性机理

毒蛋白主要存在于植物的种子内，经榨油后则存留于油渣中，系由各种α－氨基酸组成的一类高分子化合物。其对胃肠黏膜会造成强烈的刺激和腐蚀作用，从而导致广泛性内脏出血。例如，望江南子、苍耳子以及蓖麻子等，均含有毒蛋白成分。中毒反应多表现为剧烈吐泻、呕血、血尿、惊厥，严重者可导致死亡。

四、含萜及内酯类中药之毒性机理

中药所含萜及内酯类衍生物其结构较为复杂，具有酸和酚的化学性质，可溶于碱性溶液。其对局部具有较强烈的刺激性，并对中枢神经系统具有抑制作用。例如，艾叶主要含挥发油及苦艾素等，油中主含Ⅰ，8-桉叶精、α-侧柏酮（α-thujone）、α-水芹烯（α-phellandrene）、β-丁香烯（β-caryophyllene）、莰烯、樟脑、藏茴香酮、反式苇醇（transcarveol）、Ⅰ-α-松油醇（Ⅰ-α-terpineol）等。对皮肤具有刺激作用，内服可刺激胃肠道，并可经门静脉进入肝脏，从而造成对肝细胞的损害。又如，马桑所含马桑内酯，其毒性与印防己毒素相近，可兴奋大脑及延脑，使体温下降并且引起惊厥或窒息。

五、含金属及非金属元素类中药之毒性机理

含有金属元素的中药主要系矿物类药材，其中对人体毒性作用较强的有以下几类：

（1）含汞类中药：汞为一种原浆毒，汞化合物对机体具有强烈的刺激性和腐蚀作用，并能抑制多种生物酶的活性，引起中枢神经系统和植物神经系统功能紊乱。例如，使用水银、轻粉、朱砂、红升丹及白降丹等，中毒后可出现精神失常，胃肠道刺激症状及消化道出血等，严重时可造成急性肾功能衰竭而导致死亡。

（2）含铅类中药：铅是多亲和性毒物，可作用于人体全身各系统，主要损害神经、造血、消化及心血管系统，含铅类中药有蜜陀僧、广丹、铅粉等。铅中毒可分为急性

中毒和慢性中毒两类：急性铅中毒多见于一次服用过量的可溶性铅盐，以消化道症状为主，同时可引起中毒性肝炎和中毒性肾病，严重者可出现中毒性脑病；慢性铅中毒者多为持续服用含铅药物所致，一般出现腹部持续性绞痛、便秘、肌肉及关节疼痛、齿龈变色、贫血、肝肿大和多发性神经炎等。并可出现铅麻痹，时间迁延可致肾炎及尿毒症等。

（3）含砷类中药：砷化合物具有原浆毒性作用，能抑制含巯基酶组织的活性，并能使全身的毛细血管极度扩张，造成血管中大量的血浆漏出，从而导致血压下降以至休克。此外，砷化合物尚可造成肝脏萎缩、中枢神经损害和对心、肾的严重损伤。含砷类中药除砒霜与雄黄外，某些矿物类药材如石膏、代赭石及磁石中亦含有砷，如果其中砷含量超标也可引起中毒。

中药所含毒性化学成分导致的生理、生化机能异常以及结构的病理变化，可在人体各机能系统内发生。中药的毒副作用多表现为用药剂量过大所致的急性中毒，或用药时间过长造成的蓄积性中毒。毒性中药品种较多、且治疗范围不断延伸，由于选择作用的相对性以及用药意图的差异，药物与机体之间存在着双重关系，即治疗作用与毒副作用。而中医的特点在于辨证论治、配伍组方，其处方的用药剂量与合用药味数目各异，加之患者的体质因人而异。所以，用之不慎就会引起药物中毒，故中医用药必须遵循安全性、合理性、准确性和科学性的组方原则。

第九节　毒性中药炮制机理探析

毒性中药均须先予加工炮制、尔后方可入药，加工炮制的目的在于降低或者消除药物的毒性，以保证临床用药的安全、合理与有效。但是，对毒性中药炮制的方法不同，其毒性成分所产生的变化亦异。因此，选择合理而科学的炮制方法是确保临床安全用药的前提条件，兹对毒性中药的炮制机理加以探析。

一、净制制毒法

即除去药材中某些非药用的有毒部位，从而达到安全用药的操作方法。例如，陈嘉谟之《本草蒙荃》中载蕲蛇去头足，《本草纲目》、《本草纲目拾遗》中云斑蝥去头、足、翅方可入药，其他尚有诸如人参“去芦免吐”、茱萸“去核免滑”等论述。现代药理研究证明：蕲蛇的头部毒腺中，确实含有大量出血性及溶血性的毒质成分。而斑蝥所含的毒性成分斑蝥素，其中相当一部分以镁盐的形式存在于动物软组织内，从斑蝥足关节处分泌，故传统炮制去其头、足和翅是科学合理的。

二、水处理制毒法

系采用清水对药材进行漂和浸，其间不断翻动和换水，以使药材中的毒性成分水解或者溶解于水中，而达到减低或消除毒性的操作方法。例如，水飞雄黄之操作，即因雄黄中含有As_2O_3成分，其难溶于水。而夹杂于其中的As_2O_3为剧毒成分，且能够溶解于水中，在水飞研磨为极细粉的反复操作过程中，As_2O_3则逐渐溶解于水而被除去。在水飞操作过程中用水量越多，雄黄所含有的As_2O_3含量就越低。又如，半夏、天南星在炮制之前也要求用水漂洗至口尝微有麻辣感，以使大部分毒质被水漂洗溶出。再如，附子和乌头等经过长时间的漂洗处理，可使乌头碱随水而大量流失。现代研究认为，将草乌总生物碱除尽后的水溶液中仍然具有较强的毒性，由此证明乌头中除含有剧毒的乌头碱外，尚含其他水溶性的毒质。因此，浸泡和漂洗过程对于去除乌头毒性成分是必不可少的操作工序。传统炮制马钱子有童便浸泡、和甘草水浸泡等方法，长时间水浸泡可降低其主要毒性成分番木鳖碱的含量。近年来有人试验，采用醋酸溶液浸泡取代传统水浸泡法，以期通过酸与碱的结合增大番木鳖碱在水中的溶解度，从而降低其毒质含量而达到药用的标准。

三、热处理制毒法

传统加热炮制的操作方法较多，应用亦很广泛，其操作方法大体上可分为干热与湿热制毒两种类型。

（1）干热制毒：将毒性药材置于容器中加热拌炒、或者加入一定量的固体辅料加热拌炒，采用高温破坏或者分解其毒性成分，从而降低或消除药物之毒性。例如，马钱子经过砂炒或油炸后，均可使其所含的番木鳖碱和士的宁受到不同程度的破坏。番木鳖碱成人口服5～10mg即可导致中毒。生品马钱子中所含番木鳖碱平均约1.56%，以砂炒至270℃、药物表面呈棕黄色时，其含量则降至1.15%；炒制温度升至290℃、马钱子呈黑褐色时，其含量降至0.49%。而番木鳖碱的熔点为268℃～270℃之间，如果超过此温度范围，其毒性成分即会被破坏。又如，用米炒制斑蝥，是因为毒质斑蝥素加热超过其熔点218℃时则会升华逸出。亦有文献报道，米炒制斑蝥在110℃左右时斑蝥素可部分升华逸出。此外，还有诸如麸炒肉豆蔻吸附油脂而降低毒性；用醋炒制乳香、没药以除去挥发油，从而达到缓和刺激性和降低毒性之目的等等，不胜枚举。由此可知，干热制毒主要在于破坏药物所含的毒性成分、或者使毒性成分挥散而达到解毒目的。

（2）湿热制毒：即在毒性中药内，加入清水或者液体辅料共炒或共煮，以达到降低或消除毒性的操作方法。例如，乌头中所含的乌头碱属于二元酯类结构，其化学性质不稳定，与水共热可被水解。在炮制过程中，乌头经过长时间的水处理、加热及蒸煮，所含乌头碱则会发生水解反应，其分子结构中失去一分子醋酸则生成毒性较小的乌头次碱，乌头次碱再进一步水解失去一分子苯甲酸则生成毒性极弱的乌头原碱。然而，乌头中的强心苷类成分即一消旋去甲乌药碱仍然大量存在。又如，大黄中主要含有蒽苷类衍生物，大部分与葡萄糖结合成为蒽苷，为致泻的主要成分。大黄经过水煮制则使蒽苷发生水解反应，生成为大量的游离苷元、而结合蒽苷量减少，因之泻下作用减缓。另外，何首乌经过蒸制之后，其中具有泻下作用的结合型蒽醌、则会水解成为无泻下作用的游离蒽醌衍生物。于是，降低或消除了何首乌的致泻作用。由此可知，蒸制法可使某些中药毒性成分发生化学变化，从而使得药物毒副作用明显降低或消除。

四、炮制辅料制毒法

系在炮制过程中加入各种不同的辅料，利用辅料与毒性成分相互结合，达到降低或消除中药毒副作用之目的。

（1）甘草解毒：利用甘草解除药物毒性应用广泛，陶弘景在《名医别录》中记载甘草“解百药毒”，孙思邈在《备急千金要方》中载甘草“解牛马内毒及乌头巴豆毒”。以现代药学理论分析，甘草解毒的机制主要有以下两方面：其一，吸附作用：甘草中主要成分为甘草甜素，具有类似活性炭样的吸附作用，可通过吸附毒质而达到降低药毒之目的。例如，传统用甘草煎液煮制或浸泡远志、半夏、吴茱萸等，其目的为缓和药性和降低毒性。据文献报道，有人使用30mg甘草甜素对士的宁吸附率为35.89%，随着甘草甜素用量的不断增加，其吸附作用亦逐渐增强。其二，与毒质的结合作用：甘草甜素水解生成的葡萄糖醛酸，可与很多类型的毒质结合。凡是分子中含有羟基或者羧基，以及在动物体内能够生成羟基或羧基的毒性成分，皆可与葡萄糖醛酸结合生成一种不易被动物所吸收的结合型葡萄糖醛酸物质，从而起到解毒之作用。现代药理研究证明，甘草甜素对破伤风毒素、蛇毒、细菌毒素以及药物和食物中毒等，均具有一定的解毒效果。

（2）豆腐解毒：豆腐中所含蛋白质为两性化合物，可与生物碱、鞣酸及重金属等结合成为沉淀，从而达到降低或者消除药物毒副作用之目的。另外，豆腐经过煮制形成的多孔性凝固蛋白具有良好的吸附作用，故可吸附药物毒质以解药毒。例如，用豆腐煮制藤黄与硫磺等。

（3）明矾解毒：明矾为$KAl(SO_4)_2 \cdot 12H_2O$的复盐，在水中可离解出Al^+，Al^+又进一步水解成为凝胶状的$Al(OH)_3$，其本身带有电荷并具有一定的吸附作用，可吸附毒性生物碱及苷类等成分，从而达到解毒之作用。例如，用明矾制乌头可使乌头碱在水溶液中发生沉淀，于是达到了对毒质的消除作用。又如，有人采用不同方法炮制半夏并进行了比较，结果生半夏毒性最强，对于黏膜具有强烈的刺激作用，其次毒性强弱为漂半夏>姜半夏和蒸半夏>明矾制半夏。

（4）米醋解毒：利用米醋中有机酸与毒性物质结合的特性以解毒。例如，甘遂、大戟、芫花和商陆等，皆为具有峻下逐水作用的毒性中药，自宋代始就已应用米醋制其毒了。现代药物研究证明，大戟所含的毒性成分为三萜类化合物及大戟苷等，三萜类化合物具有类似于巴豆油及斑蝥素样的刺激作用，与醋酸作用后生成的衍生物则失去刺激性。因此，用米醋炮制后的甘遂其泻下作用和毒副作用均显著减弱。

五、去油成霜制毒法

系将富含油脂性的中药去油制成松散的粉末，以达到降低或者消除毒副作用的操作方法。例如，巴豆中除含有溶解红血球、使局部细胞发生坏死的毒蛋白外，尚含具有峻下作用的成分巴豆油，其毒性较强，正常人内服20滴就会导致死亡。在对巴豆蒸制后压榨去油成霜的炮制过程中，由于高温可使毒蛋白发生变性，此既可降低毒性、又使大部分油脂析出，从而减小了刺激性，并起到了缓泻的药用效果。又如，柏子仁具有养心安神之功，但其中所含侧柏油及龙脑油等具有滑肠导泻作用，采取制霜法即可除去油脂而消除药物的副作用。

总之，中药采用与之相应的炮制方法，使药物成分发生了不同程度的物理化学变化，从而导致了药物质与量的变化，最终则是为了达到处方用药的安全和有效。但是，由于中药的成分非常复杂，因此炮制对于各种中药成分的物理化学影响也是有所不同的。所以，对于毒性中药的传统炮制加工方法尚有待于深入研究和探讨。

第十节　影响炭药质量及其止血作用之因素

制炭“存性”是加工炮制炭药所依据的传统质量标准，早在汉代末年张仲景著《金匮要略》一书中就有炭药须存性的记载。于是“烧存性”、“煅存性”及“炒存性”等炭药炮制的学说亦随之应运而生。炭药是否“存性”反映了炮制成品质量的优劣，而炭药质量的优劣又与其止血和收敛作用息息相关。因此，炮制炭药贵在适中，不及则功效难求，太过则气味反失，这就牵涉到如何准确掌握炭药“存性”炮制的问题。

目前，现行的国家药典以及炮制规范，均未具体明确制定炭药的炮制质量与控制标准，所以中药制炭尚缺乏可操作性。加之在炮制操作过程中对时间、温度、火力、气味、颜色、烟色以及搅拌等因素掌握和判断程度各有差异，故所炮制炭药成品质量亦不尽相同。兹将影响炭药质量及其止血作用相关的因素加以探讨，以期寻求一个相对具体、较为完善和统一可行的炭药炮制质量控制标准。

一、炭品中化学成分与“存性”质量和止血作用的相关性

祖国传统医学根据阴阳五行学说，取类比象、推衍立论认为：“血为赤色，见黑则止，以黑胜红也。”例如，元·葛可久撰《十药神书》中所载“十灰散”，即系代表性的炭药止血方剂。据有关文献报道：“十灰散”制炭后，方中鞣质及钙元素等化学成分含量显著增加。现代药理学对炭药止血成分的研究发现，鞣质类、黄酮类、可溶性钙粒子、微量元素以及炭素等，是炭药发挥止血作用的主要生理活性成分。其中，鞣质类成分具有收敛止血作用；黄酮类成分能够降低毛细血管通透性及血管脆性，且可缩短出血时间；可溶性钙粒子能够激活因子，参与凝血过程及参与纤维蛋白交联聚合等，是凝血机制的主要辅助因子。鞣质类、黄酮类以及钙离子等，均具有促进血小板聚集的作用。另外，微量元素的含量多少能够影响有机物的作用、或者与有机粒子结合成金属络合物发挥药理活性，故可参与凝血机制过程。炭素的吸附收敛作用可增强凝血作用、缩短出血时间。有关研究表明：炭药生物活性成分含量与炮制操作时所掌握的“存性”程度有关，即存性程度掌握的越恰当，其水浸出物含量及鞣质等成分含量亦越高，止血作用也就越强。

二、制炭温度对生物活性成分及止血作用的影响

炭药炮制质量既然是由炭品“存性”程度决定的，那么与存性程度相关的制炭温度（即火候），则是决定炭药存性程度的关键所在。由于中药的品种和类型有所不同，质地、组织结构以及饮片形状各异，因此在制炭操作过程中应区别对待，掌握恰当的炮制温度和适宜的时间方能够保证炭药存性的质量。例如，采用烘制法制备地榆炭实验研究提示：当炮制温度在150℃时炭药中的鞣质含量达到高峰，可溶性钙含量也随之提高，其促进ADP诱导的血小板聚集，以及药物本身的促聚作用最为明显。但是，制炭温度在150℃以上时，其炭品鞣质含量和促聚作用则随着炮制温度的升高而下降。又如，血余炭在不同温度条件下采用扣锅煅制，各炮制品浸出物、钙元素含量以及止血效果不一。其中，以300℃、煅制20min的炭品质量最佳。据对济南、贵阳、辽宁、杭州和潍坊等五地藕节炭内在质量的考察表明，由于各地采取的制炭温度不同，藕节炭

的存性程度亦有区别，其色泽、质地、水浸出物及其鞣质含量等诸项指标均不相同，尤其鞣质含量具有明显的差异，高、低二者之间相差约2倍左右。由此可见，炭药炮制质量与成分含量是由“存性”程度所决定的，而“存性”程度的高低则与炮制过程中所掌握的温度和时间密切相关。

三、炮制工艺对炭药质量及其止血作用的影响

实践经验证明，根据传统工艺炮制的炭药品种，其中大部分品质可靠，药用效果肯定。但是，随着对炭药质量及其炮制工艺进一步的研究发现，某些按照传统工艺炮制的中药炭品，其内在质量与药用效果均不及经改进工艺后所制炭品质量。例如，炮制棕榈炭有烧、炒及煅等三种传统操作方法，其中烧法应用较早，其次才出现炒法和煅法，今煅、炒二法并存，烧法已甚少沿用。2010年版中国药典（一部）中仅载有煅制法。有人在借鉴前人经验的基础上，将煅制法改为砂烫法。经对焖煅、炒炭和砂烫七种炭品质量比较结果发现，以250℃、砂烫8min，外表深褐色、内部棕褐色之炭品质量最佳。其中，烫品所含羟基苯甲酸量比炒品高出1倍多，比煅品高约40倍。α-儿茶素、鞣质和总水浸出物含量均明显高于炒和煅品。血小板聚集凝血、复钙试验以及临床用药观察表明，烫品作用亦优于炒与煅品。再如，炮制艾叶炭传统一直沿用清炒法，由于炒制操作过程中容易产生燃烧和结块现象，造成炭品与生品混存，成品色泽不均，质量难以控制。因此，有人改用烘法制备艾炭，于200℃、烘制10min，其成品质量和止血效果均优于炒制品。以上事例说明，炭药炮制工艺是保证其“存性”质量的重要环节。由此可见，对炭药的炮制工艺则应持遵古而不泥古的科学态度。

四、药材来源与炭品质量及药效的相关性

不同来源的同一药材品种，受地域、气候、土质、水肥条件，以及植物生长适应性等多方面因素的影响。因此，其质量各有差异之处，所炮制的炭药成品质量及药用效果也必然各不相同。有人曾对来自五省市、五种不同产地的地榆生品与炭品饮片，分别进行了定性和定量分析研究。结果证明，地榆生品外观及形状均不一致，质地亦有差别。各地生品中水浸出物含量不同，最高溶出率达31.97%，最低为23.62%。鞣质含量高、低相差超过2倍，对于缩短小鼠的凝血时间和凝血作用其强弱不等。所制炭品存性程度也不一致，各地炭品水浸出物量高、低之间相差约3倍。究其原因，是由于地榆的品质、产地以及炮制炭药的操作方法有异，加之各地制炭经验不一，从而造成炭药内在质量相悬、存性程度各异的情况。有鉴于此，故提出以下四点设想：

（1）根据炭药生物活性成分含量衡量其“存性”程度。相关炭药药理和化学实验

研究表明：大多数炭药所含化学成分与其“存性”程度成正比关系，而“存性”程度又与其止血作用成正比关系。因此，可以根据炭药中某一主要化学成分或者其他生物活性成分的含量，作为判断炮制品“存性”程度的依据之一。

（2）按照中药的不同属性，确定相应的炮制温度和炮制时间。在炮制炭药过程中，掌握恰当的制炭温度和操作时间，是决定炭药“存性”质量优劣的关键所在。因此，应根据所制炭药的不同属性、通过反复实验，摸索出一套直观的制炭温度与炮制时间参数，以确定不同品种炭药的最佳操作温度和炮制时限。

（3）在继承传统炮制炭药经验的基础上，进一步改进和完善制炭操作工艺。由于前人受当时科学技术水平以及历史条件的限制，其中某些炮制操作已不及现代改良的制备工艺。因此，应在继承传统制炭工艺的基础上，进一步摸索出科学、合理与完善的制炭工艺和操作方法。并且结合传统的制炭工艺，以新充旧，取长补短，从而全面提高炭药炮制品的质量。

（4）炭药前体药材的来源、产地和品质应基本统一。各地炭药质量不统一，除因炮制操作技术有别所致外，且与药材品种虽同，而药材产地不同相关。炭药仅占全部中药品种的很少部分，故有必要规范选用相同地域、同一品种和货真价实的道地生药，作为炭品前体原料药材，以期达到统一炭药标准，保证炭药质量之目的。

第十一节　中药净选与切制

中药加工炮制是根据药材品种的特性，以及中医临床用药要求进行操作的，加工炮制具体可分为三部分：即净选、切制及炮制。

一、净　选

净选是对药材初步的加工过程，其目的系为下一步生产做准备。具体操作方法为：选取药用部分，除去非药用部分及杂质，使药材达到规定的纯度标准。同时，也便于炮制、切片、调剂及服用。中药材净选方法通常分为：挑选、筛选、风选、水选、剔挖、去皮（壳）、去毛、剪切、抽心，去头、尾、足、翅，揉搓、碾轧、拌衣、制绒以及镑片等。

（一）清除杂质

（1）挑选：系除去非药用部分及杂质，或将药物大小分档，以便于进一步加工处理的方法。例如，连翘拣去枝梗，乳香、没药等拣除杂质，茵陈、石斛、卷柏等去除根茎，大黄及半夏等大小分档以便于分别浸漂。

（2）筛选：系根据药物和杂质的体积大小不同，使用不同规格孔隙的筛或罗目，筛除药物中夹杂的泥沙、石屑及杂质等，以使药物达到纯净；或将大小、粗细不等的药料进行分离，以便于加工炮制操作。例如，鸡内金、穿山甲片等在炮制前须大、小分开以利于后续操作；用麦麸炒制药料后须将麸皮屑筛除等，均属筛选法。通常，筛选与挑选两种操作方法往往同时交替运用。

（3）风选：风选是利用药物与杂质比重的差异，借助风力作用将药用部分与杂质二者分离的操作方法。一般可利用簸箕或者风车，通过扬簸或风扇使杂质和药物分离，从而达到净选药物之目的。例如，风选青箱子、葶苈子、桑叶以及番泻叶等。

（4）水选：水选是将药材上附着的泥沙和杂质等漂洗干净的操作方法。例如，漂洗酸枣仁、菟丝子及蝉蜕等。漂洗过程中应注意掌握时间，勿使药物在水中浸渍过久，以避免药材中生物活性成分的流失。

（二）剔除非药用部分

（1）剔挖：剔挖是利用刀、剪及锥等器具，根据药材的形态与特点选择适当工具，将果实类药材种子部分挖除的操作方法。例如，挖除枳壳、金樱子、山茱萸、诃子等的种子，剔除根茎及矿物类药材如猪苓、石膏等表面的泥沙。

（2）去皮壳：有些中药材需要去除其表皮或壳等非药用部分，以便于切片和提高药物成分的煎出率，或保证药用剂量的准确性，或者分开药用部位以供处方用药的不同需求。去皮药材大体上可分为三类：其一、为树皮类药材，如肉桂、黄柏、杜仲、厚朴等，需用刀刮除其表面栓皮及苔藓等杂质。其二、是根或根茎类药材，如知母、桔梗、明党参、北沙参等，宜趁鲜刮去表皮，因干燥后将难以刮除。其三，是果实及种子类药材，如使君子、银杏等需在临配方时去掉皮壳；杏仁、桃仁等需采用燀法，以沸水烫至适度再脱去种皮；鸭蛋子、木鳖子、榧子等则需砸破皮壳，去壳、取仁入药。

（3）去毛：有些药材表面或内部常着生很多绒毛，往往会导致咽喉刺激症状，因此需要去除其绒毛。具体操作方法有三种：一是刷去毛。小量药材的绒毛可用刷子刷除，大量药材的绒毛可用机械刷除。二是烫或燎去毛。例如，骨碎补、狗脊及贯众等，可将之倾倒入炒热的细砂土中，烫焦其绒毛，取出，放凉，再用铜丝刷除绒毛，或者用酒精火焰燎去附着的绒毛。三是刮去毛。例如，鹿茸去毛多采用刮除方法，这样既可保持药材的本色，所含成分亦不会受到影响。但是，在操作过程中应注意劳动保护，避免绒毛吸入操作者呼吸道而造成伤害。此外，诸如金樱子等药材表面绒毛未在产地加工干净时，也需要进行刮去毛处理。

（4）剪切：剪切是利用剪刀或厨刀切除药材残留的非药用部分，一般是指根茎类药材的根头、根茎、残茎以及叶基等部位。历代医家认为，芦头”为非药用部分，“能令人吐”故去之。传统用药习惯去芦的药材有人参、党参、桔梗、续断、防风、牛膝、草乌、白薇、玄参及茜草等。

(5) 抽心：抽心是指抽去根茎类药材的木质心。医典《伤寒论》中曾记载，麦门冬去心以除烦。之所以去心，是因为有些药材的“心”和“肉”二者之间作用不同，或“心”为非药用部分应除之。需要去心的药材种类较多，多数系在产地趁鲜抽除心材。例如，地骨皮、丹皮、五加皮及白鲜皮等均在产地加工。而巴戟天、远志等则须洗净、润软，然后捶破或者压破皮部以去除木心。

(6) 去头、尾、足、翅：某些动物类药材的头、尾、足、翅等部位有毒、或不作药用，故必须除去。例如，斑蝥、青娘子、红娘子须去足、翅，蕲蛇、乌梢蛇、白花蛇应去头、尾，蛤蚧要除去头、足和鳞片等。

（三）其他修治方法

(1) 揉搓：某些质地松泡、呈丝条状的药材，需揉成团状，以便于调剂和煎煮。例如，竹茹、大腹皮、骨精草等含长纤维性的药材，经过捶打、柔搓后加工成适当小卷供调剂用；将桑叶及荷叶等揉搓成小碎片供配方。

(2) 碾轧：碾轧是利用石碾轧（串）除药材表面非药用的须根或刺尖；或用石碾及铁钵等工具，将质地坚硬和体小致密的子仁类药材研碎的加工方法。例如，碾除香附须根、碾去白蒺藜表面的毛刺等。此外，诸如石膏、代赭石、龙骨、磁石、龟板、鳖甲、牡蛎、苏子、白芥子、莱菔子以及酸枣仁等，皆须碾（捣）碎后入药。

(3) 拌衣：拌衣是将药物湿润，使辅料附着于其表面，从而起到一定的辅助治疗作用。例如，朱砂拌茯苓、茯神、远志、麦门冬等，以增强宁心安神功效。青黛拌灯心草，则有助于清肝凉血。

(4) 制绒：将富有韧性的叶片类药材用石碾轧制成絮状，以便于再加工或调剂配方。例如，艾叶及茵陈蒿等，均须制为绒后供药用。

(5) 镑：指利用一种特殊的镑削工具，将诸如鹿角、羚羊角、犀角、檀香、降香等药材加工为薄片的方法。

二、切 制

除细小的植物类药材如花及种子外，通常根、根茎、果实以及皮类药材皆须切制为片、咀、块和丝等形状，此类切制为不同规格及形状的药材则统称之为“饮片”。中药“饮片”一词最早出现于宋代，时至清代，医药学家吴仪络在其《本草从新》一书中提出“药肆中俱切为饮片”之说后，各家方皆引用之并沿用至今。概括的讲，将中药材切制为饮片主要有以下几方面的目的：

（1）提高药物生物活性成分的煎出率。将中药个子切制为饮片后，增大了其比表面积，有利于生物活性成分的煎出率，且可缩短汤剂的煎煮时间。

（2）有利于中药的加工炮制。将中药切制为饮片，酒、醋、蜜、乳及盐水等液体辅料更易于渗入药料组织内部，且便于拌炒均匀，从而保证了中药炮制品的质量。

（3）保证药物的洁净度。多数药材在炮制前须经漂、洗、泡等方行切片，如此既去除了泥砂等杂质、达到了净制的效果，且又利于中药的贮藏和保管。

（4）便于对中药的鉴别。中药饮片保持了药材原有的内部组织形态，使药材特征更为直观。因此，便于经验鉴别。

（5）提高中药制剂的质量。中药饮片较薄，在制备液体剂型时可增大药物成分的浸出率，在制备固体剂型时则能提高药料出粉率。从而使得制剂组方中各药味比例相对均衡稳定。

中药饮片质量的优劣与切制工艺密切相关，并直接关系到下一步炒、蒸、煮、炙等炮制工序的质量。饮片切制大小及厚薄不均、碎末过多，往往会造成炮制品的生熟不一、或辅料接触不均，甚至会造成药物的性质变异，以及饮片外观色泽不正等，亦给中药调剂带来诸多不便。因此，必须高度重视中药饮片的切制质量。

（一）切制饮片前的水处理操作方法

将药材切制成饮片必须经过水浸润的过程，其目的是让药材吸收适量水分，使质地变软以便于切制。在切制操作前应根据药材特性及形状大小，采取不同的软化方法。常用水处理操作方法有淋法、淘洗法、泡法、漂法和浸润法等。

（1）淋法：淋法系用清水浇淋药材的操作方法。对于干燥而脆硬或芳香性的全草类药材，用水泡洗容易使之成分流失，故宜用适量清水将药材清洁后使之浸润软化。具体操作方法为：先洗净泥土，再将药材竖直整齐堆码，从上而下喷淋2～4遍清水，放置滋润到适合切制为度。例如，薄荷、荆芥、益母草及香薷等，切制前均采用淋法。

（2）淘洗法（呛水法）：将药材投入清水中淘洗，然后立即捞出，称之为呛水法。此法通常适用于质地疏松，经淘洗后便可软化切片的药材。例如，陈皮、桑白皮及五加皮等。诸如贝母、天门冬等鳞茎和块根类的药材，虽无需经切制操作，但亦须用清水淘洗，以去除表面附着的泥土和杂质等。

（3）泡法：将质地较坚硬的药材置于清水中浸泡，以达到软化的加工方法。药材浸泡时间长短应视个子大小与质地软硬，以及季节、温度等环境因素酌定。一般质地坚实而粗大者，宜长泡；质地疏松而细小者，宜少泡；夏季气温高时，宜短泡；冬季气温低时，宜多泡。通常全草类药材浸泡约1～2h；皮类药材浸泡约1～3h；根及根茎类药材浸泡约1～4h。药材切忌久泡，以免造成“伤水”而使药物成分流失。待药材浸泡至适中后（手捏药材质感柔软，条状药材折之略能弯曲），捞出，闷润，切片。另外，诸如枳壳、青皮等类质轻药材，可在其上压以适当重物进行浸泡，以防漂浮而造成浸泡不均匀。

（4）漂法：系为降低药物毒性、或除去药物本身含有的盐分，反复用清水浸漂的操作方法。具体操作方法为：将药材置于缸内，冬、春二季每天换一次水，夏、秋二季每天换2～3次水。漂洗时间视气温及药物质地酌定，一般约为3～10d，漂泡期间要避免日晒。例如，天南星、半夏、乌头等采用漂法以降毒，海藻、昆布等使用漂法以除盐。漂药操作适宜于春、秋两季，夏季药材容易腐烂，宜用浓度约2%～6%的明矾溶液浸漂，可起到固定药材与防腐的作用。冬季气温低、水液容易冻结，渗透性亦缓慢。因此，宜于在较高的室温环境中漂泡。

需要久漂的药材品种如龟板、鳖甲、豹骨等，可采取不换水的方式，利用微生物使附着于药材上的筋肉和膜皮等在水中分解而去除。此外，久漂尚需注意以下几点：其一、漂泡药材的水量应一次性加足，一般不宜重复加水。否则，药材色泽容易变黑。其二、由于利用微生物法去除动物类药材上的残肉及筋膜等，为避免异味扩散而污染环境，浸泡容器必须加盖。待去除药材筋膜等残留物后，还需反复用清水漂洗数日，直至无异臭为度。

（5）浸润法：将药材经过适当浸泡处理后，闷润，使水分徐徐渗入药材组织内部，以达到既软化药材而便于切制、亦不影响药物质量之目的。在饮片切制工艺中有“三成浸泡七成闷”和“少泡多闷”之说。部分药材经过浸泡与闷润可即行切制，有些药材则需要反复水浸和闷润方能使内、外软化一致。因此，闷润程度要求恰当掌握。浸润的具体操作方法为：大生产时通常将药材浸泡至一定程度，然后捞出堆积在一起、或将浸泡池内水液放净就地于池中闷润。两种闷润方法均需在药材上覆盖湿麻袋或湿草席等物。小量生产时可将药材浸泡后捞出，再装入适当容积的器皿中，其上覆盖以湿麻袋，润透即可切片。

1. 中药材闷润程度经验检查方法有以下四种

（1）手折法：将长条形药材浸润后握于手中、以大拇指向外推而其余四指内曲，可以使药材略微弯曲为度。若一弯曲随即折断，则说明浸润程度不够。有些药材需要经过反复闷润——晾晒——再闷润的操作过程，使得药材内外水分滋润一致，所切制的饮片才会平整而光洁。例如，泽泻、白芍等类药材，均需反复闷润而后切片。

（2）指掐法：诸如白术、天花粉等团块状药材，闷润至手指甲能够掐入表层以下时切制为宜。

（3）穿刺法：体质粗大的块状药材，可用锥子刺入其内部，以检查是否润透，若刺穿且无硬心者即为适度。例如，大黄等可采用穿刺法。

（4）手捏法：两端粗细相差较大的根或根茎类药材，浸润至用手捏粗端感觉较为柔软时，即可进行切制。例如，羌活、独活等可用手捏法。此外，诸如延胡索、枳实、莲子、雷丸等块根、果实及菌类药材，浸润至用手捏挤无响声，或无坚硬感时切制为宜。

2.浸润操作应注意以下四点

（1）浸润时间长短应根据药材性质而定，质地坚硬的药材浸润3～4d即可，个别药材需浸润10d以上；质地较软的药材浸润1～2d为宜。夏、秋季节气温较高，浸润时间宜短；春、冬季节气温较低，浸润时间应稍长。

（2）对于质地特别坚硬的药材，在保证其软化的同时，还应防止长期浸润所造成的药物成分流失。因此，可将药材浸润一段时间后取出适当晾晒，使所含水分部分被蒸发、部分则渗入药材组织中。如此反复操作数次，直至软化适度为宜。例如，槟榔、三棱、莪术等的软化均适于此法。

（3）在气温较高的季节进行浸润操作时，对含淀粉较多的药材应勤加检查，以避免出现发粘、发臭及变色等现象。如果产生上述现象，则须立即用清水洗净后摊开晾晒，假如发臭就只能报废而不可再供药用。例如，山药、天花粉等淀粉含量较高的药材，天热时就不宜采用包围浸润的方法。

（4）为保证含油脂及糖分较高药材的饮片质量，通常多采用吸湿回润法进行处理。即在潮湿的地面上铺放蒲包或竹席，再将净选的药材摊置于上，待12～24h质变柔软，然后稍加晾晒即可切制。例如，当归、牛膝、玄参等类药材，均宜吸湿回润法。

3.浸润法具有以下四方面的优点

（1）浸润法可使水分徐徐渗入药材组织内部，药材湿润程度均匀，且内外软化一致，切制的饮片形状完整。

（2）浸润法药物成分流失量少，本着“药适水净”的原则，药材中成分不会随多余水液而流失。例如，大黄采用水浸泡软化法切制的饮片中，经对蒽醌苷含量测定表明，其损失率平均达9%左右。然而，采用浸润法切制的饮片中，大黄蒽苷损失率仅为2.5%。又如，将清水浸泡甘草改为清水浸润，其生物活性成分甘草酸损失率由10%降到了4%。

（3）采用浸润方法制成的饮片色泽鲜艳；而采用浸泡方法由于药材组织急剧膨胀，色素流失或分布不均匀，其饮片色泽晦暗不正。例如，采用浸泡法软化大黄所制之饮片，其片心褐黄色、边缘为棕褐色；而采用浸润法软化切制的大黄饮片则呈金黄色、中心为粉红色。

（4）浸润切制的中药饮片平坦而整齐，很少有炸心、掉边、翘片及碎片等。此因水分在药物组织内部分布均匀，故切制过程中受力亦均匀。另外，饮片水分含量适中，未造成药材组织过度膨胀，故干燥后的饮片平坦而整齐。

综上所述，浸润法虽有诸多优点，但在浸泡和闷润过程中操作程序较为繁琐，而且药物的成分或多、或少有所流失。因此，有待于进一步改进和完善其操作工艺。例如，有人曾提出“冷压浸泡”的设想，该技术既可缩短浸泡时间，又能保证饮片的质量，且设备较为简单。但是，该方法尚在不断完善之中，这里暂不多赘。

（二）中药饮片切制方法及饮片类型

1.饮片的切制方法

切制是指药材经过浸泡和闷润后，待其所含水分内外一致，然后切制成为不同形态饮片的操作过程。目前，中药切制主要分为机械联动切制与手工切制两种方法。

（1）机械切制法：目前，全国各地生产的切药机械种类较多、型号不一，有万能切片机、刨刀切片机以及剁刀机等。其共同特点为生产效率较高，省时省力。操作时将被切制的药材整齐码入刀床或盛药斗中，然后把饮片厚度调节适宜，即可进行切制。且边切制、边续药，可不间断的进行生产。

（2）手工切制法：手工切制系传统操作方法，各地使用的切制工具有所区别。但是，切制饮片前均需根据药材个子不同大小分档，切制时以右手持切药刀柄，左手压紧药材均匀送入刀口，以送入刀口的药材速度来控制饮片的厚薄，送速慢则饮片薄，送速快则饮片厚。质地特别坚实的药材如槟榔等，可采用特制的铁夹子送入刀口切片。

（3）其他切制法：对于木质、动物骨骼及角类药材，采用常规操作方法切片较为困难。因此，可根据下述操作方法进行切片。

1）镑片：镑片所用的工具为镑刀，是在一个木质的柄上平行镶嵌许多锋利的刀片，操作时两手紧握镑刀两端向前推动，即可将药材镑为极薄饮片。该操作方法适用于羚羊角、犀牛角等动物角类药材。药材镑片前，应先用清水浸泡3～5d，以便于操作。

2）锉：某些处方用量较小、或配方前需临时加工的药物，诸如象牙屑、马宝、狗宝等，可用钢锉将药物锉为细末，以便于调剂。

3）刨片：利用刨刀将某些质地较坚硬的木质类药材、如檀香、松节、苏木、降香等，刨为薄片以便于煎煮。

4）劈：利用斧子等厚刃刀具，将诸如鹿角、牛角等角类药材劈为片块，以便于调剂配方。

2.切制中药饮片操作要点

（1）切制工具的选择：根据药材质地的软硬选择相适用的刀具，无论机械切片或手工切片，刀刃必须锋利，否则切制出的饮片不平整，并且容易产生破碎。

（2）切制片形的选择：切制饮片首先应考虑中药所含成分是否易于煎出、调剂是否方便。例如，某些质地坚硬的药材，应该切为薄片则成分容易煎出。另外，饮片切制的大小、厚薄是否适当，将直接影响到炮制品的质量。例如，将阿胶切丁后炒珠，丁大烫品则内生而外焦、丁太小则受热后会融熔粘连。又如，以干姜炒制炮姜，块大则不易发泡，块小则容易炭化。

（3）切制前的处理：为了调整某些中药材的性能，在切制之前水处理过程中常以辅料拌润。例如，泽泻用盐水润、黄连及大黄用酒润等。这样不仅能够增强药用效果，而且还可避免中药饮片变色。

3.饮片的类型

中药饮片的形态是根据药材质地、特点和炮制对片形要求而定的。由于全国各地炮制习惯的不同，因此饮片形状差异较大。通常是将质地疏松的药材切为厚片，质地坚实的药材切为薄片，树皮和果皮类药材切为丝状，嫩枝和全草类药材切为咀、段等。常见的中药饮片片形有薄片、厚片、咀、段以及丝等。此外，机械切制的片形多为横片、段及丝等，其他片形较少。而以手工切制的片形种类则较多，主要有以下七种传统片形。

（1）薄片：长条形药材、部分块根以及果实类药材，适于切制为薄片。饮片切制厚度约1～2mm，多采用横切法。切为薄片的药材品种有白芍、玄参、当归、防风、桔梗、牡丹皮、紫菀、台乌以及槟榔等。

（2）厚片：粉性大、质地疏松的药材，切制为薄片容易碎裂，故以厚片居多。切制过程中可不受方向限制，饮片切制厚度约2～4mm。适于切为厚片的药材品种有山药、三棱、白芷、沙参、赤芍、草乌、羌活、知母、前胡、菖蒲、续断、天花粉、天南星、白术、白及、泽泻、苍术、狗脊、贯众、射干和商陆等。

（3）直片（顺片）：个子大、组织致密的药材，可切制为2～4mm的直片，个别品种厚度可切制成10mm。适于切为直片的药材品种有：附子、大黄、何首乌、川乌、当归身、升麻以及木香等。

（4）斜片：某些长条形且纤维性较强的药材，适宜切制成斜片。饮片切制倾斜度小者称之为“瓜子片”，切制倾斜度大者称之为“马蹄片”，切制倾斜度更大者则称之为“柳叶片”。饮片厚度一般约2～4mm。适于切制为斜片的药材品种有甘草、山豆根、千年健、川牛膝、川木香、银柴胡、漏芦、苏梗、藿香梗、桑枝、黄芪以及皂角刺等。

（5）丝条：叶类和皮类药材多切制成狭窄的丝条。其中，皮类药材一般切制为宽约2～3mm的丝条，叶类药材多切制为宽约5～10mm的丝条。适于切制成丝条的药材品种有黄柏、白鲜皮、陈皮、合欢皮、川楝皮、五加皮、桑白皮、枇杷叶、淡竹叶和荷叶等。

（6）丁块：有些中药饮片在煎熬过程中容易产生糊化，需要切为形状不等的丁块（立方块）以兴利除弊，个别药材为了炮制的方便亦切制为丁。一般切制成为扁平块的药材品种有杜仲、海桐皮等，切为立方丁的药材品种有葛根、六神曲、阿胶及黄明胶等。

（7）段（咀）：某些含粘液质较多的药材质软而粘，故难以切片。因此，可将之切制成段。全草类药材为了便于煎煮，一般也可切为长短适度的段。段的切制长度约为10～15mm。切制为段的药材品种有天门冬、巴戟天、白薇、茜草、木贼、瞿麦、青蒿、石楠藤、忍冬藤、泽兰、荆芥、北沙参、怀牛膝、党参、车前草、白头翁、白花蛇舌草、伸筋草、金钱草、荷梗、龙胆草、马鞭草、白毛根、仙鹤草、地丁草、旱莲草、败酱草、益母草、香薷、麻黄、紫苏、藿香、夜交藤、地龙、桑寄生、甘草梢和大蓟、小蓟等。

三、中药饮片的干燥

中药材经切制加工成为饮片后，需要立即进行干燥，否则会造成发霉变质，从而影响药用效果以及饮片的色泽等。目前，中药饮片干燥的方法有两种：

1. 自然干燥法

利用竹帘或洁净的晒场将饮片摊开，使所含水分在阳光照晒下自然蒸发，同时在干燥过程中不断翻动以加速水分的蒸发。自然干燥的饮片干燥充分、色泽均匀。该法适合于春、秋季节，无风晴朗的天气。自然干燥法的优点是可以较好的保证含挥发油、糖类以及淀粉等成分的饮片质量，不足之处为干燥效率低、且受自然条件的约束，同时不可避免地会使饮片挟有其他杂质。

另外，亦有采用密封晒药平台进行自然干燥的方法。即利用楼房顶层建造水泥平台，然后将平台四周及顶部均用透光率较高的玻璃加以封闭，并留置适当的空气对流网孔，将中药饮片摊晒于平台上，利用透过玻璃的直射阳光进行干燥，药材中蒸发的水分则通过对流网孔排出室外。

2. 加热干燥法

（1）直火加热干燥法：将火炉置于固定的木架或铁架之下，用竹筵盛装中药饮片，然后搁于支架上烘干。

（2）火炕加热干燥法：将中药饮片放入竹筵内或铁丝网容器中，再置于火炕上烘干。

（3）排管式干燥室烘干法：利用硬气通过排管散热，烘干中药饮片的操作方法。将盛装有饮片的器具置于排管上，并在干燥过程中不断翻动饮片，以使之均匀干燥。

该法优点为干燥温度可加以调控，干燥室内顶棚安装有排气扇，可随时将水蒸气排出。该法缺点为工作室温较高，操作人员容易中暑。

（4）隧道式烘干室烘干法：利用硬气传输到散热器上，再以排风扇将热能吹入烘干室，然后将饮片放置于铁丝网容器中并堆叠数层，置于手推车上沿轨道推入烘干室进行烘干。此法无需人工辅助翻动，烘干室内水蒸汽可从室后所设引风扇排出，室内干燥温度亦可随时进行调节。在此基础上如果安装热气回风管，还可循环往复利用热能。此外，尚有履带式半自动烘干机，其优点为生产效率高且便于操作，烘干室温度较低，故工作环境较好。目前，亦有采用红外线和电磁波等饮片干燥技术，此法尚有待于进一步探讨。

第十二节　中药炮制常用辅料

辅料是在炮制过程中为特定目的而加入，辅料有液体和固体之分。加入辅料之目的是使药物在辅料的影响和作用下，通过炮制改进或转化药物的性味，使之更加符合临床用药的需求，协同和增强药物的治疗作用，降低和消除药物的毒副作用。所以，选择适宜的辅料炮制中药饮片，具有重要的药物治疗学意义。

明代陈嘉谟在《本草蒙荃》中对为什么要加入辅料炮制药物、加入辅料有何作用？其有着精辟的论述。清代张仲岩在《修事指南》一书中亦指出：“如吴萸汁制，抑苦寒而扶胃气；猪胆汁制，泻胆火而达木郁；牛胆汁制，去燥烈而清润；秋石制，抑阳而养阴；枸杞汤制，抑阴而养阳；糯米饭制，润燥而泽；牡蛤粉制，成珠而易研；黄精自然汁制，补土而益母；黑芝麻制，利窍而疏通……煅者去坚性，浸者去燥烈之性，蒸者取味足，煮者取易烂，煎汤取熟，阴者取存性，晒者取易干，烘者取易脆……”上述经典论述一直被后世沿用至今。目前，常用的辅料种类较多，可将之分为液体辅料与固体辅料两大类。

一、液体辅料

（1）酒：中药炮制所使用的酒有两种，其用途各不相同。一种称之为“白酒”（烧酒），系经过蒸馏所得，乙醇含量为40%～70%，其中杂质较少。除供配制药酒外，一般不作它用。而乙醇含量达到90%以上的酒精，则多用于中药成分的提取；另一种称之为“黄酒”，主指华东地区所产的绍兴酒，经酿造而成，其乙醇含量约为15%～20%。

黄酒主要成分除乙醇外，尚含有酯类及有机酸等，其气味醇香特异，故对中药有矫味和矫臭的作用。

酒性大热，味甘、辛。具有通行血脉、引药势及散寒止痛之功。黄酒不仅是炮制中药常用的辅料，同时也是良好的有机溶剂，对于天然药物中多种类型的有机成分均具有溶解作用。例如，生物碱及其盐、苷类、苦味质、有机酸、挥发油、树脂、糖类以及部分色素等，都易溶于适当浓度的乙醇溶剂中。山东等地产的黄酒亦可代替绍兴黄酒，但是其气味相对较差。中药经酒制后增强了生物活性成分的溶出率，因此可最大限度地发挥其药用效果，常用于酒制的药料有黄芩、大黄、白芍、白花蛇等。

（2）米醋：炮制中药所用的米醋主要成分为乙酸，此外尚含维生素及还原糖等。米醋具有特异的醋酸气味，性温，味酸、苦。有散瘀敛血，理气止痛，行水解毒，矫味和矫臭之功。另外，醋酸可与中药所含的亲脂性游离生物碱结合生成盐，使生物碱亲脂性减弱而极性增强，水溶性增大，所含成分则易于溶出，从而提高了药用效果。需要醋制的药料有元胡、香附子、柴胡、三棱、莪术、大戟、芫花及甘遂等。

（3）蜂蜜：炮制中药所使用的蜂蜜系经过加热炼制的炼蜜。蜂蜜品种较多，其主要成分为果糖和葡萄糖，另外尚含有少量蔗糖、麦芽糖、蜡质、矿物质、含氮化合物以及酶类等。其比重约为1.349，水分含量12%～18%，粘度大，气芳香，味极甜，是良好的营养品。蜂蜜性平，味甘。补中润燥，止痛解毒，矫味、矫臭，能协同药物发挥治疗作用，增强药物的疗效。需蜜制的中药有甘草、黄芪、麻黄、紫菀、百部、款冬花、马兜铃、百合、前胡、枇杷叶以及罂粟壳等。

（4）姜汁：姜汁系将生姜块茎捣碎取汁，或以干姜片与水按1∶3的比例经煎煮滤取的黄白色液体。姜汁气芳香，主要成分为姜辣素、挥发油、少量淀粉及树脂类等。姜性温、味辛。具有发表散寒，止呕、祛痰和解毒之功。中药经过姜汁制后，能够抑制其寒性并增强疗效。常以姜汁制的中药有竹茹、厚朴、半夏及黄连等。

（5）甘草水：甘草水为甘草经煎煮滤取的深黄色液体。甘草所含成分主要为甘草甜素、甘草苷、还原糖、淀粉及胶质等。其性平、味甘。具有和中缓急，润肺解毒，补中益气，调和药性的作用。中药经过甘草水制后能够缓和药性，降低毒性。常用甘草水制的中药有远志、法半夏、巴戟天和吴茱萸等。

（6）黑豆汁：即在黑豆中添加适量清水，经煎煮去渣后所得的混悬液体。黑豆中主要成分为蛋白质、脂肪、维生素、色素及淀粉等。黑豆性平、味甘。具有滋补肝肾，养血祛风，活血利水及解毒之功。中药经黑豆汁制可增强药效，降低毒副作用。常用黑豆汁制的中药有何首乌、川乌和草乌等。

（7）米泔水：米泔水是指淘洗大米过程中第二次滤出的液体，系淀粉与水的混悬液，其中尚含少量的维生素等成分。米泔水性寒、味甘。具有清热凉血、通利小便之功。对油脂类成分具有吸附作用，因此常用于浸泡含油脂类较多的中药品种，以去除药物中部分油质，以缓和或降低药物的辛燥之性，增强补脾和中的作用。例如，米泔水制苍术就是为了降低其燥性。由于米泔水在收集过程中有诸多不便，因此可取适量大米粉与清水混合搅匀以代之，米粉与清水的比例约为1∶100。

（8）盐溶液：系在食盐中加入适量清水，搅拌溶化后过滤所得的澄明液体。食盐主要成分为氯化钠，性寒、味咸。能强筋骨，软坚散结，清热凉血，解毒防腐。并具有矫味、矫臭之功。中药经盐水制后可改变药物性能，起到引药归经（肾经）的作用。常用盐水制的中药有杜仲、小茴香、橘核及车前子等。

（9）胆汁：系取自于牛、羊等动物的新鲜胆汁，其外观呈绿黄褐色，微透明，为略显粘性的液体状物，具有特异的腥臭气味，主要成分为胆酸钠、胆色素、粘蛋白、脂类和无机物等。胆汁性大寒、味苦。具清肝明目，利胆通肠，解毒消肿，润燥泻火之功。中药经胆汁制后可降低毒性与燥性，增强疗效。例如，“九转胆南星”就是最具代表性的胆汁制中药品种。

二、固体辅料

（1）稻米：稻米的主要成分为淀粉、蛋白质、脂肪、矿物质，以及少量维生素和多种有机酸与糖类等。稻米性平、味甘。具有补中益气，健脾和胃，润燥止渴及止泻之功。中药经稻米制后可增强药物疗效，降低刺激性和毒副作用。传统炮制习用品种为大米和糯米，有时则用黄小米。通常用米制的中药有红娘子、斑蝥及党参等。

（2）麦麸：麦麸为小麦的种皮，呈黄褐色，主要含淀粉、蛋白质以及维生素等成分，并具谷香之气。麦麸皮性平，味甘、淡，具有和中益脾之功。中药经麦麸皮制后能够缓和药物的燥性，消除药物中的不愉快气味，增强药效。通常用麦麸皮制的中药有白术、枳壳、山药、僵蚕以及白芍等。

（3）白矾：白矾又称为明矾，系明矾矿石提炼而成的结晶体，主要成分为含结晶水的硫酸铝钾。性寒、味酸，具有解毒、杀虫及祛痰之功。中药用白矾制后可防止药物腐烂，并且降低毒性。通常用白矾制的药物有半夏、天南星等。

（4）豆腐：豆腐主要含蛋白质、维生素以及淀粉等。性凉、味甘，具有益气和中，生津润燥，清热解毒之功。中药经豆腐制后可解除药物毒性，并可去除污垢。常用豆腐制的药物有藤黄及珍珠等。

（5）灶心土（伏龙肝）：中药炮制除使用灶心土作为辅料外，有时尚使用纯净的黄土（即陈壁土）等。灶心土外观呈黄褐色、焦土状，主要含硅酸盐、钙盐及多种碱性氧化物等，并附有柴草烟香味，故可引药归脾经。灶心土性温、味辛。具有温中和胃，敛血止呕，涩肠止泻的作用。中药经灶心土制后可降低药物的刺激性，增强药物的疗效。常用灶心土制的中药有白术、白芍以及当归等。

（6）蛤粉：蛤粉为蛤蜊科四角蛤蜊的贝壳经煅制、粉碎所得的灰白色粉末，主要成分为氧化钙等。蛤蜊粉性寒、味咸。具有清热利湿，化痰软坚之功。中药经蛤粉制后可消除药物的腥味，增强治疗效果。用蛤粉炮制的中药有阿胶以及其他胶类药材。

（7）滑石粉：滑石粉系含水的硅酸盐矿石经粉碎、过筛、水飞等工艺，精制而成的白色粉状物。滑石粉性寒、味甘。具有利尿和清热解暑之功。在炮制中药的过程中，滑石粉一般作为中间传热体，以使药物在炒制期间受热均匀，从而避免焦化而丧失药效。常用滑石粉炮制的中药有刺猬皮、鱼鳔胶以及水蛭等。

（8）河砂：选取颗粒均匀的细河砂，用清水淘洗除去泥土及杂质，晒干，备用。河砂主要作为炮制药物的中间传热体，因为河砂经加热后温度高且热度均匀。质地较为坚硬的中药，经河砂烫制后酥而松脆，不仅使成分易于煎出，还可破坏和消除药物的毒性。常用河砂烫制的药物有马钱子、骨碎补、龟板以及鳖甲等。

第十三节　中药炮制分类及方法

公元1565年，明代陈嘉谟所著的《本草蒙荃》一书对于炮制的目的、意义、方法、辅料及其作用等，进行了全面而系统的概括性总结。其将炮制方法总结归纳为三种类型，即火制法、水制法和水火共制法。这种分类方法虽然简单明了，但是尚不能涵盖中药炮制方法的全部内容，且对某些炮制方法在分类归纳过程中似有牵强附会之感。因此，本章将根据目前中药炮制的具体操作方法，按炒、炙、蒸、煅、煮、煨、烫、飞、霜、制曲以及其他制法等，从十一个方面加以详述。

一、炒制法

系将经过净选或者切制的中药饮片，分档置入锅中加热拌炒，使之达到中药炒制炮制标准的操作方法。炒制分为清炒和加辅料炒两种方法，其中清炒包括炒黄、炒焦和炒炭；加辅料炒包括麦麸皮炒、米泔水炒、米炒、土炒以及炒砂（硫磺炒）等。前人有“逢子必炒”之说，从现代炮制学的观点来看，子实类药材多含有不饱和油脂及各种活性酶。种子类药物经炒制后，一方面有助于脂肪油等成分在煎煮过程中溶出；

另一方面炒制可使酶类失去活性，从而丧失分解药物之化学成分的作用。根茎类中药经炒制后一般可增强其健脾作用，炒炭后可增强其收敛止血作用。

炒药使用的工具可视生产规模不同，分别选择炒药机或炒药锅进行操作。传统使用的炒药锅，一般选取口径较大且壁较厚的铁锅。砌炉灶时应注意将铁锅口向着操作者方向倾斜，传统谓之“斜锅”，因为斜锅利于炒制者操作。但在蒸制或煅制等操作中，则应将锅口砌正，传统谓之“平锅”。

炒制质地坚实的药物时，在搅拌过程中使用铁铲；如果炒制的药物质轻且脆，则通常使用扫帚进行拌炒，以免将药物撞碎。药物炒制至符合标准后，用扫帚将之清扫出锅。但是，对于质坚实且体重的药物，则使用剪去6～10cm扫帚末梢的竹刷，则更便于将饮片清扫出锅。

由于各种炒制方法有所不同，药物质地、形态和体积等方面各有差异，故炒制过程中的火力（即火候）必须适宜于所炒制的药物，做到“炒药贵在适中”。传统炮制将火力大致分为“文火”（即微火）、中火（介于文、武火之间）与“武火”（即强火），炒制过程中采用的火力强弱，要与炒制所耗费的时间长短互为参照。通常，微炒和炒黄多采用文火；炒焦、土炒、蛤蜊粉炒以及滑石粉炒等，多采用中火；砂炒及炒炭等则多采用武火。操作者只有在炒制实践中细心观察和体会，逐步积累经验，才能使操作得心应手，炒品质量达到恰到好处的炮制效果。

（一）清炒法

（1）炒黄：将中药饮片置于锅中，等速搅拌使药物受热均匀，待饮片外表呈现微黄色、比原来的颜色有所加深或鼓起，或者产生裂隙、并嗅到药物固有的气味时，迅速出锅，摊开晾凉，即得。炒黄操作过程宜用微火，炒制时应注意防止窝火。药物炒黄后可起到矫味及增强醒脾健胃的作用，入汤剂则可使所含成分易于煎出。传统需要炒黄的药物有牛蒡子、草决明、苍耳子及莱菔子等。

（2）炒焦：根据中药饮片大小、厚薄的不同进行分档，再将药物置于锅中拌炒，先用文火、逐渐改用较强火力，炒至药物表面呈焦黄色或焦褐色，且可嗅到焦香气时，即可。炒焦成品标准为：外表焦褐或焦黄色、内部淡黄色。传统炒焦的药物有

（3）炒炭：将中药饮片分档投入锅中，初始用微火，后逐渐改用强火加热，迅速翻动拌炒至药物外部呈枯黑、内部焦黄色为度。即炮制成品既要炭化，尚需“存性”，并能嗅到药物所固有的气味。炭药出锅后应置于铁桶内密封，放置12h后取出，摊晾，即得。此外，诸如炮姜炭、地榆炭、莲房炭、熟地炭、大蓟与小蓟炭以及蒲黄炭等，出锅后要在其上喷洒适量清水，灭除火星以防止复燃。药物经炒炭后可增强其收敛止血的作用。

“存性”一词是中药传统炮制学中经常使用的术语，东汉末年张机著《金匮要略》一书中已有记载，其后又有“炒存性”、“烧存性”和“煅存性”等炮制理论。中药炒制为炭品、且要存其性，即既要破坏药物中的部分有机成分，以适当改变药物原有的性味，使之更切合临床用药的需求；且还须保持药物的组织部分炭化、部分未炭化，以保证炭品的药理活性。如果将药物完全炒炭化、或者灰化，那么，药性则全失，“炒炭存性”一说也就无从谈起矣。

因此，在炒炭的过程中应根据中药的性质与用途，掌握适当的火候，防止炮制成品太过或者不及。在炮制过程中应随时注意观察时间、温度、火力、气味、颜色和烟色等情况的变化，在实践中不断细心揣摩、体会、完善和总结炒制操作经验。

（二）加辅料炒

（1）麦麸皮炒：将铁锅烧热后投入麦麸皮，待麸皮受热发散焦香气味、同时冒出烟雾时，迅即投入药料连续进行拌炒，直至药物被熏黄为度。为使麸炒过程迅速、成品外观均匀一致，在操作过程中宜用竹扫帚搅拌，不宜使用铁铲等金属工具。炒制完成后将成品与麸皮倾倒入铁丝编制的筛内，筛除麸皮及灰屑，即得。该法适用于小量中药饮片的炒制。

如果以人工炒制每次超过4kg以上时，可先将铁锅烧热，投入麦麸皮并平整铺于锅底，待麸皮被烧黄至散发出焦香气时，再将饮片均匀撒布于麸皮上面，借助麸皮传递的热力与气味将药物烘至气香而色黄。为使炮制品炒制均匀，可使用扫帚将药物在麸皮表面加以搅拌（在操作过程中由于麸皮铺于锅底，用扫帚搅拌时一般不易将麸皮从锅底翻动上来），直至炒制到最底层麦麸皮炭化时（注意勿将药物烤炭化），立即出锅，筛去麦麸皮，晾凉，即得。每100kg中药饮片约使用麦麸皮10～15kg。

（2）米泔水炒：米泔水又称为洗米水或淘米水，炮制中药所用米泔水通常使用“二泔”，即第二遍淘洗过大米的混悬溶液。用米泔水炒制的药物目前仅见于苍术一种，由于苍术中含有约5%～9%的挥发油，油中主要成分为苍术素、茅术醇、β－桉醇、桉香油醇以及苍术酮等。此类成分气味辛香而燥烈，对人体消化系统具有较强的刺激作用。同时，这些成分亦为生物活性成分。所以，既要降低药物的刺激性、尚需保持药物的效价，这就需要选择较为恰当适宜的炮制方法。由于挥发油难溶于水而易溶于乙醇溶液，故前人选择了介于水和乙醇二者溶解度之间的米泔水炮制苍术，米泔水是含有淀粉粒的混悬水溶液，对于油脂类成分具有一定的吸附作用，用之浸制苍术不仅可除去其所含的部分挥发油，又可保持其所具有的药物效用，从而既可达到缓解药物辛燥之性的目的，又可增强其燥湿健脾的药用效果。金代医家李东垣曾指出：“泔浸火炒，故能出汗。”这里所说的“出汗”也叫“去汗”，包含着除去药物部分油脂性成分的意思。明代医药学家李时珍，对于米泔水炮制药物论述的更为确切具体，他指出："苍术性燥，故以糯米泔浸，去其油，切片焙干用……以制其燥也。"这里所谓之"燥"，系指药物的刺激性及其他副作用。

米泔水炒制的具体操作方法为：取苍术饮片或咀块，加入适量米泔水浸泡约12h，待药物泡软捞出，淋去米泔水，置于铁锅内用微火炒制并不断搅拌，直至大部分水分挥散、饮片质地接近干燥且外表稍带焦黄色时，即可出锅。操作过程中应注意勿使炮制品炭化。

（3）米炒：米炒一般使用大米或糯米，有时亦使用小黄米。米炒的具体操作方法为：将大米薄薄的平铺于锅底，其上平铺一层药物饮片，然后扣上锅盖加热焖制片刻，待米起烟时去掉锅盖，借助焦米的热量及烟雾对饮片进行熏制，待烟色由青转浓、饮片表面被熏制成焦黄色时迅速出锅，筛去焦米，晾凉，即得。注意：炒制过程中无须搅拌，因为锅内的温度较高，最下层米被加热灰化，中层被炭化，而上层仅为焦化，因之炒制的药物一般不会发生焦化或炭化。

药物是否需要米炒，通常根据医生处方要求酌定。另外，亦有于米中加入少量水先行湿润，然后铺置于锅内，其上再覆盖以药物进行炒制的方法。米炒药物二者用量为：每100kg药物用大米约15～20kg。有关用米炒制中药的目的，清代医药学家张睿在《修事指南》一书中曾指出："米制润燥而泽"，就是说药物经过米炒制后能够降低其"燥"性。然而，该炮制方法古代不常用，现代亦很少用。适于米炒的中药品种有丹参、红娘子及斑蝥等。

（4）土炒：土炒传统炮制一般多选用陈壁土或东壁土，即朝阳面墙壁上的泥土作为辅料。近代则常用灶心土（又名伏龙肝），即以植物类柴草为燃料，经过长期煅烧后的炉灶内壁泥土。灶心土中细菌和有机杂质含量甚少，因此比陈壁土或东壁土洁净。灶心土中含有少量的氧化钙等碱性无机成分，故土质一般呈碱性，因此具有中和胃酸，益胃实脾之作用。

土炒的具体操作方法为：将灶心土研磨成为60目以上的细粉，然后置于锅内拌炒，待土被炒热（灵活状态）且驱除了所含的某些挥发性成分后，再将中药饮片投入热土中，用铁铲连续翻动拌炒，待饮片被炒至表面微带焦黄色、可嗅到药物所固有的焦香气味时，将锅内的中药饮片和土倾入铁筛中筛去土，晾凉，即得。该炮制成品表面常常附着一些不易筛除的黄细土，这并不影响炮制成品质量。另外，在炒制过程中应防止窝火。

用土炒制的中药品种有山药、薏米仁、乌药及当归等，然应根据中药配方要求来决定炒或不炒。炒制时灶心土用量以能够埋没药物为宜，通常每100kg饮片用灶心土25～30kg左右。这里需要强调的是，传统炮制很讲究成品的气、味、形、色等，因此炒药所使用的辅料如灶心土、大米和麦麸皮等，只能作为一次性的辅料，不可重复使用，以免影响饮片的炮制质量。如果有必要，可将留用的灶心土或上层的焦米，添加入适量的新土或新米，供重复用于炒制同一品种的中药饮片。

（5）炒砂（硫磺炒）：用硫磺炒制的中药为金属铅，传统医药又称铅为“黑锡”，实际上指的是将铅与硫磺混合加热，最终化合而成的产物——硫化铅。

炒砂的具体操作方法为：将纯铅置入小铁锅中，加热至330℃左右，待铅完全熔化后再将铁锅从火上移开，徐徐分次加入与铅等量的细硫磺粉，连续用铁铲搅拌，使硫磺和铅充分化合，然后趁热倾倒在清洁而平滑的石板上，待冷却后则自动裂成碎块，将之研为细粉，即得，炮制成品外观为灰蓝色固体物。此外，在操作过程中加入硫磺时，由于其化学反应剧烈，硫磺燃烧后会释放出刺激性很强的氧化硫气体，故操作场地应在空旷通风之处，操作人员需站立于上风之处，以免中毒或者发生火灾事故。

除上述硫化铅炮制品外，还有一种与之相似的炒砂制品，即铅与水银熔合而成的铅汞合金，其理化性质由原来难于单一粉碎的金属、转变成了易于粉碎的合金产物。具体炮制操作方法为：将铅块置于坩埚内，加热至微熔化时离火，再加入等量水银，不断搅拌，使二者均匀混合，最终成品为灰褐色块状物，此即为铅汞合金。将之研为细粉供配制诸如“三黄宝蜡丸”等外科成药。此外，亦可将铅块同水银共置于乳钵中，用力研磨制备为铅汞合金，但该操作耗时而且费工。

中国古代炼丹家诸如抱朴子、葛洪等所从事的炼丹术，选用的丹料即为铅及水银等重金属。从传统炼丹的术语解析，将铅作为原料谓之“孕”，把硫作为原料谓之“伏”，这与现代的“化合”一词含义颇为相似。铅汞合金的制备技术起源很早，汉朝末年的魏伯阳在所编著的《周易参同契》一书中载：“龙呼于虎，虎吸龙精，两相饮食，俱相贪并。”这里所说的“龙”是指水银而言，“虎”则是指金属铅，两者合二为一即成为合金。由此证明，华夏是最早炼制铅汞合金的国家。

（三）操作实例

1.香　附

[炮制方法]

（1）醋制香附：取净香附，加入适量米醋拌匀，闷润2～3h使醋液被药料吸尽，然后置于锅内用文火拌炒至显“火色”、并可嗅到香附和醋酸混合气味时出锅，晾凉，干燥，即得。

（2）香附炭：将净香附大、小分档，置于热锅内先文火、后武火加热拌炒，至香附颜色变黑、断面呈焦褐色时，喷淋清水少许，拌炒片刻出锅，晾凉，干燥，即得。

（3）制香附：将生香附中杂质拣去，碾为碎粒，簸去细毛及细末，置于容器内加入适量黄酒和米醋，搅拌均匀，备用。另取白砂糖适量，加入清水少许拌炒至烊化，然后将香附粒倒入锅中与白砂糖液充分混合，以文火拌炒至干燥，出锅，晾凉，即得。

（4）四制香附：取净香附，加入米醋、童便、黄酒和炼蜜四种辅料的混合烊化溶液，搅拌均匀，适当闷润，入锅内用文火进行拌炒，至药物干透后出锅，晾凉，即得。

（5）七制香附：取净香附子，碾压成为碎粒，筛除细毛和细末，备用。另取适量黄酒、盐水、米醋、童便、米泔水、生姜水和牛乳汁，混合均匀。然后将之加入香附粒中充分搅拌均匀，闷润片刻，入锅内用文火拌炒至干燥，出锅，晾凉，即得。

[操作要领]

（1）醋制香附时拌炒过程中应以文火加热，连续搅拌，使药物受热均匀，避免炒焦。每100kg香附用米醋约15～20kg。炮制成品规格以挂“火色”，无焦黑斑点为标准。

（2）香附炭的成品规格以外表呈黑色、内部焦褐色，存性为标准。

（3）制香附时拌炒过程中应以文火加热，待可嗅到药物固有的特殊气味、挂火色时即可出锅。每100kg香附用黄酒和米醋各20kg、白砂糖6kg。炮制成品规格以挂“火色”，无焦斑为标准。

（4）四制、七制香附时，所用液体辅料应与药料充分拌匀，并使辅料完全渗入到药物组织中，以保证炮制品质量内、外一致。炒制过程中火力不宜太强，以免炒焦。待药物被炒至干透、并可嗅到其本身固有的气味时即可出锅。辅料中童便一味，宜选用12周岁以下男童晨起第一次小解时的中段尿液。四制香附每100kg药料用米醋、黄酒、童便各12.5kg，炼蜜6kg（必要时可加适量沸水稀释）；七制香附每100kg药物用黄酒6kg，米醋、童便、生姜水各2kg，米泔水、牛乳汁各3kg，食盐溶液1kg。上述两种炮制成品规格均以挂“火色”，外表无焦斑，可嗅到香附同混合辅料杂合的特殊气味为标准。

[炮制研究]

明代医药学家李时珍认为，香附子味辛，故能疏散。生用则散而上行胸膈，外达皮肤；炒熟则下行肝肾，外达腰足；醋炙后入肝活血，理气止痛；炒炭色黑则入肾，肾属水、心属火，以肾水克心火而治心血离经，故炭品具有止血之功。

制香附、四制香附以及七制香附其所用诸炮制辅料功用为：酒制升提而辛散，姜制温通而宣散，入盐走肾而软坚，用醋注肝而住痛，童便除劣性而降下，米泔制去燥性而和平，乳制润枯以生血，蜂蜜、砂糖制甘缓益元。各辅料合用炮制之香附，不仅提高了其理气解郁、止痛调经之功，并且增强了通络散瘀、除痞行滞，涤痰化饮之效。从而使香附子燥性得抑，耗散得敛，劣性得降。主药与辅料相互补充、制约，相辅相成，相得益彰。

现代中药学理论认为，米醋所含醋酸不仅可与生物碱结合成盐，从而提高生物碱的溶解度，且可对药物起到矫味、矫臭的作用。另外，醋酸中所含有机酸可与毒性成分结合，起到降低或者消除药物毒性的作用。香附中含有1%的烯萜类挥发性成分，具有一定的生物活性，但对人体胃肠以及食道黏膜具有一定的刺激作用，这或许是传统医学所指之香附的“燥性”吧？然而，香附经过醋制后，其中部分挥发油与醋酸作用所生成的衍生物则无刺激性。所以，香附经用醋制其“燥性”也就有所减弱了。另外，米泔水对于油脂具有吸附作用。因此，香附经米泔水浸制后可除去其中部分挥发性成分，达到降低燥性之目的；酒制则有助于香附中挥发性成分的溶出；蜜制、盐制不仅可以改变药物性能，而且还可起到矫味、矫臭的作用；童便中所含尿素成分，未被尿素酶分解前呈弱酸性，可与香附中的挥发油结合生成一种衍生物，故可降低其“燥性”。总之，采用多种液体辅料炮制香附的方法，尚有待于从药理、药化和药效学的角度加以深入研究探讨，从而进一步明确其炮制机理及炮制品的药用价值。

[性味归经]

辛、微苦、微甘，性平。归肝、脾、三焦经。

[功能主治]

行气解郁，调经止痛。用于肝郁气滞，胸胁及脘腹胀痛，消化不良，胸脘痞闷，寒疝腹痛，乳房胀痛，月经不调，经闭痛经等。

[用法用量]

6～9g。

[处方用名]

香附、香附米、莎草根，皆付醋制香附。注明“炭”付香附炭，注明“制”付制香附，注明“四制”付四制香附，注明“七制”付七制香附，注明“生”付生香附。

2.大　黄

[炮制方法]

（1）大黄：将整块大黄除净杂质，加清水淹没药面10～15㎝，在其上压以重物防止药材浮于液面进行浸泡。春、秋二季浸泡3h左右，夏季浸泡约2h，冬季浸泡约5h。捞出，置容器内密闭闷润，春、秋季闷润约48h，夏季闷润约24h，冬季闷润64h。采用中心穿刺法检查药材，至内部无干心、润透为度。取出，放置于通风处，晾晒至半干后再装入容器内闷润约8h，待药材内、外水分滋润均衡一致时切制为厚片或者小块，干燥，即得。

（2）酒炒大黄：取净选的大黄片，按大黄与黄酒10：1的比例，加入定量黄酒进行闷润。具体闷润方法为：先在容器中铺一层大黄饮片、继之于饮片表面均匀喷洒黄酒适量，如此反复操作，最后在药物之上压以重物，闷润约4h，使大黄片滋润一致，备用。将铁锅用文火预热，投入闷润后的大黄饮片连续拌炒，待饮片被炒至微干，比原色有所加深，部分饮片边缘挂有黑梢，且药物散发出稀薄青烟时即可出锅，摊开晾凉，即得。

（3）酒蒸大黄（熟大黄）：取净选的大黄块，加入相当于药物1/3量的黄酒，拌匀，装入铜罐或者不锈钢罐中，密封，用文火隔水加热炖煮约12h，继以武火炖煮至酒液被药物吸尽、大黄块内外部皆呈黑色时取出，干燥，即得。

[操作要领]

（1）大黄中所含生物活性成分易溶于水，故在浸泡过程中用水量不宜过多，可采取“少泡多闷”的方法以避免成分大量流失。

（2）酒炒大黄操作过程中应注意掌握火候，宜用微火加热，连续搅拌，炒制时防止药物发生焦化现象。炮制成品规格以饮片挂火色，无焦黑点为标准。每100kg大黄饮片用黄酒10kg。

（3）蒸制大黄装罐时，装至罐体容积的4/5为宜，以免药物体积膨胀而不易将药物蒸匀、蒸透。每100kg大黄块用黄酒30～50kg。

[炮制研究]

大黄为泻下通导药，其生物活性成分为蒽醌类衍生物，《本草备要》有“生用峻”的记载。传统医学习用的炮制品种有生大黄片、酒大黄、熟大黄以及大黄炭等。有人按照“京帮”的传统炮制方法，对上述四种炮制品进行了蒽醌与鞣质类成分的含量测定，同时对大黄炮制前、后泻下作用加以研究比较，结果如下：

（1）生大黄片减少了1/10的蒽醌类成分，且主要为游离蒽醌。其中鞣质含量无明显变化，对大黄的泻下作用无影响。

（2）酒炒大黄总蒽醌含量减少了1/10，其中结合型蒽醌含量减少了1/5。酒炒大黄泻下作用弱于生大黄片。

（3）酒蒸大黄总蒽醌含量减少了1/4左右，结合型大黄酸减少了1/2，鞣质含量减少不明显。酒蒸大黄泻下作用更弱。

（4）大黄炭中结合型蒽醌减少了4/5，结合型大黄酸减少了2/3，鞣质减少了1/3。其泻下作用极弱，而收敛和吸附作用则有所增强。

此外，相关试验研究亦证明，大黄经炮制以后其致泻成分含量下降，采用的炮制方法不同，炮制品所含的蒽醌量亦不相同。同时，还证实大黄在水煎煮和浓缩过程中，加热温度越高、煎煮时间越长，其所含生物活性成分的损失量也就越高。大黄经过炮制以后其泻下作用有不同程度的减弱，这是根据处方用药的不同需求，使药物能够针对不同的证候而分类炮制的。

[性味归经]

性寒，味苦。归脾、胃、大肠、肝以及心包络经。

[功能主治]

通积导滞，泻火解毒，逐瘀行经。用于肠胃积滞，腹满硬痛，热结便秘、或溏而不畅，神昏谵语。热盛吐血、衄血。湿热黄疸，腹中胀满。瘀血经闭等。外用治疗水、火烫伤。

[用法用量]

3～30g。用于通下不宜久煎；外用适量，研末调敷患处。孕妇慎用!

[处方用名]

大黄、川军、锦纹、生军，皆付未经炮制的大黄。注明“炒”、“煨”、“酒”，付酒炒大黄。注明“蒸”、“熟”、“制”，付酒蒸大黄。注明“焦”、“炭”，付大黄炭。

[备注]

清宁片制备方法：除去大黄个子中的杂质，洗净，置于锅中注入清水适量，没过药面，加热煎煮2h，煮至药物软烂后按每100kg药料加30kg黄酒的比例，搅拌混匀，使呈泥状，干燥，研细，通过六号筛，备用。

按每100kg药粉分别加入黄酒45kg、蜂蜜40kg之比，先将蜂蜜加热炼制为老蜜，再兑入黄酒、继之加入药粉混合搅拌为稀泥状，入笼内蒸制2h，取出，趁热搓条，晾至半干，闷润数日，待药条内、外滋润一致，切片，干燥，即得。炮制规格以纯黑色为标准。制备清宁片时由于加入了黄酒和蜂蜜，且经较长时间的蒸制，药物效力更趋缓和，故适用于年老体衰兼肠燥便秘者服用。

按：生大黄气味厚浊，走而不守，直达下焦。故生用速通肠胃，泻热凉血甚妙。然其泻下作用峻烈，易伤胃气；酒润炒干后其药力稍缓，且借助酒的升提之力可引药上行，有清除上焦与四肢末梢炽热之功；用酒拌蒸至黑熟，泻下之力缓和，其导致腹痛等副作用会减弱或消除，而活血祛瘀的功效则会有所增强，适用于老年或者体弱患者；炒炭、煅炭后其泻下作用极微弱，多用于止血、行血，下痢血多、里急后重等症。

二、炙制法

“炙”字按“六书”分类属于会意字，《诗经》中曾载有“燔之炙之”，《左传》则曰“炕火曰炙”，意指将食物穿插在棍子上用火烤熟的方法谓之炙。在中药炮制中“炙”除了包含在火上加热食品外，尚含有另外添加辅助原料（蜂蜜或酥等）炙制食物的含义。因此，炙制法系在修治后的中药饮片中，加入一定量的液体辅料后加热炒制，使辅料逐渐渗入饮片组织内部，以达到炙制目的之炮制方法。

炙法与加辅料炒法二者在炮制意义和操作方法上均有相似之处，但是炙法的操作温度相对较低，时间也相应较长，这样才可使液体辅料充分渗入到饮片组织中；而加辅料炒要求温度则较高，操作时间相对较短，多以固体辅料将饮片熏炒而成，辅料并非都能进入饮片组织内部。因此，炙制与加辅料炒既有相似之处，亦有不同之点。

鉴于炙法所使用的辅料品种有所不同，故将之可分为蜜炙、姜炙、乳炙、胆汁炙、豆腐炙、药炙、油炙、酒炙、醋炙以及盐炙等十种方法。

（一）蜜炙法

1. 操作方法

将经过炼制的蜂蜜置于洁净的铁锅内，加热融化后添入适量的沸水将蜜稀释（冬季时加水量约为用蜜量的60%，夏季约为用蜜量的50%。），充分搅拌混合，使稠蜜转为稀薄的蜜液，趁热倾入所炙制的饮片中，连续搅拌使蜜液均匀粘附于药物表面，放置12h，使蜜液逐渐渗入到饮片组织内部，然后将药物置于锅中加热拌炒，至药物呈松散状、基本不粘手时，出锅，摊开晾凉，即得。

每100kg中药饮片用炼蜜约25kg，具体可视饮片质地疏松或致密程度酌情增减炼蜜用量。质地疏松或纤维性大的药物用蜜量宜多，质地坚实、粘性强、油性大的药物用蜜量可少些。有些文献记载，稀释炼蜜时的加水量约为所用蜜量的三分之一为宜。

2. 炼蜜的制作方法

将生蜂蜜置于锅内加热至沸腾，改用文火，保持微沸。除去泡沫及上层漂浮的蜡质，再用罗筛或纱布滤除杂质，尔后再倾入锅内继续炼制，直至蜜液沸腾并起鱼眼泡、用手捻粘性较生蜜略强时为度，出锅，即得。

3. 操作要点

（1）炼蜜时火力不宜过强，以免蜂蜜溢出锅外或产生焦化；过滤时可加适量沸水稀释之。

（2）炙制饮片所使用的炼蜜不宜过老，否则粘性太强则难以与药物拌匀。

（3）蜜炙药物过程中宜用文火炒制，以免药物焦化。炙制过程时间可稍长些，要尽量将水分除去，以免贮藏期间发生霉变而影响药物质量。

（4）炮制后的蜜炙品须待晾凉后密闭贮藏，以免吸湿造成发粘或霉变。

蜂蜜营养丰富，具有补中益气、润肺止咳的作用，常用于治疗肠燥便秘以及药物的矫味剂等。所以，陈嘉谟曾指出：“蜜炙甘缓益元”。在一般情况下，大多数止嗽平喘的中药及某些补益药物多使用蜜炙法。

（二）姜炙法

在经净选或切制后的饮片中加入一定量的生姜片或生姜汁，进行煮制、腌制和拌炒的方法。

1. 操作方法

（1）姜煮制：将药物置于铜锅或者不锈钢锅内，放入一定量的生姜片，加入适量清水进行煮制，保持液面微沸，煎煮约2～3h，捞出药物，放置风干，煎液备用。待药物被自然风干，内部水分蒸发约二分之一时，再将煎液倾倒入饮片中，搅拌均匀，使药液被吸尽为度，干燥，即可。

生姜用量为每100kg中药饮片用鲜生姜约6kg。适于姜煮制的药物品种有厚朴等，药物经过姜制可增强其温胃止呕之功。

（2）姜腌制：将药物放置于适当容积的缸内，注入清水淹没药面，浸泡，每天换水1次，如果气温高时换两次水。待药物被浸泡5d左右时，取适量生姜片和明矾细末置于另一缸中，在其上铺放一层水浸过的药物，表面再撒敷一层姜、矾，如此交叉操作，直至铺撒完为止。然后注入清水没过药面，浸泡约30d，气温偏低时浸泡40d，而后换清水浸泡5～6d，溶除矾质，即得。

含淀粉较多的中药如半夏等，经长期水浸泡容易发酵变质，甚至产热而腐烂酸败，故在气温较高的季节操作时应注意酸败腐烂现象的发生。药物在腌制过程中每隔7天需要倒一次缸。具体操作方法为：将原来铺放在缸上层的药物捞出，另取一缸将之置于缸底层，再将原缸底层的药物捞出铺置于上层，这样就可使药物所产生的热量能够及时散失，从而避免酸败腐烂现象的发生。冬季气温较低，一般不需要倒缸。但是，药物浸泡时间需要适当延长，一般在正常浸泡时间的基础上延长10d左右。待药物被腌透以后除去浸汁及姜渣，投入锅内再注入清水淹没药面，加热煎煮，保持微沸，煮至药物内部无白心时捞出，干燥，即得。

生姜与明矾用量为：每100kg饮片用生姜和明矾各18kg。姜腌制的中药品种有天南星及白附子等。

（3）姜汁拌炒：在药物中加入适量姜汁拌匀，再置于容器内稍闷润片刻，以使姜汁徐徐渗入饮片组织内部，然后入锅内用文火炒干，出锅，摊开晾凉，即得。这里需要指出的是，采用该法时有些饮片系与姜汁混合拌匀，待姜汁被吸尽后再行加热炒干。另外，某些药物则采用与生姜汁共煮，待煮透后捞出，趁热切片，摊开晾干，即可。

姜汁拌炒法每100kg饮片用鲜生姜约7～10kg，如无鲜生姜则用干姜3～4kg代之。

2. 姜汁的制备方法

（1）捣汁：将生姜洗净，切碎，置于容器内捣碎，然后加清水适量压榨取汁，余渣再加水适量煎煮取滤液。按上法操作2～3次，合并汁液，备用。

（2）煎汁：取鲜生姜或者干姜片适量，置于锅内加水煎煮30min，保持微沸，过滤，姜渣加水适量再煎煮20min，过滤。合并滤液，加热浓缩至适量，备用。

3. 操作注意事项

（1）制备姜汁时加水量不宜过多，以生姜用量与所制取姜汁量二者约2∶1为宜。

（2）饮片与姜汁拌匀后应充分闷润，待姜汁被药物吸尽再用文火炒干，否则达不到炮制目的。

（三）乳炙法

乳炙法是一种古老而传统的中药炮制方法，通常多见于炙蟾酥。雷敩在《炮炙论》中指出："每修事一个，用牛酥一分，炙尽为度。"从蟾酥的用途及牛乳的性质分析看，蟾酥多用于丸、散等剂型，供配制诸如六神丸、蟾酥丸等，而在配制上述剂型时需将蟾酥研为细粉，然而蟾酥不易粉碎，所以必须加入牛乳方能使其崩解。因为，牛乳和蟾酥中所含某些成分、以及理化性质在一定程度上有些近似，根据现代化学"相似相溶"原理进行解析，使用牛乳浸润蟾酥可使其组织变得松软，干燥后则较易于研细。

加工蟾酥的过程中要避免粉尘飞扬，因为蟾酥可对人体的黏膜造成刺激，从而导致患部肿痛等炎性反应。因此，李时珍曾指出："其汁不可入目，令人赤肿盲。"另外，李氏还指出："以紫草汁洗点即消"。如果因操作不当而出现黏膜刺激症状时，不妨试用该法治疗之。

（四）胆汁炙法

在对某些中药的加工炮制中，经常应用牛胆汁、熊胆汁和猪胆汁等作为辅料对药物进行炙制，胆汁被饮片吸收后再进行干燥，即得成品。例如，使用牛胆汁炙制胆南星，熊胆汁炙制炉甘石，猪胆汁炙制消娥散等。

为何要选择牛、熊和猪这三种动物的胆汁作为炮制辅料炙制药物呢？因为，动物的胆汁是中医经常使用的一类苦寒药。牛胆汁具有清心热、定惊痫之功效。诸如天南星经牛胆汁炙制后适用于治疗风痰壅塞，惊痫抽搐等疾患，是儿科常用的镇惊、止痉和解热要药。熊胆具有平肝、明目和退翳的作用，因此经熊胆炙制的炉甘石为眼科要药，具有退翳祛障之效。猪胆汁具有清心宫、凉肝脾的作用，故采用猪胆汁炙制的消娥散，对于火势上炎所致的咽喉肿痛以及喉风闭塞等症具有良效。

对于动物胆汁的化学成分与药理作用，有人曾经做过深入地研究和探讨。胆汁主要含胆酸盐、胆色素、胆固醇与无机盐类等多种有机成分。其中，所含主要成分诸如胆酸盐等具有止痉解热的作用，而胆固醇则可以协同和加强胆酸盐的药效，这与传统医药学对胆汁的作用认识基本上是一致的。因之，可认为利用动物胆汁对于某些具有息风、镇惊和解痉之功的中药进行炮制，是具有一定科学道理的。

（五）豆腐炙法

传统炮制采用乌豆制作的豆腐对某些中药进行炙制，以缓解药物毒副作用、或者用于除去某些药物表面的污垢。豆腐炙是将药物和豆腐块同置锅中煮制或蒸制的操作方法。实践经验认为，乌豆汤具有解毒作用，但目前普遍用黄豆磨制的豆腐炙制药物，鲜有市售用黑豆制作的豆腐。

采用豆腐炙的中药品种主要有藤黄、硫磺、黑附子以及珍珠等，因为豆腐所含蛋白质系两性化合物，可以和生物碱、鞣酸及重金属等结合生成沉淀，从而减低或消除某些药物的毒副作用。另外，豆腐经过煎煮形成的多孔性凝固蛋白具有良好的吸附作用，可吸附毒性中药内的某些有毒成分，从而达到消除或降低药物毒副作用之目的。

（六）药炙法

对于含有剧毒成分的某些中药，为降低其毒副作用，在炮制过程中可加入某些拮抗其毒性的中药作为辅料，或者在其中增加别的成分以改变药物原有的功能，此类炮制方法称之为药炙。

常用的药炙辅料有甘草水煎液、明矾水溶液和黄连水煎液等。通过应用这些中药辅料与被炮制药物的有毒成分相互结合，以达到减低或消除毒副作用之目的。例如，利用甘草解毒在临床上已经应用很广泛，陶弘景在《名医别录》一书中记载，甘草可“解百药毒”；其后，孙思邈在《备急千金要方》中亦载有甘草“解牛马内毒及乌头巴豆毒”。这是由于甘草具有两方面的解毒机制：

（1）吸附作用：甘草所含甘草甜素，具有类似活性炭样的吸附作用，因此可起到吸附毒质以降低药物毒副作用的效果。据有关文献报道，有人用30mg甘草甜素对士的宁吸附率为35.89%，随着甘草甜素用量的增加，其吸附作用亦逐渐增强。

（2）与有毒物质的结合作用：甘草甜素容易发生水解生成葡萄糖醛酸，而葡萄糖醛酸可与许多毒质结合，凡是分子中含有羟基或羰基、以及在人体内可生成带羟基或羰基的毒性成分，均可与之结合生成一种不易被人体所吸收的结合型葡萄糖醛酸，从而达到解毒的效果。药理研究也证明，甘草甜素对破伤风毒素、蛇毒、细菌毒素以及药物和食物中毒等，均具有一定的解毒作用。

又如，明矾系$KAl(SO_4)_2 \cdot 12H_2O$的复盐，在水中可解离出Al^+，Al^+又可水解为凝胶状的$Al(OH)_3$，而$Al(OH)_3$本身带有电荷并且具有一定的吸附作用，可与生物碱和苷类等成分结合而起到解毒作用。如果采用明矾炮制乌头，则可使乌头碱在水溶液中产生沉淀，从而加快对毒物的清除率。又如，有人曾对半夏的各种炮制规格进行了比较，其结果为生半夏毒性最强，对机体黏膜具有强烈的刺激作用。半夏不同规格饮片之毒性按以下次序递减：漂半夏毒性>姜半夏、蒸半夏毒性>明矾制半夏毒性。

适于药炙的中药品种有诸如川乌、草乌、白附子、厚朴以及黄连等。

（七）油炙法

油炙也称为“油煎”，传统炮制学称之为“炸”。即用芝麻油或者羊脂油作为辅料，对药物进行煎炸的操作方法。诸如虎骨及豹骨等动物骨骼类药材，均适于用芝麻油煎炸，通过油炸可使骨质变的酥脆而易于加工粉碎。但是，在炸制过程中油温较高则会使骨骼中所含的有机成分被分解破坏。因此，除“虎骨木瓜丸”和“追风虎骨膏”中的虎骨采用油炙外，其他大多数方剂中则将虎骨煎汁浓缩制备为虎骨胶。水煎煮法温度相对较油煎炸为低，故对药物中所含成分的破坏程度也远低于油炸制法。水煎煮制取骨胶的方法大约始于宋代，宋·许淑微撰《本事方》一书中曾经记载有虎骨胶。

采用羊脂油炙制的中药多为补肾助阳之品，传统炮制多采用羊尾巴根部的油脂炙制药物，京帮认为所制成品质量最佳。这是因为该处系雌、雄两羊交合之部位，取其阴阳相交之意。根据现代医药学观点解释，羊尾巴根部是性腺激素最发达的部位，故具有增强药物补肾助阳功力的作用。以羊脂油炙制的药物有诸如淫羊藿等。

（八）酒炙法

系在净选切制后的中药饮片内，加入适量黄酒进行拌炒的方法。炮制中药使用的酒除“酒燎”用酒精或者白酒外，其他酒炙方法皆选用绍兴黄酒或米酒。

1. 操作方法

（1）先加酒再炒制：取一定量的黄酒加入中药饮片中，混合拌匀，然后放入瓷盆中加盖进行闷润，待酒被饮片完全吸收后，再置于锅中用文火炒干即可。质地坚硬的根及根茎类中药饮片均适用于该法。

（2）先炒制后加酒：将需要酒炙的中药饮片置于锅内，用文火加热炒制到一定程度，然后均匀喷入适量黄酒，继续炒制到能嗅出药物所固有的气味、表面颜色微黄时，即可出锅。该法适用于质地较疏松的中药饮片。酒炙具体黄酒用量比例为：每100kg饮片用黄酒15～20kg。

2. 酒炙操作注意事项

（1）在中药饮片中加入黄酒时应充分搅拌均匀；闷润过程中容器应加盖密闭，以避免乙醇挥散。

（2）黄酒用量小时，可酌加清水适量将酒稀释，然后再拌入药物中进行闷润。

（3）炒制过程中的关键点为：火力要微，时间应短，拌炒宜勤。炒至饮片微干、颜色稍变即可出锅。用酒炙的中药品种有威灵仙、乌梢蛇、黄柏以及黄连等。

传统炮制学认为，中药经过酒制后可增强其升散之力。汉唐时代的中医药学著作如《伤寒论》、《千金方》、《外台秘要》等书中均无“酒炙”的记载。在唐末及宋代的《炮炙论》和《太平惠民和剂局方》等书籍中，“酒炙”的炮制方法则应用较为广泛。因为酒炙不仅能够增强药物的治疗作用，且可起到矫味、矫臭的作用。黄酒系低浓度乙醇溶液，不仅具有较强的极性，并具有一定的非极性化学特性，故对中药所含的亲水性成分、和某些亲脂性成分均有较好的溶解作用。药物经用酒制后可提高其所含成分的煎出率，有助于充分发挥临床药用效果。

（九）醋炙法

系在净选切制的中药饮片中加入适量米醋，然后加热拌炒的操作方法。

1. 操作方法

（1）先拌炒后加醋：将中药饮片或者咀块置于锅中，用微火徐徐加热，连续拌炒使饮片均匀受热，待炒至药物表面溶融发亮并且逸出气味时，喷洒米醋适量，炒至微干，停止加热，继续搅拌片刻，出锅，摊开晾凉，即可。该方法适用于对树脂类和动物粪便类中药品种的炮制。

（2）先拌醋后炒制：取米醋适量加入到中药饮片或咀块中，搅拌均匀，置于容器内闷润，待醋液被饮片吸尽后取出稍晾片刻，然后入锅中用文火炒至能嗅到药物固有气味时出锅，摊开晾凉，即可。诸如，根茎类等质地较为坚实的中药饮片，均宜用此法。其操作优点为：能够使醋液充分浸润到药物的组织内部，从而可达到较佳的炮制效果。醋炙法具体用醋量为：每100kg饮片用米醋5～20kg。

2. 醋炙操作注意事项

（1）如果药物量大、但用醋量少时，可添加适量清水将醋稀释后再拌入药物中闷润。

（2）凡树脂类和动物粪便类药材，在炒制过程中应边拌炒、边喷入醋液，以免粘结成团。醋炙的中药品种有五灵脂、没药、乳香、芫花、商陆、狼毒、大戟、青皮和柴胡等。

传统炮制学所述的醯、酢及苦酒等，均是指醋而言。张仲景之《伤寒论》中载："半夏苦酒汤"。唐代孟诜所著的《食疗本草》载："醋磨青木香，止卒心痛，血气痛；（醋）浸黄柏含之，治口疮；（醋）调大黄涂肿毒，（醋）煎生大黄服，治痃癖甚良。"由此可见，当时用醋作为辅料炮制中药已经非常普遍。

然而，由于醋具有酸苦气味，故不宜大量内服，但将之作为炮制中药的辅料确是较为科学的。在宋朝的《太平惠民和剂局方》一书中，有许多用醋炮制药物的记载，诸如醋炙、醋淬及醋蒸等法。这与宋代以前医药方书炮制论述相比较，选用醋炮制中药是《太平惠民和剂局方》的一个鲜明特点。另外，《太平惠民和剂局方》在配制中成药的论述中，亦经常采用醋溶液代替水液制作丸剂，如用醋制备糊丸等。

中药为什么要使用醋炮制呢？雷敩在《炮炙论》序言中亦曾有"心痛欲死，速觅元胡"之说。这是因为，元胡一方面具有治疗心胃气痛的作用，另一方面，古人常用醋炮制元胡，目的是为了增强其止痛效果。现代中药化学研究表明，元胡中主要含亲脂性生物碱类成分，难溶于水。而与醋酸化合后可生成为生物碱的醋酸盐，生物碱醋酸盐类成分极性较强，较易溶于水，从而提高了元胡生物活性成分的煎出率，于是能够充分发挥其治疗“心痛欲死”的药用效果。

另外，米醋中所含的有机酸可与某些中药的毒性成分相结合，从而降低或者消除其毒副作用。例如，甘遂、大戟、芫花和商陆等，皆为峻下逐水药，其中主要成分为三萜类化合物，具有较强的毒性，使用米醋炙制后其毒性则明显减弱。现代药理研究证明，三萜类化合物有类似于巴豆油及斑蝥素样的刺激作用，凡是含有三萜类成分的毒性中药，与醋酸化合后所生成的衍生物其刺激性会显著降低。这说明，传统醋炙法用于炮制诸如大戟和甘遂等类中药，是具有一定科学性的。

（十）盐炙法

系在净选后切制的饮片中加入适量食盐水溶液，然后进行加热拌炒的操作方法。

1. 操作方法

（1）先拌入盐水后炒：取食盐适量，溶解于5倍量的清水中，过滤，然后均匀喷洒入饮片中，搅拌均匀，置于容器内闷润。待盐水被饮片吸尽后，取出稍晾片刻，继之置于锅内用文火炒至表面呈微黄色、并可嗅到药物所固有的气味时出锅，摊开晾凉，即可。

（2）先拌炒后喷淋盐水：将饮片投入锅内，用文火加热拌炒，同时均匀喷入适量盐水，继续拌炒，待能嗅到药物所固有的气味时出锅，摊开晾凉，即可。含粘液质较多的药物如车前子、葫芦巴、沙苑子、益智仁、小茴香、补骨脂以及杜仲等，多采用该法炮制。每100kg中药饮片用食盐量约2～3kg。

2. 盐炙注意事项

（1）以清水溶解食盐时一定要掌握适宜的用水量，通常水量约为食盐用量的4～5倍，具体可根据所制药物的吸水性进行适当的调整，盐溶液过多或者过少都会影响到中药饮片的炮制质量。

（2）含粘液质较多的中药如车前子、菟丝子以及知母等，遇水容易结块，并且在炒制过程中容易产生粘锅现象。因此，须先将药物炒至挂火色或鼓起时再喷入盐水，随喷随拌炒，至饮片略干燥时出锅即可。

（3）盐炙炒制过程中火力宜小，如果先炒制药物后喷淋盐水则更须注意控制火候。火力过大水液则被迅速蒸发，食盐结晶则粘附于锅底，盐分不能够渗入到药物组织内部，则达不到盐炙的目的。

食盐的主要化学成分为NaCl，是人类日常生活中的必需品，为中药加工炮制的一种常用辅料。盐除作为炙制中药的辅料外，还多用于对某些中药产品的腌渍，诸如盐腌泽泻、肉苁蓉、附子及乌头等。为使此类药材在产地采收之后避免腐烂，并且保持其一定的硬度以便于保存和运输，所以通常采用盐腌渍的方法。此外，诸如泽泻等类药材，经过盐腌渍后尚可增强其利水通淋、归经入肾而补阴不足的作用。因此，明代陈嘉谟在《本草蒙荃》一书中有“入盐走肾而软坚”一说。用盐炒制的中药品种多为补肾固精，疗疝、利尿和泻相火的入肾经药物。食盐性寒、味咸，入肾经。具有清热凉血及软坚的作用。盐炙药物可引药趋向下焦，起到协同和增强药物的疗效，以及矫味与防腐的作用。

（十一）操作实例

1.天 南 星

[炮制方法]

（1）天南星：取天南星原药材，除去杂质，洗净，切片，干燥，即得。

（2）制天南星：取净选的天南星药材，按个子大、小分档，加入清水适量浸泡，春、冬和秋季浸泡20d左右，每日换水2～3次；夏季浸泡15d左右，每日换水3～4次。待药料被浸泡至水液将起白沫、用手触之有滑腻感时加入明矾适量溶于浸泡液中，以防止药物腐烂、并起到收敛和固定之作用。继续浸泡24h，换水漂洗至口尝微有麻辣感时捞出。再取明矾和生姜片适量、与药物层层交替铺放于容器内，然后加入清水适量浸泡3～4周，捞出，置锅内加水煎煮至药物中间无白心，继之添加冷水适量，捞出，晾至半干，切片，干燥，即得。

此外，尚有姜腌制天南星，其操作方法与制天南星基本相同。但在使用生姜、明矾溶液腌制天南星30～40d后，需换清水浸泡5～6d，捞出，继之用清水溶除矾质，切片，干燥，即得。该操作在炮制过程中省略了煎煮工序。

（3）炙天南星：取生天南星加入清水适量浸泡7d，每天换水一次；继用饱和石灰水浸泡7d，捞出，再加入清水浸泡7d，每天换水一次。捞出，晾至半干，置容器中闷润2～4d，待药物内外滋润一致时切片，干燥，即得。

4.胆 南 星

九转胆南星：取净治后的生天南星，粉碎并通过五号筛，按每500g药粉加入精滤的新鲜牛胆汁750g之比，将药粉与牛胆汁混合均匀，然后移入缸内，放置数日进行发酵。发酵过程中会产生大量泡沫，以后泡沫则逐渐消失，原来呈稠糊状的混合物则变为疏松的颗粒状。在进行该项操作时，为使缸内保持适当的温度以利于发酵，可将缸体的2/3埋入地下，以防止散热，发酵完成之后将缸口密封放置一年。这一步操作过程称之为“阴转胆南星”。

然后待到第二年春季启缸，取出呈半干疏松状的阴转胆南星，研为细粉，按照每500g药粉加入90g精滤新鲜牛胆汁之比例，将二者混合搅拌均匀，分别盛装于空的牛胆囊皮内，扎紧囊口，于阳光不能照射到的屋檐下悬挂一年，自然风干。这一步操作过程称为“阳转胆南星”，亦称之为“一转胆南星”。

待到第三年春季，将盛有药物的胆囊取下，用清水洗净外部的灰尘，轻轻剥开胆囊皮取出盛装的药物，将之研为粗粉。按每500g药粉再加入新鲜精滤牛胆汁560g，依上法混合均匀，重新装入牛胆囊皮内悬挂于屋檐下。此步操作过程称之为“二转胆南星”。按照以上操作程序于每年春季连续重复制备。循环添加新的牛胆汁时每次递减60g，直到“七转胆南星”时仅需新鲜牛胆汁250g。完成“七转胆南星”的全部制备过程前后共需要8年时间。

将经过七转后的胆南星取下，轻轻剥去外层囊皮，粉碎，通过五号筛，按照每500g药粉加入250g绍兴黄酒之比，将二者混合均匀，然后制成块状或片状，置于蒸笼内加热蒸制1h，取出，切制成小方块或者小片。此步操作称之为“酒转胆南星”或者“九转胆南星”。

按照上述操作步骤，制作一次胆南星成品需要耗时8年，这种传统的炮制方法工效虽低，但前人以为制作胆南星以“陈久者良”。明代李时珍在《本草纲目》中亦曾记载：“以生南星研末，腊月取黄牯牛胆汁，和剂纳入胆中，系悬通风处干之，年久者称佳。”

为解决胆南星的供需矛盾，缩短制备过程，可在每年秋季增加一次用牛胆汁的处理过程，即多转一次，这样就可使整个制备过程缩短为四年半，北京同仁堂药店即采用该方法制备胆南星。然而，国内多数药店则仅用1～2年时间就生产出了成品。总而言之，炮制时间可根据不同的操作方法酌情缩短，但牛胆汁用量则不能随意减少，这里并不强调非要达到传统所规定之“九转胆南星”的操作年限，表2-1。

表2-1 九转胆南星配料表

药料名称	阴转	阳转	二转	三转	四转	五转	六转	七转	酒转
天南星粉	500g	500g	500g	500g	500g	500g	500g	500g	500g
牛胆汁	750g	90g	560g	500g	440g	375g	310g	250g	250g
绍兴黄酒									375g

胆南星改良制法一：将净选的天南星置于冷水中浸漂7d，每日换水2次，至口尝微有麻辣感时捞出。置于容器内加入鲜生姜片、明矾粉适量，然后注入清水进行腌渍，至无麻辣味时捞出。拣除生姜片，用清水漂除明矾（脱矾），晒干，研粉，通过五号筛。按每1000g天南星粉加牛胆汁2500g的比例，先将牛胆汁适当加热浓缩，再倾入药粉中混合搅拌，尔后置于蒸笼中蒸制30min（从水沸腾时开始计算时间），取出，切制成小方块，干燥，即得。胆南星改良制法二：①取净选的天南星药材，粉碎，通过五号筛。按每100kg药粉加200kg牛胆汁的比例，将二者混合搅拌均匀，然后在软材上覆盖纱罩，置于日光下或者温暖的处所进行自然发酵，并勤加搅拌。待15d左右即发酵并

且冒泡宣起，取出。再加入100kg牛胆汁，混合均匀，置于瓷罐内隔水加热炖制72h，以炖透为度。②取炖透的药料，继续进行自然发酵，待发酵之后再兑入100kg牛胆汁，然后入瓷罐内加热隔水炖透。③炖透的药料中再兑入牛胆汁250kg，混合搅拌均匀，继续进行发酵，发酵后取出，烘干。④将烘干后的药料粉碎，通过五号筛，兑入牛胆汁50kg，混合揉搓成团块状，然后置于瓷罐内隔水加热炖制，以软化为度。取出，揉成团块，干燥，即为黑色的原胆南星。⑤将原胆南星粉碎，通过五号筛。按每100kg药粉加入黄酒50kg之比，浸润约3d，待软化后搅拌均匀，再置于蒸笼内蒸透，取出，稍晾，搓条，切段，干燥，即得。

[操作要领]

（1）在制备天南星和生姜腌制天南星的操作过程中，由于药料中含有大量淀粉，长时间在温度较高的环境中浸泡及腌制容易发酵变酸，甚至会产热腐败。因此，在加入姜、矾腌制的过程中，每隔7d应倒一次缸。即把缸内上层的药料捞出来放置于另一缸的底层，将原缸底层的药料则翻上来置于另一缸的上层，该操作传统炮制称之为“倒缸”。经过倒缸操作，药料内部所产生的热量就会随之散失，药物也就不容易发生酸败。然在冬季气候寒冷时则无需倒缸，浸泡药料的时间也应适当延长10d左右。炮制成品规格以无麻辣刺舌感为标准，每100kg天南星用生姜、明矾各12.5kg。

（2）炙天南星适合于春、秋两季操作，因为这样既有利于防止药物在炮制过程中产生酸败、又便于加工炮制。

（3）九转胆南星剥除胆囊皮的方法通常是将胆囊敲碎后剥除之，而囊皮无法再重复使用，且耗工费时不容易剥除干净。简洁的剥除方法为：先用清水洗净囊皮表面的尘土，解开扎口，将囊置于水中浸软，然后就可以完整无损的将囊皮剥下，以备下次重复使用。另外，在阴转胆南星添加牛胆汁入缸后，缸盖必须封严，以避免生虫。炮制成品规格以黑色油润，腥气味小，口尝无麻辣感为标准。

（4）胆南星改良制法一每100kg天南星用鲜生姜、明矾各12.5kg，鲜牛胆汁250kg。炮制成品规格以色黑、口尝无麻辣感为标准；胆南星改良制法二每100kg天南星用鲜牛胆汁700kg，每100kg原胆南星用黄酒50kg。炮制成品规格以色黑润泽，口尝无麻辣感为标准。

[炮制研究]

天南星含有三萜皂苷、安息香酸、淀粉以及氨基酸等成分，有毒。制天南星所用辅料明矾为$KAl(SO_4)_2 \cdot 12(H_2O)$的复盐，在水中可离解出$Al^+$，$Al^+$又可水解成为凝胶状的$Al(OH)_3$，其本身带有电荷并且具有一定的吸附作用，可对天南星所含毒性成分三萜类皂苷产生吸附作用，从而起到降低或消除药物毒副作用之目的。又因为采取了清水煮制（湿热制毒）的方法，三萜皂苷类成分与水共热后可发生水解作用，致使大部分结合型皂苷水解成了皂苷元和糖类，从而使三萜类皂苷失去了原有的生物活性，其毒副作用亦随之降低或消除。另外，三萜皂苷类成分在水中的溶解度较大，经过长时间的水液浸泡亦溶除了部分毒质。

牛胆汁主要含有牛胆酸、胆红素和无机盐类等成分，传统医学认为，牛胆汁味苦而性寒，因此具有清心热、凉肝脾和通便解毒之功。故取其苦寒以制天南星之辛燥，药物所具毒性在加工炮制过程中便被逐步消除。由于在炮制过程中不断增加牛胆汁的用量，于是进一步抑制了天南星峻烈伤阴之弊，并且增强了祛痰、解痉，清心和凉肝之功。

目前，加工胆南星的操作工艺国内尚不尽一致，相关实验研究采用无水乙醇提取炮制品中所含牛胆汁，以测定成品内天南星和胆汁两种成分的含量。按照《中国药典》一部附录项下的有关方法测定牛胆酸的含量，结果为：炮制成品中含牛胆汁42.38%，胆酸含量25%，天南星含量42.74%。因此，确定胆南星成品中的牛胆酸含量应在25%以上。

[性味归经]

天南星：苦、辛，温。归肺、肝及脾经；胆南星：苦、微辛，凉。归肺、肝及脾经。

[功能主治]

天南星：燥湿化痰，祛风止痉。用于顽痰咳嗽，风疾眩晕，中风痰壅，口眼歪斜，半身不遂，癫痫，惊风及破伤风；胆南星：清热化痰，熄风定惊。用于痰热咳嗽，咯痰黄稠，中风痰迷，癫狂惊痫。

[用法用量]

须经炮制后方可入药。制天南星、炙天南星：3～9g。胆南星：3～6g。生天南星：外用适量，研为细粉，用米醋或酒调敷患处。孕妇慎用！

[处方用名]

天南星、制南星、炙南星，皆付制、或炙天南星，注明“生”付生天南星。胆南星、九转胆南星，皆付胆南星。

[备注]

天南星生用峻烈，经炮制则几近无毒，故有疗疾之功而无毒害之过。用牛胆汁制使之燥性减低，味苦、性凉。用明矾和生姜制可增强其化痰与解毒之功。

2. 半　夏

[炮制方法]

（1）清半夏：将净半夏大、小分档，用清水浸泡10～15d，每天换水2～3次。待浸泡液起白沫时，按每100kg半夏加明矾2kg之比，先取其中1kg明矾用温水溶化倾入药料中浸泡24h，再换数次清水，至口尝药物微有麻辣感为度。捞出，用清水冲洗干净，置于铜锅或者不锈钢锅内，加入清水适量及剩余的明矾，先以武火、后改用文火加热煎煮，勤加搅动。连续煎煮2～3h，至药物内部无白心时捞出，晾至半干，闷润1～2d，待药材内、外滋润一致时切片，晾干，即得。

（2）炙制半夏（制白半夏）：取净半夏大、小分档，加入清水浸泡7d，每天换水一次；再用饱和石灰水浸泡7d，滤去石灰水；继用清水浸泡7d，每天换一次水。取明矾和芒硝适量用温水溶化，然后倾入药料中浸泡7d，滤除硝、矾溶液，继以清水浸泡7d（前后浸泡过程共需35d左右）。捞出，晾干，即得。

（3）法制半夏一：取净半夏大、小分档，加入清水适量浸泡，春、秋季浸泡15～20d，夏季浸泡7～10d，待浸泡至药物内无白心时捞出，稍晾晒，备用。取甘草饮片适量，加水煎煮2次，过滤，在甘草煎液内加入适量石灰块，搅拌使溶解，放置沉淀，过滤，再将半夏倾入浸泡，每天搅拌1～3次，并且保持浸泡液pH值在12以上。待浸泡至口尝微有麻辣感、断面成均匀一致黄色时为度，捞出，洗净，阴干，即得。

法制半夏二：①处方主料：炙制半夏250kg。辅料：枳壳11.25kg，广陈皮16kg，五味子、川芎、薄荷各0.95kg，甘草12.5kg，青皮1.56kg。以上七味加水煎煮4次，过滤，去渣，备用；称取官桂、广木香、檀香、丁香各0.95kg，砂仁1.56kg，紫蔻仁0.45kg，以上六味混合粉碎，通过四号筛，备用；称取姜黄5kg，单研为粉，通过四号筛，备用。②制备方法：添加清水适量煎煮方中前7味药，滤取煎液约1000kg。将滤液混合均匀，再平均分为六份，分别盛装于6只缸中，趁热各加入姜黄粉0.85kg、炙制半夏41.5kg。待滤液微温时，再将方中其余6味药粉平均分为6份，装入纱布袋内将口扎紧，分别放入缸中与其他诸药共同浸泡35d。每天倒一次缸（即将缸内下层的药物翻于上层，上层的药物翻置于下层），以及时排散浸泡过程中所产生的热量。如果气候凉爽，可隔日倒一次缸。待半夏被浸泡至内、外均呈黄色，无白心为度。捞出，阴干，即得。

（4）姜制半夏：取净半夏大、小分档，加入清水适量浸泡，每天换一次水，如果气候炎热可换2～3次水，浸泡至药物内部无干心时捞出。再注入适量清水、同时加入明矾（用热水溶化）、鲜生姜片各4kg，继续浸泡7d左右，每天搅拌一次，捞出，用清水冲洗干净。然后置于铜锅内加入清水适量，以及明矾、鲜生姜片各2kg，先以武火、后用文火煮制约2～3h，待半夏被煮透后捞出，晾至半干，切片，即得。

（5）明代医药学家李时珍在《本草纲目》中载："半夏研末，以姜汁、白矾汤和作饼，楮叶包置篮中，待生黄衣，晒干用，谓之半夏曲。"

半夏曲制法一：取生半夏、法半夏各半，研成粉末。按每500g用生姜400g之比，取生姜洗净、捣碎并绞汁，再与400g面粉混合后加入温开水调成稀糊状，尔后倾入半夏粉末中揉搓成团，放置发酵，用木制模具压制为小块，晾干，即得。

半夏曲制法二：用清水漂洗半夏，晾干，研粉，备用。按每500g半夏粉用面粉

200g、生姜100g之比，将生姜洗净打汁后拌入面粉中，加温开水适量调成糊状，再加入半夏粉混合搅拌制为软材，置于模具内压制成约3cm厚的块，继之切为小块，晾晒至半干，置入锅中烘至黄色即可。

[操作要领]

（1）在制备清半夏的操作过程中，如果出现起白沫、或药物发生腐烂时，可添加适量明矾末。药料煮制后晾晒过程中须避免强风或烈日曝晒，应将药物放置于阴凉处干燥。此外浸泡药物过程中应该重视倒缸和退矾操作程序。每100kg半夏用明矾12.5kg；炮制成品规格以触舌微有麻辣感为标准。

（2）炙制半夏操作在春季为宜。所用辅料生石灰应取新近烧制的氧化钙，不宜使用放置陈久的熟石灰（碳酸钙）。每100kg半夏用生石灰100kg、芒硝50kg、明矾25kg。炮制成品规格以触舌微有麻辣感为标准。

（3）法制半夏一法，在浸泡药物过程中须每日换水2～3次，并且置于阴凉处。用甘草、石灰溶液浸泡过程中应随时搅拌。每100kg半夏用甘草15kg、生石灰30kg。炮制成品规格以触舌稍有麻辣感，色淡黄、质地较疏松为标准；法制半夏二法，应选用颗粒均匀的个子，以避免浸泡不透、或使药物解体为粉末状。其炮制最佳季节为立秋后的前半个月内，因为此时浸泡药物溶液不会发生冻结，同时也避免了因气候湿热，以及长时间浸泡所造成的药物霉烂。在浸泡过程中须每天或者隔日倒一次缸，以防止因产热而使药物霉变。用药汁浸泡半夏期间会产生并浮起许多泡沫，应于倒缸之前捞出，以免浮沫粘附于药物表面，从而造成炮制品带有褐色的霉斑。炮制成品捞出后，须在天气晴朗之时置于通风处阴干，不能在日光下曝晒，以免炮制品退色或者碎裂。

（4）生姜制半夏每100kg药料用鲜生姜25kg、明矾12.5kg。炮制成品规格以触舌微有麻辣感，黄褐色、质地较坚实为标准。

[炮制研究]

“半夏”一词，在战国时代的《礼记·月令》一书中就有“五月半夏生”的记载。因其生长于夏季之半，故名“半夏”。另外，《吕氏春秋》一书中亦有此记载。《黄帝内经》中所载“秫米半夏汤”，使用的就是经过炮制的“制半夏”。张仲景撰《伤寒论》中，处方所用半夏的炮制方法是“洗”，而宋代则是泡洗到“去涎”为止。明代黄廷贤所著《万病回春》一书中，所记载的炮制方法已和现代基本相同，即“用大半夏一斤，石灰一斤，滚水七八碗，入盆内搅匀，晾冷澄清，将半夏入盆内手搅之，日晒夜露，一七日足捞出，并以水洗净三四次，泡三日，每日换水三次，捞起控干，用白矾八两，皮硝一斤，滚水七八碗，将矾硝共入盆内搅凉温，将半夏入内浸七日，日晒夜露，日足，取出，清水洗三四次，泡三日，每日换水三次，日足取出，控干入药。”由于当时对生半夏的毒性成分尚不清楚，因此对半夏的炮制机理则无法阐明。但是，传统炮制品的麻辣味已基本或者完全消除，从而可以说明半夏的毒性成分经过炮制后已被降解。

此外，相关药理实验对半夏不同炮制品进行了毒性、失音、催吐、镇静和镇咳等方面的研究，其结果为：

（1）经对小白鼠毒性试验研究证明，生半夏毒性最强，漂、蒸和姜汁制半夏仍然有毒，明矾制半夏则几近无毒。

（2）生半夏煎液对咽喉黏膜具有强烈的刺激作用，而灌胃则无刺激性，说明半夏的毒质是直接作用与咽喉，而不是由胃肠道吸收所致。生半夏以及漂、蒸与姜浸制半夏，均可造成不同程度的失音现象。但是，明矾制半夏却未造成失音现象。

（3）生半夏及漂、蒸以及姜浸半夏均可导致鸽子呕吐，仅明矾制半夏无致呕作用。

（4）造成实验动物失音、呕吐甚至死亡，可能系同一种有毒成分，而这种毒性成分即使在100℃水液中煎煮3h也不会被完全降解，亦不能被姜汁所降解。而只有明矾可解其毒性。

（5）各种半夏炮制品煎剂均有镇吐和镇咳作用，其中以生姜制半夏作用最强，其生物活性成分可溶于热水、而难溶于冷水。

综合以上实验结果证明：半夏毒性成分不溶或难溶于水、亦不能被生姜汁所降解、经加热煎煮3h亦不能完全被破坏；然其止咳和镇吐成分可溶于热水。明矾能够解除半夏的毒性，是由于明矾溶液带有电荷，而且具有一定的吸附作用，通过吸附半夏所含的毒质，从而达到解除半夏毒性的效果。生姜似有协同半夏止吐的作用，此方面与祖国传统医药学的认识基本一致。

相关研究结果认为，生半夏毒性最强（以对黏膜的刺激为指标），继之毒性依次为漂半夏>姜半夏、蒸半夏>明矾制半夏。通过上述试验说明，无论清半夏、炙制半夏、法制半夏以及姜制半夏，只要在炮制过程中选用明矾作辅料，其炮制品毒性就会有不同程度的下降，而毒性的下降程度则与明矾的使用量具有一定的相关性。但是，当半夏毒质的含量与明矾对于毒质吸附量二者达到平衡时，即为明矾的优选用量，而不是无限度的加大用量。

[性味归经]

半夏：辛、温，有毒。归脾、胃、肺经。半夏曲：苦、辛，平。入肺、脾及大肠经。

[功能主治]

燥湿化痰，降逆止呕，消痞散结。用于痰多咳嗽，痰饮眩悸，胸脘痞闷，风痰眩晕，痰厥头痛，呕吐反胃。生用外治痈肿及痰核。半夏曲长于消食化痰，具有化痰止咳，消食宽中作用。用于泄泻，咳嗽等。

[用法用量]

3～9g。外用适量，磨汁涂或者研粉用酒调敷患处。孕妇慎用！

[处方用名]

清半夏、炙半夏、法半夏、姜半夏。注明“清”付明矾制半夏，注明“姜”付明矾、生姜制半夏，注明“炙”付石灰、芒硝、明矾制半夏，注明“法”付法半夏、或用复方辅料炮制的法半夏。未特别注明者，通常付甘草和石灰制半夏，注明“半夏曲”付“半夏曲”。

[备注]

半夏有毒，故一般很少生用，通常炮制后入药。《证类本草》曰：“生令人吐，熟令人下，用之汤洗令滑尽。”生半夏经用明矾制为清半夏后，不仅可以降低其毒性、防止浸泡过程中发生腐烂和变质，并且增强了半夏的豁痰利胸膈作用；生姜制半夏则增强了半夏的止呕作用。明矾及石灰制半夏、或者用甘草与石灰法制半夏，均可使半夏毒性显著降低，从而缓和了半夏辛燥气烈之性。

3. 川　乌

[炮制方法]

炮制一法：将净选的川乌大、小分档，加入清水适量浸泡，每天换两次水，泡至内无干心，捞出。置于锅内加水煎煮约4～6h、或放入蒸笼内蒸制6～8h左右，待内无白心时取出，晾至半干，切片，干燥，即得。

炮制二法：将净选川乌大、小分档，置于容器内加清水适量浸泡7天左右，每日换水两次，以切开触舌微有麻辣感时捞出，晾干，备用。另取适量金银花和甘草饮片，置于锅内加入清水适量煎煮2h，过滤，弃去药渣。将药液倾入川乌中煎煮2～3h，至药物内无白心时捞出，晾至半干，切片，干燥，即得。

[操作要领]

（1）一法用清水煮制川乌之前，春、秋两季浸泡时每天换2次水，夏季换3次水。炮制成品规格以触舌微有麻辣感为标准。

（2）用药汁煮制乌头的过程中宜用武火，如果汤液由于蒸发而减少时可添加适量温水。每100kg川乌用金银花2kg、甘草5kg，煎汤取汁。炮制成品规格以触舌微有麻辣感为标准。

[炮制研究]

乌头和附子均来源于同一种植物，主根为乌头、侧根为附子。二者主要含有乌头碱和中乌头碱等成分，其中乌头碱有剧毒。《续汉书·五行志》有“西国生独白草（指乌头，因其叶背面多生长有白色绒毛而得名），煎为药，敷箭射人即死”的记载。唐代末期的《大明诸家本草》载：“去皮捣滤汁，澄清旋添，晒干取膏，名为射罔，猎人特作毒箭使用”。东汉末年名医张仲景在《伤寒论》处方用药中，附子都要经过“炮”或者“炮去皮破八片”。宋代名医陶弘景也指出：“凡汤丸散用天雄、附子、乌头、乌喙、侧子，皆煨火灰炮，削去皮。”从上述记载可以看出，古代的人们对于乌头的毒性很早就已了解，并且采用“炮”法以制其毒。

[现代实验研究]

（1）乌头中所含乌头碱属于多元酯类成分，其化学性质不稳定，经过加热煎煮容易被水解。用清水浸泡以及煎煮过程中，乌头碱则发生水解反应，失去一分子醋酸，生成毒性较弱的乌头次碱，继续加热煎煮则进一步水解，失去一分子苯甲酸，生成毒性极弱的乌头原碱。但是，乌头中所含强心苷类成分—消旋去甲乌药碱则仍然大量存在。

（2）采取清水浸泡再用药汁煮制乌头的过程中，除可发生上述水解反应外，其中所用炮制辅料之一甘草，亦具有解除乌头毒性的作用。甘草的主要解毒机理为：①吸附作用：甘草中含有甘草甜素，有类似活性炭样的吸附作用。因此，可吸附部分乌头碱，从而起到降低毒性而缓和药性的作用。②与毒质的结合作用：甘草甜素易水解生成葡萄糖醛酸，可与含有多个羟基官能团的乌头碱结合，生成一种不易被人体所吸收的结合型葡萄糖醛酸，从而起到降低或者解除药物毒性的作用。

（3）有人通过实验认为，川乌经用清水浸泡后，再用金银花和甘草煎液煮制，能够使乌头碱含量及其毒性显著降低。有人采用不同炮制方法试验认为，用甘草和黑豆共同煮制川乌的方法，其炮制成品毒性较低、质量亦较佳。

（4）有人对川乌经过水浸泡再用豆腐煮制，其炮制前、后以及炮制过程中乌头碱的含量变化做了研究，结果发现川乌炮制后生物碱含量平均减少了78%～82%。样品在第一次用水浸泡时生物碱即开始减少，经过换水后第二次浸泡含量减少最多，达到了50%左右，在其后的3～5次换水浸泡过程中含量减少不十分显著。最后与豆腐共煮则生物碱含量又有所减少。经对生物碱定性检测，浸泡过川乌的水溶液、和与之同煮的豆腐及豆腐水煎液中，生物碱反应均呈阳性。

为什么豆腐能够降低川乌的毒性呢？这是因为豆腐中所含的蛋白质为两性化合物，它可与乌头碱结合生成沉淀，从而降低了川乌的毒性。另外，豆腐经过煮制后形成多孔性凝固蛋白，具有良好的吸附作用，可起到吸附毒质而降低药物毒性的作用。

[性味归经]

辛、苦，热；有毒。归心、肝、肾、脾经。

[功能主治]

祛风除湿，温经止痛。用于风寒湿痹，关节疼痛，心腹冷痛，寒疝作痛，麻醉止痛等。

[用法用量]

1.5～3g，宜先煎、久煎。一般炮制后入药，生品内服宜慎，孕妇慎用！不宜同贝母、半夏、白及、白蔹、天花粉、栝蒌、犀角同用！

[处方用名]

川乌头、川乌、炙川乌、制川乌，均付清水浸泡煮制的川乌、或者清水浸泡后用金银花和甘草煎液煮制的川乌。

[备注]

京帮传统炮制川乌方法：取净选川乌100kg，加入清水适量浸泡至内无干心，捞出置于锅内，加入10kg黑豆并注入清水适量加热煎煮。至药物内无白心、口尝微有麻舌感时捞出，除去黑豆，切片，晾干，即得。

三、蒸制法

蒸制，系将净选或已加入酒、醋等辅料的药物置入蒸笼或罐内，加热蒸制为炮制成品的操作方法。在饮片中不添加任何辅料进行蒸制的方法称之为清蒸，而添加辅料蒸制则称之为加辅料蒸。清蒸操作工具大多使用蒸笼，加辅料蒸制多选用铜罐或者不锈钢罐等热稳定性良好的金属容器。

（一）清蒸（蒸笼法）

将药物置于蒸笼内，加热蒸制约2～4h，取出，切片，干燥，即可。

（二）加辅料蒸（罐蒸法）

有色金属黄铜其导热快、且具有良好的金属稳定性，因此蒸制药物多选用铜质作为罐体材料。传统炮制所用铜罐高约80cm，直径约46cm，口径约26cm，容积约为80 L。如果生产量小，可选取较小的蒸罐，其蒸制时间较之大罐为短。单味药物的蒸制其装罐方法较为简单，但对味数多且性质各异的中成药处方配料，为使液体辅料将药物浸润均匀，蒸熟、蒸透，则需要掌握装罐的操作技巧。

1. 单味中药的罐蒸方法

取适量黄酒或米醋等液体辅料，加入药料中拌匀，放置约12h闷润，使辅料充分浸润入药物组织内部，然后移入铜罐内隔水加热蒸制。初始用微火、继以强火蒸制约4～12h，出罐，即得。这里需要强调的是，蒸制期间一般应连续加热，一次蒸制为成品。如果用黄酒蒸制药料时应适当掌握火候，温度不宜过高，以免酒精蒸汽逸出而引发火灾。

此外，对于一些个子较大、质地坚实的药料，在蒸制过程中则需要加以翻动，以使液体辅料能够被药物均匀吸收，从而保证炮制成品的质量均衡一致。

2. 多味药料的罐蒸方法

由多味药物组成的复方中药制剂，其中的某些药物需要用黄酒作为辅料进行蒸制。

例如，全鹿丸中带骨的鹿肉等数十种药物需要酒蒸；参茸卫生丸中的人参、鹿茸、鹿尾，以及猪肾等数种药物亦需酒蒸。为了使品质不同的药料被黄酒浸润均匀并蒸透，就应掌握蒸罐内的药物堆放方法。药料具体堆放的基本操作方法为：将质地坚实、硬度较大的药物诸如鳖甲、牡蛎、鹿角霜等铺放于罐底层，动物及其脏器类药物如鹿肾、鹿胎等置于罐中心，根及根茎类药料如熟地、天门冬、甘草等置于罐中心周围，质地松泡的药物如桑螵蛸及淫羊藿等置于其他药物上层，最后将胶质类药料诸如鹿角胶、阿胶、龟板胶等捣碎平铺于顶层。这种装罐方法可克服药物蒸制不均匀，以及蒸制不透彻的弊端。

药料被装入蒸罐中之后，注入一定量的绍兴黄酒，将罐口加盖并且用纸把盖周围缝隙糊严，盖上负以重物，然后将蒸罐放置于口径大于罐体、盛有清水的铁锅中进行加热，利用锅内所产生的水蒸汽蒸煮罐体。如果有条件亦可选用不锈钢夹层蒸汽锅蒸制药料，该设备温度易于控制，操作也很方便。

初始蒸制先用文火加热，这样可使罐内的黄酒逐渐渗入到药物组织内部，且可避免酒液爆沸外溢。蒸制数小时后再缓慢提升加热温度，将水加热至沸腾。此时罐内酒液基本已被药料吸尽，所以改用武火加热。前5h隔水加热蒸罐过程中由于温度较低，水的蒸发量小，故无需向锅内添加水液，保持锅内水液恒定的温度即可。蒸制到5h之后，则视具体情况每隔一定时间补充适量水液，以弥补因蒸发而损失的水液。如果使用夹层蒸汽锅蒸制，虽然其具体操作方法与罐蒸法有所区别，但是加热蒸制温度的控制与调节，二者之间基本相同。

北京“同仁堂”使用黄酒蒸制的中药品种有全鹿丸、参茸卫生丸、乌鸡白凤丸、救苦金丹、胎产金丹和安坤赞育丸等。这些成方中的部分药料均需黄酒蒸制后方可用于制剂。例如，全鹿丸中带骨鹿肉等数十种药料须用酒蒸，尔后与白术、当归等含芳香性挥发油的药料混合粉碎；参茸卫生丸中的人参、鹿茸、鹿尾及猪肾等需用酒蒸制，尔后同熟地、半夏、肉豆蔻和砂仁等混合粉碎；乌鸡白凤丸中除生地黄、川芎、黄芪、银柴胡、芡实及山药外，其余药料均需酒蒸；救苦金丹中的阿胶、鹿茸、人参等需酒蒸制，川芎、益母草、肉桂及白术等则不蒸制；胎产金丹中的紫河车、鳖甲与鹿茸等需用酒蒸制，川芎、沉香等无需蒸制。

上述诸方中需蒸制的药料，每500g用黄酒500ml（即1∶1）。蒸制时间大约56h（即2.5天），蒸制从始至终必须连续加热，中间不可停火，应当一次性完成蒸制。蒸制温度要基本保持恒定，勿忽高忽低。在蒸制过程中由于罐内气压的不断增高，往往会造成罐口缝隙处逸出少量酒精蒸汽，此时应当及时予以封堵，以免外逸乙醇蒸汽浓度过高而引发火灾。如果漏气明显，则必须及时采取密封措施、或者适当降低火力。

药料蒸制完成后，须待罐中药物充分冷却然后开启罐口，倾出药物后摊晾于通风干燥处，或者烘干、晒干。如果罐内尚有残余液体，可将之倾倒入不需要蒸制的药料中拌匀，干燥，粉碎，再与其他药粉混合制丸。

（三）药料蒸制需要掌握的原则

物理和化学性质较稳定的动物和植物类中药可以进行蒸制；含有芳香挥发性成分的药物，成分容易发生水解或缩合以及理化性质不稳定的药料，均不宜于蒸制。

（四）蒸制目的

1. 改变药物的功效

药料经过醋或酒蒸制后，能够使药物治疗作用趋向于疾病所在部位、或者改变药物性能，同时可增强其药用效果。例如，药物经酒蒸制后可以增强其"温补"作用，仅从文字含义分析"温补"作用似乎有些抽象，但是从炮制的结果来看，大部分药物经过酒蒸制后其外表色泽变为黑色或者黄褐色，苦味亦相应地有所降低，而甘味则有所提高。例如，参茸卫生丸处方中的何首乌其味酸、涩，经过黄酒蒸制后即转变为甘芳。因此，可知加辅料蒸制药物的炮制过程，是极为复杂的中药有机成分及其结构发生化学变化的过程。

2. 迅速发挥药效

中药蜜丸剂在进入人体的消化系统后，其崩解到吸收的过程速率较缓慢，故有"丸者缓也"一说。而应用酒蒸的方法，则可将含于药物组织细胞内部的有机成分充分溶解出来，并且可使这些成分能够均匀地分布于丸剂之中，药物能够较迅速地被人体所吸收和利用，从而发挥较佳的药用效果。另外，用酒蒸制的中药饮片入煎剂时，其所含成分溶出率亦会得到相应的提高，于是加强了临床疗效。

3. 便于干燥、粉碎及保存

动物组织器官类中药材其化学性质很不稳定，并且不易干燥、粉碎和贮存。例如，参茸卫生丸内有大量猪肾脏及鹿尾等成分，如果不进行蒸制就无法加工粉碎制丸。而经过酒蒸制后，不仅灭活了其中致腐的微生物和酵素等，并且可使组织器官细胞崩解松散，使之易于干燥、粉碎和贮藏。

4. 矫味、矫臭

新鲜的动物脏器类药材均具有腥臭味，许多植物类药材亦具有苦味及异臭。而黄酒中含有较多的酯类成分，气味芳香，用之蒸制中药可以起到一定的矫味和矫臭作用。

（五）操作实例

1. 何 首 乌

[炮制方法]

（1）炙何首乌：将生首乌切为小方块，备用。取黑豆适量，加入清水煎煮两次，以豆被煮熟烂为度，滤取汁液，弃去残渣。再将滤取的豆汁和适量黄酒同时加入何首乌中，搅拌均匀，闷润约2～4h，移入铜罐或者不锈钢罐内，将罐口封严，隔水加热炖制

24h左右，待罐内汁液被药物吸尽，何首乌颜色呈棕褐，或类黑色时出罐，晾干，即得。

（2）酒制何首乌：取生首乌丁块，喷入适量绍兴黄酒，搅拌均匀，放置约12h。待黄酒全部渗入药物组织内部时，置于蒸笼内蒸制约4～8h，至药物外部呈紫褐色或黄褐色时取出，自然干燥。然后将干燥品再重复上述炮制操作2～3次，直至药物内、外部完全呈黑褐色时为度，干燥，即得。

[操作要领]

（1）炙制何首乌每100kg药物用黑豆10kg。煎煮滤取豆汁25kg，用绍兴黄酒25kg。炮制成品规格以外表呈类黑色为标准。

（2）酒制何首乌每100kg药物每重复蒸制一次时，用绍兴黄酒25kg。炮制成品规格以外表呈黑褐色为标准。

[炮制研究]

传统医学认为，生首乌味苦、涩，具有解毒散结，润肠通便，疗痈毒疮疡、瘰疬结核，以及皮肤疾病之功效；制何首乌味甘，具有补肝肾，益精血，壮筋骨，乌须发之效，用于治疗失眠健忘，遗精，崩带，须发早白等症；黑豆汁制何首乌可增强其益精补肾之功。

现代药物化学研究认为，何首乌经蒸制或炖制后，其中所具有的泻下成分结合型蒽醌，可被水解为无泻下作用的游离型蒽醌类衍生物，故消除了生品的致泻作用。另外，用黄酒制可增强何首乌中所含卵磷脂成分的溶出率，而卵磷脂是构成细胞膜和神经组织的成分，亦是脑脊髓的主要组成成分，其同时还具有强心作用。因此，酒制何首乌不仅具有治疗神经衰弱的作用，同时又可促进血液的新生。有关实验研究对何首乌炮制前后蒽醌衍生物、还原与非还原糖含量进行了对比测定，测定方法与结果如下：

（1）炮制方法：取生何首乌药粉适量，用布包裹后隔水蒸制，每隔5～10h启开笼盖，上下翻动一次，并且随之取出一份作为样品，置于烘箱内50℃恒温烘干，供测定其中的蒽醌类衍生物的含量。

（2）蒽醌衍生物含量测定：采用分光光度法进行测定，其结果见表2-2。

表2-2 不同蒸制时间对蒽醌衍生物含量的影响

样品编号	蒸制时间(h)	取样量	药物外表颜色	游离蒽醌衍生物含量	总蒽醌衍生物含量	结合蒽醌衍生物含量
1(生品)	0	0.5g	土黄	0.01mg	0.26mg	0.25g
2	5	0.5g	棕黄	0.01mg	0.26mg	0.25g
3	10	0.5g	棕红	0.01mg	0.26mg	0.25g
4	20	0.5g	棕红	0.01mg	0.26mg	0.25g

续表 2-2

样品编号	蒸制时间（h）	取样量	药物外表颜色	游离蒽醌衍生物含量	总蒽醌衍生物含量	结合蒽醌衍生物含量
5	30	0.5g	棕红	0.01mg	0.26mg	0.26g
6	40	0.5g	棕红	0.01mg	0.26mg	0.25g
7	50	0.5g	棕褐	0.02mg	0.25mg	0.23g
8	60	0.5g	棕褐	0.03mg	0.25mg	0.22g
9	70	0.5g	棕褐	0.03mg	0.25mg	0.22g
10	80	0.5g	棕褐	0.04mg	0.25mg	0.21g
11	90	0.5g	棕褐	0.06mg	0.25mg	0.19g
12	100	0.5g	棕褐	0.09mg	0.25mg	0.16g

（3）生首乌与熟首乌含糖量的比较，结果见表2-3。

表2-3　生首乌与熟首乌含糖量比较

样品名称	还原糖含量	非还原糖含量	总含糖量
生何首乌	1.96%	3.48%	5.84%
制何首乌(蒸60 h)	4.02%	0.82%	4.84%

根据以上研究结果认为：生首乌经过炮制后，其外表颜色随着蒸制时间的延长而加深。当蒸制50h后，游离蒽醌衍生物含量随着蒸制时间延长而递增，但结合型蒽醌衍生物含量则逐渐减少，同时还原糖含量随之增加。此说明蒸制何首乌之目的是使部分具有致泻作用的结合型蒽醌衍生物、水解成为了无致泻作用的游离型蒽醌衍生物，何首乌的滋补强壮作用于是也就充分体现和发挥出来了。从这一点说明，中医认为生首乌润肠通便、制（熟）首乌滋补强壮是具有一定科学道理的。

[性味归经]

苦、甘、涩，温。归肝、心、肾经。

[功能主治]

生首乌解毒消痈，润肠通便。用于瘰疬疮痈，风疹瘙痒，肠燥便秘，高血脂症等。制首乌补肝肾，益精血，乌须发，强筋骨。用于血虚萎黄，眩晕耳鸣，须发早白，腰膝酸软，肢体麻木，崩漏带下，久病体虚，高血脂症等。生首乌经蒸制后增强了甘甜之味，且黑豆可增强何首乌滋补精血之功，合绍兴黄酒则药力更强，并取酒之辛味以润肾燥。

[用法用量]

3～12g。入汤剂或丸、散。

[处方用名]

何首乌、首乌、夜交藤根，皆付炙制何首乌。注明“酒制”付酒制何首乌，注明“生”付未经炮制的何首乌。

四、煅制法

将药料直接置于无烟炉火、或者耐火容器中，进行加热煅烧的方法称之为煅制。煅制温度一般约为300℃～700℃之间，该法多用于矿物类、贝壳类以及质地较轻的植物类药材的煅制。根据操作方法和炮制规格之不同，煅制法可分为明煅、煅淬及焖煅三种操作方法。

（一）明煅法

将药物直接放入火中、或者置于耐火容器内进行煅烧，使之质地变为疏松、或者失去其中所含之结晶水，从而便于加工或者增强药物的收敛固涩之作用。明煅法又分为直接火煅、敞锅煅和坩埚煅（嘟噜煅）等，大生产可采用平炉或者反射炉进行煅制。某些在煅烧过程中容易发生爆裂的矿物类药材，可置于煅烧容器内加盖煅制，或者采用反射炉煅制。以下主要介绍嘟噜煅、平炉煅和反射炉煅制的具体操作方法。

1. 嘟噜煅

嘟噜系指用耐火土烧制而成的一种小型坩埚。煅药用者一般多呈罐形，故传统称之为“嘟噜罐”或者“阳城罐”。罐体容积约为1.5～2.5L，罐壁厚约0.5cm，分为大、小两种罐形。质重的药料用小型嘟噜罐煅制，质轻的药料则使用大型嘟噜罐煅制。具体操作方法为：将碎为小块的药料装入嘟噜罐，药料约占罐容积的4/5即可，然后将嘟噜罐放置于无蓝色火苗的旺盛炉火中煅烧约2h，待嘟噜罐中的药料被煅为红透时取出即可。该法适用于煅制矿物、贝壳及化石类中药材。

2. 平炉煅

将药料置于炉膛内用直火加热，同时用鼓风机促使升温，煅制一段时间后再将药料翻动一次，使之受热均匀，待药料质地疏松时取出，晾凉即可。

3. 反射炉煅

将炉内燃料烧旺后再将燃料口与煤灰口封堵，继用鼓风机鼓风助燃，待火势旺盛时从投料口投入药料，密封投料口。继续鼓风将药料煅烧至适当程度时再翻动一次，使之均匀受热。待药料被煅烧红透后停止鼓风，继续略煅烧片刻，取出，晾凉即可。

采用平炉或反射炉煅制的药料有代赭石、磁石、自然铜、紫石英、赤石脂、石膏、海浮石、花蕊石、寒水石、牡蛎、文蛤、龙骨、龙齿、炉甘石以及白石英等。

[煅制法操作注意事项]

(1) 采用明煅法时，煅制的药料应一次性煅透，中间不能停火。有些药料在煅烧过程中不可停火翻动，否则不易煅透。

(2) 煅烧前应将药料大、小分档，然后进行煅烧，以确保煅制成品质量均衡。

(3) 有些药料煅烧温度不宜过高，时间不能太久，以避免炮制品灰化而失去药效。

（二）煅淬法

将药料煅至红透，然后趁热投入到米醋、黄酒或冷水中使之骤然冷却，从而达到使药料质地酥脆易碎的效果。该法多用于质地坚硬，经高温煅制仍然不易粉碎的矿物及贝壳类药材，诸如磁石、代赭石、自然铜、龟板、穿山甲、白石英和紫石英等。

煅淬法操作注意事项：煅淬过程一般需要反复操作数次，方能使液体辅料渗入到药材内部，质地才可达到酥脆程度。选择淬液与用量需要根据药料的性质及炮制要求而定。例如，炉甘石用于治疗眼目疾患时，则用黄连水煎液淬之“甚妙”。

（三）焖煅法

将药料在高温缺氧的环境中煅烧为炭的方法称之为焖煅，亦称为密闭煅、暗煅或扣锅煅。该法适于煅制质地疏松、炒炭容易发生灰化的植物类中药材。除焖煅法外，灰火焖煅和炉火焖煅等传统方法亦可归于焖煅法范畴。

1. 操作方法

将破碎成小块或者质轻而疏松的药物铺放于大铁锅中，在锅上反扣一只口径较小的铁锅，使锅口略陷于下面的煅药锅内，两锅口结合处用盐泥封固，上压以重物，以免加热过程中气体膨胀将上扣铁锅顶起。待封口盐泥呈半干状态时，使用木材或刨屑作为燃料徐徐加热，根据药料质地疏松与坚实之异，煅烧约2～5h，至药料完全炭化为度。在煅烧过程中药料受热后挥散出的水蒸汽会从盐泥缝隙中溢出，并且冒出黑烟。如果缝隙过大外界空气就会到流入锅内，造成药物因空气中所含氧气的助燃作用而灰化。所以，应该随时用盐泥将裂缝漏气处封堵严实，要求只能出烟，但是不可让空气到流入锅中。此外，煅制过程中应掌握恰当的炮制温度，使锅温逐渐升高，让其中的药料缓慢炭化。

京帮检查药物炭化程度的方法为：在煅制药料的扣锅背上滴数滴清水，若出现沸泡且很快蒸发；或者将白纸条贴于扣锅周围，白纸呈焦黄色；或者将大米粒置于扣锅顶部，米由白色变为焦黄色。此三法均可以判断药料是否被煅透。这里需要指出的是，由于煅药锅的大小、厚薄、药料质地与装量等方面的差异，采用上述传统判断方法尚欠全面。故可在两锅口结合的盐泥密封处留一小孔，然后用竹筷塞堵，在煅烧操作过程中不时观察从小孔处冒出的烟雾，当烟雾由白色→黄色→青色时，立即减小火力，继续煅至基本无烟冒出时离火，冷却后出锅，即可。

2. 注意事项

（1）煅制药料时宜使用木材或者刨屑等作为燃料，因为此类燃料的燃烧面积大，火力容易调解，一般不主张用煤作为燃料。

（2）当药料被煅烧至适当程度时应停止加热，而使炉中的余烬与锅内的余热将药料徐徐炭化即可。

（3）在煅制操作过程中，应随时用食盐泥或者湿润的纸封堵锅缝漏气处，以免外界空气流入导致药物灰化。

（4）煅制操作完成后，须待冷却后方可启开煅锅，以避免药物接触空气燃烧而造成灰化。

（5）煅锅内放入的药料不宜过多或压的太紧密，以免煅烧不透而影响炮制成品质量。

（6）盐泥涂抹封堵后的锅缝接合部，要待泥呈半干后方可置于炉上加热。如果在泥湿润时加热，则药物中溢出的膏脂状物会凝结于湿盐泥上，则往往会造成膏脂凝结处产生漏气现象。假如缝隙漏气则会越漏越大，若外界空气流入将造成药物灰化。

焖煅的中药品种有荷叶、灯心、血余、干漆、青果以及棕榈等。此类药物在煅炭过程中因与空气甚少接触，因此煅制的成品仍然保持着药材原有的形态。例如，棕榈炭其质地较为坚实，煅烧棕榈炭的操作过程与煅烧木炭大致相同。煅炭与炒炭两者均要求“存性”，从这方面讲其炮制要求是相同的。那么，为什么要采取“煅制”而不用“炒制”呢？这是因为某些需要制炭的药料其质地不是过于坚实就是过于松软，故采用炒制法则难以掌握制炭的程度，所以采用煅制法为宜。但是，某些药料如大黄等，则炒、煅两法皆适用，炒炭适于饮片、煅炭则适于丁快。由于炒大黄炭的成品色泽较之煅品为佳，因此除处方注明外一般皆付炒品。

五、煮制法

“煮”是指将水液与药物共置于同一容器内加热的方法。中药汤剂就是采用煮制法制备而成的一种液体剂型，但不属于中药炮制的范畴。本节将要讨论的煮制法，主要是指“煮”取某些中药的液汁作为炮制饮片的辅料。或者用清水、黄酒及米醋等液体溶剂作为辅料，用以煮制其他药物而言。例如，用醋液煮制元胡和莪术，甘草水煮制远志与巴戟天，以及清水煮制饭干等。通过实例可知，除单纯使用清水煮称之为“煮”以外，选用其他液体辅料对药物进行煮制也称之为“煮”。因此，“煮”与加液体辅料炙制药物二者之间具有一定的相关性。煮制的操作方法因药物的性质、辅料来源以及炮制要求的不同而有所区别。

六、煨制法

利用草本或者木本植物的枝干燃烧后的残余灰烬，将药物埋置于其中加热的方法称之为“煨”，即所谓“灰中熟物也”。煨制的具体操作方法为：将药物先包裹于湿润的纸或者面粉糊内，然后埋入灰火中、或置于文火上进行烘烤，待纸或面糊的表面呈焦黑色时取出，冷却后剥除外裹材料即可。煨制法系利用湿纸或者面糊吸收某些药物中的部分油脂，从而达到缓和药性，降低毒副作用和增强疗效之目的。煨制的中药品种有肉豆蔻、葛根、生姜、诃子、草果及益智仁等。现代多采用滑石粉和麦麸皮代替面粉煨制，但是二者之间在辅料用量、加热程度以及炮制时间等方面均有所区别，可参考相关章节实例。

七、烫制法

系以砂土、蛤粉及滑石粉等作为中间传热体，将之投入锅中炒热，保持适当温度，尔后投入药料进行烫制的方法，烫制温度一般要求不超过300℃。烫制的目的为：使中药质地由坚硬变为疏松以便于加工，或为除去某些药物表面的绒毛以减少刺激性，发挥矫味、矫臭的作用。药料经烫制后组织变的疏松，可提高所含成分的煎出率。烫制操作方法具体分为以下三种：

（一）砂土烫

选取颗粒均匀的洁净砂土，过筛除去石子及杂质，根据所烫药料的数量多少，酌情取砂土适量置入铁锅中加热拌炒，以除去其中所含有机物、挥发物和水液等。将砂土继续加热拌炒，待砂温升至约250℃～300℃时，随即倾入需要烫制的药料，连续迅速翻动搅拌，待药料表面被烫起泡、组织结构由坚硬变为疏松时出锅，晾凉后筛除砂土即可。烫制过程中注意，勿将药物内部烫焦化或烫炭化。

（二）蛤粉烫

蛤粉较砂土的粒度更细，因此吸热和传热速度较砂土缓慢，用之作为中间传热体烫制药料则不容易烫焦。因此，动物皮质熬制的胶类药物大多用蛤粉烫制，可使得烫制品内外部均匀受热，体积膨胀、质地由坚实变酥脆。同砂土烫制比较，蛤粉烫类似于“焖烫”，因为被烫药料的整体受热面积增大，而砂土烫药物受热比表面积则较小。药物经蛤粉烫制可降低其粘滞性，入丸、散等剂型易于粉碎和调配。每100kg药料用蛤粉约30kg。

（三）滑石粉烫

用滑石粉烫制药物的意义和目的，与蛤粉烫基本相同。每100kg药料用滑石粉约30kg。

此外，某些适于砂土烫制的药料诸如穿山甲、鳖甲及龟板等，烫后应趁热将之浸入醋液中淬制，捞出晾干，即可。

八、水飞法

水飞法是制取微细粉末的一种操作方法。其原理是利用细粉较粗粉比重小、在水中的悬浮力大的特性，将粗、细粉末进行分离的操作方法。水飞法制粉适用于在水中溶解度很小的矿物类药料，诸如朱砂、雄黄等。宋代《太平惠民和剂局方》中载有多种水飞药物的方法。特别是中药丸剂常用的挂衣材料如雄黄、朱砂等，皆需要达到一定的细度方可使丸剂表面所挂的“雄黄衣”、“朱砂衣”均匀、光滑且不易剥脱。如果采用水飞的方法，则可达到丸剂外衣所需求的细度。

水飞法不但能够将较难粉碎的矿石类药料加工为极细粉，并且在水飞过程中能够将其中部分水溶性杂质，以及某些比重较大的水不溶性杂质除去，故在制备细粉的同时，对药物亦起到了纯化和精制之目的。

用水飞法所制备药粉量较大时，可先将药料粉碎成粗粉，再行注水研磨，采取水悬浮法制备细粉。如果制备药料数量较小，或者系贵重药料，则可采用乳钵研磨法，研制过程中可在乳钵内加入适量清水，研磨到一定程度后转移到较大的容器内，注入多量清水同时加以搅拌，微细粉末则由于水溶液的旋转而悬浮于上部，比重较大的粗颗粒则悬浮在下部或沉淀于底部。尔后随即将悬浮溶液倾倒入另一容器内，以接近透出容器底部的稠浊体时为止。在前容器内继续注入清水，搅拌后将悬浮液倾倒入备用的第三个空容器中，待后两个容器内的悬浮细粉完全沉淀后，将上清液再倾倒入原容器内。继续从第一步操作开始重复数次，直至水溶液中无悬浮细粉颗粒时为止。前容器内所剩余的粗颗粒可再行研磨，继续按上述操作方法制粉，抛弃最终难以研细的剩余残渣。将经水飞制的细粉集中合并，滤除水液，干燥，即得。采用水飞法制粉的中药品种有朱砂、雄黄、炉甘石及滑石等。

九、制霜法

自然界大气层中的水蒸汽在气温降至冰点（0 ℃）以下时，凝结而成的白色粉状物称之为“霜”。根据这一自然现象的产物，传统中药炮制学以取类比象的方法，将色白、质纯而体轻的细粉状药物亦称之为“霜”。例如，由氧化物类矿物砷、或硫化物类矿物朱砂、雄黄及雌黄，经升华而成的类白色物质三氧化二砷（As_2O_3）等，在唐、宋时期就称之为“砒霜”。宋代诗人苏东坡有“冰盘荐琥珀，何以糖霜美”的佳句，诗中所指“糖霜”乃冰糖也。随着中医药学对于“霜”剂含义认识的进一步拓展，对于某些并非白色，但质纯且体轻的粉末状药物也称之为“霜”。例如，将黑色的锅底草木烟灰升华物称之为“百草霜”。制霜操作方法主要有以下三种：

（一）去油成霜

该法适用于植物种仁类霜剂的制备。由于植物的种仁多含有大量的油脂性成分，某些植物油脂中尚含有毒性成分，为使其符合药用标准，故必须除去药物中部分、或者全部的油脂性成分。去油成霜的具体操作方法为：先剥除原料药物的外壳，适当进行粉碎，再用吸附性较强的麻纸等将之包裹，纸外面再包裹一层粗麻袋布，后放置于温度较高的地方使油向外逐渐渗出，至适当程度时放入压榨机榨除油分，如此重复上述操作数次，直至药物符合药典标准即可。通常采用去油制霜的药料有巴豆仁、柏子仁以及栝蒌仁等。

（二）重结晶成霜

系将多种或一种药料置入具毛细管样虹吸作用的陶质容器中，密闭存放或悬挂于阴凉通风之处，待罐中药物所含结晶液化，即从容器壁毛细管渗出，然后随时将渗出于罐外壁上的重结晶物收集起来，干燥，即得。诸如西瓜霜等就是采用重结晶方法制备而成的。

（三）药物副产品成霜

诸如，将鹿角破碎后入锅，加清水适量长时间进行煎煮，然后滤取水溶性成分供制备鹿角胶用，再将所剩余的不溶性成分研为细粉，即为鹿角霜。

十、制曲法

制曲法又称为发酵法，是指在一定温度和湿度条件下，利用微生物的繁殖进行加工制曲的方法。微生物菌群的发酵活力与温度和湿度密切相关，温度和湿度过低，酵母菌则会失去活性。发酵制曲的温度须控制在30℃～37℃之间，相对湿度应在70%～80%为宜。发酵所需时间夏季约3～4d，冬季约6～7d，如果气温较低还应适当加温。所得曲块以芳香、无霉气味，曲块表面满布黄白色霉衣、内部生长有霉菌斑点为标准。如果曲块出现黄衣、并且颜色逐渐变黑，则示质量较次。发酵制曲的目的是为了改变药物性能，增强疗效和消除毒副作用等。发酵法适用于乳制蟾酥、牛胆汁制胆南星，以及淡豆豉的制备等。

（一）发酵制曲文化

制曲方法历史已非常悠久，最早曲品主要用于酒的酿造。《尚书》中记载了公元前13世纪的商帝武丁对其宰相傅说的表述：“若作酒醴，尔为曲蘖。”这句话的含义为“我（武丁）和你（傅说）的关系，好比做酒要使用曲，做饴糖汁要使用麦芽一样。”中药传统炮制经常采用麦粉制曲，其起源亦很悠久。《左传》一书中有：“叔展曰：有麦曲乎？曰无，河鱼腹疾奈何？”由此推断，在公元597年以前就开始使用麦曲治疗胃肠道疾病了。当时曲制品已多达数种，而使用麦粉制曲者仅为其中之一。传统中药制曲一般多在夏季气温高时进行，因为此时有助于曲菌的发酵活力，所制之曲品方具消食导滞的最佳疗效。

相传，古人制曲的时间大都选择在每年阴历五月五、六月六或夏季三伏天。他们认为，这些日子是诸神聚会之时，因此将制成的曲品称之为“神曲”。公元6世纪贾思勰在《齐民要术》中载有河东制曲法，即：“中麦一石者，六斗炒，三斗蒸，一斗生，细磨之，桑叶五分，苍耳一分，艾一分，茱萸一分，若无茱萸，野蓼亦得，用合煮取汁，令如酒色，滤去滓，待冷以和曲，勿令太泽捣千杵，饼如丸，曲方范作之。”由此证明，当时的制曲技术已经相当发达。以上所述的神曲制法，与明代李时珍《本草纲目》中所记载的叶氏《水云录》中的制法基本相似，乃系将贾氏的河东神曲法加以简化而成，其曲料为白面、青蒿、赤小豆、杏仁、苍耳和野蓼等6味。前人按照取类比象的方法，将六种曲料分别影射为左青龙（青蒿），右白虎（麦粉），前朱雀（赤小豆），后玄武（杏仁），中勾陈（苍耳）以及螣蛇（野蓼）等六物，故名“六神曲”。当时，福建的酿造业较为发达，所制的六神曲则称之为“建神曲”，这在福建《泉州府志》中有着明确的记载。传统中药曲制品与西方医学的压榨酿母相类似，酿母于1792年由Mason所发明，由于是采取精制方法所得，故助消化作用较之神曲更强。然而，根据西方圣保罗的著作中所记载考证，西方人使用曲制品的历史远远晚于中华民族。

传统中药豆豉、百药煎与曲制品虽有所区别，但其相同之处为均系采用微生物发酵方法制备而成。豆豉与豆酱相似，公元前七世纪孔子就有“不得其豆酱不食”之说。更早在公元前约二世纪，司马迁所著《史记·货殖列传》中有樊少翁卖豆豉成为巨贾的记载。这说明，在汉朝以前豆豉就已成为人们普遍的调味食料了。豆豉作为药用最早见于晋代葛洪的《肘后备急方》卷三，其中记载用之治疗脚气病。按现代医药学观点解释，豆豉中含有丰富的维生素B_1以及烟酸等成分，故具有治疗脚气病的作用。豆豉广泛作为药用的记载，是在东汉时期张仲景所著的《伤寒杂病论》一书中。例如，栀子豉汤、栀子甘草豉汤以及栀子枳实豉汤等。其用意是配合方中诸药起发汗、解毒和清热之作用。前代医药家唐甄权在其《药性本草》中有“研涂豆豉治阴茎生疮”的记载。此外，尚有许多清热解毒剂型诸如银翘解毒丸、羚翘解毒丸等，其中均使用豆豉。可见从古至今，人们将豆豉皆作为抗菌消炎药物加以看待和运用的。

到宋、金、元时代，医方中常有百药煎出现，但未见有具体的制备方法和相关文字记载，直至16世纪后期，始有三部重要的中医药学著作中详细记载了百药煎的制作方法，即1565年陈嘉谟所著的《本草蒙荃》、1575年李梴的《医学入门》和1578年李时珍的《本草纲目》。以上三部书籍对百药煎的制备过程论述虽然各有出入，但其共同之处则均系发酵制备法。其中，记载比较具体的是《医学入门》，即："用五倍子十斤，乌梅、白矾各一斤，酒曲四两，百将水红蓼三斤，煎水去滓，入乌梅煎，不可多水，要得其所，却入五倍粗末，并矾、曲和匀，如做酒曲样，入瓷器内，遮不见风，侯生白取出，晒干听用，染须者，加绿矾一斤。"《本草纲目》中对于制作百药煎的发酵过程描述得很直观："待发起如发面状即成矣……看药上长起长霜，则药成矣。"近代制作百药煎的辅料，则是传承沿用了《本草蒙荃》中所载的配方。

（二）发酵制曲通法

将药料切碎（其中的个别药料需要煎煮），加入清水适量浸泡约24h，再加入面粉适量与之混合并揉搓成为颗粒状（以手捏成团，松手即散为度）。然后置于容器内填压充实、或者用布包裹严实后再压实，也可直接填装于模具中压成块状。取出，移入竹席编织的篓或其他容器内，在上覆盖以湿润的麻袋等物，于37℃室温中放置约40h进行充分发酵（如果气温低时可适当延长发酵时间），待曲块表面生长出黄白或者黄绿色菌丝、内部呈现色斑时取出，趁湿切制为小方块，低温干燥或晒干，即可。

（三）操作实例

1. 百 药 煎

[处方与制备]

（1）处方

五倍子500g，桔梗65g，甘草65g，绿茶65g，酒曲50g。

（2）制备

先将五倍子、酒曲分别单独研碎，通过一号筛，备用。再将桔梗、甘草、绿茶置于砂罐中，每次加水600mL煎煮3次，保持煎液微沸，每煎30min。过滤，合并滤液，加热浓缩至600mL左右，待药液温度降至35℃左右时，将之倾入五倍子粗粉中，搅拌，使呈疏松的块状或颗粒状，继之加入酒曲搅拌均匀，移入容器内，密闭，置于30℃～35℃的室温中进行发酵，2d搅拌一次。经过18～20d，至发酵物体积膨胀、表面析出白色结晶时，取出，晒干，捣碎，即得。

[操作要领]

（1）加入五倍子粉中的药液温度应控制在35℃～37℃之间。因为，药液温度过高会使酒曲曲菌失活，温度太低则曲菌发酵活力下降。

（2）发酵所用酒曲应选择生物活性高、发酵力强的新鲜曲种。

（3）加入五倍子粉末中的药液量应适中，以手捏成团、松手即散为宜。

（4）混合搅拌过程中勿用手挤搓药料，以使其中保持适当空隙，从而有利于曲菌在含氧条件下进行充分发酵。

（5）发酵所用酒曲如过于干燥，可先酌加药液湿润之，以提高曲菌的发酵活力。炮制成品以松散，发酵充分为标准。

[讨论]

百药煎性味酸、涩，微寒。归肺、胃、大肠、肾经。具有敛肺、涩肠、止血、解毒之功。适用于肺虚久咳，中气下陷，脱肛，泻痢，自汗、盗汗，遗精，衄血、便血、崩漏，外伤出血，疮疖肿毒等。研末内服，每次6～9g，一日2～3次，亦可入丸、散；外用煎汤熏洗、或研粉调敷患处。处方主料五倍子中含60%～70%的可水解鞣质，该成分系大分子复杂多元酚类化合物，可与黄连、黄柏中所含季铵型小檗碱，以及全蝎、天花粉、阿胶、僵蚕等所含蛋白质类的成分结合，生成难溶于水的盐、或复合物而从汤剂中析出，使汤剂中活性成分的含量降低，影响药用效果。此外，可水解鞣质毒性远高于缩合型鞣质，对肝脏会造成损害。但是，“百药煎”中五倍子经发酵后的水解产物—没食子酸，是合成磺胺增效剂TMP的重要原料。因此，五倍子的发酵水解产物没食子酸其抗菌、消炎、收敛作用则更显著，毒性亦较低。组方中绿茶所含缩合型鞣质，有抗菌以及类似维生素P的作用，且具保肝解毒之功。从而既增强了五倍子消炎、止血、收敛效果，也拮抗了其毒副作用而降低了对肝脏的损害。“百药煎”方中辅以通利胸膈、升举中焦脾气之桔梗，配以补益中气、解毒和中之甘草，显著提高了五倍子敛肺、解毒及升阳举陷的作用。

十一、其他制法

（一）烘焙法

烘与焙是采用文火加热干燥药料的方法。“烘”系将药物置于近火、或者利用烘箱等干燥设备，使药料中水分徐徐蒸发的干燥方法。“焙”是将药料置于金属板上或者铁锅内，用文火加热并且适时翻动，使药料表面呈微黄色、质地变为酥脆的干燥方法。

（二）发芽法

在适当的温度和湿度条件下，促使成熟的植物种子萌发幼芽的方法，称之为发芽法，传统炮制亦称为“蘖法”。其具体操作方法为，选取成熟且饱满的麦、稻、谷和豆类等，加入适量清水浸泡湿润，捞出后置于有网孔的竹笾内，在上覆以湿布盖严，每日喷淋清水2～3次，保持湿润。置于18℃～25℃室温中3d左右即可生芽，待芽生长至1cm左右时取出，干燥，即得。

（三）提净法

提净法亦称精提法，系将某些矿物类药材经过溶解、过滤和重结晶处理，以达到除去其中所含杂质的操作方法。提净主要有两种操作方法：

操作方法一

在辅料中加入清水适量，煎煮滤取汤液，继之将需精提的原料药物徐徐加入汤液中，连续搅拌至全部溶化，过滤，滤液在阴凉处静置约12～24h，待容器壁周围析出类白色结晶时，将之刮取收集在一起，放置于阴凉避风之处自然挥散去所含水分，即得。析出结晶后所剩余的溶液尚可反复进行精提操作，直至溶液不能析出结晶时为止，精提法适用于诸如芒硝等的纯化与精制。

操作方法二

（1）甲法：将药料适当破碎，然后加入适量米醋和清水，加热使溶化，再将溶液倾倒入铺有双层滤纸的布氏漏斗中抽滤，除去杂质。将滤液加热蒸发浓缩，待水分将尽时停止加热，放置于常温下自然挥去所剩水液，即得干燥的类白色或淡黄色结晶。

（2）乙法：将药料适当破碎，添加适量沸水使溶化，静置沉淀，过滤，尔后在滤液中加入适量的米醋，搅匀，置火上隔水加热蒸发浓缩，直至液面上析出类白色、或者淡黄色结晶物时，随析出、随时捞取置于白色吸水纸上，干燥，即得。该法适用于诸如硇砂等药料的精制。

（四）干馏法

使用明火直接烤灼盛装入容器内的药料，使之渗出油液的操作方法称之为干馏法，干馏温度一般控制在120℃～450℃之间。例如，鸡蛋黄油干馏温度一般为280℃左右，竹沥油干馏温度约为350℃～400℃，豆类油液干馏温度约为400℃～450℃之间。操作通常是在干馏器上部收集馏出物；也可采取在容器周围加热的方法，在容器下口收集馏出液。干馏法多用于特殊配方所需要的品种。

第十四节　京帮流派炮制经验吟

一、切　药

饮片切制好，分档别大小，
粗细要分条，操作含技巧。
药材先纯净，少泡要多润，
药透水吸净，关键看水性。
质地软或硬，类别细区分，

掌握吃水量，全在经验中。
饮片有厚薄，切技须磨合，
根茎厚薄片，尚有丁咀块。
皮类切为丝，全草切成段，
技巧需磨练，中药修治赞。
黄芩切薄片，沸水煮蒸焉，
酒炒清上焦，止血用炭妙。
白芍与赤芍，根须皮去掉，
水头掌握妥，片薄药效高。
黄芪质疏松，水润厚片形，
生芪走肌表，蜜炙补中土。
当归切饮片，头身尾区分，
补破和有别，酒炙活络血。
白术质地硬，浸软再加工，
炒焦健脾胃，燥湿宜生用。

二、炒 药

中药炒得好，火候要掌妥，
文火和武火，适度很重要。
饮片先纯净，别药性质地，
大小要分档，炒制无糊焦，
不及固无功，太过即损性，
成灰不能用，疗效皆失尽。
逢子必须炒，入药都得捣，
比表面积大，煎出成分高。
王不留行炒，先用水洗好，
炒至爆白花，入药奏奇效。
大枣先去核，斑蝥其中藏，
然后入锅炒，解毒方法高。
炒制地榆炭，武火是关键，
火星要灭尽，炒炭须谨慎。
蒲黄质轻松，炒炭要下功，

定要灭火星，药性存其中。
炒制阿胶珠，蛤粉先炒热，
投入烫至鼓，筛粉留胶珠。
炒制杜仲炭，明火至丝断，
火星全灭掉，操作是关键。
鲜姜能发汗，干姜须切片，
炮姜切成段，止血炒成炭。
麸皮炒白术，预先炒麦麸，
炒到白烟起，投入白术好，
表面色变深，筛麸即成品。

三、炙　药

黄柏丝若炒，酒炙走头窍，
盐炙趋下焦，利湿固肾腰。
元胡醋炙炒，止痛效果好，
先拌醋闷润，随后入锅炒。
乳香与没药，炒至黑烟冒，
表面显油亮，醋炙瘀肿消。
穿山甲须炮，甲片要分档，
油砂炒鼓起，醋淬后晒好。
龟鳖甲水泡，烂肉即去掉，
砸块油砂炒，醋淬质松泡。
炼蜜炙甘草，药先入锅炒，
然后喷洒蜜，顺序莫颠倒。
蜜炙麻黄草，平喘润肺好，
蜜水应吸尽，然后入锅炒。
蜜炙款冬花，蜜水润透佳，
火温要适度，炒至不粘手。
姜片熬成汁，肉桂切成丝，
姜汁炙肉桂，温肾又暖脾。
淫羊藿要炙，羊脂炼成汁，
入锅勤拌炒，壮阳功效高。

四、蒸 药

乌头毒性大，炮制用胆巴，
去毒制附片，回阳疗效佳。
川乌和草乌，有毒之中药，
生品不能用，炮制水煮药。
酒蒸生大黄，蒸成熟大黄，
最善清血热，泻火又润肠。
珍珠去污垢，豆腐同锅炖，
研为极细粉，丸散或外用。

五、燀 药

杏仁有小毒，开水煮燀焯，
搓后皮尽去，入药奏效奇。

六、煅 药

煅矾不能搅，火候掌握好，
酥脆蜂窝状，炮品质量高。
人发扣锅煅，中间不能看，
一次要煅透，火力要足够，
白米或纸验，火候自可现。

七、制 霜

巴豆有大毒，成霜先榨油，
峻药宜轻投，寒积痰饮消。

八、复 制

明矾制半夏，反复用水发，
毒小舌微麻，止咳化痰佳。

刘效栓 高小恒 撰

第三章　京帮成药制备概论

第一节　概　　述

根据疗效确切、应用广泛的中药处方，将原料药物经加工制备而成具有一定规格剂量的药物剂型谓之“成药”，诸如清凉油、十滴水等。“中成药”则是指经临床反复使用安全有效，剂型固定，并采取合理工艺制备而成的质量可控、成分稳定的中药成方制剂，其中包括丸、散、膏、丹、酒等多种剂型。例如，六神丸、金匮肾气丸、国公酒、紫雪丹、六一散等。成药通常均须在外包装上标明功能主治、用法用量等，多数中成药品种无需医生处方即可直接购得，此类药品相当于“非处方类药物（OTC）”。

中药制剂剂型在中国创用甚早，夏商时代（约公元前21世纪至公元前11世纪）已有药酒、汤液的制作和应用。成书于战国时期的《黄帝内经》是现存最早的中医药经典著作，书中不仅提出了“君、臣、佐、使”的概念，而且还记载了13首方剂，其中有9种是成药，包括了丸、散、膏、丹及药酒等剂型，并对各种制剂的制备、用法、用量和适应证均有较明确的规定，此说明中成药的应用在当时已经比较普遍。此外，《黄帝内经》还专章列出汤液醪醴论篇，论述了汤液醪醴的制法和用途。该书虽然问世于春秋战国时期（公元前221年以前），但是作为华夏现存最早的中医药学文献典籍，其较全面地总结了前人医药学经验，此不仅奠定了中医药理论体系的基础，且亦开创了中药药剂学的先河。

秦汉时代（公元前221年至公元220年），中国药物制备技术理论有了显著的发展。1973年在长沙马王堆三号汉墓中发现公元前3世纪的《五十二病方》，是中国现存最古老的一部医药方书，书中现存医方为283首，其中收载了丸、散等古老的成药剂型。

东汉末年，著名中医药学家张仲景（公元142～219年）编撰的《伤寒杂病论》共录医方314首，收载成药60余种，其中记载有煎剂、浸剂、丸剂、散剂、酒剂、浸膏剂、糖浆剂、洗剂、软膏剂以及栓剂等十余种剂型，由此说明中成药的发展已初具规模。该书对各种制剂组方的饮片加工炮制、加水量、煮取量和用法用量等均有明确规定，对于制剂的制备方法描述则更为翔实，其中很多内容蕴涵着相当深刻的道理。此外，书中首次记载了用炼蜜、淀粉糊及动物胶汁作为药物的赋形剂，且至今仍被沿用。张仲景对汉以前医药学出色的总结和创造性的成就，为中国后世医药学、包括药剂学的发展奠定了坚实的基础。

晋唐时代（公元265～960年），由于国内经济文化的迅速发展和国际间交流的不断扩大，从而有力促进了医药学事业的发展，此时相继问世了诸多集唐代以前方剂之大成的医药类书籍。诸如，葛洪（公元281～341年）著《肘后备急方》，该书记载了铅硬膏、干浸膏、蜡丸、浓缩丸、锭剂、条剂、尿道栓剂和饼剂等剂型。孙思邈集唐以前医方5300首，撰写成《备急千金要方》；王焘著《外台秘要》载方6000余首，两部书中均收载了治疗内、外、妇、儿及五官等科疾病的大量成药，其中紫雪丹、磁朱丸、乞力伽丸(即苏合香丸)等至今仍为临床所广泛应用。这些书籍不仅收载了远古以前的有效方剂，并且广泛搜集了大量民间的单方和验方，从而更加丰富了中药制剂的内容。

两宋时代（公元960～1279年），是中成药大发展的时期，宋代著名的医药方书《太平惠民和剂局方》，是中华历史上第一部由国家刊行的中成药典籍，也是世界最早刊印的国家药典。1076年宋政府在京都设立了太医院卖药所（后改称太平惠民局）及修合药所（后改称和剂局），制备丸、散、膏、丹等成药出售，其后又在全国各地设置多所分支机构。为了给成药生产提供依据，于1078年由陈师文等人修订的《太平惠民和剂局方》出版，尔后又经数次增补，载方由297首增至788首，成为名副其实的中国第一部中药制剂规范，其收载的诸多方剂与中成药制备方法，至今仍为京帮传统制剂作坊所沿用。

明清时代（公元1368～1911年），中国医药学事业随政治、经济和文化的兴衰而起落。明代伟大的医药学家李时珍（1518～1593年）所著《本草纲目》，不仅总结了16世纪以前中国劳动人民用药的丰富经验，而且以其辉煌成就极大地丰富了中医药学内容。全书收载药物1892种，方剂10 000余首，剂型近40种。从药剂学角度来看，该书充分展示了祖国医药学在药物剂型方面的丰富内涵。继宋之后，金元四大医家的兴起、明清温病学派的创立，均对方剂学和中成药的发展做出了较大的贡献。明代朱棣著《普济方》载方61 739首，为群方书之冠，是研究中成药的宝贵资料。由于明、清时期国家已经出现了资本主义萌芽，因此私人开办的药店也很兴盛，从而推动了中成药制备技术进一步的发展和壮大。清代前期，中医药学尚有长足的发展，诸如温病学派的形成，制订出了不少医治温热病的效方。这个时期，创建或扩大了具有一定规模的前店、后厂式中药房，制备出数十种至今仍在应用的名牌传统中成药，并使中药传统饮片质量逐步走向了标准化与规范化。但是，到清代后期由于闭关锁国，加之外敌入侵，致使大量洋药、伪药及毒品泛滥于市，使国药产业遭受了严重摧残。到1949年前夕，中药制剂生产仍停留在手工式作坊，其生产方式相当落后，中药产业已经濒于消亡的边缘。

1949年，中华人民共和国成立以后，中成药制备技术得到了高度的重视。全国各地皆建立了中药成药研发、生产和营销等专业机构，随着对国药成方的不断发掘、整理与提高，从而获得了极为可喜的研究成果。目前，国内医药科研院所与生产企业开发的中成药新品种和新剂型品目繁多、枚不胜数。中成药生产不断应用新工艺、新辅料和新技术，中成药的质量控制、药理机制和成分分析研究等都取得了显著的成果，中药制药工业体系已基本形成。同时，中成药在国际上亦享有很高的声誉，自此奠定了中医药走向世界的物质基础。

第二节　京帮药业发展史

中成药制备技术历史悠久、源远流长，在操作工艺方面积累了丰富的宝贵经验。自明、清始，由于传统制药业的迅速发展，全国开办了众多前店、后厂的中药（店）房。按其地域和技术特色的差异，制药业形成了四大学术流派，即“京帮”（北京）、“晋帮”（山西）、“建昌帮”（福建、江西）及“陕帮”（陕西）。其中，尤以京帮流派制药技术最具特色，而距今约有300年历史的北京“同仁堂”当系其中之杰出代表。

早在15世纪初明成祖建都于北京时，京城就开设有中药店（房）。而据18世纪末北京药行会馆的碑文记载，远在明·嘉靖年间北京就已有药行“商会”的建制。自明代开业的药店，其字号存留至中华人民共和国建立后的尚有若干家，例如明·永乐年间的“万全堂”，明·嘉靖年间的“西鹤年堂”，明·万历年间的“永安堂”、“雅观斋”等，其中创立于清朝康熙八年的同仁堂，如今更是家喻户晓的老字号。各堂号药店制作的膏、丹、丸、散等剂型，均有各自的特色主打产品，诸多患者就是奔着这些“名牌”药店产品的质量和信誉而去的。

一、北京万全堂药店发展史

北京万全堂药店创立于明代永乐年间，地处北京崇文门外大街，相传万全堂设立于明代，距今已有500余年的历史。清·乾隆十一年以前，万全堂为乐家独资经营，随着历史变迁，到清·同治十二年发展为9户（9股）合资经营的药店。在经营过程中，药店不断克服合股经营的弊病，一切按股东会签订的《合同》办事，堵塞漏洞，使万全堂走上了兴盛之路。1921年及1931年其先后在山西临汾和新绛各开一个分店，万全堂员工从经理、账房到伙计均为山西人。店主根据店员的劳动技能、工作年限议定酬劳，按月支付。这一制度调动了店员的积极性，员工齐心协力使得万全堂的生意更加火红。数百年来其经营范围均为丸、散、膏、丹和汤剂饮片，其药材地道，质量上乘。每逢春、秋两季，都派专人到当时全国最大的祁州药王庙采购优质药材，并与当时的汇丰、天汇、隆盛等大药栈互有交往。同时，将山西主打药物龟龄集和牛黄清心丸等引入到了北京。药材好还需加工细，万全堂的饮片（草药）都要经过仔细挑选，仅半夏的制备就需用清水、石灰及明矾等数道工序加工，放置49天后方供药用。再如何首乌需用黄酒反复上屉蒸制，直至其中治疗成分完全糖化才算合格。万全堂另设有丸药作坊，其搜集了很多的古方和民间验方，经筛选参合作为成药组方。其中，所配制的牛黄清心丸、二母宁嗽丸、牛黄抱龙丸以及追风膏等成药的疗效甚佳。1949年之后，万全堂恪守“遵古炮炙，选药精良”的宗旨，传承了数百年来形成的独特经营方式。1956年公私合营后，万全堂以零售业为主，保留了部分外配加工业务。由于其所处地理位置优越，经营品种齐全，又是久负盛名的老字号，因此生意十分红火。该店以经营北京地产中药为主，其中主要经营中成药及名贵滋补药。万全堂名品中成药有虎骨酒、十全大补丸，参茸卫生丸以及汤剂饮片、丸散膏丹和狗皮膏药等；出售的名贵中药材有灵芝、野山参、西洋参、黄毛鹿茸、珍珠粉及耳环石解等。此外，该店还成立了涉外旅游药品服务部，为外国顾客供应高档中药材和中成药，从而弘扬了中华医药在海外的知名度。

二、北京鹤年堂药店发展史

北京鹤年堂药店创立于明代嘉靖末年，距近约有400年的历史，其地处北京宣武门外菜市口，主要特色品种为中药饮片。据传，“鹤年堂”原是明朝严嵩花园一个厅堂的名字，严府败落后，严嵩手书的匾额流落于民间，后来成为该店铺名，该匾金体黑字，至今仍悬挂在店堂内。鹤年堂饮片剂驰名京城，曾有“要用丸散膏丹，请到同仁堂；要服汤剂饮片，请到鹤年堂”之说，其中药饮片选料考究、制作精细可见一斑。鹤年堂为前店、后厂布局，设有经理、账房、门市部、斗房（饮片拣选车间）、丸药房（丸散膏丹制作车间）、刀房（饮片切制车间）、鹿围（养鹿场）、电碾房和印刷房等。1929年初设第一支店，位于北京东安市场西门内；1935年8月设第二分店，地处北京西单百货商场西门对面；1936年4月设第三分店，位于陕西省西安市鼓楼前（1951年停业）。1949年之后，鹤年堂实行公私合营，后曾改名为“人民药店”和“菜市口药店”，1978年恢复为原老字号。

三、北京千芝堂药店发展史

北京千芝堂药店创立于明代末年，地处北京崇文门外大街48号，其主打品种为中药饮片。据出版于清乾隆十年（1744年）的老店经营目录记述，千芝堂当时经营成药15个门类、624种，并有饮片加工、炮制以及批发业务。清·光绪七年，吴霭亭将千芝堂盘了过去，吴氏曾供职于太医院，所以其一部分产品销往御药房、另一部分则销往市内大小药房，同时还销往华北、东北及京包铁路沿线。吴霭亭请王子丰担任掌柜，王子丰精明能干，买卖做得很有起色。1900年庚子事变时，王子丰低价收购有钱人手里的贵重药材，战乱后物价回稳，千芝堂遂赚了大笔财富。此后，王子丰与吴霭亭产生了矛盾，王子丰遂出走，筹资在北京崇文门外开办了庆仁堂参茸庄。千芝堂自王子丰走后遂请吴受臣打理，吴受臣也很善于经营，1915年在珠市口南开办了南山堂药铺，后在阜成门大街开办了琪卉堂药铺。千芝堂主要品种有活络丹、舒络丹、三黄宝蜡丸、虎骨酒和虎骨膏等，其特色品种“京制法半夏”通过安国药市行销全国。清末、民初，千芝堂经营范围除门市外还设有后柜批发和蒙藏药品专柜，并培养蒙、藏语人员接待顾客。由于千芝堂的中药成本低、价格廉且药效佳，因此很受患者欢迎。此后，吴振声相继开设了一些分号，使千芝堂逐步发展成为20余家的联营店堂。1949年之后，由于国家对千芝堂老字号的重视和扶持，加之其保持了以中药饮片为主的经营特色，因此药店生意日见红火。在国家计划经济时期，药品和其他商品一样，经常出现短缺某一种成药或饮片的情况，而千芝堂则以饮片齐全而闻名于京城，抓草药到千芝堂已成为北京人的首选。20世纪80年代，千芝堂药店成为北京市药材公司特供商品的专供点，其经营范围和品种都有所增加，从而逐步发展成为了拥有中成药、中药饮片及来料加工等服务的大药店，至1990年，千芝堂经营品种已达2000余种。

四、北京同仁堂药店发展史

北京同仁堂药店创立于清朝康熙八年（1699年），原名为“同仁常乐家老铺”，地处北京前门大栅栏。该店所经营的中草药和丸、散、膏、丹等各种中成药品种，以选料真实、炮制讲究、药味齐全而著称于世。同仁堂药店的创办人姓乐，原籍浙江宁波府，最初以摇串铃走街串巷行医（古称走方医）和卖小药维持生计。清朝初年，乐尊育进入了清宫的太医院，乐尊育的儿子乐梧岗则在前门外大栅栏内开办了同仁堂药店。同仁堂是一所前店、后作坊，自产、自销的药店，作坊就设在离大栅栏不远的打磨厂迤南的新开路。同仁堂由于经营有方，经过数十年的苦心打拼，药店初具规模。同仁堂兴盛期是在清·雍正年间其为清宫御药房供奉开始，最初供奉御药房的品种都是生药材，后来由于同仁堂制备的中成药其配方合理、质量佳、疗效高，因此宫内御药房也令同仁堂派人进宫帮助制药。数百年来，同仁堂以其中草药品种齐全、加工精细、炮制得法以及中成药质优效佳，而深受广大患者的称颂。其中，牛黄清心丸、再造丸、活络丹、女金丹、安宫牛黄丸和虎骨酒等享誉海内外，这些中成药不仅行销全国各地，而且远销东南亚各国。其所生产的400多种中成药配方，大部分都是经过反复验证的成方，因此配方合理，剂量恰当，疗效甚佳。清代后期，北京有天汇、天成、隆盛和汇丰等四大药行，此四大药行都和同仁堂互有交往，且均为先进货、后付款的购销形式。同仁堂在中药炮制方面一贯遵循“炮制虽繁，必不敢省人工；品味虽贵，必不敢减物力。”的店规，对有些药燥气盛之品，则存放的时间越久，故燥性越低，药味亦越纯，药效也就越佳。例如，虎骨酒要在缸内存放两年才出售，再造丸要密封贮存一年销售。此做法不仅积压资金、而且占用设备及库房，无条件的小药铺则只能现制现卖，其疗效自然无法与同仁堂相媲美。清朝末年，同仁堂乐家有所谓四大房，即乐孟繁、乐仲繁、乐叔繁、乐季繁弟兄四人。1921年，乐孟繁开办了宏仁堂药店，乐仲繁开办了颐龄堂药店，乐叔繁开办了宏济堂药店，乐季繁开办了达仁堂药房。新中国成立后，同仁堂生产实行了机械化，建立了中药提炼厂。同时，在北京大学的帮助下研制成功了银翘解毒片、香连片、黄连上清片及女金片等新型制剂，后来又相继研发了舒肝片、藿香正气片和祛暑片等诸多中药制剂品种。曾有词赞曰：“都门药铺属同仁，丸散人人道逼真，纵有岐黄难别味，笑他若简述通神。”自改革开放以来，同仁堂与东南亚等国家均有中药贸易往来，其丸、散、膏、丹在海外享有盛誉。

五、北京长春堂药店发展史

北京长春堂药店创立于清·乾隆五十五年（公元1795年），地处前门大街28号。乾隆年间北京有位走街串巷的游方郎中（走方医），此人乃山东道士孙振兰，人们皆称其为孙老道。孙老道以自制消暑药“避瘟散”和“无极丹”等市售，经多年的苦心经营积攒了些钱财，在乾隆五十五年于北京前门大街鲜鱼口胡同里的长巷头条北口置办了间铺面，遂挂上了“长春堂”的字号，其以前店、后厂自制成药并加工药材饮片。谈及“长春堂”老北京人就会想起“避瘟散”。消暑药避瘟散气香、性凉，具有祛瘟消暑的作用，取少许抹入鼻腔清凉感即直通心脑。在30年代的老北京曾经流传过“暑热天您别慌，快买暑药长春堂，抹进鼻孔通心腑，消暑祛火保安康”的顺口溜，时至今日，盛夏时节到长春堂购买避瘟散的顾客仍络绎不绝。民国初年，国力衰弱列强纷争，洋货、日货充斥市场，当时日本的祛暑药“仁丹”和“宝丹”在中国大肆宣传和倾销，几乎每个城镇的街巷都贴有仁丹广告。为了抵制日货，长春堂时任掌柜张子余和药师通力合作，在原避瘟散的基础上，开发出紫、绿、黄、白四种不同颜色和不同适应证的避瘟散，以此针对不同症状与不同患者，使用不同颜色的避瘟散。这种避瘟散盛装于一个八卦形的小盒内，打开盒盖后用食指蘸上一点往鼻孔里一揉、再深吸一口气，则顿感一股清凉气息由鼻而入，沁人肺腑，周身清爽。与此同时，长春堂完善了与生产相配套的印刷厂，专门印刷包装纸、使用说明和宣传广告；开设了铸造锡制八卦药盒的生产车间。形成了采购、制备、包装和销售一条龙的生产模式，有效地抵制了日货，占领了市场，遍及京城的大小百货店、小杂货铺以及茶叶店等，均在代售长春堂的避瘟散。当时该药年产量达到250万盒，不仅行销国内，还在泰国、印度尼西亚和缅甸等东南亚国家打开了销路。长春堂在山西太原和天津等地相继开设了分号，并在前门外鲜鱼口一带开设了棺材铺、纸店、油盐店及百货商店等八家店铺，此时期的长春堂经过几代人的创业已发展到了鼎盛时期。七七事变北京沦陷，长春堂的经营亦随之陷入困境，日本人限制长春堂避瘟散向外省市的邮寄业务，迫使其年产量骤减至64万盒。另外，日本人得知长春堂资本雄厚，便再三打其主意，长春堂掌柜无端受到日本宪兵绑架和勒索，加之1942年药店不慎失火，1949年前夕的长春堂已濒于倒闭的状态。自1949年之后，长春堂获得了新生，其店址两次搬迁，由鲜鱼口原址迁到了现址。进入90年代后，长春堂对店铺进行了改造，建成了地上三层、地下一层，具有民族风格、雕梁画栋的新营业楼，并于1996年6月18日重新开张，时任全国政协副主席的洪学智、前卫生部部长崔月犁、前北京市领导段君毅和焦若愚等亲临现场，为长春堂201周年重新开张剪彩。新一代长春堂人在继承和发扬老字号的优良传统基础上，本着店训“与人为善，正道而行”的仁德理念，发掘中医、中药遗产宝库，弘扬中医、中药优秀文化，以饱满的热情与周到的服务迎接着海内外八方宾客。

六、北京庆仁堂药店发展史

北京庆仁堂药店创立于1912年，地处北京前门南大街128号，是一所提供多种服务项目的大药店。庆仁堂的创办人为王子丰，少年时代进入药铺当学徒，由于他的精明干练，受到老板吴霭亭的赏识，因此当上了千芝堂的掌柜。随着千芝堂生意的日渐兴盛，两人却因故产生矛盾，王子丰因之离开了千芝堂。1912年春，由数家富户集资买下了北京崇外花市的店铺，成立了庆仁堂参茸庄，以经营人参、鹿茸、牛黄、麝香和阿胶等贵重药材为主。由于王子丰的出色业绩，投资者聘其做掌柜。王子丰对学徒要求严格，店员一律留平头、着长衫，并要求练书法、精算盘和背药典。庆仁堂的进货渠道和中药炮制技艺都承袭于千芝堂，由于经营得法、服务周到，其生意日渐兴隆。1918年南庆仁堂药店在珠市口开张营业，此后又陆续开设了虎坊桥西庆仁堂、东四北庆仁堂、白塔寺大和堂及前门大街庆颐堂等。不到10年，庆仁堂发展成为了拥有7个联号的京城大药店。并在祁州、河北安国建有分号。其成药品种以第一灵丹和疏风定通丸等闻名京都。全国解放后，于1956年参加公私合营，改前店、后厂经营方式为专门的零售药店，后因崇外药店众多，参茸店遂被撤销，20世纪60年代前门大街庆仁堂更名为复康药店。现今庆仁堂药店集零售和批发于一体，品种涉猎中西药、参茸保健品及中药饮片等4000余种药物。

七、北京乐仁堂药店发展史

北京乐仁堂药店创立于1923年，地处北京西城区西单北大街，其特色产品为丸、散、膏、丹、汤剂和中药饮片等。乐仁堂药店原名乐寿堂药店，系同仁堂第十代传人乐印川的曾孙乐佑申开办，其曾留学法国，精明强干且善于经营药业，他用人有方，依靠其六叔的资金为底本，开设了乐寿堂药店。乐寿堂借北京颐和园中乐寿堂之名，以示药店吉庆与气势。它是同仁堂乐家老药店在京的又一分店。乐仁堂的房屋建筑和设备均仿同仁堂的风格，为前后钩连各三间的新瓦房，内部装修露木，除柁、檩和椽头加以彩画外，屋顶上的椽子均油漆为柿黄色，配衬适宜，一字形栏柜，柜堂外上脊处绘有聊斋彩色人物。中堂悬挂的黑匾“乐寿堂”三个金漆字系书法家祝椿年所书，匾额两边各有一根黑亮油漆立柱，柱上挂有名士朱云台所书木刻金字对联，正面门窗都刻意做成较小玻璃方格。门外正中悬挂着从同仁堂拓印的“乐家老药铺”匾额，路人一看便知此乃同仁堂乐家药店的分支。门两边分南、北高悬木刻白漆黑字，长条标牌，北边书“本店采购生熟地道药材”、南边写“精制丸散膏丹汤剂饮片”，桅下两旁还挂着木质药幌子，以示乃中药店堂。在经营方式上，乐佑申取同仁和达仁两家之长，而在经营管理、药材购销和雇佣人员诸方面又有其独特的创举。

（1）用人采取连环套，大环套小环。例如，祖孙关系、父子关系、叔侄关系、兄弟关系及亲戚近友关系，乐佑申均喜用之。让员工自己管理自己，倘若在工作上或语言上有失误，便会牵连一大串，轻者被斥责、重者被辞退。因此，职工无一不遵规守法，未敢越雷池半步。此外，药业有行业公会，资本家互相通气，如若员工被辞退，欲复在本行业工作则很困难。乐仁堂药店所用之人都必须掌握中医药基础知识，诸如阴阳表里，寒热虚实，十八反、十九畏、妊娠禁忌歌及六陈歌等。店中老职工皆具有丰富的中医药知识，被人们称之为半个大夫和药斗子等雅号。

（2）物质待遇丰厚。乐佑申注重于改善员工们的伙食，不断提高其生活质量。固定工资每人每月最高不超过5元（当时能购两袋面粉），零钱根据每日销售额按固定提成标准提取，由专人负责按月汇总结算。至于售货员待遇的分配方法，则按每个人推销货物的多少提成，根据盈利薄厚按规定提成累计，每天晚上有专人负责分别结算，当日统一发给，总起来不少于同仁堂或达仁堂的薪俸，此举促进了店员的工作热情。

（3）种养药材，自给自足。为满足本店的国药要求，乐佑申在北京南城原窑台南侧与宏仁堂合畦鹿囿一处，占地20亩，中间盖有房子将鹿囿辟为两部分，乐仁堂占据南边。当时，外购雌雄梅花鹿共50余头，由技工进行喂养，逐年生产小鹿，两家最多时繁殖头数达1000多只。春、夏两季为公鹿锯茸3次，设有专人烫制、挤血保茸，同时还喂养乌鸡，专为制作乌鸡白凤丸所用。乐佑申还雇佣技工种植各类鲜药材，诸如薄荷、枇杷树、佩兰、天冬、麦冬、石斛及三七等，以便随时供应市售。

（4）设施完备，制药精良。乐仁堂系前店、后厂，设有制药房、斗房、北刀房、南刀房、细料室、料子房及酒库（附属于药店）等，每一部门都由具一定技术水平的人员负责管理。药房负责炮炙和制作丸、散、膏、丹及药酒等各类成品药；细料室储有牛黄、麝香、冰片、羚羊角、朱砂、珍珠和人参等贵重药材，专为配制成药和门市销售而设；北刀房负责切制各种饮片和打水丸药；南刀房从江南聘请技工，自备精锐工具专一切制饮片，诸如明天麻、元胡索和清半夏等。所制之饮片原料先从道地药材中选一级大个精品，经过炮炙后精细加工，切成如纸薄片，并保持光亮润泽，不走原色。每500g药材仅出成品150g左右，其余算损耗归料，供配制其他药品之用。乐仁堂药店员工牢记先祖遗训“炮制虽繁必不敢省人工，品味虽贵必不敢减物力”，以“真材实料，加工精良，配方独特，童叟无欺。”的经营之道，承袭了乐家老铺的良好信誉。

（5）分工负责，服务上乘。药店任用柜内年龄较大、且富有经营管理经验的员工担任查柜，对所取汤剂进行查核，然后加盖本人印章、封包后计算价格，再交予顾客。外柜一人专门负责接待，凡来店顾客不论是达官贵人、还是平民百姓，均一视同仁，给予热情接待，但凡用药咨询则有问必答。其店内设有参茸专柜，由专职人员负责管理工作，如有欲购买者则由内查柜陪同到后柜客厅接待，让专管技术人员展示全部样品并逐一介绍。

（6）药料考究，产品质优。乐仁堂制备的各类药酒，其选料严格。酒选购于京东以粮食酿制的上等烧酒，每次预购数千斤，运到后先将酒倒进茶碗少许，用火点烧检验，以确认酒精浓度，合格品则转入药房倾入酒库大缸内封存，待一年后方可供药用。其主打特色产品有茵陈酒、催生兔脑丸及阳合解凝膏等。俗话说“正月茵陈，二月蒿。”所以，每到正月乐仁堂便派人到北京天坛向阳处采取茵陈，晾晒1～2d，取回接续泡做酒母。制备茵陈酒规定选用一年后的酒母，配料采用酒蒸煮，至质色适宜后方取出，其成品酒色清亮，绿色正，质纯气香；其在制备催生兔脑丸前，首先向农民预购数十只兔子，令其秋后准时如数送到药房，由工人剥头取脑，与先期准备好的原料细粉合研，再兑入麝香等加工为丸，以生肉皮封存待售，该药用于催生则无不取效。

由于乐仁堂所处地理位置优越，加上其货真价实的经营信誉和热情周到的服务态度，生意逐渐红火，名望在京城乐家老药店中位居第三。此外，乐佑申还在天津开设了三家分店，意欲和达仁堂一比高下。后来又相继在河北石家庄和保定、山西太原以及河南开封开设了四家分店并建立了三个药厂。从初创至繁荣，乐仁堂维持了长达30年之久的鼎盛时光。1949年后，由于党和政府执行发展经济与扶持工商的政策，乐仁堂又获得了进一步发展。改革开放以后，老店乐仁堂更是焕发了青春，其扩大了经营范围，增加了经营品种，不仅经营传统的丸散膏丹和汤剂饮片，还经营西药及医疗器械。同时，店内增设了旅游专柜，从而成为北京西城区首屈一指的大型综合性药店。1979年5月，为缓和药源紧张的局面以满足药品供应，乐仁堂又恢复了前店、后厂的布局，当年生产中成药63种，1990年又增加了新的畅销品约30种。随着中华医药的不断兴盛，乐仁堂正在续写着未来的辉煌！

八、兰州庆仁堂药店简史

兰州“庆仁堂”药店创建于1825年，与北京“同仁堂”药店一脉相承，其传统剂型的制备工艺深得北京“同仁堂”京帮流派的真传。因此，在近200年的发展历史进程中，打造出了诸多闻名于世的丸、散、膏、丹等中药老字号品牌。

兰州“庆仁堂”药店初创时期名曰“庆仁堂药材店”，其建筑为一座砖木结构的两层楼房，拥有五间铺面，当时所处位置即是目前兰州市张掖路新华书店一带，谈及曾经位于张掖路的“庆仁堂药材店”，年长的兰州居民路人皆知。“庆仁堂药材店”知名不仅是因其为兰州规模较大的一座老字号药店，亦因“庆仁堂药材店”的镇店之物“老虎”远近闻名。此“老虎”系由一张完整的虎皮制作而成，虽为标本,但其虎威犹存，老虎标本不仅是“庆仁堂药材店”的标志，亦为当时兰州城的一处景物。

“庆仁堂药材店”为前店、后厂式布局，设有斗房、刀房、丸药房等操作间。药店师承方式以口传心授为主，要求店内从业者必须掌握斗房、刀房、丸药房的基本技能。随着时代的发展，兰州庆仁堂京帮中药学术技术流派亦与时俱进，在构建、完善、弘扬和发展京帮中药学技术理论体系方面，获得了累累的硕果。

第三节 “同仁堂”药业传记

同仁堂创办人姓乐，浙江宁波府人，在明朝永乐年间赴北京谋生。最初，乐氏在北京以摇串铃走街串巷行医（走方医)、兼以代卖小药维持生计，到了清朝初年，乐氏后代乐尊育进了清官太医院，担任管理文件的出纳文书吏目之职，从而为后来同仁堂的创办和发展打下了有利的基础。清康熙八年，乐尊育之子乐梧岗在朋友的帮助下于北京大栅栏路南开办了同仁堂药铺，经过几十年的苦心经营，使同仁堂有了初步的发展。同仁堂的大发展是从清·雍正年间为清朝宫廷御药房提供“供奉”（为清御药房供应中药，当时称“供奉”）开始的，同仁堂有了为皇宫“供奉”药品这个靠山，既为同仁堂提高了社会声望、亦为同仁堂后来的发展奠定了雄厚的经济实力。同仁堂和御药房的交易都是先领药款、尔后才交货，这种预领官银的支付方式加强了同仁堂的经济实力和资金周转，实际上是为同仁堂提供了无息贷款。

清朝末期乐家繁衍为四大支系，即乐孟繁、乐仲繁、乐叔繁和乐季繁兄弟四人，同仁堂由这四大支系共同管理，规定各支系每年可从同仁堂领取一万两银子。另外，还允许他们在同仁堂寄卖自家所制的丸、散、膏、丹等药品。当时，同仁堂的职工大多数都是非亲即友，故职工也分派别，不是乐孟繁的人、就是乐仲繁的人，不是乐叔繁的人、就是乐季繁的人，他们在向顾客推销药品时，都争着向进店买药的顾客介绍自己支系所寄卖的药品。这种寄卖制不仅损害了同仁堂的公共利益，而且造成了店内营销的混乱，从而给同仁堂的经营管理带来了诸多弊端。后来，乐家四支系家族的代表开会，共同议定取消寄卖制，允许各支系独立开办店铺，可用“乐家老铺”招牌，但不能用“同仁堂”店名。自此，各支系相继在外开办药铺。民国十年（1921年)，乐孟繁开办了乐家老铺“宏仁堂”药店；尔后，乐仲繁开办了乐家老铺“宏济堂”药店；乐季繁开办了乐家老铺“达仁堂”药店。民国十七年（1928年)，国民政府从北京迁至南京，乐孟繁支系的成员乐笃周在南京开设了“同仁堂”，从而破坏了四支系“家族协议”，引起了其他三支系的共同反对，使得乐笃周的兄长、当时掌握北京同仁堂大权的乐佑申被迫辞职，风波方得平息。从创业到兴盛，乐孟繁支系相继开设了南京同仁堂1所、宏济堂3所、乐仁堂5所、宏仁堂4所；乐仲繁支系开设了颐龄堂1所、永仁堂3所、怀仁堂1所、沛仁堂1所；乐叔繁支系开设了济仁堂2所、乐舜记1所、宏德堂1所；乐季繁支系开设了达仁堂10所、树仁堂1所。这30多号“乐家老铺”遍及天津、上海、长春、西安、长沙、福州及香港等地，进而扩大了北京大栅栏同仁堂在国内外的影响力。

“都门药铺属同仁，丸散人人道逼真；纵有岐黄难别味，笑他若个术通神。”这是清代文人对同仁堂的赞誉之词。同仁堂的驰名虽然和清代御药房有关系，但更主要的是同仁堂一贯遵循“炮制虽繁，必不敢省人工；品味虽贵，必不敢减物力。”的经营方针。例如，同仁堂制备紫雪丹时，古法要求操作工具为金锅、银铲，但是同仁堂却没有金锅，他们就收集乐家眷属的金首饰约100两，放在锅中与药料同熬，使金元素入药以提高疗效。同仁堂无论炮制何种药物，都是该炒的必炒，该蒸的必蒸，该炙的必炙，该晒的必晒，该霜冻的必霜冻，该存放的必存放，绝不偷工减料。例如，虎骨酒和再造丸制为成品后都不立即销售，而是先存放，使药物的燥性降低以避免不良反应。通常虎骨酒制成后要在缸内贮存2年方才销售，而再造丸则需密封贮存1年后方可出售。这种做法不仅增加了成本，而且还要占用设备和库房，故一般药铺无条件这样做，他们都是现炮制、现销售，因此其药用效果自然较差。

另外，同仁堂亦最擅长广告宣传。清代北京城里每年2月份要清掏一次地下泄水沟，掏沟时全城臭气熏天，污泥堆积，行人很是不便，尤其是夜晚一不留神就会跌倒在污泥堆中，弄得遍身臭泥。因此，在每逢掏沟之时，同仁堂就派人在掏沟的地方挂灯为行人照路，白纱灯上写有“同仁堂”三字，此举不仅方便了夜间的行人，也使人们对同仁堂留下了深刻的印象。

同仁堂还有一种送药宣传方法，即清代读书人皆在北京会考，加之北京又是顺天府衙所在地，故乡试也在北京举行。当每届会试和乡试时，各地应试之人云集北京，住在各省、府、州和县的会馆中，同仁堂则利用这个机会派人拿些诸如预防伤风感冒、帮助消化以及祛除水土不服的平安散药，赠送给那些应试之人，虽然同仁堂支出了一笔钱，但是通过那些应试之人却将同仁堂的声誉传到了全国各地。此外，同仁堂还利用做社会救济慈善事业的机会，对其进行广泛的宣传。旧北京无职业的劳苦大众很多，冬天北风呼啸，穷人身上无衣，腹中无食，极其难熬。同仁堂每到冬天都在前门外打磨厂、珠市口、崇文门外磁器口和崇文门内史家胡同等处布设粥场、施舍棉衣救济穷苦百姓。但凡人死了都要弄口棺木装殓埋葬，有钱人使用杉木或柏木的上等棺材，可是穷人连使用薄皮棺材也不容易，同仁堂便抓住这个机会施舍棺材，只要有人证明确实买不起棺材，就可去领取。同仁堂做这些社会慈善事业，其目的就是为了扩大药店的知名度和社会影响力。

在日本侵华北京沦陷期间，同仁堂药铺极力抵制日本商人的控制，维护中华民族的利益。例如，1939年日本的大商人了解同仁堂是北平很有影响的商家后，便企图控制同仁堂，于是派人和乐家联系，要在同仁堂投资入股。当时，负责同仁堂事务的乐达义(乐松生的父亲)是个爱国的企业家，其为人正直，很有正义感，他深知这不是同仁堂一家之事，而是维护民族利益、还是出卖民族利益的大问题。所以，他拒绝了日本人在同仁堂入股投资的要求。然而，这个日本大商人并不就此罢休，他不断给乐达义施加压力，乐达义万般无奈，只好通过朋友找到当时北平的大汉奸王荫泰请他帮助疏通，乐达义花了很多的钱，才使日本商人没有挤进同仁堂。又如，1939年夏天，当时日本人的避暑开胃药“仁丹”在北平很畅销，同仁堂为了抵制日货，组织几位老药工翻检药书，经过反复研制，最后制备成功以牛黄、珍珠、麝香和蟾酥等为主药的“六神丸”。该药具有清热解毒，消肿止痛之功，对咽喉病变有特殊的疗效，其主治功效远远超过了日本的仁丹，从而成为当时轰动北平的名药，不仅中国人患咽喉病者喜欢服用同仁堂的六神丸，就连日本人也在千方百计的抢购六神丸，有些东洋人将抢购来的六神丸运回日本、或转运到南洋各地高价出售，有的将六神丸珍藏起来以备救急之用。由于同仁堂的六神丸疗效佳、销路畅，不少日本商人想用高价收买同仁堂六神丸的配方，但均遭严辞拒绝。

1949年后，乐达义的儿子乐松生担任同仁堂的经理，其奉公守法，开明能干，1952年同仁堂被评为完全守法户，1956年乐松生带头参加了公私合营。1953年，同仁堂曾在北京大学的协助下试制成功了银翘解毒片、黄连上清片、女金片、舒肝片、藿香正气片以及祛暑片等诸多新型制剂，企业获得了社会和经济效益双丰收。

改革开放以后，北京同仁堂改制为科技发展股份有限公司，形成了在集团整体框架下发展现代制药业、零售商业和医疗服务业的三大板块体系，配套构建了十大公司、两大基地、两个院和两个中心的“1032”工程，并且拥有境内、境外两家上市公司，零售门店800余家，海外合资公司（门店）28家，其商业足迹遍布世界十余个国家和地区。

北京同仁堂科技发展股份有限公司继承和弘扬了同仁堂皇家御用传统制药技艺，并依托现代制药技术，以“同修仁德,济世养生”为己任，坚持“配方独特，选料上乘，工艺精湛，疗效显著。”的制药特色。企业生产的六味地黄丸、感冒清热颗粒和牛黄解毒片等拳头产品，始终保持着市场畅销不衰的局面，公司多个品种现已享誉香港、东南亚及欧美等市场。

北京同仁堂科技发展股份有限公司的产品涉及20多个剂型、200多个品种，并有丰富的已开发、和待开发的新产品技术储备。近年来，根据市场的需求和变化，北京同仁堂科技发展股份有限公司重视提高产品科技含量，注重二次科研开发，企业采用无糖制作技术、全提取浓缩技术、片剂薄膜包衣技术、大孔树脂吸附技术、喷雾干燥技术、流化床制粒技术以及超微粉碎等技术，相继推出了诸如无糖感冒清热颗粒、六味地黄浓缩丸、多种薄膜包衣片和软胶囊等新剂型。其所拥有的片剂、软胶囊、浓缩丸、蜜丸和颗粒剂等先进生产线，广泛满足了患者的不同用药需求，充分体现了同仁堂务实求新，患者至尊的经营理念。由于同仁堂的不懈努力，其被国家工业经济联合会、和名牌战略推进委员会推荐为最具冲击世界名牌的16家企业之一。2006年，同仁堂中医药文化进入国家非物质文化遗产名录，同仁堂的社会认可度、企业知名度和品牌美誉度正在不断提高。

第四节　京帮特色药剂各论

北京同仁堂的中成药传统剂型组方独具特色，制备工艺自成体系，产品驰名海内外。而甘肃省兰州市庆仁堂药店则与北京同仁堂技艺一脉相承，同系“京帮”学术流派。京帮在20世纪50年代所生产的中成药产品达418种，其中大部分品种是由众多药味组合而成的“复方”制剂，这是京帮中成药组方的一个突出特点。例如，虎骨酒方由100余种药味构成；追风丸、狗皮膏、活络丹及再造丸等12种成药，各由50余味药物组成；牛黄清心丸、女金丹和健步虎潜丸等59种成药，分别由20余味中药组成；香连丸、三黄丸以及通关散等168种成药，则各由10余味药物组成。那么，京帮的中成药组方为何如此庞杂？其制剂组方是如何衍变而来的呢？概括起来有以下四个方面的因素：

（1）套方：由两个或两个以上方剂组合而成的复方称之为套方。京帮“虎骨酒”处方由147味中药组成，该方是在京帮所持原方的基础上，将具有类似疗效的国公酒、活络丹、镇风丹及再造丸处方合而为一，筛选参合的庞杂方剂。

（2）杂方：由诸多药味组合而成的庞杂方剂称之为杂方。中医组方用药的原则是以主证为重、兼证为辅，因此处方药味较为复杂。杂方在外用膏药方剂中应用较多，例如狗皮膏处方系由分量相等的74味中药组合而成。

（3）加方：系在某一方剂的基础上，再增补数味药物，但仍保持其原基础方的组方名称，此谓之加方。例如，以六味地黄丸为基础，加味衍生而成的杞菊地黄丸、麦味地黄丸、桂附地黄丸及知柏地黄丸等皆系加方。

（4）加减方：即将某一组方的药物经加减化裁、筛选参合而成的方剂称之为加减方。例如，《景岳全书》中所载“全鹿丸”处方共37味药，而京帮全鹿丸遂减去了原方中一味药、又添加了22味药，于是组成了58味的全鹿丸方剂。又如，《疡医大全》所载“雷火针”方由11味药物组成，而京帮则减去了其中4味药、又加入了9味药，从而将组方增至了16味药。

从以上成方实例说明，京帮在原方药味的基础上加的多，减的少。因此，有人认为其方剂是随意加减且杂乱无章的，按照一分为二的辩证法观点分析，其中某些组方确实如此，但是多数组方还是具有来源出处的。据查证，京帮418种中成药方剂中，具有文献记载的经验方达136方，约占32.5%；将经验方进行适当加减化裁的方剂有139方，约占33.3%；而未查明方剂出处的经验方则有143方，约占34.2%。

一、蜜 丸

（一）概述

经曰："炼蜜为丸者，取其迟化也。"说明蜜丸剂药物进入人体后释放和吸收速率较为缓慢，因此是用于治疗慢性疾病的一种长效中成药制剂。蜜丸剂分为大蜜丸和小蜜丸两种规格，传统工艺制备大蜜丸系用准子（制丸模具）脱制而成，服用时以丸计数，每丸重量差异不能超过2%。例如，解肌宁嗽丸、五福化毒丹以及大山楂丸等，均属大蜜丸剂型。小蜜丸传统生产工艺是用手捻制而成，规格以莲子大小为准，服用时不以丸计，而是以重量计。小蜜丸重量差异一般不要求精准，诸如六味地黄丸、人参健脾丸和调经丸等，均可制备为小蜜丸，该剂型适用于长期用药的慢性疾病患者。

蜜丸剂顾名思义其所用辅料为蜂蜜，蜂蜜的种类一般分为枣花蜜、荆条花蜜、洋槐花蜜以及荞麦花蜜等。其中，枣花蜜和荆条花蜜品质最佳，其蜜色为淡黄或淡黄棕色，呈稠厚状半流动液体糖浆，味甘而清香。洋槐花蜜质较次之，荞麦花蜜质量较差。新鲜蜂蜜一般呈半透明状，放置日久则不透明，并且析出糖结晶体。蜂蜜中含转化糖约70%～80%，水分含量约5%～6%。蜜丸由于所用原料药物性质各异，因此制丸时对蜂蜜的粘稠度需求不一，故制备蜜丸之前应将蜂蜜进行适当程度的炼制。根据蜂蜜不同的炼制程度，可将之分为嫩蜜、炼蜜和老蜜三种形态。

（1）嫩蜜：系将蜂蜜加热炼制至沸腾时即可。适用于制备含油脂、粘液质、糖类、树脂类和淀粉等含量较高的药料。例如，补心丹、清宁丸、乌鸡白凤丸及牛黄抱龙丸等，均宜用嫩蜜制丸。

（2）炼蜜：系将蜂蜜加热熬制至呈现浅红色、且具有光泽的泡沫，用手捻之具有粘性，但不能扯出白丝为度。炼蜜适用于含有纤维素及淀粉、油脂或糖类的药料。例如，女金丹和活络丹等，均宜于炼蜜制丸。

（3）老蜜：系将蜂蜜加热熬炼至呈红棕色、并且产生发亮的红色泡沫，用手拈之稠厚、且能扯出白丝者为度，生蜜经炼制为老蜜其收率约为80%～85%。老蜜适用于纤维素含量较高的植物及矿物类中药丸剂的赋形剂。例如，八珍益母丸、银翘解毒丸、羚翘解毒丸、得生丹、养阴清肺膏、益母草膏以及秋梨膏等，均宜用老蜜制丸。

此外，无论嫩蜜、炼蜜或者老蜜，通常均应趁热与药料混合制备软材。但是，有些方药例外，诸如左归丸中含有鹿角胶和龟板胶，五老还童丸内含有乳香、鱼鳔种子丸中含有鱼鳔胶等，此类药物研粉后与热蜜混合容易软化结成硬块，不仅有碍制丸，而且服用后亦不易吸收。所以，含有该类药物的丸剂要待蜂蜜凉后再加入药料和坨制丸，这种蜂蜜称之为“凉蜜”。需要提示的是，蜜温以60℃～80℃左右为宜，过凉则不易和坨。如果方中含有芳香挥发性成分的药料诸如麝香和冰片等，亦须使用凉蜜和坨制丸。

蜜丸剂除以全粉末形式与蜂蜜混合制丸外，还有一种将剂型缩小制备而成的蜜丸。例如，安坤赞育丸中的益母草含大量纤维质、参茸卫生丸中的党参含糖和粘液汁较多、定喘丸中秋梨含有大量碳水化合物等，为便于制备和储存，可先将此类药物制备成浸膏剂后再与蜂蜜参合，然后加入方中其他药料混合制丸。安坤赞育丸药料配比为：药粉50kg，分别加入益母草浸膏10kg（内已含蜂蜜7.5kg）、炼蜜45kg；参茸卫生丸药料配比为：药粉50kg，分别加入党参浸膏10kg（内含蜂蜜约6.5g）、炼蜜33kg；定喘丸药料配比为：药粉50kg，加入秋梨膏64kg（内含炼蜜48kg）。

（二）丸剂药料罐蒸操作技巧

制备丸剂前，某些药料需要隔水间接加热进行蒸制后方可入药。例如，用黄酒拌生地黄然后蒸制为熟地黄、以黄酒拌生大黄再蒸制为熟大黄、将米醋拌五味子然后蒸制之等，此类单味中药饮片由于其质地和性状相同，因此药料装罐蒸制无需特殊操作。但是，对于含有多种药料的复方原料，为了达到药料被黄酒浸润均匀、蒸熟和蒸透药物，以保证较佳的炮制品质，则需要注意药料在蒸罐中的堆放技巧。

蒸制药物器皿一般选用铜、陶瓷或不锈钢材料，这三种材料其理化性质较稳，不易与药物中的有机和无机成分产生化学反应，其中铜质材料导热快，热效率较高。京帮传统中药蒸罐高约83cm，罐径约47cm，口径约27cm。如果罐体较小，药物蒸制的时间应适当缩短，反之则需延长蒸制时间。装罐时先将质地坚实的动物甲壳、角和矿物类药材铺放于罐内底层，动物组织器官类药材置于罐中心，植物根茎类药材则置于罐中心周围，质轻松泡的动、植物药材可置于上层，最后将胶类药材打为碎块覆盖于顶层。然后，在蒸罐中注入一定量的绍兴黄酒，盖上罐口，缝隙处密封严实，罐盖上压以重物，将罐移入盛有清水的大铁锅中，隔水加热蒸制。开始先以文火蒸制，这样可使黄酒能够逐渐渗透到药料组织内部，并可防止酒液沸腾而外溢。待酒液被药料完全吸收后再用武火蒸制。药料被蒸制至5h后，每隔1～2h向铁锅内添加适量清水，以弥补蒸发后损失的水液。在蒸制过程中如果嗅到浓烈的黄酒气味时，应检查罐口是否漏气，如果漏气应及时密封罐口并适当减小火力，以免乙醇大量挥散而影响药料的成品质量。待连续蒸制56h后，停止加热，将罐从锅中移出自然冷却后倾出药料，铺放于阴凉通风处阴干或者晒干，粉碎，供制备中成药。如果罐内尚存有残留的药液时，可以与方中未蒸制的药料拌和，干燥后与前者药料混合粉碎，以供配置中成药。

[使用黄酒蒸制药料的主要目的]

（1）大部分药料经过黄酒蒸制后其苦味减弱、而甘味增强，甘能缓、能和、能补中，从而进一步提高了药物的温补之功。

（2）丸者，缓也。说明丸剂在人体内崩解、吸收缓慢。酒蒸可将药材组织中的亲脂和亲水性成分充分溶解，从而有利于提高机体对药物的吸收利用率和药用效果。

（3）动物组织类药材主要由氨基酸、肽类、蛋白质及脂肪等所组成，不易于干燥、粉碎和保存，如果加入黄酒蒸制后不仅杀灭了细菌，还可使动物组织细胞崩解分散，从而有利于干燥、粉碎及贮存。

（4）用黄酒蒸制动物组织类药材可消除腥臭异味，矫味、矫臭，患者服用易于接受。

（5）中药制备用酒有两种，一种是经蒸馏制备而成的白酒，俗称“烧酒”，乙醇含量约为40%～70%，杂质含量较低，多用于配制药酒；另一种是经发酵制备而成的黄酒，其中浙江绍兴黄酒最具代表性，乙醇含量约为10%～15%，多用于炮制中药饮片。

（三）操作实例

1. 乌鸡白凤丸

[处方]

（1）甲方：人参（去芦）、鹿角胶、白芍、丹参、香附子（醋炒）各4kg，天门冬、鳖甲（醋制）各2kg，牡蛎、鹿角霜、桑螵蛸各1.5kg，熟地黄8kg，当归4.5kg，甘草1kg，乌鸡32只。

（2）乙方：川芎、芡实各2kg，生地黄8kg，山药4kg,黄芪1kg，银柴胡0.8kg。

[制备]

将乌鸡宰杀后浸入热水中，除去毛及内脏，洗净，备用。取甲方中的13味药料与宰杀的乌鸡同置于铜罐内，先将鳖甲、鹿角霜和牡蛎等质地坚实的药料置于罐底部，再将当归、甘草等植物类药料与鹿角胶均匀掺和后置于铜罐中部周围，将32只乌鸡置于罐中心，上层放置桑螵蛸等质轻虚泡之药料，最后注入绍兴黄酒42kg，加盖密封，将罐移至盛有清水的大铁锅中隔水加热蒸制56h后停止加热，待自然冷却后将药物取出，备用。另取处方乙的6味药料，粉碎成粗颗粒，加入到蒸制后的甲方药料中，混合均匀。然后放置自然干燥，粉碎，通过100～120目筛，炼蜜为丸，每丸10g，蜡皮封固。

[功能主治]

补益气血，填冲固任。用于体虚羸弱，月经不调，崩漏带下等妇科冲任虚损疾患。

[用法用量]

每服10g，1d2次，温黄酒送服。

2. 安坤赞育丸

[处方]

（1）甲方：青毛鹿茸（去毛）、阿胶各3kg，酸枣仁（生、炒各半）、白芍、当归、熟地黄各2kg，川牛膝、怀牛膝各1.75kg，没药、天门冬、沙参各1.5kg，蕲艾炭、山茱萸、锁阳、鳖甲、白薇、元胡、黄柏、龟板、杜仲、茯苓、秦艽各1kg，桑寄生、鸡血藤、琥珀、菟丝子、甘草各0.5kg，乳香、鹿角胶、枸杞子、鸡冠花、黄芪、肉苁蓉各0.75kg，人参（去芦）、血余炭各0.25kg，香附子12kg，紫河车80具，鹿尾10条，乌药0.38kg，破故纸1.38kg，棉籽炭0.25kg，桂圆肉1.25kg，藏红花96g。

（2）乙方：川续断、黄芩各1.25kg，川芎、於潜术各1.5kg，泽泻、橘红、远志各1kg，赤石脂、藁本、柴胡、肉豆蔻、青蒿各0.75kg，生地黄、白术、砂仁各2kg，丹参、广木香各0.25kg，阳春砂3kg，陈皮1.75kg，沉香1.6kg，紫苏叶0.6kg，红花0.5kg。

[制备]

参照中药罐蒸法操作，在处方甲的43味药料中加入60kg绍兴黄酒，混合均匀，置于铜罐中隔水加热蒸制56h，出罐后自然冷却，备用。将处方乙的22味药料混合粉碎成粗粉，与蒸制后的甲方药料混合，干燥，粉碎，通过100～120筛，备用。称取10kg药粉，分别加入炼蜜9kg、益母草膏（含蜜量约75%）2kg，混合均匀，制丸，每丸12g，蜡皮封固。

[功能主治]

固冲补任，调经止带。用于妇女月经不调，崩漏带下，腰膝酸软，气血亏虚，腹痛绵绵诸症。

4、用法用量

每服12g，1d2次，淡盐水送服。

3. 参茸卫生丸

[处方]

（1）甲方：大山参（去芦）、黄毛鹿茸（去毛）、白芍、党参（去芦）、莲子、桑寄生、锁阳各2.5kg，杜仲、酸枣仁（生、熟各半）、肉苁蓉、香附子、甘草各5kg，琥珀、黄芪各3kg，枸杞子、何首乌各1.5kg，乳香、秋石各1kg，紫河车30具，猪气管

20条，鲜猪肾20对，猪脊髓30条，鹿尾10条，鹿角7.5kg，桂圆肉10kg，山茱萸4kg，牛乳20kg，糯米甜酒25kg，国公酒10kg，补骨脂2kg，大枣5.5kg，茯苓7.5kg，怀牛膝3.5kg，没药0.5kg。

（2）乙方：熟地黄、砂仁、白术各5kg，木瓜、半夏、木香、黄芩、川芎、台党参各2.5kg，盔沉香、肉豆蔻、牡蛎、龙骨、麦门冬、川续断各1.5kg，生地黄、茅苍术各1kg，广陈皮10kg,於潜术7.5kg，岷当归4kg，红花2kg，远志1.25kg。

[制备]

参照中药罐蒸法操作，在甲方的34味药料中加入96kg绍兴黄酒，混合搅拌，置于铜罐内隔水加热蒸制56h，出罐冷却，备用。将乙方的22味药料干燥后混合粉碎成粗颗粒，再与甲方药料混匀，干燥，粉碎，通过100～120目筛。称取其中12kg药粉，加入水飞朱砂135g，混合均匀，再加入炼蜜8kg、党参膏（含蜜量约66%）2.25kg，混合均匀，和坨，搓条，制丸。每丸重12.5g，蜡皮封固。

[功能主治]

益精填髓，滋阴壮阳。用于身体羸弱，精神疲惫，梦遗滑精，腰膝酸软，四肢浮肿，食欲不振等阴阳亏虚诸症。

[用法用量]

每服12.5g，1d2次，淡盐水送服。

4. 全 鹿 丸

[处方]

（1）甲方：人参（去芦）、茯苓各2.5kg，杜仲、熟地黄、枸杞子各1kg，川牛膝、黄柏、补骨脂、巴戟天、菟丝子、秋石、葫芦巴、天门冬、麦门冬、怀牛膝、琥珀、没药、益母草、肉苁蓉、甘草各0.5kg，五味子、大青盐、党参、覆盆子、老鹳草膏、楮实子各0.3kg，鹿角胶0.625kg，青毛鹿茸（去毛）1.25kg，鲜带骨鹿肉10kg，鹿角3kg，鹿尾10条，鹿鞭3条，狗肾2具，紫河车2具，牛乳5kg，桂圆肉7.5kg，黄芪2kg，香附子1.5kg，冬虫夏草150g，远志0.25kg，花椒0.125kg，小茴香0.375kg，锁阳0.75kg。

（2）乙方：当归、沉香、酸枣仁（生、熟各半）、黄芩各1kg，白术、生地黄各0.8kg，川芎、广木香、川续断、山药、木瓜各0.5kg，红花、桑白皮各0.3kg，广陈皮4.5kg，砂仁4kg。

[制备]

参照中药罐蒸法操作，取处方甲43味药料，加入绍兴黄酒36kg,搅拌均匀，置于铜罐中隔水加热蒸制56h，出罐，备用。将乙方15味药料粉碎为粗末，然后与蒸制的甲方药料均匀混合，干燥，粉碎，通过100～120目筛。称取其中药粉10kg，加入嫩蜜9.5kg，和坨搓条，制备为小蜜丸。

[功能主治]

补气养血，益肾填精。用于精神衰惫，头晕耳鸣，失眠健忘，腰膝酸软，疝瘕腹痛，妇女气血亏损，崩漏带下等气血阴阳虚损诸症。

[用法用量]

每服6g，1d2次，温黄酒送下。

5. 大活络丹

[处方]

（1）甲方：蕲蛇皮、骨（酒炙）、乌梢蛇（酒炙）、竹节香附（醋制）、草乌、威灵仙（酒炒）、天麻、全蝎、何首乌、龟板、麻黄、贯众、藿香、乌药、黄连、熟地、熟大黄、木香、沉香、羌活、官桂、甘草各62.5g，细辛、赤芍、没药、乳香、丁香、僵蚕、天南星、青皮、骨碎补、白豆蔻、附片、黄芩、茯苓、香附、玄参、白术各31.3g，葛根、虎胫骨（油炙）、血竭各22g，地龙、制松香各15.6g，人参（去芦）93.8g，防风78g，当归47g。

（2）乙方：牛黄、冰片各4.7g，麝香、犀角各15.6g，安息香6.3g。

[制备]

将处方甲的虎胫骨、血竭、松香分别研细，混合，通过80目筛，备用。其余药料进行前处理，混合粉碎，通过80目筛，按等量递增法加入前三味药料，混匀，备用。另将处方乙的5味药料分别研细，通过80目筛，混匀，备用。

称取甲方药粉2.13kg，再按等量递增法将乙方药粉加入，混合均匀。按1∶1比例加入等量炼蜜，制为每枚重约3.75g的蜜丸，外裹满金衣，蜡皮封固，即可。

[功能主治]

祛风除湿，理气豁痰，通经活络。用于中风痰厥引起的肢体瘫痪，足痿痹痛，筋脉拘急等症。

[用法用量]

内服，每次1丸，1d2次，黄酒送服。

5. 补 心 丹

[处方]

当归、麦门冬、天门冬、柏子仁、酸枣仁各5kg，茯苓、五味子、远志、玄参、丹参各2.5kg，生地黄10kg，人参（去芦）1.25kg。

[制备]

将以上12味前处理后混合粉碎，通过80目筛，制为小蜜丸，朱砂包衣。

[功能主治]

补血养心，安神定志。用于心悸失眠，神志不宁，健忘怔忡等症。

[用法用量]

内服，每次6g，1d2次，红枣汤送服。

6. 女 金 丹

[处方]

延胡索、白术、白芍、官桂、川芎、牡丹皮、茯苓、熟地黄、鹿角霜、香附子、黄芩、白芷、藁本、赤石脂、白薇、没药、甘草、阿胶各3.5kg，当归、陈皮各7kg，益母草10kg，党参1.75kg、人参（去芦）1kg，砂仁2.5kg，国公酒料渣7.5kg。

[制备]

称取以上25味药料，进行药材前处理。混合粉碎，通过80目筛，按照小蜜丸操作方法制备小蜜丸。规格：每20丸重约31.25g。

[功能主治]

填补冲任，调经止带。用于妇女月经不调，崩漏带下，腰酸腹痛，气血不足，面色萎黄，不孕不育等症。

[用法用量]

内服，每次9g，1d2次，姜汤水送服。

7. 透骨镇风丹

[处方]

（1）甲方：菟丝子、川续断、杜仲、甘松香、杏仁、木通、五加皮、牡丹皮、虎胫骨、当归、没药、川芎、白芷、枳壳、厚朴、广陈皮、荆芥、羌活、半夏、天南星、桔梗、藿香、天麻、连翘、巴戟天、葫芦巴、青皮、益智仁、滑石、青风藤、罂粟壳、远志、白芍、柏子仁、乌药、莪术、麻黄、石楠藤、独活、黄芪、僵蚕、龟板、赤芍、防风、香附子、地骨皮、吴茱萸、海桐皮、牛膝、苍术、全蝎、大熟地、肉苁蓉、枳实、砂仁、木瓜、红豆蔻、肉桂、茯苓各468.75g，大茴香、草乌头、川乌头、白豆蔻、川楝子、榧子、丁香、五味子、破故纸、木贼、山萘、细辛、小茴香、大青盐、白附子、木香、肉豆蔻、鹿茸、乳香、高良姜、草果仁、甘草、三棱、龙骨、自然铜、血竭、白术、人参（去芦）各235g。

（2）乙方：麝香7.8g，朱砂15g。

[制备]

将处方甲与处方乙的药料分别混合粉碎，通过80目筛，备用。称取处方甲的药料粉2280.25g，与处方乙的细料粉按等量递增法混合均匀，然后加入炼蜜3250g制为大蜜丸，每丸重约10.5g，蜡皮封固。

[功能主治]

通经活络，补肝益肾，搜风散寒，祛瘀定痛。用于中风所致之半身不遂，肢体麻木，口舌歪斜，言语蹇涩，筋骨疼痛等症。

[用法用量]

每服1丸，1d2次，黄酒或温开水送服。

8.再 造 丸

[处 方]

（1）甲方：蕲蛇肉（酒制）、人参（去芦）、玄参（去芦）、熟地黄、防风、何首乌、川芎、黄芪、甘草、竹节香附（醋炒）、黄连、桑寄生、大黄、藿香、麻黄、萆薢、天麻、肉桂（去粗皮）、草豆蔻、白芷、羌活各625g，母丁香、细辛、天竺黄、香附子、山羊血、乳香、没药、青皮（醋炒）、紫蔻、茯苓、骨碎补、赤芍、虎胫骨（油炙）、僵蚕、穿山甲、龟板、沉香、白术、乌药、当归、松节各312.5g，红曲、檀香、地龙、三七各156.25g，全蝎、葛根、威灵仙（酒炒）各468.75g，建神曲、毛橘红各1250g，川附子3125g，於潜术250g，血竭235g，片姜黄78g。

（2）乙方：京牛黄、冰片各31.25g，犀角93.75g，麝香62.5g，朱砂125g。

[制备]

将甲方与乙方的药料分别混合研磨粉碎，通过80目筛，混匀，备用。称取甲方药料粉10kg，再与乙方细料粉按等量递增法混合均匀，继之加入炼蜜3250g，混合制软材。然后将软材装入瓷坛内加盖密封，置阴凉干燥处存贮12个月后取出制丸，每丸重7.5g。按：此操作方法称之为“圈”，其目的在于使药粉与蜂蜜二者之间相互充分浸润融和，所制丸剂不仅柔软、润泽、光亮，并且易于机体吸收利用和长期贮存。

[功能主治]

舒经通络，补肝益肾，搜风散寒，祛瘀定痛。用于中风所致之半身不遂，肢体麻木，口舌歪斜、语言蹇涩，筋骨疼痛等症。

[用法用量]

每服1丸，1d2次，黄酒或温开水送服。

9. 牛黄清心丸

[处方]

（1）甲方：人参（去芦）、白芍、白术、神曲各1172g，川芎、桔梗、柴胡各610g，黄芩、防风、麦门冬各687.5g，山药3280g，甘草2345g，大豆黄卷852g，肉桂（去粗皮）845g，阿胶780g，茯苓750g，当归700g，生杏仁576g，焦枣（去核）406g，雄黄375g，干姜352g，白蔹325g，炒蒲黄107g。

（2）乙方：羚羊角82g，牛黄75g，犀角41.25g，冰片46.9g，麝香18.75g，朱砂203g。

[制备]

将甲方药料混合粉碎，通过80目筛，备用；乙方药料分别研细后按等量递增法混合均匀，通过80目筛，备用。然后称取甲方药粉4kg、与乙方细料粉混合套色后，再加入等量炼蜜混合制软材，搓丸，贴满金衣，蜡皮封固，即可。

[功能主治]

豁痰清心，祛风止痉。用于诸风所致之四肢不利，痰涎壅盛，语言蹇塞，怔忡健忘，神志恍惚等症。

[用法用量]

成人每次服1丸；1～2岁儿童，每次服用三分之一丸。1日一次，温开水送服。

10. 搜风顺气丸

[处方]

车前子、槟榔、火麻仁各80g，郁李仁、菟丝子、怀牛膝、生山药各95g，西防风、独活、酒大黄、山茱萸、枳壳各65g。

[制备]

以上12味混合粉碎，通过五号筛，混合均匀。每100g药粉加入炼蜜100～120g，制成小蜜丸，每60丸重约9g。

[功能主治]

行气活血，润肠通便。适用于四肢无力，大便秘结，小便不利，腰膝酸软疼痛等症。

[用法用量]

每次服9g，一日2次，淡盐水送下。孕妇忌服!

11. 普济回春丹

[处方]

葛根、羌活、连翘、白芍、防风、藿香、生地黄各155g，桂枝、茯苓、麻黄、紫苏、陈皮、川芎、白芷、半夏、甘草各95g，升麻65g。

[制备]

将以上17味混合粉碎，通过五号筛，混合均匀，备用。每100g药粉加入炼蜜100～120g，制成大蜜丸，每丸重9g。

[功能主治]

疏风解肌，发汗解表。用于伤风感冒，发热头痛等外感风寒诸症。

[用法用量]

每服9g，一日2次，白开水送下，小儿酌减。

[禁忌]

高热、阳虚患者，以及心阳不振者忌服！

12. 清胃黄连丸

[处方]

黄芩、栀子、黄柏各625g，黄连、知母、桔梗、粉丹皮、生地黄、赤芍、天花粉、连翘、玄参、石膏各250g，甘草125g。

[制备]

将以上14味药料混合粉碎，通过五号筛，混合均匀，备用。每100g药粉加入炼蜜110～130g，制成大蜜丸，每丸重9g。

[功能主治]

泻火清热，生津止渴。用于胃阴不足，口干、口臭，饮食无味，牙痛及牙龈出血，腮颊肿痛，咽喉疼痛等症。

[用法用量]

每次服9g，一日2次，白开水送下。

13. 犀 羚 丹

[处方]

黄芩、栀子、黄柏各60g，大黄、玄参、黄连、生地、甘草各30g，川芎、元明粉各25g，龙胆草、冰片各15g，犀角1g，羚羊角1.5g。

[制备]

将犀角、羚羊角、冰片、元明粉分别单独研细，通过六号筛，混合均匀，备用；将方中其余10味混合粉碎，通过五号筛，混合均匀。再按等量递增法与上述四味药料粉混合均匀，通过五号筛，加入温度在60℃左右的炼蜜适量，制丸。每100g药粉加入炼蜜100～120g。每丸重6g。

[功能主治]

清热泻火，解毒通便。用于火势上炎所致之头痛，牙痛，口舌生疮，咽喉肿痛，爆发性火眼，心烦口渴，大便不通等症。

[用法用量]

每服1丸，一日2次，白开水送下。孕妇忌服！

14. 加味麻仁丸

[处方]

火麻仁、当归各250g，枳实、厚朴、郁李仁、杏仁各125g，白芍95g，酒大黄500g。

[制备]

将以上8味混合粉碎，通过五号筛，混合均匀，备用。每100g药料粉加炼蜜100～120g，制成小蜜丸。每60丸重约9g。

[功能主治]

宽中理气，润肠通便。用于习惯性便秘或大便燥结，腹满胀痛，头晕、胸闷等症。

[用法用量]

每服9g，一日2次，白开水送下。

[禁忌]

新产妇、孕妇以及年老体虚者忌服！

15. 人参鹿茸丸

[处方]

人参、鹿茸、鹿筋、甘草、五味子、海马、白术、熟地黄、补骨脂、当归、川芎、茯苓、山药、天门冬、楮实子、黄芪、枸杞子、生地黄、小茴香、杜仲、怀牛膝、麦门冬、菟丝子、巴戟天、肉苁蓉、芦巴子、秋石、续断、覆盆子、陈皮各50g，沉香25g，冬虫夏草3g，大青盐25g，虎骨30g。

[制备]

将沉香、冬虫夏草、大青盐、虎骨四味分别粉碎，通过六号筛，混合均匀，备用；方中余药混合粉碎，通过五号筛，混合均匀。按等量递增法与上述备用药粉混合均匀，通过五号筛。按每100g药粉加入炼蜜100～120g，制成大蜜丸。每丸重9g，蜡皮封固。

[功能主治]

生精补血，健脾益胃。用于气血两亏，四肢无力，面色无华，贫血，遗精，心阳不振，消化不良，血虚头眩，自汗或汗出不止，腰膝酸软等症。

[用法用量]

每服9g，一日2次，淡盐水送下。服药期间禁行房事！

16. 九转黄精丸

[处方]

当归500g，黄精500g。

[制备]

先在当归、黄精两味药料中加入1kg黄酒，搅拌均匀，然后置于密封容器中隔水加热蒸制12h，至药物外部呈黑色为度。干燥，粉碎，通过五号筛，混合均匀。每100g药粉加炼蜜90～100g，制为小蜜丸，每60丸重约9g。

[功能主治]

补气益血，固本扶正。用于气血不足，倦怠乏力，身体羸弱，筋骨痿软等症。

[用法用量]

每服9g，一日2次，白开水或淡盐水送下。

17. 脾肾双补丸一方

[处方]

熟地黄95g，肉苁蓉45g，山茱萸、山药、肉桂、附片、菟丝子、怀牛膝、枸杞子、杜仲、巴戟天、锁阳各30g，当归身、补骨脂、莲须各25g。

[制备]

将以上15味混合粉碎，通过五号筛，混合均匀，备用。每100g药粉加炼蜜100～120g，制成小蜜丸。每60丸重约9g。

[功能主治]

补肾填髓，收涩固精。用于阳虚火衰，梦遗滑精，腰膝酸软，头晕耳鸣等症。

[用法用量]

每服9g，一日2次，淡盐水送下。服药期间节欲，孕妇忌服！

18. 脾肾双补丸二方

[处方]

扁豆、党参、白术、炙黄芪、茯苓、苡米仁、陈皮、益智仁各30g，香附子、砂仁、枳壳各25g，紫蔻、木通各15g，山楂45g。

[制备]

将以上14味混合粉碎，通过六号筛，混合均匀，水泛为丸，干燥，即得。每100丸重约6g。

[功能主治]

补中益气，化滞开胃。用于脾胃虚弱，纳呆腹胀，完谷不化，少气乏力，身体羸弱等症。

[用法用量]

每服6g，一日2次，白开水送下。孕妇忌服！

[按语]

脾肾双补丸系由蜜丸和水丸两种方药剂型组成。其中，蜜丸主在补肾，以固先天之本；水丸意在健脾，以治后天为重。两药同用则具益精补血以培脾土，健脾固金以益肾精之功。凡脾肾双虚者服之，则无不奏效。

19. 鱼鳔种子丸

[处方]

当归、杜仲、莲须、巴戟天、肉苁蓉、潼蒺藜、淫羊藿、菟丝子、茯苓、怀牛膝、补骨脂、枸杞子、鱼鳔胶各125g，肉桂、附片、炙甘草各60g。

[制备]

将以上16味药如法炮制，混合粉碎，通过五号筛，混合均匀，备用。每100g药粉加入炼蜜120g～130g，制成大蜜丸，每丸重9g。

[功能主治]

壮腰健肾，补火敛精。用于滑精早泄，阳痿，命门火衰，性功能低下诸症。

[用法用量]

每服9g，一日2次，淡盐水送下。服药期间禁行房事，孕妇忌服！

20.0鹿 肾 丸

[处方]

鱼鳔胶、胡桃仁、枸杞子、熟地黄、覆盆子各125g，怀牛膝、巴戟天、芡实、黄芪、炙甘草、旱莲草各95g，当归、莲须、补骨脂、麦门冬、续断、山药、山茱萸、生龙骨各60g，金樱子、五味子、丹皮、鹿茸、车前子、韭菜子各30g，党参、何首乌各155g，茯苓、泽泻各45g，虎骨6g，鹿肾185g，肉桂15g。

[制备]

以上诸药如法炮制。将鱼膘胶、虎骨、鹿肾、鹿茸分别单独粉碎，通过六号筛，混合均匀，备用。另将方中余药混合粉碎，通过五号筛，按等量递增法与备用细料药粉混合均匀。按每100g药粉加炼蜜150～170g，制成大蜜丸，每丸重9g。

[功能主治]

强腰健肾，壮阳补火，滋阴固精。用于阳痿早泄，气血双亏，梦遗滑精，阳物不举，性功能衰退等症。

[用法用量]

每服9g，一日2次，淡盐水送下。服药期间禁行房事，孕妇忌服！

21. 安神定志丸

[处方]

熟地黄125g，於术45g，黄芪、当归、龙眼肉各60g，川芎、酸枣仁、白芍、党参、炙甘草各30g，菖蒲、茯神、远志各25g。

[制备]

将以上13味混合粉碎，通过五号筛，混合均匀。按每100g药粉加入炼蜜90～110g，制成大蜜丸，蜡皮封固，每丸重9g。

[功能主治]

安神定志，益气养血。用于心血不足，惊悸失眠，精神恍惚，怔忡健忘等症。

[用法用量]

每服9g，一日2次，稀米粥送下。

22. 蛤蚧养肺丸

[处方]

莲子、沙参、天门冬、麦门冬、川贝母、茯苓、山药、苡米仁、扁豆各25g，前胡、天花粉、瓜蒌仁、白前、桔梗、赖氏红（化橘红）、杏仁、桑白皮、白芥子、莱菔子、甘草各18g，白及、百合、生黄芪、党参各30g，戈制半夏9g，蛤蚧3对。

[制备]

以上诸药如法修制。蛤蚧单独粉碎，通过六号筛，备用。余药混合粉碎，通过五号筛，然后加入蛤蚧粉混合配研，过筛，混合均匀。按每100g药粉加炼蜜100～120g，制成小蜜丸，每60丸重约9g。

[功能主治]

补肺益肾，止咳化痰。用于虚痨久咳，肾不纳气，哮喘痰涎，精神倦怠，四肢乏力，肺、肾两虚诸症。

[用法用量]

每服9g，一日2次，白开水或淡盐水送下。孕妇忌服！

23. 开胃健脾丸

[处方]

陈皮、白术、神曲、麦芽、半夏、香附子各750g，苍术、茯苓、泽泻、砂仁、苡米仁、枳实各360g，厚朴560g，炙甘草180g。

[制备]

将以上14味混合粉碎，通过五号筛，混合均匀。按每100g药粉加入炼蜜100～120g，制成小蜜丸，每60丸重约9g。

[功能主治]

开胃健脾，宽中理气。用于消化不良，食积腹胀，胸膈闷满，不思饮食等症。

[用法用量]

每服9g，一日2次，白开水送下。孕妇忌服！

24. 济 坤 丸

[处方]

丹参、丹皮、桔梗、木通、谷芽、益智仁、枳壳、青皮各30g，生地黄、白芍、元胡、天门冬、麦门冬、红花、龙胆草、蝉蜕、厚朴各60g，当归、泽兰各95g，熟地黄、莲子、香附子各125g，阿胶、远志、酸枣仁、草蔻各15g，陈皮、乌药、木香、於术各25g，川楝子12g。

[制备]

方中诸药如法炮制，混合粉碎，通过五号筛，混合均匀。按每100g药粉加入炼蜜110～130g，制成大蜜丸，朱砂为衣，每丸重12g。

[功能主治]

活血祛瘀，调经养血。用于经血不调，超前错后，经水黑紫，血漏带下，痞块结聚，腹胀腹痛，以及孕妇临产艰难等症。

[用法用量]

每服1丸，一日2次，黄酒或白开水送下。

25. 二 益 丹

[处方]

肉豆蔻、砂仁、广木香、附片、炙甘草、煅龙骨、炒吴茱萸、云皮、北细辛、花椒、檀香、枯矾、山萘、海螵蛸各100g，紫蔻仁、丁香、母丁香、蛇床子各50g，白芷500g，当归300g，肉桂150g。

[制备]

方中诸药如法炮制，混合粉碎，通过五号筛，混合均匀，炼蜜为丸。制丸时先取酥油少许作为润滑剂，成丸后贴金衣。每100g药粉加炼蜜140～160g，每丸重3.6g。

[功能主治]

调经止带，暖宫助孕。用于经血不调，赤白带下，经行腹痛，宫寒不孕，气滞胃痛等症。

[用法用量]

每服1丸，一日2次，早、晚用黄酒或白开水送下。服药期间忌生冷及油腻食品!

26. 玉液金丹

[处方]

益母草、醋艾叶各195g，黄芩、炙甘草、枳壳、肉苁蓉各36g，川贝母、川芎、香附子、杜仲、阿胶各80g，荷叶、麦门冬各75g，琥珀、於术、广木香、血竭、大腹皮各28g，白芍、当归身、沉香、橘红各50g，潼蒺藜、砂仁各65g，茯苓、续断各20g，山楂260g，党参60g，厚朴45g，粉丹皮140g，山药135g，菟丝子96g 。

[制备]

方中诸药如法炮制，将沉香、血竭、阿胶三味分别单独研细，通过五号筛，备用。余药混合粉碎，通过五号筛，再与上述三味药粉混合配研，过筛，混匀。每100g药粉加炼蜜130～150g，制成大蜜丸，每丸重9g。

[功能主治]

调经活血，益气养荣。用于妇女经血不调，血瘀气滞，气血双亏，腰腿疼痛，寒凝痛经等症。

[用法用量]

每服9g，一日2次，黄酒或白开水送下。孕妇忌服!

27. 培 坤 丹

[处方]

炙黄芪、白术各150g，陈皮、茯苓、麦门冬、酸枣仁、杜仲、龙眼肉、山茱萸各

100g，炙甘草、五味子各25g，远志、酥油各12.5g，川芎、白芍、北沙参、醋艾叶各50g，当归250g，砂仁28g，胡桃仁62.5g，芦巴子125g，熟地黄200g。

[制备]

除酥油外，方中诸药如法炮制，混合粉碎，通过五号筛，混合均匀，备用。将酥油置锅内加热融化后倾入药粉拌炒3min，出锅，备用。按每100g药粉加炼蜜90～110g，制成小蜜丸，即得，每60丸重约9g。

[功能主治]

调经养血，健脾益胃。用于气虚血亏，月经不调，赤白带下，少腹冷痛，神疲倦怠，畏寒肢冷，食欲不振等症。

[用法用量]

每次服9g，一日2次，黄酒或白开水送下。

28. 宁坤至宝丹

[处方]

益母草、香附子、党参各250g，当归、川芎、乌药、黄芩、生地黄、白术、茯苓、丹参、砂仁、青皮、木香、杜仲、甘草、元胡、枸杞子、沉香各125g，肉桂、柴胡各60g。

[制备]

方中诸药如法炮制，沉香单独研粉，通过六号筛，备用。余药混合粉碎，通过五号筛，再与沉香粉混合配研，过筛，混合均匀。按每100g药粉加炼蜜90～110g，制成大蜜丸，即得，每丸重9g。

[功能主治]

调经养血，行气化瘀。用于经血不调，腰腹疼痛，赤白带下，四肢浮肿，呕逆胀满，胃脘疼痛等症。

[用法用量]

每服9g，一日2次，白开水送下。

29. 胎产金丹

[处方]

当归、香附子各155g，川芎、於术、赤石脂、乳香、丹皮、白芍各95g，元胡、藁本、白芷各60g，炙甘草、没药、桂心各45g，白薇75g，茯苓110g，党参120g。

[制备]

方中诸药如法炮制，混合粉碎，通过五号筛，混合均匀，炼蜜为丸，朱砂为衣。每100g药粉加入炼蜜110～130g，制成大蜜丸，每丸重9g。

[功能主治]

调经养血，益气安胎。用于胎动、胎漏，产后下血，月经崩漏，胞衣难下，以及胸腹胀满，腰腿疼痛，乍冷乍热，肢体浮肿，不思饮食等症。

[用法用量]

每服9g，一日2次，白开水送下。

30. 四 红 丹

[处方]

大黄炭、当归炭、阿胶珠、槐花炭、蒲黄炭、荷叶炭各250g。

[制备]

以上6味混合粉碎，通过五号筛，混合均匀，炼蜜为丸，朱砂为衣。每100g药粉加炼蜜110～130g，制成大蜜丸，每丸重3g，蜡皮封固。

[功能主治]

敛血，止血。用于吐血，咯血，尿血，便血，肠风下血，胃溃疡出血，以及妇女子宫和膀胱出血等。

[用法用量]

每服9g，一日2次，白开水送下。服药期间忌食辛辣刺激食品!

31. 调 经 丸

[处方]

熟地黄、阿胶、益母草各185g，茯苓、半夏、粉丹皮、艾叶炭、川芎、陈皮、麦门冬、续断、黄芩各95g，白术、白芍各75g，没药、吴茱萸、元胡、小茴香各45g，香附子375g，当归140g，甘草30g。

[制备]

将阿胶单独研粉，通过六号筛，备用。余药混合粉碎，通过五号筛，然后加入阿胶粉混合配研，过筛混匀。每100g药粉加炼蜜110～130g，制成小蜜丸。每60丸重9g。

[功能主治]

化瘀通络，调经养血。用于经期超前错后，行经腹痛，气血虚寒，经色暗淡，经闭、经少，四肢酸痛等症。

[用法用量]

每服9g，一日2次，白开水送下。孕妇忌服！

32. 二母宁嗽丸

[处方]

紫菀、百合、知母、杏仁、玄参、麦门冬各300g，款冬花900g，罂粟壳600g，贝母150g。

[制备]

将方中9味药料如法炮制，混合粉碎，通过五号筛，混合均匀。每100g药粉加入炼蜜50～70g，制成大蜜丸，每丸重9g。

[功能主治]

止嗽化痰，润肺定喘。用于肺虚气弱，咳嗽痰喘，口干津少，痰中带血，肺燥及肺阴不足等症。

[用法用量]

每服9g，一日2次，白开水送下。

33. 宁嗽化痰丸

[处方]

生地黄、紫菀各370g，橘红、麦门冬、前胡、百合各250g，川贝母、桔梗、五味子、栀子、半夏曲、当归、知母、天花粉各155g，百部、阿胶各125g，款冬花、玄参、苏子、甘草、天门冬、旋覆花、黄芩、杏仁各60g，桑白皮310g。

[制备]

将阿胶单独粉碎，通过五号筛，备用。余药如法炮制，混合粉碎，通过五号筛，然后加入阿胶粉混合配研，过筛，混合均匀。按每100g药粉加炼蜜90～120g，制成中蜜丸，即得，每丸重7.5g。

[功能主治]

止嗽化痰，清肺定喘。用于经年痨嗽，咳嗽痰喘，咽干口渴，痰中带血等症。

[用法用量]

每服1丸，一日2次，白开水送下。因外感风寒引起的咳嗽忌用！

34. 定 喘 丸

[处方]

杏仁、天门冬各60g，炙桑皮、炙麻黄、麦门冬、陈皮、茯苓、半夏、前胡、栝蒌仁、防风、酒芩、莱菔子、白芥子各30g，苏子、知母、贝母各45g，高丽参、橘红各15g，甘草22g。

[制备]

将高丽参单独粉碎，通过六号筛，备用。余药混合粉碎，通过五号筛，然后加入高丽参粉混合配研，过筛，混合均匀。按每100g药粉加入炼蜜90g，制成大蜜丸，每丸重9g。

[功能主治]

止嗽化痰，宣肺平喘。用于肺气不宣，咳嗽痰喘，气不接续，心悸难眠，或热郁于肺，咳咯黄痰等症。

[用法用量]

每服9g，一日2次，生姜汤送下。

35. 橘红化痰丸

[处方]

橘红、甘草、川贝母、白矾、五味子各110g，马兜铃125g，杏仁155g，清半夏75g，紫菀45g。

[制备]

将方中9味药料混合粉碎，通过五号筛，混合均匀。按每100g药粉加炼蜜70～90g，制成大蜜丸，每丸重9g。

[功能主治]

宣肺平喘，化痰止咳。用于咳嗽气喘，呕吐痰涎，胸部作痛，实热胸满等症。

[用法用量]

每服9g，一日2次，白开水送下。服药期间忌生冷及刺激性食品！

36. 太平养肺丸

[处方]

熟地黄、生地黄、天门冬、麦门冬、当归、杏仁、川贝母、款冬花、阿胶、百部各30g，桔梗、蒲黄、京墨各15g，诃子25g，冰片6g，麝香0.6g。

[制备]

方中诸药如法炮制，先将麝香、京墨、阿胶分别单独研细，通过六号筛，备用。余药混合粉碎，通过五号筛，然后与备用药粉混合配研，过筛，混合均匀。按每100g药粉加炼蜜80～100g，制成中蜜丸，蜡皮封固，每丸重6g。

[功能主治]

润肺化痰，宣肺平喘。用于肺虚哮喘，肺痿咯血，胸膈胀满，以及支气管炎等症。

[用法用量]

每服1丸，一日2次，白开水送下。孕妇忌服！

37. 小儿回春丹

[处方]

钩藤、胆南星各250g，川贝母、天竺黄、甘草各125g，朱砂、防风、羌活、僵蚕、全蝎、天麻、白附子、雄黄各15g，冰片、麝香、牛黄各9g，蛇含石（即干馍）95g。

[制备]

先将雄黄、朱砂分别水飞为极细粉；麝香、牛黄、冰片分别单独研细，通过六号筛，备用。余药混合粉碎，通过五号筛，再加入上述两组药粉混合配研，过筛，混合均匀。每100g药粉加入炼蜜100g，制成小蜜丸，蜡皮封固，每60丸重约9g。

[功能主治]

止咳化痰，解热止痉，祛风定惊。用于小儿外感高烧，咽喉肿痛，咳嗽气喘，痰涎壅盛；以及肝风内动所致之角弓反张，惊厥抽搐，烦躁不安等症。

[用法用量]

每次服1～1.5g，一日2～3次，白开水送下。用药期间忌生冷及油腻食品！

38. 妙 灵 丹

[处方]

川贝母、橘红、生地黄、玄参各25g，半夏、桔梗各20g，薄荷、木通、赤芍、天麻、钩藤、制天南星、羌活、前胡、葛根各18g，羚羊角、犀角各1.5g，朱砂15g，冰片3g。

[制备]

将朱砂水飞为极细粉，冰片、羚羊角、犀角分别研细，通过六号筛，备用。余药混合粉碎，通过五号筛，再加入上述备用药粉混合配研，过筛，混合均匀，炼蜜为丸，朱砂为衣。每100g药粉加入炼蜜110～140g，每丸重1.5g。

[功能主治]

清热化痰，定惊安神。用于外感发热，头痛眩晕，肺热咳喘，呕吐痰涎，鼻干口燥，咽喉肿痛，烦躁不安，二便不利等症。

[用法用量]

每服1.5g，一日2～3次，白开水送下。服药期间忌辛辣刺激性食品！

39. 小儿金丹

[处方]

川贝母、橘红各12g，羌活、生地黄、木通、大青叶、荆芥穗、桔梗、前胡、西河柳、赤芍、制天南星、玄参、钩藤、半夏、枳壳各9g，薄荷、牛蒡子、葛根、天麻、防风、甘草各6g，羚羊角、犀角各1.5g，朱砂25g，冰片3g。

[制备]

将朱砂水飞为极细粉；冰片、羚羊角、犀角分别单独研细，通过六号筛，备用。余药混合粉碎，通过五号筛，再加入上述四味药粉混合配研，过筛，混合均匀，炼蜜为丸，蜡皮封固。每100g药粉加入炼蜜120～140g，每丸重1.5g。

[功能主治]

发汗解表，止嗽化痰，清热解毒，镇惊安神。用于伤风头痛，咳嗽气喘，咽喉红肿，外感发热，鼻流清涕，呃逆呕吐，惊厥抽搐，淋巴腺炎等症。

[用法用量]

每服0.75～1.5g，一日2～3次，白开水送下。服药期间忌辛辣油腻食品！

40. 小儿止嗽金丹

[处方]

玄参、麦门冬、杏仁、胆南星各125g，焦槟榔、桔梗、竹茹、桑白皮、川贝母、天花粉、栝蒌仁、甘草各95g，苏子、知母、苏叶各60g。

[制备]

将方中诸药如法炮制，混合粉碎，通过五号筛，混合均匀，炼蜜为丸。每100g药粉加入炼蜜120～150g，制备为丸，每丸重3g。

[功能主治]

清热除烦，止嗽化痰。用于伤风咳嗽，呕吐痰涎，口干舌燥，咽喉肿痛，身热烦渴，胸中满闷等症。

[用法用量]

每服1.5～3g，一日2～3次，白开水送下。服药期间忌食辛辣之品！

41. 慢惊丸

[处方]

党参、陈皮、炮姜、白术、防风、茯苓、山药各9g，肉豆蔻、制天南星、天麻、当归各6g，炙甘草、肉桂、白芍各3g。

[制备]

将方中14味混合粉碎，通过五号筛，混合均匀，炼蜜为丸。每100g药粉加入炼蜜100～120g制丸，每丸重3g。

[功能主治]

散寒除湿，健脾止泻，温中止痉。用于小儿慢惊风，外感伤寒、内伤饮食，上吐下泻，惊厥抽搐，唇舌干燥，手足厥冷，汗出亡阳等症。

[用法用量]

每服3g，一日2～3次，白开水送下。服药期间忌食生冷！

42. 小儿健脾丸

[处方]

党参、白术各30g，茯苓、砂仁、莲子、薏米仁、神曲、山楂、麦芽、陈皮、山药、扁豆、炙甘草各15g，肉豆蔻6g，诃子9g，鸡内金12g。

[制备]

将方中诸药混合粉碎，通过五号筛，混合均匀。每100g药粉加入炼蜜110～130g，制成蜜丸，每丸重3g。

[功能主治]

补中益气，健脾止泻。用于小儿消化不良，腹痛泄泻，食欲不振，体虚羸弱等症。

[用法用量]

每服3g，一日2～3次，白开水送下。

43. 小儿肥皂饼

[处方]

肥皂、天麻各30g，白附子、薄荷、僵蚕、粉甘草各15g，全蝎6g，白芷22g。

[制备]

除肥皂外，余七味药混合粉碎，通过五号筛，混合均匀，备用。取炼蜜适量，加入肥皂混合融化，然后加入备用药粉搅拌均匀，制为饼状，贴金衣，即得。每100g药粉加入炼蜜50～70g，每枚药饼重3g。

[功能主治]

熄风镇惊，豁痰止痉。用于小儿肝风内动，痉挛抽搐，四肢厥逆等症。

[用法用量]

每服3g，一日2次，温开水送下。服药期间忌食生冷！

44. 育婴金丹

[处方]

胆南星、羌活、防风、麻黄、天麻、青礞石（制）各30g，茯苓、陈皮、天竺黄各25g，猪牙皂、僵蚕、冰片各15g，全蝎、薄荷各6g，钩藤125g，琥珀9g，牛黄3g，麝香1.5g，竹沥膏50g。

[制备]

将青礞石煅制后水飞为极细粉；再将全蝎、冰片、琥珀、牛黄、麝香分别单独研细，通过六号筛，备用。除竹沥膏外，余药混合粉碎，通过五号筛，再与备用药粉混合配研，过筛，混合均匀，然后加入炼蜜、竹沥膏混合拌匀，制备为丸，水飞朱砂为衣，每丸重3g。

[功能主治]

止咳化痰，镇惊安神，散风解表。用于小儿身热头痛，咳嗽气喘，咽喉疼痛，鼻流清涕、闭塞不通，惊风抽搐等症。

[用法用量]

每服0.5～3g，一日2次，白开水送下。服药期间忌食刺激性食品！

45. 金衣至宝丹

[处方]

陈皮、山楂、麦芽、附子、全蝎、蝉蜕、天麻、羌活、钩藤、槟榔、僵蚕、苏叶、薄荷、藿香各15g，白芥子、滑石、琥珀、冰片各9g，川贝母、朱砂、胆南星各16g，牛黄0.6g，麝香1.5g。

[制备]

将滑石、朱砂水飞为极细粉；琥珀、冰片、牛黄、麝香分别单独研为细粉，通过六号筛，备用。方中余药混合粉碎，通过五号筛，再加入备用药粉混合配研，过筛，混合均匀，炼蜜为丸，贴金衣，即得。每100g药粉加炼蜜110～130g，每丸重1.5g。

[功能主治]

镇惊安神，疏风解表，开胃导滞。用于小儿外感风温，发热恶寒，咳嗽痰喘，高热不退，惊厥抽搐，食欲不振，消化不良等症。

[用法用量]

每服1.5g，一日2次，白开水送下。服药期间忌辛辣刺激及生冷油腻食品！

46. 至圣保元丹

[处方]

朱砂、枳实、茯神、胆南星、钩藤、全蝎、僵蚕、雄黄、甘草、硼砂各30g，天竺黄、羚羊角、沉香、犀角、木通各15g，山药60g，琥珀22g。

[制备]

将朱砂、雄黄水飞为极细粉；琥珀、沉香、犀角、羚羊角、硼砂分别研为细粉，通过六号筛，备用。余药混合粉碎，通过五号筛，然后与备用细料混合配研，过筛，混合均匀，炼蜜为丸，即得。每100g药粉加炼蜜100～120g，每丸重0.9g。

[功能主治]

清热止痉，镇惊安神，化痰解毒。用于小儿肝风内动，高热惊厥，四肢抽搐，神志昏迷，痰壅咳喘，呕吐以及外感风热等症。

[用法用量]

每服0.9g，一日1～2次，白开水送下。服药期间忌辛辣油腻食品！

47. 保肝化风丹

[处方]

胆南星、橘络、半夏、黄芩、甘草各6g，羌活、独活、天麻、全蝎、党参各3g，钩藤15g。

[制备]

将方中11味混合粉碎，通过五号筛，混合均匀，炼蜜为丸，朱砂为衣。每100g药粉加入炼蜜90～120g，每丸重3g。

[功能主治]

解热镇惊，止嗽化痰。用于小儿伤风咳嗽，呕吐痰涎，小便赤黄，高热惊风等症。

[用法用量]

每服1.5～3g，一日2次，白开水送下。服药期间忌食生冷！

48. 黎 峒 丸

[处方]

血竭、乳香（去油）、藤黄（豆腐制）、没药（去油）、天竺黄、大黄、儿茶各60g，

三七、雄黄、阿魏各30g，麝香12g，琥珀6g，冰片9g。

[制备]

将雄黄水飞为极细粉；麝香、琥珀、血竭、冰片分别单独研细，通过六号筛，备用。除阿魏外，余药混合粉碎，通过五号筛，然后与细料药粉混合配研，过筛，混合均匀，备用。将阿魏加入炼蜜中融合后再与药粉混合制丸，即得。每100g药粉加炼蜜90～110g，每丸重3g。

[功能主治]

散瘀活血，解毒止痛。用于痈疽疮疡，疔毒疥癣，跌打损伤，血瘀疼痛，皮肤红肿坚硬等症。

[用法用量]

每服3g，1日一次，白开水送下；作为外用散剂时以醋调敷患处。孕妇忌服！

二、水　丸

（一）概述

系将药物细粉用冷开水、药汁或其他液体作为粘合（润湿）剂，制备而成的小球形丸剂谓之水丸。由于水丸在制备过程中逐次敷布水液和药粉，得以使丸剂逐渐增大，故水丸亦称之为水泛丸。水丸粒度较小，丸重差异较大，因此服用量多以克计，而非以丸计数。京帮将水丸粒度分为5种类型：（1）芥菜子形：表示水丸粒度大小如芥菜子。例如，六神丸等属于此类。（2）黄米形：表示水丸粒度大小如黄米粒。例如，七珍丹、如意丹等均属此类。（3）绿豆形：表示水丸粒度大小如绿豆。例如，香连丸、痧药、仁丹和救急丹等均属此类。（4）赤小豆形：表示水丸粒度大小如赤小豆。例如，黄连上清丸与木香顺气丸等均属此类。（5）豌豆形：表示水丸粒度大小如豌豆。例如，藿香正气丸及沉香化滞丸均属此类。

大部分水丸使用清水作为粘合剂泛丸，有些基于方药特性的关系，制备操作规定使用其他液体作为粘合剂泛丸。例如，烂积丸、五香丸使用米醋泛丸；香附丸采用绍兴黄酒泛丸；六神丸应用糯米汁泛丸。另外，某些组方中部分药料不易粉碎，因此将之用水煮提后采用药物滤液作为粘合剂，这样不但便于制备操作，而且缩小了剂型。例如，藿香正气丸组方内的大腹皮，当归龙荟丸中的麝香皮，九气拈痛丸中的生姜，纯阳正气丸中的灯心草以及补中益气丸中的生姜和大枣等，皆不易制粉，因此煎煮后取其滤液作为粘合剂泛丸。

水丸的制备分为机械和手工两种操作方法。其中，手工泛丸适用于品种较多、产销量较少的水丸剂型。操作工具为圆箥、筛子、马蔺根刷和小扫帚。圆箥使用竹皮编制而成，为使光洁，需要在其表面均匀涂刷桐油。竹笾直径规格分为79.2cm、85.8cm、92.4cm和105.6cm。筛子是用竹皮或者藤皮编制而成，亦可在金属板上打孔制筛。筛子面积约为圆笾面积的2/3。马蔺根刷系用马蔺根或者其他类似的材料聚结扎制成一束，操作时只使用两端刷头。小扫帚系用高粱秆等农副产品扎制而成。

水丸制备的第一步为制颗粒，传统称之为起模子。其操作方法为：先取少量清水注入圆笾内，用小扫帚将水刷均匀，使圆笾表面湿润，然后加入适量药粉，双手持圆笾旋转摇动，待药粉被湿润后再将圆笾倾斜向一边，此时大部分药粉已聚结成颗粒状。将粘附于圆笾表面的药粉用马蔺根刷刷离，聚结成块的颗粒用手揉碎。经过反复旋转摇摆，药粉逐渐成为大小不等的颗粒状，再反复加注数次清水和药粉并旋转摇摆，药物颗粒则逐渐增大，使用筛子筛除过大、或过小的颗粒，即可得到均匀一致的丸粒。将丸粒盛入圆笾内一侧，再于另一侧加注少量清水并涂刷均匀，以双手持圆笾在木案上快速旋转摇动，待药物颗粒被湿润后再均匀加入适量药粉，连续旋转摇摆，药粉随之粘附于丸剂表面。依照制备流程，加注少量清水浸湿圆笾→加入适量药粉→旋转摇摆→加水湿润颗粒→加入适量药粉→旋转摇摆，如此反复循环操作，则可达到所需求的丸重。水丸制备成品还需进行二次筛选，即以一只手托空筛、另一手持盛药圆笾将丸粒抛入空筛内进行筛选，通过筛网的丸粒再重置于圆笾中，如此反复筛选操作，即可得到大小均匀的水丸。此后，将之自然或低温干燥，就可进行下道丸剂挂衣操作。

手工泛制水丸过程中每次加入清水和药粉的量，需要在操作实践中逐步去体会。水丸颗粒数量可以通过注入清水的量来进行调节，如果刷水面积大、药粉用量少，则制粒操作次数频，颗粒数量多；反之刷水面积小，药粉用量多，则制粒操作次数少、颗粒数量小。粘附于圆笾内的少量药物团块，可取出置于另一容器中重复利用，以免造成浪费。“起模子”是制备水丸的关键，需要长期实践方能熟练掌握操作技巧。此外，亦可选取适量小黄米，置于沸水中浸泡透彻，达到质软而粘的程度，用之代替颗粒制备水丸，然此法传统操作者多不常采用。水丸药料粉细度须通过100目筛，细度较高的药粉以及富含糖、油脂和淀粉类的药料，制备水丸易于成型；药料细度较粗，以及富含纤维质的药料，制备水丸则难以成型。摇摆圆笾的操作方法有两种：其一是前、后往复直线运动，称之为“撞”，目的是使药粉包裹颗粒形成丸；其二是上、下及左、右曲线运动，称之为“摆”，目的是使药粉粘附于湿润颗粒表面。通常“撞”前洒水于圆笾表面，“摆”前散布药粉于颗粒上。一般手工制作水丸人均日产量约30kg左右，熟练工可达50kg以上。

（二）操作实例

1. 黄连上清丸

[处方]

连翘、黄芩、荆芥穗、栀子、桔梗、生石膏、蔓荆子、白芷、甘草各2kg，薄荷、防风、黄柏、川芎各1kg，大黄8kg，菊花4kg，旋覆花0.5kg，黄连0.25kg。

[制备]

将方中诸药混合粉碎，通过100目筛。按药料粉比注水量约为1.5∶1之比，参照水丸操作方法制作颗粒，制备期间反复注入清水23次、加入药粉22次，即可泛制为大小如绿豆的成品水丸，干燥，即可。

[功能主治]

清热泻火，解毒消肿。用于口舌生疮，咽喉肿痛，牙痛，爆发性火眼，大便秘结等。

[用法用量]

每次6g，1d2次，白开水送服。

2. 六 神 丸

[处方]

麝香、珍珠粉、牛黄、朱砂、百草霜各31g，蟾酥37.6g。

[制备]

将处方中六味分别置于乳钵中研细，通过100目筛。然后按等量递增法将麝香、珍珠粉、牛黄、朱砂混合套研，其次再与百草霜混合套色，最后加入蟾酥粉混合均匀，通过匀筛，备用。选择糯米水作为粘合剂，按照水丸泛制操作程序，反复注水并且加药粉8～9次制丸，即得成品。

[操作事项]

制备过程中注水、加药粉量宜少，撞与摆的操作时间应适当延长。颗粒经反复注入糯米水与药粉而后撞摆，丸粒则逐渐增至如芥菜子大小，继续撞摆至丸面泛出光泽、且丸粒尚湿润时，即可将百草霜衣挂于丸粒表面，然后置于30℃以下低温干燥即可。

[功能主治]

清热解毒，利咽消痈。用于咽喉肿痛，痈、疥及疮毒诸症。

[用法用量]

每服10粒，1d2次。

3. 灵宝如意丸

[处方]

明天麻、麻黄、雄黄、朱砂各110g，茅苍术、西大黄各95g，丁香190g，粉甘草75g，蟾酥30g，麝香9g。

[制备]

将方中雄黄、朱砂2味水飞为极细粉，麝香单独研为极细粉，备用。除蟾酥外，余药混合粉碎，通过五号筛，备用。留取适量朱砂，将上述3味药料粉与方中其余料粉混合配研，过筛，混合均匀。取白酒适量，加入蟾酥中搅拌使之融化用之泛丸，再以留取之朱砂包衣，低温干燥，即得。每200粒重约3g。

[功能主治]

镇惊安神，祛暑清心。用于中暑眩晕，神志不清，或身热气粗，烦躁不安，痰涎阻塞，以及痧气诸症等。

[用法用量]

每服3g，一日2次，白开水送下。孕妇忌服！

4. 黑 锡 丹

[处方]

川楝子、广木香、肉豆蔻、补骨脂、小茴香各30g，肉桂、芦巴子、沉香各15g。

[制备]

将方中诸药如法炮制，混合粉碎，通过五号筛，混合均匀，备用。另取硫磺、黑锡各30g，置于锅内混合加热拌炒呈砂状，待冷后粉碎，通过五号筛，与处方备用药粉混合均匀，过筛，以黄酒打糊泛丸，低温干燥，即得。每30粒重约6g。

[功能主治]

温中止痛，理脾健胃。用于脾阳不振，脐腹冷痛，大便溏泻，畏寒肢冷，四肢疼痛，气促作喘，冷汗淋漓等症。

[用法用量]

每服6g，一日2次，白开水送下。

5. 茵陈五疸丸

[处方]

茵陈2000g，苍术、香附子、神曲各500g，黄柏、猪苓、木通、防己、防风、羌活、柴胡、藁本、栀子、皂矾各250g。

[制备]

诸药如法炮制，除茵陈外余药混合粉碎，通过五号筛，混合均匀，备用。取茵陈入锅内加水煎煮，滤过，用滤液泛制药丸，干燥，即得。

[功能主治]

清利湿热，退黄消肿。用于湿热黄疸，溲赤不畅，颜面黄肿，湿阻中浊，头重头痛，口苦咽干等症。

[用法用量]

每服6g，一日3次，米醋水或白开水送下。

[禁忌]

服药期间忌食膏粱厚味，脾胃虚寒者禁用！

6. 梅 苏 丸

[处方]

乌梅500g，薄荷375g，紫苏叶125g，粉甘草30g，白砂糖15kg。

[制备]

将白砂糖单独粉碎，通过五号筛，备用。取薄荷、苏叶、粉甘草三味混合粉碎，通过五号筛，再与白砂糖粉按等比例递增法混合，过筛，备用。另将乌梅粉碎为粗末，加水煎煮2次，滤过，用滤液泛制药丸，干燥，即得。每30粒重约9g。

[功能主治]

清热解暑，退黄消肿。用于风热中暑，头昏目眩，口干口渴，全身灼热等症。

[用法用量]

每服6～9g，一日3～4次，口中噙化。

7. 地榆槐角丸

[处方]

地榆炭、生地黄、黄芩、炒槐花各1500g，枳壳、大黄、当归尾、赤芍、防风、荆芥穗各750g，槐角2250g，红花185g。

[制备]

将方中诸药如法炮制，混合粉碎，通过五号筛，混合均匀，备用。用清水泛制为丸，干燥，即得。

[功能主治]

止血消肿，通便解毒。用于痔瘘下血，肛门刺痒肿痛，肠燥便秘等症。

[用法用量]

每服9g，一日2次，白开水送下。服药期间忌食辛辣刺激性食品！

8. 更 衣 丸

[处方]

芦荟22g，朱砂15g。

[制备]

将朱砂水飞为极细粉，备用。芦荟粉碎并通过五号筛，再与朱砂混合配研，过筛，混合均匀，用白酒泛制为丸。每150粒重约3g。

[功能主治]

润肠通便。用于习惯性便秘，大便燥结，数日不行，腹部胀痛，头晕，胸闷等症。

[用法用量]

每服3g，一日2次，米汤送下。服药期间宜多饮水，忌食辛辣刺激性食品，排便要有规律。孕妇禁用！

9. 香连化滞丸

[处方]

当归、白芍、黄芩、黄柏、枳壳、滑石、槟榔各30g，甘草、广木香各9g，黄连95g，大黄60g。

[制备]

将以上诸药如法炮制，混合粉碎，通过五号筛，混合均匀。水泛为丸，干燥，即得。每丸重0.5g。

[功能主治]

清肠泻热，化食导滞。用于肠热泻痢，里急后重，大便脓血，腹中作痛，食滞不消等症。

[用法用量]

每服6g，一日2～3次，白开水或米汤送下。服药期间忌食油腻，孕妇忌服！

10. 月 事 丸

[处方]

白芍、川芎、生地黄、熟地黄、黄芩、茯苓、台乌、橘红、香附子、桂心各15g，当归身、白术、藁本各30g，白薇、白芷、没药、丹皮、元明粉、赤石脂各60g，紫苏、阿胶、砂仁各7.5g，广木香、甘草各4.5g，沉香、牛膝各6g，益母草95g，党参12g。

[制备]

将方中阿胶、沉香、元明粉三味分别单独研细，通过六号筛，备用。余药混合粉碎，通过五号筛，再与三味备用药粉混合配研，过筛混匀。然后以饱和冰糖水溶液泛制为丸，干燥，以朱砂、滑石粉包衣，即得，每丸1g重。

[功能主治]

调经活血，益气养荣。用于妇女月经不调，经色不正，赤白带下，崩漏淋漓，血瘀痞块，腹中隐痛，子宫寒冷等症。

[用法用量]

每服9g，一日2次，黄酒或白开水送下。孕妇忌服！

11. 催生兔脑丸

[处方]

母丁香、乳香各30g，麝香9g，兔脑一对。

[制备]

将麝香、兔脑（焙干）分别研细，通过六号筛，备用。余药混合粉碎，通过五号筛，再与备用药粉混合配研，过筛，混合均匀，水泛为丸，低温干燥，蜡皮封固，每丸重1g。

[功能主治]

催产促生。用于妇女临产胎儿不下及难产。

[用法用量]

每服3～6g，白开水送下。孕妇忌服！

12. 孕妇金花丸

[处方]

栀子、银花、黄柏、黄芩、当归、白芍、生地黄各500g，黄连250g，川芎125g。

[制备]

将方中诸药如法炮制，混合粉碎，通过五号筛，混合均匀，水泛为丸，干燥，即得。每20丸重约6g。

[功能主治]

清热解毒，养血安胎。用于孕妇心火上炎，口舌生疮，咽喉红肿，爆发火眼，头痛眩晕，身倦体热，牙龈肿痛等症。

[用法用量]

每服6g，一日2次，白开水送下。服药期间忌辛辣刺激性食品！

13. 通经甘露丸

[处方]

川芎、当归、红花各75g，酒大黄310g，广木香45g，百草霜15g。

[制备]

将方中六味混合研粉，通过五号筛，混合均匀，备用。另称取当归、红花各125g加水煎汤，取汁泛丸，干燥，即得，每20丸重约9g。

[功能主治]

调经活血，散瘀化滞。用于妇女经闭血瘀，胸胁胀痛，脘腹痞硬，腹满疼痛等症。

[用法用量]

每服9g，一日2次，黄酒或白开水送下。孕妇忌服！

14. 鹿胎冷香丸

[处方]

党参、条参、黄芪各125g，白芍、龙眼肉、鳖甲、香附子、当归各95g，赤石脂、白薇、牡蛎、甘草、菊花炭、乌梅炭、白全参各60g，柴胡、益智仁、元胡各45g，鹿茸、桃仁、沉香、油桂、鸡血藤、东参各30g，川芎、薄荷各25g，琥珀、藏红花、川楝子、蚕茧炭各15g，鹿胎一具，益母草250g，鹿角霜12g。

[制备]

方中诸药如法炮制，先将鹿胎、鹿茸、藏红花、琥珀、沉香、东参六味分别单独研细，通过六号筛，备用。余药混合粉碎，通过五号筛，再与备用药粉混合配研，过筛，混合均匀，按1∶1之比用黄酒和牛乳汁混合液泛制为丸，干燥，裹朱砂衣，即得，每丸重1g。

[功能主治]

调经种子，养血安胎，温中止带。用于妇女月经不调，冲任虚损，腰膝酸软，头晕目眩，宫寒不孕，子宫幼稚，以及孕妇胎前、产后所致诸病。

[用法用量]

每服9g，一日2次，淡盐水送下。服药期间忌食生冷，勿动气忧伤！

15. 竹沥化痰丸

[处方]

半夏、山楂、香附子、枳实各200g，天南星、酒大黄各150g，白术、栝蒌仁、茯苓、百部、莱菔子各100g，海浮石、黄连、玄参、黄芩、杏仁、贝母各50g，陈皮300g，苏子350g。

[制备]

方中诸药如法炮制，混合粉碎，通过五号筛，混合均匀。用竹沥水泛制为丸，干燥，即得，每50丸重约3g。

[功能主治]

止咳豁痰，降逆通便。用于痰实胸满，喘嗽痰涎，腹满胃胀，呕吐呃逆，大便不通，烦闷癫狂。

[用法用量]

每服6～9g，一日2次，白开水送下。孕妇及体虚者忌服!

16. 内消瘰疬丸

[处方]

昆布、木香、甘草、海藻、三棱、香附子、蛤粉、莪术、桔梗、白芷、海螵蛸、夏枯草各125g，细辛、制天南星、海螺各60g，川贝母、玄参各95g。

[制备]

将方中诸药如法炮制，混合粉碎，通过五号筛，混合均匀，水泛为丸。干燥，即得，每丸重1g。

[功能主治]

清热化痰，消肿散结。用于瘿瘤、结核、瘰疬，淋巴结肿大，乳痈等症。

[用法用量]

每服9g，一日2次，白开水送下。服药期间禁行房事，孕妇忌服!

17. 银翘败毒丸

[处方]

银花、连翘、大黄各500g，紫花地丁、蒲公英、栀子、白芷、黄芩、赤芍、玄参、浙贝母、桔梗、木通、防风、白鲜皮、甘草梢各370g，蝉蜕、天花粉各250g。

[制备]

方中诸药混合粉碎，通过五号筛，混合均匀。水泛为丸，干燥，即得，每丸重1g。

注：如熬制膏滋，每500g中药浸膏内加入炼蜜1000g，收炼成膏，即得。

[功能主治]

清热解毒，消肿止痛。用于诸痛疮疡，红肿热痛，周身灼热，疮疥溃烂、溢液流脓，丹毒疱疹，疥癣痛痒及无名肿毒等。

[用法用量]

丸剂每服9g，一日2次；膏滋每服30g，一日2次，白开水送下。服药期间忌房事！

18. 明目蒺藜丸

[处方]

川芎、刺蒺藜、木贼、蝉蜕、旋覆花各250g，防风、草决明、桔梗、龙胆草各155g，当归、白芍、生地黄、羌活各125g，白芷、黄芩、甘草各80g，菊花375g，薄荷95g。

[制备]

方中诸药如法炮制，混合粉碎，通过五号筛，混合均匀，水泛为丸，干燥，即得，每丸重1g。

[功能主治]

清热明目，祛风退翳。用于爆发火眼、红肿热痛，障翳云蒙，视物昏花，流泪畏光，眼睑红肿等症。

[用法用量]

每服9g，一日2次，白开水送下。服药期间忌食刺激性物品！

19. 清心明目上清丸

[处方]

黄连、桔梗、玄参、酒军、枳壳、陈皮、菊花、黄芩各250g，薄荷、甘草、当归尾、赤芍、荆芥、连翘、白蒺藜、栀子、蝉蜕、天花粉、生石膏、麦门冬、车前子各15g。

[制备]

将生石膏水飞为极细粉；余药混合粉碎，通过五号筛，然后加入生石膏粉混合配研，过筛，混合均匀，水泛为丸，干燥，即得，每丸重1g。

[功能主治]

疏散风热，解毒明目。用于爆发火眼，巩膜红赤，畏光流泪，眼睑红肿等症。

[用法用量]

每服9g，一日2次，白开水送下。服药期间忌刺激性食品！

三、糊　丸

（一）概述

以米糊或面糊等作为粘合剂，将药料细粉与之参合制备而成的丸剂谓之糊丸。号称“金元四大家”之一的李东垣认为：“稠糊面丸者，取其迟化。”由于糯米粉粘性较强，因此多作为糊丸的赋形剂。糊剂具体制备方法为：将糯米粉碎成细粉，置于铜或不锈钢锅内，加入糊粉量约70%～80%的清水，搅拌均匀，使呈软团状，均匀摊开平铺于锅底，然后微火加热，在糊块周围不时喷洒少量沸水，利用水蒸汽将淀粉融化为糊状，同时轻轻翻动糊块，切勿铲动锅底焦化的糊层。待淀粉全部糊化后搅匀。将制备的糊剂趁热倾入药料细粉中，搅拌均匀，移于操作台上，和坨，搓条，制丸。操作注意事项：制备糊剂过程中应适量喷洒清水，以使淀粉完全糊化。检验淀粉糊化程度的方法为：用手指沾少量清水触及糊剂，以不粘手指为度，如果粘手则表明糊化程度未达标，应继续喷水加热使之完全糊化。制备而成的糊剂如果较稠厚，可加入适量沸水调节稠度，但注意不可注水过多，以免过稀则难以调整回所需稠度。京帮具有代表性的糊丸其赋形剂与药料的配比如下：西黄丸中黄米粉约占处方药料量的23%，其他中药流派西黄丸中黄米粉约占药料量的20%～40%；醒消丸中黄米粉约占处方药料量的39.5%，其他中药流派醒消丸内的黄米粉约占处方药料量的35%～40%；普济丹中糯米粉约占处方药料量的25%；小金丹中糯米粉约占处方药料量的25.7%；黑神丸中神曲粉约占处方药料量的20%。

（二）操作实例

1. 西 黄 丸

[处方]

乳香、没药各186g，麝香22.5g，牛黄4.5g，黄米粉93g。

[制备]

方中乳香、没药混合粉碎，通过80～100目筛，备用。将牛黄、麝香分别置于乳钵内单独研为极细粉，按照等量递增法将四味药料混合套研，备用。另取黄米粉按通用方法制备糊剂，待糊温降至40℃左右时徐徐加入药料粉，混合搅拌均匀，然后用力挤压揉搓30min（如果较干可酌加少量温水调节干湿度），制坨，按照小蜜丸的操作方法迅速制丸，低温或自然干燥，即可。西黄丸干燥成品每30g约为800～900粒，湿品约为600粒左右。

[功能主治]

活血化瘀，软坚散结。用于痈疽流注，瘰疬痰核，乳痈等疮疡杂症。

[用法用量]

每服9g，1d2次，温黄酒送服。

2. 普 济 丹

[处方]

碎古墨、没药、百草霜各2.5kg，当归、红花各1.88kg，寒食5.5kg，天麻3.75kg，藏红花46g。

[制备]

将百草霜和藏红花分别单独粉碎，通过80～100目筛，混合套研，备用。方中余药混合粉碎，通过80～100目筛，再加入等量安坤赞育丸药料粉，混合均匀，按等量递增法与备用药粉混合均匀。

另称取南红花62g，加入绍兴黄酒2kg，加热煮沸，静置12h，滤过，将滤液加入糯米粉中制糊，再将糯米糊加入药料粉中搅拌和坨，搓条，按大蜜丸的制备方法入模制丸，丸重1g。操作注意事项：大剂量配制不易掌握丸块的干湿度，故每次手工配置3kg药料粉为宜，即称取普济丹与安坤赞育丸药粉各1.5kg。

[功能主治]

补益冲任，调经养血。用于孕妇产后腹痛，恶露不尽，月经不调，气血俱虚所致诸症。

[用法用量]

每服6g，1d2次，温开水送服。

3. 五味槟榔丸

[处方]

枣槟榔500g，丁香30g，白蔻仁185g，砂仁250g，大青盐15g。

[制备]

将方中五味混合粉碎，通过五号筛，混合均匀。然后以小黄米为糊制成糊丸，每丸重1.5g。

[功能主治]

行气止疼，暖胃消积。用于脾胃虚寒，胃脘冷痛，肉食停积，腹胀喜按等症。

[用法用量]

每服6g，一日2次，白开水送下。服药期间忌食生冷及不易消化食物！

4. 黑 虎 丸

[处方]

大黄、干姜、郁李仁各15g，巴豆霜9g。

[制备]

除巴豆霜外，其余三味混合粉碎，通过五号筛，再与巴豆霜混合均匀。以小麦粉打糊为丸，用鸡蛋清裹衣，干燥，即得，每丸重0.5g。

[功能主治]

消积除痞，利水通便。用于胃肠实热积滞，二便不通，腹中胀满，痞块积聚等症。

[用法用量]

每服3～6g，一日1～2次，米汤送下。气血虚弱者及孕产妇忌用！

5. 蟾 酥 丸

[处方]

蟾酥（白酒融化）、雄黄各6g，枯矾、寒水石、没药、乳香、麝香各3g，轻粉1.5g，蜗牛21只，朱砂9g。

[制备]

方中诸药如法炮制，将雄黄、朱砂水飞为极细粉，备用。除蟾酥、蜗牛外，余药分别研为细粉，通过七号筛，再与雄黄、朱砂混合套研，过筛，混合均匀。另将蜗牛、蟾酥捣为稠糊状后再与药粉混合制丸，朱砂为衣，每丸重0.3g。

[功能主治]

化腐生肌，杀毒敛疮。用于一切疔毒恶疮，痈疥肿痛诸症。

[用法用量]

每服0.3g，一日2次，黄酒送下；外用适量，用醋调敷患处。孕妇忌服！

6. 疥癣一扫光

[处方]

大枫子30g，砒石15g，胡桃仁25g，水银3g。

[制备]

将砒石煅制为霜，水银铅制后研粉，然后分别通过六号筛，混合配研，备用。另将大枫子去壳取仁再与胡桃仁及备用药料粉混合，共捣为泥状，制为丸剂，即得，每丸重3g。

[功能主治]

杀毒疗疮，祛湿止痒。用于顽癣，疥疮，苔癣刺痒不已等症。

[用法用量]

外用！每次1丸，往复涂擦患处，6天为一疗程用。切勿入口，患处破溃者禁用！

四、蜡　丸

（一）概述

以蜂蜡作为赋形剂，与处方药料混合制备而成的丸剂称之为蜡丸。金元时代医家李东垣认为："蜡丸取其难化而旋，旋取效，或毒药不伤脾胃也。"蜡丸通常用蜡丸准子脱制而成，丸重1g以上者，谓之大蜡丸，主要品种有三黄宝蜡丸等；用手工捻制而成、丸重在1g以下者，谓之小蜡丸，主要品种有痔漏无双丸、黍米寸金丹、蜡矾丸等。制备蜡丸时，处方药料与蜂蜡的比例和药物性质及用途等因素有关。例如，三黄宝蜡丸50kg药粉，蜂蜡用量为61.65kg；黍米寸金丹50kg药粉，蜂蜡用量为11.1kg；痔漏无双丸50kg药粉，蜂蜡用量为41.65kg；蜡矾丸50kg药粉，蜂蜡用量为33.3kg。其中，痔漏无双丸和蜡矾丸中均含有较大剂量的明矾，明矾的化学名称谓之硫酸铝钾，分子式为$KAl(SO_4)_2 \cdot 12H_2O$，其分子内部含有12个结晶水，因此可增加丸剂中的含水量，从而使丸剂的崩解度增大。但是，蜂蜡则具有延缓丸剂崩解时限的作用。

制备蜡丸前需要将蜂蜡进行精制，具体操作方法为：将固体原料蜂蜡置于锅内缓慢加热，使之融化，然后离火保温30min，待杂质沉淀于锅底部后再吸取上层澄清液，继而倾入沸水中，连续搅拌片刻，冷却后收集精制蜂蜡片屑，阴干备用。

制备蜡丸时先称取适量精制蜂蜡，置于锅内缓慢加热，待融化后离火，待蜡温降至约60℃左右、蜡液表面开始凝结薄膜时，将之即刻倾入药粉中，搅拌混匀，和坨，搓条，趁热制丸。

（二）操作实例

1. 三黄宝蜡丸

[处方]

大戟、血竭、刘寄奴各375g，天竺黄、胆南星各187.5g，麝香、铅粉、水银各37.5g，当归280g，雄黄250g，儿茶125g，朱砂125g，精制蜂蜡3000g。

[制备]

将铅粒置坩埚中徐徐加热，待熔解后加入水银，搅拌，冷却即可（铅汞合金成品为灰褐色块状物）；另取天竺黄、胆南星、大戟、当归、儿茶和刘寄奴等六味，混合研为细粉；再将血竭、雄黄、朱砂、麝香及铅汞化合物分别单独研为细粉，然后将诸药粉套色混合研磨，通过80～100目筛，备用。另取精制蜂蜡置于锅内加热融化，离火，待蜡温降至60℃左右、蜡液表面开始凝结薄膜时立刻将之倾入药粉中，混合均匀，和坨，搓条，趁热采用准子制丸，每丸重2.8g，蜡皮封固，即可。

注：由于手工大量制备难以恒定操控蜡温，从而影响操作和成型。因此，每次投料量以6kg左右为宜。

[功能主治]

活血散瘀，止痛消肿。用于一切跌打损伤，瘀血肿痛，闪腰岔气，扭伤挫伤等症。

[用法用量]

每服3g，一日1～2次，黄酒送下。孕妇忌服！

2. 黍米寸金丹

[处方]

乳香、没药、狗宝、轻粉、雄黄、白丁香各6g，制硇砂、蟾酥各12g，狗胆2枚，鲤鱼胆6枚，蜈蚣14条，麝香3g，白粉霜18g；精制蜂蜡18g，牛乳24g。

[制备]

先将蟾酥单独研为细粉，备用。将蜈蚣、狗胆、鱼胆、白丁香等四味干燥后共研为细粉；狗宝、硇砂、轻粉、乳香、没药混合研细；再将上述两种药粉按等量递增法混合均匀，与雄黄混合套色研磨，通过100目筛，按等量递增法加入蟾酥粉，通过80目筛，混合均匀，备用。取精制蜂蜡加热融解，再加入牛乳混匀后倾入药粉中搅拌和坨，搓条，制备为绿豆大的丸剂即可。

[功能主治]

活血消痈，拔毒疗疮。用于痈疽，疔疮，恶疮肿毒等。

[用法用量]

成人每次服用3～5丸、小儿1丸，1d2次，用葱根汤送服。

五、散 剂

（一）概述

将一种、或数种药物混合粉碎并过筛，制备而成的粉末状制剂谓之散剂。散剂比表面积较大，故具有易分散和奏效快的特点。在华夏春秋战国时期的《五十二病方》一书中就已记载有“药末剂”，继之诸如《黄帝内经》、《神农本草经》、《伤寒论》、《名医别录》等医药典籍，均有关于散剂的应用、制备方法和检查等内容的记述，其中不少技艺至今仍在沿用。这种古老的传统剂型在化学药品中应用较少，但在传统中药制剂中仍在广泛应用。中药散剂制备工艺简单，剂量易于控制，便于患者服用，且储存、运输和携带方便。散剂一般多用于口腔科、耳鼻喉科、骨伤科和外科，亦适宜于小儿给药。但是，由于散剂剂量较大，且易吸潮变质。因此，刺激性和腐蚀性较强的药物，以及含挥发性成分较多的方药，则一般不宜制备为散剂。

散剂要求粉碎细度适当，混合均匀，色泽一致，剂量准确。为了消除散剂的不良气味或刺激性，除了用矫臭和矫味剂去除异味、或装入胶囊掩盖异味以便于服用外，还可将药物粉末制成包衣剂型或微型胶囊剂。

散剂按医疗用途可分为内服散剂、与外用散剂两大类。内服散剂为细粉者可直接冲服，例如川芎茶调散、七厘散等；此外，将饮片捣成粗末，加水煮沸取汁服用者，称之为煮散，例如香苏散等；尚有外用散剂，一般为均匀撒布于患处即可，例如生肌散、金黄散等。另外，尚有吹喉及点眼等外用散剂，例如冰硼散和八宝眼药等。外用散剂又可分为撒布散剂、吹入散剂和牙用散剂。散剂按药物组成可分为单味散剂与复方散剂，其中单味散剂是由一种药物组成的散剂，俗称“粉”，例如川贝粉、三七粉、虫草粉等均属此类；复方散剂是由两种或两种以上的药物组成的散剂，诸如红棉散、养阴生肌散及五苓散等皆属此类。散剂按药物性质可分为含毒性药物散剂、含液体成分散剂和含低熔或共融组分散剂；按剂量可分为剂量型散剂与非剂量型散剂。剂量型散剂系将散剂分为单剂量，由患者按包服用的散剂；非剂量型散剂系以总剂量形式包装，由患者按医嘱自己分取剂量以供治疗的散剂。另外，亦可按散剂的不同成分或理化性质，将散剂分为剧毒药散剂、浸膏散剂和泡腾散剂等。

（二）散剂的制备

（1）粉碎与过筛：药物的粉碎与筛析须按药物本身性质，以及临床用药的要求，采用适宜的粉碎方法和粉碎度粉碎过筛制备为细粉。

（2）混合：混合系指多种固体粉末相互交叉分散的操作过程，通过此操作以使散剂中各药味组分混合均匀，色泽一致。混合方法一般有研磨混合法、搅拌混合法和过筛混合法。小量制备多采用先研磨、再过筛的方式混合；大量制备则多采用搅拌、过筛，或先搅拌、再过筛的方式混合。散剂制备操作要点其一为打底套色法：此法为中药丸剂及散剂中对药粉进行混合的经验方法。系将剂量小、色深的药粉先放入研钵中作为基础，俗称“打底”；然后将量多、色浅的药粉逐渐分次加入到研钵中轻研混匀，俗称“套色”。如此操作，直至将全部药粉混合均匀即可。其二为等量递增法：一般而言，两种物理状态和粉末细度均相似、且数量相当的药物则易于混匀，而当药物比例量相差悬殊时则不易混合均匀。此时应采用“等量递增法”，即先将量小的药物组分、与等量量大的药物组分混匀，再加入与混合物等量的量大组分继续混合，如此循环操作，直至量大的药物组分被全部等量递加混合均匀即可。

此外，在研磨混合过程中应注意，先在研钵中加入少量大组分的药物，以饱和研钵表面能，即用药粉填满研钵表面缝隙，避免因量小组分直接加入研钵而被吸附的损失。当药物的堆密度相差较大时，应将“质轻”者先置于研钵中，再加等量“质重”者混合研匀。如此配研则可避免轻者上浮飞扬、重者沉于底部，以及轻、重粉末不能被混匀的弊端。

（3）分剂量：分剂量系将混合均匀的散剂，按照所需剂量分成相等重量份数的操作。根据散剂，性质和数量的不同可选择以下方法分剂量。

①目测法：即先称取10份总量的散剂，根据眼力估量分成10等份。此法简便易行，适用于药房小量配制，但缺点为误差较大，一般误差达10%～20%。因此，毒性药物或细料药物散剂均不宜使用该法。

②重量法：按规定剂量将散剂用手秤或天平逐包称量，此法剂量准确但效率低。凡含毒性药物及细料药物散剂，通常使用此法。

③容量法：为目前应用最多的散剂分剂量法。常用的散剂分量器是以木质、牛角、金属或塑料制成的一种容量药匙。有的在匙内装有活动楔子，用以调节所需剂量。大量生产散剂时，多采用散剂自动分量机和散剂定量包装机。容量法适用于一般散剂分剂量，其方法简便，效率高，误差率低。

（4）包装：散剂的比表面积较大，易吸湿和结块，甚至变色或分解，从而影响疗效及服用。因此，应选用适宜的包装材料和贮藏方式，以延缓散剂的吸湿性。常用的包装材料为玻璃纸、蜡纸、玻璃瓶、塑料瓶、硬胶囊、铝塑袋及聚乙烯塑料薄膜袋等。分剂量散剂可用各式包药纸包成四角或五角形，非分剂量散剂多使用纸盒或玻璃瓶盛装。散剂贮藏的环境应阴凉干燥，且须分类保管和定期检查。

（三）特殊散剂的制备

（1）含毒性药物散剂的制备：含有毒性药物的散剂其剂量小、不易准确称量，如果剂量不准可能会导致中毒。因此，为保证复方散剂毒性药物含量的准确性，大多采用单独粉碎、再以配研法与其他药粉混匀。例如，九分散中的马钱子粉与方中麻黄等其余诸味药粉，系采用等量递增法混合制备而成。如系单味化学剧毒药品，则应添加一定比例量的稀释剂，制备成为稀释散（倍散）。例如，剂量在0.01～0.1g者，可配制为1∶10倍散，即取药物1份、加入赋形剂9份；如剂量在0.01g以下者，则应配制成1∶100或1∶1000的倍散。制备倍散时应采用等量递增法稀释混匀，稀释散剂的赋形剂应选用不与主药发生作用的惰性物质，常用的有乳糖、淀粉、糊精、蔗糖、葡萄糖和硫酸钙等，其中以乳糖为最佳。为了保证散剂的均匀性，以及易于和未稀释原药粉的区别，一般以食用色素如胭脂红、靛蓝等着色，且色素应在第一次稀释时加入，随着稀释倍数增大，颜色则逐渐变浅。例如，硫酸阿托品散的制备方法为：先用乳糖饱和研钵表面能后倾出，再加入硫酸阿托品1.0g、胭脂红乳糖（1.0%）1.0g，研磨均匀，按等体积递增法逐渐加入98g乳糖，混匀并过筛，即制得100倍散（1g药物加入赋形剂99g）。

（2）含低共熔混合物的散剂：低共熔现象系指当两种或更多种药物混合后，有时会出现润湿或液化的现象。某些低分子化合物混合、且比例适宜时（尤其在研磨混合时），则会出现液化现象。例如，薄荷脑与樟脑、薄荷脑与冰片等。含有这些物质时，可采用先形成低共熔物，再与其他固体粉末混匀、或分别以固体粉末稀释低共熔组分，再混合均匀即可。

（3）含液体药物的散剂：在复方散剂中有时含有挥发油、非挥发性液体药物、酊剂、流浸膏和药物煎汁等液体组分。对于此类液态组分应根据其性质、剂量及方中其他固体粉末的多寡，采用相应的处理方法。如果液体组分的量较小，可利用处方中其他固体组分吸收后研匀；如果液体组分量较大，被处方中固体组分不能完全吸收者，可另加适量的赋形剂如磷酸钙、淀粉和蔗糖等加以吸收；如果液体组分量过大、且生物活性成分为非挥发性者，可加热蒸去大部分水分后、再用其他固体粉末吸收。亦可加入固体粉末或赋形剂低温干燥后，研匀即可。

（4）眼用散剂：一般配制眼用散剂的药物多经水飞、或直接粉碎为极细粉，然后通过九号筛，以减少散剂粉粒对眼睛所造成的机械性刺激。眼用散剂要求无菌，故配制的用具应灭菌，制备操作应在清洁、无菌环境中进行，成品须灭菌并密封保存。

（四）操作实例

1. 参苓白术散

[处方]

人参（去芦）、砂仁各0.95kg，山药、扁豆、桔梗、薏米、陈皮、神曲、香附子、白芍各1.25kg，莲子、当归各2.5kg，半夏、黄连各0.4kg，茯苓3.75kg，白术4.05kg，甘草0.63kg。

[制备]

将方中17味混合粉碎，通过100目筛，然后置于筛箱中搅拌混合均匀，通过65目筛，即可。

[功能主治]

补中健脾，导滞化积。用于食欲不振，倦怠乏力，胸腹胀满，呕吐泄泻等。

[用法用量]

每服6g，1d2次，生姜煎汤冲服。

2. 紫 雪 丹

[处方]

（1）甲方：滑石、生磁石各1.5kg，生石膏1kg，黄金3.125kg。

（2）乙方：青木香、沉香各0.16kg，玄参、升麻各0.5kg，甘草0.25kg，丁香0.05kg。

（3）丙方：元明粉5kg，火硝1kg。

（4）丁方：羚羊角、犀牛角各1.9g，麝香9.4g，朱砂46.9g。

[制备]

将处方甲的药料置入铜锅内，注入21kg清水，加热煎煮24h，再加入处方乙的药料，继续煎煮24h，期间随时补充水液，以弥补蒸发损失的水分。然后将煎液通过100目筛滤过，得滤液约8.5kg，回收黄金。将滤液置于铜锅中蒸发浓缩，得流浸膏约2kg，趁热加入处方丙的2味药料，混合均匀，待凝固后置于60℃以下低温干燥，粉碎，通过100目筛，再通过80目筛混匀，备用。

再将处方丁的药料分别单独粉碎，通过100目筛，备用。称取膏粉187.5g，与羚羊角和犀牛角粉混合均匀，然后采用套色研磨法加入朱砂和麝香粉，混匀，即得。

[操作事项]

紫雪丹套色方法有两种，如果配制量在1kg以下，可先将其余药料粉置于乳钵内，然后把朱砂与麝香粉均匀撒布于乳钵内，依顺时针研磨，即得色泽一致的紫色粉剂，命曰“紫雪丹”；若大量配制时，按剂量将需要混合的药料粉等分为若干份，取其中一份置于乳钵内，再分别加入1份朱砂和麝香混合研磨。如此分次操作，最后合并各组分药料粉，通过100目筛，混匀，即得。

[功能主治]

清心凉肝，安神镇惊。用于疫疠热毒，神昏谵语，狂躁不安，口舌生疮，便坚溲赤，小儿惊搐等症。

[用法用量]

每服3g，1d2次，温开水送下。重症者，凉开水送服。

3. 避 瘟 散

[处方]

（1）甲方：白芷43.8g，白蔻仁37.5g，檀香18.8g，木瓜7g，丁香6.3g，降香、零陵香各3g。

（2）乙方：麝香0.63g，冰片15.6g，薄荷冰5.6g，朱砂93.8g，人造香1.6g。

（3）丙方：丙三醇62.5g，玫瑰油适量。

[制备]

制法一：将处方甲的药料粉碎，通过100目筛，备用。取乙方麝香、朱砂、人造香三味，分别单独研细，通过100目筛，备用。其次将冰片、薄荷冰分别研细，再与甲方药粉均匀混合，按套色法依次加入朱砂、麝香、人造香，然后加入丙三醇和玫瑰油，混合均匀，即得微具粘性、红色粉末状的散剂。密闭放置2～3个月，分装，即得。

制法二：将乙方冰片和薄荷冰置于乳钵内混合研磨呈稠液状，然后加入甲方和乙方其余10味药料粉，混合均匀，再加入丙三醇和玫瑰油，混匀，即可。

[功能主治]

通关开窍，清暑避瘟。用于风热头痛，鼻塞流涕，暑热昏眩，晕船晕车。

[用法用量]

每服0.7g,开水送下，1d2次。外用：以食指沾取适量药粉，吸入鼻腔或涂抹于太阳穴处。

4. 保赤万应散

[处方]

（1）甲方：制南星、大黄各125g，六神曲250g，全蝎63g。

（2）乙方：朱砂375g，巴豆霜63g，牛黄15.6g。

[制备]

将处方甲4味药料粉碎，通过100目筛，备用。取处方乙的朱砂、牛黄2味，置于乳钵内混合研细，通过100目筛，然后掺入巴豆霜，混匀。采用套色法将甲、乙两方药料粉混合均匀，通过80目筛，即得。

[功能主治]

消积导滞，祛痰止痉。用于儿童食积，脘腹胀满，痰涎壅盛，惊悸抽搐。

[用法用量]

12～24个月儿童，每次服95mg，1周岁以上酌量，白糖水空腹送下。

5. 日月光明散

[处方]

（1）甲方：炉甘石（煅）0.75kg，元明粉0.16kg，绿豆粉0.5kg，荸荠粉0.31kg。

（2）乙方：麝香、硇砂（制）各3g，冰片125g，熊胆31g。

[制备]

除炉甘石与熊胆2味外，将甲、乙两方中余药分别粉碎，通过120目筛，按等量递增法混合均匀，备用。取处方乙的熊胆置于器皿中，加入清水适量煮沸，俟胆汁全部溶解后浓缩至125g，然后倾入炉甘石中使之全部吸收，晾干，研粉，通过120目筛。再将两方中8味药料粉混合均匀，通过100目筛，即可。

[功能主治]

清热泻火，明目退翳。用于爆发性火眼，胬翳遮睛等眼疾。

[用法用量]

按药粉:0.9%的生理盐水=1：20的比例量，先称取药粉适量，再加入0.9%的生理盐水溶解，混匀，备用。外用滴眼，每次2～3滴，1d3～5次。

6. 卧 龙 丹

[处方]

灯心炭125g，蟾酥6g，麝香3g，冰片18g。

[制备]

在蟾酥中加入白酒6g，连续搅拌使呈稠膏状，干燥后研粉，通过六号筛，备用。余药分别单独研为细粉，通过六号筛，然后再与蟾酥粉混合配研，过筛，分装，密封贮存。

[功能主治]

开窍醒脑，清暑避瘟。用于中暑中恶，呕吐腹痛，鼻塞不通，头疼眩晕。以及疮疡初起所致皮肤潮红疼痛作痒，牙龈肿痛等。

[用法用量]

内服0.2～0.6g，由鼻孔吸入；外用适量，撒敷患处。孕妇禁用！

7. 白平安散

[处方]

滑石、白芷各30g，川芎、麝香各3g，绿豆粉625g，生石膏60g，冰片125g。

[制备]

将生石膏、滑石用水飞为极细粉，备用。其余五味分别单独研为细粉，通过六号筛，再加入上述二味混合配研，过筛，分装，即得。

[功能主治]

清暑解热，通关开窍。用于夏季中暑，心烦不安，头痛眩晕，目昏眼花，烦热神昏，口燥干渴等症。

[用法用量]

每服1.5g，或由鼻孔吸入适量，一日2次。孕妇忌用！

8. 林则徐十八味

[处方]

野党参、旋覆花、黄精、益智仁、炙黄芪、枸杞子、鹤虱各95g，明党参、杜仲、半夏、炮姜炭、茯苓、甘草、酸枣仁、米壳（或於术）各60g，肉苁蓉、砂仁各30g，橘红45g，大枣625g。

[制备]

将方中各味如法修制，混合粉碎，通过六号筛，分装，即得。

[功能主治]

补气养血，安神益智，健脾脱毒。用于沾染毒品，身体衰弱，五心烦乱，寝食难安，毒瘾难戒等。

[用法用量]

每服6～9g，一日2次，白开水或稀米粥送下。

9. 千金白术散

[处方]

党参、白术、山药、扁豆、莲子各60g，茯苓、薏米仁、泽泻各50g，桔梗、陈皮各36g，砂仁、炙甘草、鸡内金各30g。

[制备]

将方中诸药如法修制，混合粉碎，通过六号筛，分装，即得。

[功能主治]

补中益气，健脾止泻。用于食欲不振，消化不良，胸腹胀满，大便溏泻，精神疲惫等。

[用法用量]

每服9g，一日2次，白开水送下。服药期间忌食甘味滋腻之品！

10. 活 胃 散

[处方]

明雄黄、白胡椒、公丁香、巴豆霜、广木香各1.2g，五灵脂、枳壳各6g，西红花3g。

[制备]

将方中诸药如法炮制，明雄黄用水飞为极细粉，备用。余药混合粉碎，通过六号筛，然后加入雄黄粉混合配研，过筛，分装，即得。

[功能主治]

温中散寒，行气止痛，清肠通便。用于寒伤脾胃，中脘疼痛，胸膈胀满，不思饮食，大便闭结等。

[用法用量]

每服0.6g，一日3次，以舌舔咽药粉，隔1小时后再饮水为妥。孕妇忌服！

11. 猪 肝 散

[处方]

潞党参、油桂、白术、肉豆蔻、砂仁、良姜、大香、炮姜、丁香各6g，雄猪肝一具。

[制备]

除猪肝外，方中诸药如法修制，混合粉碎，通过六号筛，备用。将猪肝用非铁器制品如竹刀等切碎，置烘箱或新瓦上焙干，研为细粉，通过六号筛，再与备用药料粉混合配研，过筛，分装，即得。

[功能主治]

健脾益胃，温中止泻。用于脾胃虚寒，干呕呃逆，不思饮食，久泻不止等。

[用法用量]

每服6g，一日3次，稀米粥送下。服药期间忌食油腻及生冷之物！

12. 退 云 散

[处方]

煅炉甘石310g，冰片30g，麝香、熊胆各6g。

[制备]

将炉甘石煅红后浸入黄连煎液中淬制，然后用水飞为极细粉，备用。其余3味分别研为细粉，通过九号筛，然后与炉甘石粉混合配研，过筛，备用。另取荸荠汁与冰糖汁各半，混合后过滤，加入备用药粉中混合搅拌均匀，制成瓜子状剂型，即得。

[功能主治]

清热解毒，明目退翳。用于爆发火眼，畏光流泪，目赤痛痒，眼边红烂，睛障目翳等。

[用法用量]

取药物1粒，用珍珠明目液溶解，滴点眼角处，一日2～3次。用药期间忌食刺激物！

13. 八宝眼药

[处方]

炉甘石（煅）60g，冰片18g，硼砂（煅）6g，朱砂3g，熊胆7.5g，麝香、珍珠各1.2g，琥珀、珊瑚各4.5g。

[制备]

将炉甘石煅红后用黄连煎液淬制，珍珠用豆腐煮制，珊瑚洗净、晾干。然后将朱砂及以上3味分别水飞为极细粉，备用。余药单独研为细粉，通过九号筛，混匀，再加入上述4味混合配研，过筛，分装，即得。

[功能主治]

清热止痛，退翳明目。用于爆发火眼，羞明畏光，迎风流泪，眼边赤烂，目翳遮睛等。

[用法用量]

先将点眼用小玻璃棒用消炎眼药水湿润，然后蘸取药粉少许点入眼角内，一日3次。用药期间忌食辛辣刺激物！

14. 八宝退云散

[处方]

苏珍珠5粒，朱砂0.6g，广猩红2.5g，冰片12g，炉甘石（煅）30g，西牛黄、麝香、藏硇砂、金熊胆各0.3g。

[制备]

先将珍珠用豆腐煮制，炉甘石煅红后用黄连煎液淬制，然后将朱砂以及上述2味分别用水飞为极细粉，备用。硇砂用醋制后连同方中余药分别研为细粉，通过九号筛，再与备用药粉混合配研，过筛，分装，即得。

[功能主治]

清热解毒，退翳明目。用于爆发火眼，眼睛肿痛，目翳遮睛，羞明畏光，迎风流泪，眼边赤烂等。

[用法用量]

先用小玻璃棒沾生理盐水湿润，然后蘸取药粉少许点入眼角内，一日3次。用药期间忌食刺激物！

15. 清 凉 散

[处方]

炉甘石（煅）30g，冰片15g。

[制备]

将炉甘石煅红后用黄连煎液淬制，水飞为极细粉；冰片研细后与炉甘石粉混合配研，通过九号筛，分装，即得。

[功能主治]

清热解毒，消肿止痛。用于眼睑红肿，视物不清，迎风流泪等症。

[用法用量]

洗净患部，用小玻璃棒蘸药粉少许点于患处，一日2次。用药期间忌辛辣刺激食品！

16. 锡 类 散

[处方]

珍珠（豆腐制）、象牙屑（炒黄）各6g，京牛黄、冰片各3g，人指甲（新瓦上焙黄）1.5g，青黛18g。

[制备]

将珍珠水飞为极细粉，方中余药分别研细，然后与珍珠粉混合配研，通过六号筛，分装即得，密封贮存。

[功能主治]

清热利咽，解毒消肿。用于咽喉红肿，扁桃腺炎，口舌糜烂，吞咽困难等。

[用法用量]

取药粉少许，吹入咽喉患处，一日2～3次。用药期间忌烟、酒及辛辣刺激性食品！

17. 西 瓜 散

[处方]

西瓜霜6g，珍珠（豆腐煮制）1g，青黛、黄连、牛黄各3g，枯矾、冰片各1.5g。

[制备]

将珍珠水飞为极细粉，备用。余药分别研细，通过六号筛，然后与珍珠粉混合配研，过筛，分装，密封贮存。

[功能主治]

清热解毒，消肿止痛。用于咽喉红肿疼痛，以及各种原因所致之咽喉炎性疾患。

[用法用量]

取药粉少许，吹入喉中患处，一日3次。用药期间忌食刺激性物品！

18. 珠黄消疳散

[处方]

天花粉、青黛、黄连、煅硼砂、大青叶、薄荷叶、粉甘草各30g，儿茶60g，牛黄6g，珍珠（豆腐制）3g，冰片12g。

[制备]

将珍珠水飞为极细粉，硼砂、牛黄、冰片分别单独研细，通过六号筛，备用。余药混合粉碎，通过六号筛，然后加入上述四味混合配研，过筛，分装，密封贮存。

[功能主治]

清热解毒，消肿止痛。用于咽喉肿痛，齿龈溃烂，牙龈出血，牙疳、口臭等。

[用法用量]

取药粉适量撒敷患处，一日3次。用药期间忌烟、酒及辛辣食品！

19. 绿 袍 散

[处方]

月石（硼砂）、黄柏、天花粉各6g，人中白（煅至红透）、儿茶、冰片、粉甘草、黄连各3g，青黛、薄荷各9g。

[制备]

将冰片、青黛、月石、人中白四味分别研为极细粉，通过七号筛，备用。余药混合粉碎，通过六号筛，再加入上述四味混合配研，过筛，分装，即得。

[功能主治]

清热解毒，祛腐生肌。用于口疮、牙疳溃烂肿痛，齿龈流脓出血等。

[用法用量]

取药粉适量撒敷患处，然后令病家低头张口，使毒水随涎外流。用药期间忌食辛辣！

20.0 牙 疳 散

[处方]

人中白（煅）、黄柏各3g，儿茶、青黛、胡黄连、硼砂（煅）各6g，冰片15g。

[制备]

将上述七味分别单独研细，通过六号筛，然后混合配研，过筛，分装，即得。

[功能主治]

清热解毒，化腐生肌。用于牙疳，牙龈出血、红肿溃烂，口臭等症。

[用法用量]

取药粉适量撒敷患处，然后令患者低头张口，使毒水随涎外流。

21. 赛金化毒散

[处方]

乳香、雄黄、没药、浙贝母、黄连各60g，赤芍药、天花粉、大黄各125g，甘草45g，牛黄12g，冰片15g，珍珠（豆腐制）24g。

[制备]

将方中诸药如法炮制，珍珠、雄黄水飞为极细粉，牛黄、冰片单独研为细粉，备用。余药混合粉碎，通过六号筛，再与上述四味混合配研，过筛，分装，密封贮藏。

[功能主治]

清热解毒，消疮敛溃。用于小儿疹毒未清，头面疮疖，全身溃烂，高热不退，神志昏蒙，大便秘结等。

[用法用量]

内服：一周岁患儿每次服0.3g，2～5周岁每次服0.5～1g，白开水送下；外用：在紫草膏中加入适量赛金化毒散，混合均匀，涂敷患处。用药期间忌生冷及膏粱厚味食品！

22. 小儿疳积散

[处方]

雷丸、鹤虱、使君子仁、鸡内金、三棱、莪术各15g，茯苓60g，海螵蛸30g，红花9g。

[制备]

将方中诸药如法修制，先将雷丸、鸡内金分别研细，通过六号筛，备用。余药混合粉碎，通过六号筛，然后加入上述二味混合配研，过筛，分装，即得。

[功能主治]

杀虫消积，理脾健胃。用于小儿疳积，蛔虫，体质羸弱，消化不良等症。

[用法用量]

每服3g，一日2次，白开水送下。服药期间忌食生冷及膏粱厚味食品！

23. 健 儿 素

[处方]

党参、榧子仁、使君子仁、砂仁各45g，山药、神曲、鸡内金、薏米仁、芡实、茯苓、槟榔、莲子各60g，白术、山楂、扁豆各95g，炙甘草、酒大黄各30g，芦荟15g。

[制备]

将方中诸药如法炮制，先将芦荟研为细粉，通过六号筛，备用。余药混合粉碎，通过六号筛，然后加入芦荟粉混合配研，过筛，分装，即得。

[功能主治]

健胃开脾，杀虫消积。用于小儿消化不良，腹部胀满，身体羸弱，虫积、泄泻等症。

[用法用量]

一周岁前每服1.5g，1～5周岁每服3～6g。一日3次，白开水送下。

24. 小儿牛黄散

[处方]

浙贝母、黄连、天花粉、赤芍、金银花、连翘各15g，没药、乳香各4.5g，麝香、珍珠各0.5g，大黄30g，牛黄1.5g，冰片7.5g。

[制备]

方中诸药如法炮制，将珍珠用豆腐煮制后水飞为极细粉，牛黄、麝香、冰片分别研细，通过九号筛，备用。余药混合粉碎，通过六号筛，再与上述四味混合配研，过筛，分装，即得。

[功能主治]

清热解毒，化痰止痉。用于小儿痰喘，咽喉肿痛，口疮，牙疳，高热抽搐，头面疮疖，皮肤溃烂等。

[用法用量]

每服1g，一日2次，白糖水或乳汁调服。服药期间忌刺激性食品！

25. 保赤万应散

[处方]

胆南星15g，巴豆霜12g，生神曲45g，朱砂150g，牛黄3g，生大黄、全蝎各25g。

[制备]

将朱砂水飞为极细粉，牛黄、全蝎分别研细，然后与巴豆霜混合配研，通过七号筛，备用。余药混合粉碎，通过六号筛，再与上述四味混合配研，过筛，分装，即得。

[功能主治]

豁痰镇惊，化食消积。用于小儿完谷不化，吐乳，疳积，高热抽搐，痰饮壅盛等。

[用法用量]

每服3g，一日1次，白开水送下。服药期间忌生冷及油腻之品！

26. 小儿千金散

[处方]

砂仁、枳壳、山楂、麦芽、陈皮、建神曲、厚朴、柿蒂、小茴香、炙甘草各9g，槟榔、使君子仁、鸡内金、薏米仁、潞党参各15g，榧子、官桂各12g，白术30g，茯苓22g，山药25g。

[制备]

先将方中诸药如法炮制，混合粉碎，通过六号筛，分装，即得。

[功能主治]

温中实脾，杀虫健胃。用于小儿脾胃虚弱，消化不良，呃逆泄泻，胸腹胀满，虫积腹痛等。

[用法用量]

每服3g，一日3次，白开水送下。服药期间忌食生冷及油腻之品！

27. 提 毒 散

[处方]

煅石膏30g，红粉3g，冰片1.5g。

[制备]

将煅石膏水飞为极细粉，红粉、冰片分别研细，通过九号筛。然后加入石膏粉混合配研，过筛，分装，即得。

[功能主治]

祛腐生肌。用于顽疮溃疡，久不收口等。

[用法用量]

取药粉适量，敷布于患处，每日1次。用药期间忌食辛辣刺激物，节制房事！

[注意事项]

该药仅供外用，禁止内服！

28. 四 圣 散

[处方]

黄丹、铅粉、枯矾、松香各60g，雄黄30g。

[制备]

将雄黄水飞为极细粉，余药分别单独研细，通过九号筛。然后与雄黄粉套研，过筛，分装，即得。

[功能主治]

祛湿拔毒，杀菌止痒。用于黄水疮，皮肤渗流黄水，湿疹瘙痒等症。

[用法用量]

取药粉适量，撒敷患处，一日2～3次。

[注意事项]

仅供外用，不可内服！

29.珍 珠 散

[处方]

乳香、轻粉、海螵蛸、铅粉、海巴各15g，赤石脂、炉甘石（煅）、龙骨（煅）各30g，珍珠（豆腐制）10粒，冰片6g，朱砂9g，麝香1.5g。

[制备]

先将方中诸药如法炮制，再将珍珠、炉甘石、朱砂水飞为极细粉，备用。麝香、轻粉、冰片分别研细，通过九号筛，然后加入上述三味混合配研，备用。余药混合粉碎，通过九号筛，再加入备用药粉混合套研，过筛，分装，即得。

[功能主治]

消肿止痛，生肌敛疮。用于疮疖溃烂，流脓流水，久不收口，疼痛不止等。

[用法用量]

取药粉适量，撒敷于疮面，一日1～2次。用药期间忌行房事！

30.生 肌 散

[处方]

煅龙骨、象皮、乳香、没药、赤石脂各60g，血竭30g，海螵蛸15g，冰片6g，朱砂12g。

[制备]

先将方中各味如法炮制，朱砂水飞为极细粉，血竭、象皮、冰片分别研细，通过九号筛，然后与朱砂混合配研，备用。余药混合粉碎，通过九号筛，再加入上述四味混合套研，过筛，分装，即得。

[功能主治]

消肿止痛，祛腐渗湿，生肌敛疮。用于痈、疽、疮、疖溃烂，久不收口，流脓流水，疼痛不已等。

[用法用量]

取药粉适量，撒敷于患处，一日2次。用药期间忌行房事！

31.黄 水 散

[处方]

黄柏、红枣（烧炭）、铜绿、松香各30g，冰片1.5g，枯矾15g。

[制备]

将方中六味分别研细，通过七号筛，混合配研，过筛，分装，即得。

[功能主治]

除湿拔毒，敛疮生肌。用于黄水疮，流水流脓，久不愈合等。

[用法用量]

取药粉适量，以芝麻油调为糊状涂敷患处。用药期间忌食辛辣刺激物！

32. 八宝珍珠散

[处方]

煅龙骨、没药（去油）、象皮（土炮）、银珠各3g，米珍珠（豆腐制）5粒，冰片1.5g，乳香（去油）6g，孩儿茶2.5g，轻粉4.5g。

[制备]

将珍珠水飞为极细粉；方中余药分别研为细粉，通过七号筛。然后与珍珠粉混合配研，过筛，分装，即得。

[功能主治]

生肌敛疮，祛瘀止痛。用于各种疮疡溃烂，久不收口等。

[用法用量]

取药粉适量撒敷于疮口，一日2次。用药期间忌行房事！

33. 红棉散

[处方]

枯矾、炉甘石（煅）各24g，麝香0.6g，冰片3g，胭脂30g。

[制备]

将炉甘石水飞为极细粉；枯矾、麝香、冰片分别单独研细，通过七号筛，备用。其次在胭脂中加水适量使之溶解，然后将炉甘石、枯矾粉加入其中浸泡数小时，晒干，再与方中余药料粉混合配研，过筛，分装，即得。

[功能主治]

消肿止痛，除湿止痒。用于中耳炎，疮疡肿痛，渗液流脓等。

[用法用量]

取花椒少许，用适量麻油煎炸至棕褐色，滤油去渣，然后取适量药粉加入油中，搅拌均匀，供滴耳用。每次滴0.5ml，一日2次。

34. 脚 气 粉

[处方]

龙骨（煅）、轻粉、枯矾、石决明（煅）各15g，炉甘石（煅）30g，冰片6g。

[制备]

将轻粉、冰片分别研为极细粉；余药混合粉碎，通过七号筛，然后加入上述二味混合配研，过筛，分装，即得。

[功能主治]

祛湿止痒。用于脚气、香港脚，足缝瘙痒，足肿渗液、化脓溃烂，或足部出脓疱脱皮等。

[用法用量]

洗净足部，取药粉适量撒敷患处，一日2次。

35. 下 疳 散

[处方]

石决明、轻粉、儿茶、冰片各1.5g，生龙骨、铅粉、枯矾各3g，石膏9g。

[制备]

将石决明、石膏煅制后混合研为细粉，通过七号筛，备用。余药分别研细，通过七号筛，然后加入上述二味混合配研，过筛，分装，即得。

[功能主治]

杀毒拔疳。用于软、硬下疳，梅毒恶疮等。

[用法用量]

取花椒、生艾叶各半，加水煎煮，滤过，备用。先用煎液洗净患处，然后撒敷药粉适量，一日2次。用药期间忌辛辣刺激性食品！

36. 养阴生肌散

[处方]

雄黄、青黛、冰片、甘草各60g，牛黄、黄柏、龙胆草各30g。

[制备]

将雄黄水飞为极细粉，青黛、牛黄、冰片分别研为细粉，通过七号筛，备用。余药混合粉碎，通过六号筛，然后加入上述四味混合配研，过筛，分装，即得。

[功能主治]

清热解毒，消肿止痛。用于口疮，口腔黏膜溃疡等。

[用法用量]

取药粉适量撒敷于患处，一日2次。用药期间忌食辛辣刺激物！

37. 接 骨 散

[处方]

生龙骨、土鳖虫、自然铜（煅）、乳香（去油）、没药（去油）各45g，三七90g。

[制备]

将三七单独粉碎，通过六号筛，备用。余药如法修制，混合粉碎，通过六号筛，然后加入三七粉混合配研，过筛，分装，即得。

[功能主治]

舒筋活血，接骨生肌。用于骨折脱臼，跌打损伤等症。

[用法用量]

每服3g，一日2次，黄酒或白开水送下。

六、外用膏剂

（一）概述

传统外用膏剂分为黑膏药、白膏药、油膏药与胶膏药四种类型。其中，黑膏药是以植物油与铅丹混合炼制而成，成品外观呈黑色。例如，狗皮膏、阿魏化痞膏等均系此类；白膏药系将植物油熬炼后，待油温自然冷却至100℃时，然后徐徐加入适量铅粉化合而成，成品外观色泽呈黄白色。例如，白鱼膏属白膏药；油膏药系以植物油或含油脂药料为基质，加入其他药料制备而成的软膏剂。例如，玉红膏属油膏药；胶膏药系将动物胶制品融化后再加入药料细粉，搅匀后涂刷于纸上，阴干，即得。例如，松香膏、藤黄膏皆系将植物油加热，投入松香溶化后混匀，再投入处方药料，从而调节了单用植物油制膏的软硬度。膏药的基质主要是“油”和“丹”，油系指沸点较低，加热后泡沫较少，不产生爆沸溢锅的芝麻油；丹系指铅丹（Pb_3O_4），铅丹又称之为东丹、黄丹、章丹、红丹等。另外，丹的品种还有密陀僧（PbO）、铅粉（宫粉）[（$2PbCO_3 \cdot Pb(OH)_2$]。

膏药制备具体分为以下四个步骤：

（1）熬枯去渣：系以热油浸提药料成分。具体操作方法为：将药料直接投入冷油中，然后加热炸制，待药料被炸至浮起时，将之立即压沉于锅底，如此重复操作3次，炸至药料外部呈深褐色、内部焦黄色时滤除药渣。此炸制操作传统称之为“三上、三下”。根据炸制火候的不同，药料通常需要炸18～20min，此时油温约为200℃～220℃。

（2）滴水成珠：系将滤除药渣的油溶液加热熬炼，至滴入清水中即可凝固成珠的状态。可用竹筷沾少许油溶液滴入冷水中，油滴在水中不扩散、并立即凝固为圆饼状，则为熬炼适度。亦可根据油烟颜色判断熬炼程度，若油烟颜色由浅（青色）、转浓（白烟）时，即为熬炼适度。熬炼时间约为7～12min，油温约为300℃～360℃。

（3）下丹成膏：系油与丹的化合过程。将熬炼适度的油溶液离火，趁热将丹药加入油中，顺时针连续搅拌3～5min，使丹药与油溶液完全化合。

（4）去火毒：为减轻或消除膏药对人体皮肤的刺激性，所采取处理膏药的方法。如果膏药立即使用于人体皮肤，则会对组织造成不同程度的刺激性，故应放置于阴凉处6个月以上，或浸渍于冷水中数日并反复换水，而后方可使用。制备的成品膏药待用时将之水浴加热融化，然后均匀摊涂于裱褙材料上，即可。如果制剂配方中含有挥发芳香性药物时，应在摊膏前加入药物，以避免药物挥发而降低疗效。

（二）操作实例

1. 紫云拔毒膏

[处方]

（1）甲方：当归、川芎、白芷、白薇、木鳖子、蓖麻子、玄参、苍术、生穿山甲各1.06kg，银花、连翘、生地黄、大黄、桔梗、黄柏、黄芩、栀子、赤芍各2.2kg。

（2）乙方：乳香、没药、儿茶、轻粉、红粉、血竭、生硇砂各1.06kg，樟脑1.75kg。

[制备]

将处方乙的8味药料分别研细，按套色法混合均匀，通过100目筛，备用。再称取铅丹粉3.125kg，备用。先称取甲方混合药料1.5kg、蜈蚣2条，投入盛有芝麻油的锅中将药炸枯，滤除药渣。继续加热油溶液并连续搅拌，待油温升至320℃～360℃时离火，随之将铅丹粉徐徐加入油溶液中，用鲜树枝垂直顺时针连续搅拌10～15min，待丹、油完全化合后立即倾入冷水中浸泡7d，期间不断换水以去除火毒。将去净火毒的膏药盛于容器中，水浴加热融化，加入处方乙的药料粉95g，搅拌均匀，然后将膏药均匀摊涂于红油纸壳表面，即可。

[功能主治]

消肿止痛，拔毒疗疮。用于疮疖初起，红肿热痛，痈疡脓肿诸症。

[用法用量]

取膏药一贴，微火烘热至熔融后贴敷患处，2d换一次药膏。

2. 狗 皮 膏

[处方]

(1) 甲方：青皮、枳壳、蛇床子、猪苓、何首乌、生半夏、藁本、前胡、麻黄、连翘、细辛、甘草、川楝子、泽泻、楮实子、乌药、大枫子、川续断、菟丝子、川牛膝、防风、赤石脂、羌活、沙苑子、蒺藜、独活、荆芥、金银花、苦参、僵蚕、白薇、黄柏、黄连、杏仁、桃仁、苍耳子、地榆、赤芍、广木香、黄芩、浙贝母、肉苁蓉、苍术、生附子、知母、官桂、威灵仙、白芷、桔梗、薄荷、川芎、生川乌、生草乌、天麻、生地、熟地、栀子、大黄、大茴香、小茴香、木通、破故纸、五加皮、当归、杜仲、五味子、山药、香附子、远志、生穿山甲、陈皮、青风藤、白术、玄参、茵陈蒿各等量。

(2) 乙方：乳香、没药、血竭、儿茶、轻粉、章丹、丁香各等量。

[制备]

先将乙方的7味药料分别研细，按等量递增法混合均匀，通过100目筛，备用。然后在锅中盛入芝麻油7.5kg，加热。先将甲方药料混合均匀，称取其中1.5kg，放入蜈蚣2条，投入油锅内熬枯去渣，再加入铅丹3.125kg，搅匀，离火。待油溶液温度下降至60℃左右时，然后加入乙方药料细粉95g，混合均匀，去火毒后均匀摊涂于布壳表面，即可。长壳膏药每帖摊膏21g，圆壳膏药每帖摊膏12g。

[功能主治]

搜风蠲痹，续筋疗伤。用于风湿痹痛，四肢麻木，闪腰岔气，跌打损伤诸症。

[用法用量]

取膏药1帖，微火烤化，贴敷患处，2d换1次药。

3. 阿魏化痞膏

[处方]

(1) 甲方：独头大蒜、青竹节、香附子、大黄、官桂、生川乌、生草乌、京三棱、当归、莪术、白芷、生穿山甲、生地黄、赤芍、栀子、蓖麻子、黄柏各187.5g，黄连75g，胡黄连37.5g，蜣螂84只，木鳖子187.5g。

(2) 乙方：乳香、血竭、芦荟各37.5g，樟脑、阿魏、雄黄各187.5g。

[制备]

先将乙方的6味药料分别研细，按等量递增法混合均匀，通过100目筛，备用。在锅中盛入芝麻油7.5kg，加热。将甲方药料混合均匀，称取其中1.5kg、蜈蚣2条，投入油锅内熬枯去渣，然后加入铅丹3.125kg，搅匀，离火。待油溶液温度下降至60℃左右时，再加入乙方药料细粉95g，混合均匀，去火毒后均匀摊涂于布壳表面，即可。大壳每帖摊膏12g，小壳每帖摊膏6g。

[功能主治]

消积化痞，通络散瘕。用于癥瘕痞块，妇女经凝血块，五积六聚诸症。

[用法用量]

取膏药1帖，微火烤化，贴敷于脐部，2d换1次药。

4. 十香暖脐膏

[处方]

（1）甲方：玄参、白术、当归、赤芍、生地黄、小茴香、大茴香、肉苁蓉、牛膝、川续断、杜仲、香附子、台乌各等量。

（2）乙方：乳香、没药、广木香、沉香、母丁香、肉桂各62.5g，麝香9.5g。

[制备]

先将乙方麝香单独研细，通过100目筛；其余6味混合粉碎，通过100目筛，备用。将甲方13味药料均匀混合后称取1.5kg，投入盛有7.5kg芝麻油的铁锅中加热煎炸，熬枯去渣。然后在油溶液中加入铅丹3.125kg，搅拌均匀，离火，成膏后置于冷水中去火毒，临用时摊膏。摊膏前先将膏药加热融化，每40kg膏药中加入乙方混合药粉375g，搅匀，均匀摊涂于布壳表面。圆形大壳膏药每帖摊膏量为15g，加入麝香0.03g；圆形小壳膏药每帖摊膏量为6g，加入麝香0.015g。

[功能主治]

益阳暖脐，温脾止泻。用于脐腹冷痛，泄泻久痢等。

[用法用量]

取膏药1帖，微火烤化，贴敷于脐部，2d换1次药。

[附]外用糊剂

吃疔虎

[处方]

火硝18g，雄黄30g，大青盐9g，麝香、冰片各1.5g。

[制备]

将以上五味分别单独研为细粉，通过七号筛，混合均匀，分装，密封贮存。

[功能主治]

消肿解毒。用于各种无名肿毒，疮疖红肿热痛等症。

[用法用量]

取药粉少许，用芝麻油适量调为糊状，涂敷患处，一日2～3次。用药期间忌行房事，勿食辛辣刺激性食品！

七、丹 剂

（一）概述

将多种矿物药料经加热升华、或以熔合方法制备而成的制剂谓之丹剂。丹，是一种传统而古老的中药剂型，古今诸多方药都名之曰“丹”，以示灵验也诸如天王补心丹、至宝丹和山海丹等，此类方药则主要由动、植物药材配制而成，其与本来意义上的丹剂毫不相干，只是借用“丹”名而已。由此观之，炼丹术对后世的深刻影响可见一斑。炼丹术又称外丹黄白术、或称金丹术，简称“外丹”，以此区别于长寿真人丘处机全真龙门派的“内丹”导引术。炼丹术约起源于战国中期，秦汉以后开始盛行，两宋以后道教提倡修炼内丹（即气功）当时“丹鼎派”风行一时，而外丹术则受到了排斥。直至明朝末年，因为外丹火炼法逐步衰落而让位于“本草学”。炼丹是古人为追求“长生”而炼制丹药的方术，丹即指丹砂，化学谓之硫化汞，是硫与汞（水银）的无机化合物，因呈红色，炼丹者故谓之“丹砂”也。丹砂与草木不同，不但烧而不烬，而且“烧之愈久，变化愈妙。”丹砂具有金属的光泽而又不同于“五金”（即金、银、铜、铁、锡）的“形质顽狠，至性沉滞。”据相关文献初步统计表明，用于炼丹的材料，包括无机物和有机物在内约有60余种。当然，该统计尚不够完整，因为不仅大多数植物类、动物类中药未被列入，即使仅从金石药物来看亦不止60余种。

由于丹砂特有的药理效用及其理化性质，因此古代炼丹家将其作为炼丹的主要材料。其形体圆转流动，易于挥发，古人感到十分神奇，进而选择其他金石药物与汞（水银）按照一定配方彼此混合烧炼，并反复进行还原和氧化反应的实验，以期炼就“九转还丹”或“九还金丹”，此亦是人类最早制备的化学反应产物。在古代，它被认为是具有神奇效用的长生不老之药。成书于秦汉之际最古本的本草学著作《神农本草经》，将五金、三黄及乒石等40多味药物，分别列为上、中、下三品，其中丹砂则被列为炼丹的第一上品，其意为“上药令人身安、命延、升天、神仙……”炼丹家将丹砂加热后分解出汞，进而又发现汞与硫化合生成黑色的硫化汞，再经加热使其升华，则又恢复为红色硫化汞的原状，此操作实际上属于化学的还原和、氧化反应。晋人葛洪在其所著《抱朴子·金丹篇》中曰：“凡草木烧之即烬，而丹砂炼之成水银，积变又还成丹砂，其去草木亦远矣，故能令人长生。”

炼丹术在修炼活动过程中显得极其神秘诡异，丹家认为，炼丹处所的选择应在人迹罕至、有神仙来往的名山胜地，否则“邪气得进，药不成也”。入山炼丹需选“开山月（三月或九月）”的吉日良辰，筑坛要烧符篆，炉鼎插置宝剑古镜，如此等等无不充斥着极其浓厚的迷信色彩。然而，古代炼丹家亲自从事采集配制药物，并通过反复的大量化学实验，从而有意或无意的创造和发展了原始化学技术，此可以被视为现代文明的化学始祖。英国李约瑟博士亦在其《中国科学技术史》一书中称，中国炼丹家是世界“整个化学最重要的根源之一。”

关于炼丹的工具和设备见于文献的大约有10余种，例如丹炉、丹鼎、水海、石榴罐、甘埚子、抽汞器、华池、研磨器、绢筛以及马尾罗等。丹炉亦称丹灶，南宋吴悮所著的《丹房须知》一书中曾载有“既济炉”和“未济炉”。安置在丹炉内部的反应室就是丹鼎，又名“神室”、“匮”或“丹合”，其形状有的像葫芦、有的像坩埚，有的用金、银、铜制作而成，有的则用瓷制成。《金丹大要》载有“悬胎鼎”其内分三层，“悬于灶中，不着地”。《金华冲碧丹经要旨》载，神室上面安置有一种银制的“水海”，用以降温。《修炼大丹要旨》中另有一种“水火鼎”，可能是鼎本身具有的盛水部分。总之，这些器皿均为炼丹的主要工具，可以放在炉中加热，使药物在里面熔化并发生化学反应或者使之升华。除丹鼎外，炼丹家还有专用于从丹砂中抽汞的蒸馏器，亦称之为“抽汞器”，《金华冲碧丹经要旨》所述系较简单的一种，器具为两部分，上部形似圆底烧瓶，谓之“石榴罐”，下部作桶形，称之为“坩埚子”。使用的时候先加热，使罐中生成的水银蒸气在坩埚子的冷水中凝为液体水银。南宋吴悮《丹房须知》中有另外一种比较复杂的蒸馏器，其虽未说明用何种材料制成、以及大小和用法等，但是从图上可以清楚看出其下部为加热的炉，上部系盛丹砂等药物的密闭容器，旁边通了一根导管，使容器内所产生的水银蒸气可以流入置于旁边的冷凝罐中，这种设备即使在今天来看其设计也是很科学的。

丹剂按用药途径可分为外用和内服两种类型。外用丹剂亦称丹药，是用水银、硝石、白矾、硫黄、雄黄等矿物药，经加热升华或熔合方法制备而成的、具有不同结晶形状的制剂。一般研成粉末涂撒在疮面，用于治疗疮疡痈疽，亦可制成药条、药线和外用膏剂等，诸如红升丹、白降丹及三仙丹等，均属外用丹剂；内服丹剂系指某些较贵重的药品、或者具有特殊功效的成药制剂品种，其无固定的剂型，诸如属散剂的有紫雪丹，属蜜丸剂的有大活络丹，属水丸剂的有梅花点舌丹，属糊丸剂的有人丹、小金丹，属蜡丸剂的有黍米寸金丹等。

（二）操作实例

1. 红 升 丹

[处方]

朱砂15g，雄黄15g，水银3g，火硝120g，白矾30g，皂矾18g。

[制备]

先将白矾、火硝、雄黄、朱砂4味分别研细，至不见星点为度，然后按等量递增法混合均匀，备用。另取直径约40cm铁锅一口，将水银置于锅底，然后再将药粉撒布于水银表面，在锅上覆盖以直径约26cm的大瓷碗，碗口与锅壁结合处铺盖1张表心纸，在碗口周围填入细沙且与锅口平齐，碗底部压以重物，将铁锅置于无火焰的煤球炉上文火加热升华4h后离火放凉，去除沙土取出瓷碗，碗内的紫红色凝结物即为成品红升丹，热丹放凉后则由紫红色变为橘红色。

[功能主治]

杀毒疗疮，去腐生肌。用于痈疽疮毒，无名肿毒等。

[用法用量]

外用适量，撒敷患处，纱布包裹，2d换一次药。

[贮存条件]

密闭、遮光，保存于棕色玻璃瓶中。

2. 白 降 丹

[处方]

水银125g，大青盐、白矾各78g，火硝、皂矾各47g，朱砂、雄黄各1.5g，硼砂15g。

[制备]

除水银外，将其余7味分别研细，至不见星为度，按等量递增法混合均匀，备用。取直径约23cm陶土罐一只，将药料粉放于罐内，置于火上徐徐加热，待药粉被熔融后立即加入水银直沿顺时针迅速搅拌，至水银不见星为度，此操作谓之打胎子。然后在陶土罐口上放置一口直径约25cm的大瓷碗，碗口向上，在其中盛满冷水，碗身与罐口结合部缝隙处用盐泥封固，连续加热1～2h，放凉，瓷碗底部升华凝结的长柱形晶体即为白降丹。

[功能主治]

拔毒疗疮，祛腐生肌。用于疮疽发背，溃疡脓肿，瘘管，以及疣、痣、瘰疬等。亦适用于颈淋巴结核、淋巴腺结核、骨结核、感染性肉芽肿、子宫颈糜烂、丹毒、蜂窝组织炎以及皮肤癌等。

[用法用量]

视患处大小，取粉末少许均匀布于患处（不可延及健康皮肤），用消毒纱布固定即可，3～5天换一次药；或将粉末少许均匀撒于黑膏药之上，贴于患处。

白降丹锭子：将锭子插入瘘管（视病灶需要而决定锭子的长短），3～5天换一次药，直至坏死组织脱落。

[注意事项]

白降丹主含氯化汞和氯化亚汞，有剧毒及强烈的腐蚀性，故仅供外用，切忌内服！在使用过程中一旦产生过敏反应，切忌涂搽凡士林等油脂类药膏，以免毒水浸淫正常肌肤。

[贮存条件]

密闭，遮光保存于棕色玻璃瓶中。

3. 轻　粉

[处方]

水银219g，白矾156g，大青盐94g。

[制备]

先将白矾、大青盐研为细粉，然后置于盆中加水少量调匀，再加入水银拌成糊状，然后加入红土拌成软泥状，以不见水银点为度。在平底锅内铺上一薄层干砂土，面积与泥团大小相等，将泥块置于砂土上，覆以瓷盆，再用熟石膏粉调成糊状密封盆口处至不漏气为度。然后置于炭火上加热4～6小时，俟冷，启开瓷盆，内盆底上粘满雪片状的白色结晶即为轻粉。

[功用主治]

杀虫，攻毒，敛疮；祛痰消积，逐水通便。外治用于疥疮，顽癣，臁疮，梅毒，疮疡，湿疹；内服用于痰涎积滞，水肿膨胀，二便不利等。

[用法用量]

外用适量，研末撒敷患处；内服每次0.1～0.2g，每日1～2次。多入丸剂或装胶囊服用，服后应漱口。

[禁忌]

本品有毒，不可过量。内服宜慎，孕妇禁服！

[贮藏]

遮光，密闭，置阴凉干燥处。

4. 小 灵 丹

[处方]

雄黄125g，硫磺31g。

[制备]

将方中2味分别研细，至不见星为度，按等量递增法混合均匀，备用。然后将药粉置于直径约15cm的陶土罐内，罐口放置一直径约20cm的瓷碗，碗口向上，盛满清水，碗身与罐口结合部缝隙用盐泥封固，连续加热5h，俟凉，收取瓷碗底部升华凝结的红色透明块状物，研细，通过100筛，即得橘红色成品小灵丹。

[功能主治]

散寒止痛，温脾止泻。用于脾肾虚寒引起的偏坠疝气，脾虚久泻，胃寒疼痛，妇女血凝经痛，寒湿带下等。

[用法用量]

内服每次3g，温黄酒或温开水冲服，1d1次。

[禁忌]

不宜过量及长久服用。阴虚血亏及孕妇禁服！

八、药　酒

（一）概述

酒，素有“百药之长”的称谓，若药与酒相参，则药借酒力、酒助药势，其药效迅速，疗效肯定。从远古流传至今的药酒有诸如“妙沁药酒”等，现代新兴的药酒有“龟寿酒”以及“劲酒”等。从酿酒、饮酒到赏酒、论酒，酒已渗透到人类生活的各个方面，并逐渐形成了自身独特的文化，即中国酒文化。酒与医素有不解之缘，繁体“医”字从“酉”，酉者酒也。这大概是因为先祖们无意中食用了发酵后的瓜果露汁，发现其可以治疗某些虚寒腹痛之类的疾病，从而让酒与岐黄传统医学结下了不解之缘。《黄帝内经·汤液醪醴论》专门讨论用药之道，所谓“汤液”即今之所谓汤剂或煎剂，而“醪醴”者，即今之药酒也。显然，在战国时代对药酒的医疗作用就已经有了较为深刻的认识。酒性温、味辛而苦甘，具有温通血脉，宣散药力，熏熙肠胃，祛散风寒，振奋阳气，消除疲劳等作用。适量饮酒可以怡情助兴，但过饮则乱性，酗酒则耗损元气，甚至于殒命。医家之所以喜好用酒，是取其善行药势而达于脏腑、四肢百骸之性，故有“酒为百药之长”的说法。此外，白酒亦是一种良好的半极性有机溶剂，对诸多亲脂性和亲水性中药生物活性成分均具有良好的浸出效果，故某些中药的有效成分可借助于酒的这一理化特性而被提取出来，从而利于充分发挥其防治疾病、延年益寿的药用效果，这就是为何药酒历经数千载而不减其魅力的缘由所在。

滋补酒用药讲究配伍，根据其功能可分为补气、补血、滋阴、补阳和气血双补等类型。往昔野史曾记载："昔有三人冒雾晨行，一人饮酒，一人饱食，一人空腹。空腹者死，饱食者病，饮酒者健。此酒势辟恶，胜于它物之故也。"从这则记载可以看出，酒对于人体健康所具有的重要作用。而酒与药物关系密切的内在因素还体现于以下几方面：(1) 食、药合一。药物往往味苦而难于被人们所接受，但是酒却系普遍受欢迎的液体饮品，而酒与药的结合则弥补了药物味苦的缺陷，也缓和了酒的辛燥，从而使得酒与药物相得益彰。(2) 酒为百药之长。"酒，百药之长。"可以理解为在众多的药物中，酒是效果最佳的药物之一。另一方面，酒还可以协同其他药物的疗效。酒与药物有着密不可分的关系，在远古时代，酒就作为一种药物，古人云"酒以治疾"也。"医"的古体字是"醫"，从字形含义分析，酿酒是供医疗而为之，酒在古代医药中的重要作用由此可见一斑。

殷商时期的酒品，除了"酒"、"醴"之外，还有"鬯"。鬯是以黑黍为酿酒原料，加入郁金香草酿造而成的，这是自有文字记载以来所知最早的药酒，古人将"鬯"亦用于祭祀和占卜。从湖南长沙马王堆三号汉墓中出土的一部医方专书，被认为是公元前3世纪末秦汉之际的抄本，其中用到酒的药方不少于35首，至少有5方被认为是酒剂配方，用以治疗蛇伤、痈疽以及疥瘙等疾病，其中既有内服药酒、亦有外用药酒。此外，马王堆西汉墓帛书中载有6种药酒的酿造方法，但可惜这些药方文字大都残断，仅有"醪利中"方较为完整，此方共包括10道制备工序。值得强调的是远古时代的药酒，多数是将药物加入到酿造原料中一起发酵的，而不像后世所采用的浸渍法。其主要原因可能是远古时代的酒不易保藏，而浸渍法容易导致酒的酸败。采用药物与酿酒原料同时发酵法，由于发酵时间较长，从而使得药物成分可充分溶出。

采用酒煎煮法和酒浸渍法大概始于汉代，汉书文献载："药性有宜丸者，宜散者，宜水煮者，宜酒渍者。"用酒浸渍，一方面可使药材中的某些生物活性成分的溶解度提高；另一方面，酒行药势，亦可提高疗效。东汉医家张仲景的《伤寒杂病论》一书中，就有多例浸渍法和煎煮法的实例。例如，"鳖甲煎丸"方以鳖甲等20余味药物为末，取煅灶下灰一斗，清酒一斛五斗，浸灰，候酒尽一半，着鳖甲于中，煮令泛烂如胶漆，绞取汁，内诸药，煎为丸；又例"红蓝花酒"方中，也是采用酒煎煮药物后供饮用的制剂。

南朝齐梁时期的本草学家陶弘景，总结了前人采用浸渍法制备药酒的经验，提出了一套冷浸法制备药酒的操作方法：即"凡渍药酒，皆须细切，生绢袋盛之，乃入酒密封，随寒暑日数，视其浓烈，便可盛出，不必待至酒尽也。滓可暴燥微捣，更渍饮之，亦可散服。"这段话叙述了药材的粉碎度、浸渍时间、以及浸渍的气温对于浸出速度及浸出效果的影响。并提出了多次浸渍，以充分浸出药材中的有效成分，从而弥补了前人冷浸法的缺陷。采用热浸法制备药酒的方法，大概源于北魏时期相关文献记载的“胡椒酒”，该法将干姜、胡椒末及安石榴汁置入酒中后“火暖取温”，自此热浸法则成为后来药酒配制的主要方法之一。酒不仅用作内服药，还用来作为外科麻醉剂，传说华佗用的“麻沸散”就是以酒冲服的，华佗发现为醉汉治伤时其无痛苦感，故由此得到启发，从而研制出了“麻沸散”。

唐宋时期，药物补酒的酿造较为盛行，许些医药专著均收录了大量的药酒和补酒的配方与制法，由于当时饮酒风气浓厚，社会上酗酒者渐增，故在这些医学著作中解酒和戒酒方剂随之应运而生。此外，唐宋时期的药酒配方中，复方药酒所占比重较高，这是当时制备药酒的显著特点，复方的增多说明药酒制备整体水平的提高。

元、明、清时期，随着经济与文化的进步，中医药学有了新的发展。在整理前人经验、拟定新配方、革新配制技术等方面均取得了新的成就。这一时期已积累了大量的医学文献，前人的宝贵经验受到了医家的普遍重视。因此，出版了不少著作，为继承前人的经验做出了重要的贡献。例如，元代营养学家忽思慧长期担任宫廷饮膳太医，负责宫廷中的饮食调理和养生疗病诸事，其尤为重视食疗与食补的学术与实践，因之将元文宗以前历朝宫廷的食疗经验加以及时整理总结，在继承前代本草著作与名医食疗经验的基础上，同时注意汲取民间日常生活中的食疗经验，从而编撰完成了营养学专著《饮膳正要》一书，该书共分3卷：卷一讲各种食品；卷二讲原料、饮料和“食疗”；卷三讲粮食、蔬菜和肉类、水果等。书中关于饮酒避忌的内容具有重要的学术价值，其中的一些补酒虽无详细记载，但都颇具学术研究价值。明代伟大的医学家李时珍写成了举世闻名的《本草纲目》一书，该书集明及历代药物学与植物学之大成，广泛涉及食品学、营养学和化学等学科。李氏在所收集的附方中记载了大量前人和当时的药酒配方，在卷25酒条下设有“附诸药酒方”的专目，辑录药酒69种。除此之外，在各药条目的附方中亦附有药酒配方。据统计，该书中共载药酒方200多种，这些配方大多数为简便方，具有用药少，简要易行的特点。明、清时期，亦是药酒新配方不断涌现的时代，补益性药酒显著增多，其中有诸如延龄聚宝酒、史国公药酒、扶衰仙凤酒、长生固本酒、延寿酒、延寿瓮头春酒、长春酒、红颜酒、延寿获嗣酒、参茸酒、养神酒及健步酒等。此外，唐宋时期的药酒中常用一些温热燥烈的药物，诸如乌头、附子、肉桂及干姜等，此类药物如果滥用，则往往会伤及阴血。由于金元时期医界学术争鸣十分活跃，滥用温燥药的风气受到许多医家的批评，这对明、清时期的医学理论有着深刻的影响。故明、清的很多药酒配方中多采用平和的药物，这样就可以适用于不同病情和证候，使药酒可以更广泛的在临床中发挥作用。

药酒制作方法古人早有论述，例如《素问》中有“上古圣人作汤液醒”，“邪气时至，服之万全。”的论述，这是对于药酒治病的较早记载。东汉·张仲景的《金匮要略》中收载的红蓝花酒和麻黄醇酒汤，所采取的煮服方法则类似于现代的热浸法。唐·孙思邈的《备急千金要方》则较全面地论述了药酒的制法与服法："凡合酒，皆薄切药，以绢袋盛药内酒中，密封头，春夏四五日，秋冬七八日，皆以味足为度，去渣服酒……大诸冬宜服酒、至立春宜停。"又如，李时珍《本草纲目》中记载烧酒的制作则用蒸馏法："用浓酒和糟入甑，蒸汽令上，用器承取露滴，凡酸之酒，皆可烧酒，和曲酿瓮中七日，以甑蒸取，其清如水，味极浓烈，盖酒露也。"此种酿造方法似与现代基本相同。此外，其尚对冷浸法加药酿制，及传统热浸法制作药酒的操作要领等均作了较为详细的说明。

根据历代医药文献记载，古人的药酒与现代药酒具有不同的特点：一是古代药酒多以酿制的药酒为主，亦有冷浸法和热浸法；二是基质酒多以黄酒为主，而黄酒性味较白酒缓和。而现代药酒则多以白酒作为溶媒，含酒精量一般在50%～60%，少数品种则仍沿用黄酒制作，其酒精含量在30%左右，制作方法多为浸提法，很少用酿造法制备。现代药酒的制作多选用较高浓度的白酒，是因为酒精浓度太低不利于中药饮片内生物活性成分的溶出。但是，酒精浓度过高则会使药材组织中的少量水分析出，使得药材质地坚硬，其中生物活性成分则难以溶出。

制作药酒的工具多为非金属容器，诸如砂锅、瓦坛、瓷瓮及玻璃器皿等。然而，某些药酒的制作有其特殊的要求，其制备则另当别论。药酒有冷浸法、热浸法、煎膏兑酒法、淬酒法和酿酒法等多种制备方法。通常配制则以冷浸法最为简便，可按处方将精选的饮片或药材粗末置于陶瓷罐或带塞盖的玻璃器皿中，加入适量的酒(一般用低度白酒或黄酒)，根据药材吸水量的大小，按药物与白酒1∶5～1∶10的比例配制，密封浸泡，每天或隔天振荡1次，14～20 d后用纱布过滤即可。为矫正口味，可加入适量的冰糖或白糖，药渣可再加酒浸泡1～2次。药酒一般宜在饭前温服，每次按量饮用，如不善饮酒者，可从少量开始，逐渐增量，亦可兑水后服用。药理研究证明，酒精对人体的神经、循环及消化系统具有明显的生理作用，少量或适量的饮酒对人体有益，如果配以中药（药酒）饮之则能防治某些疾病，促进人体的健康。

华夏最古老的药酒配方是无名称的，在长沙马王堆出土的帛书中所记载的药酒方，就没有具体的方名。这种情况在唐代医药方书中亦如此，例如《千金要方·脾脏下》一卷中云："治下痢绞痛肠滑不可差方。"《外台秘要·卷十五》载"疗风痹瘾疹方"等。最早的药酒命名始见于先秦及汉代，例如《黄帝内经》中的"鸡矢醴"及《金匮要略》中的"红蓝花酒"等，多以单味药或一方中主药的药名作为药酒名称，这亦成为后世对于药酒命名的重要参考依据。汉代以后，药酒命名的方法逐渐增多，其传统命名方法有以下几种：

（1）凡以单味中药配制的药酒，可将药名作为酒名。例如，羌活酒等。

（2）凡以两味中药制成的药酒，大都双药联名。例如，五倍子白矾酒等。

（3）凡以多味中药制成的药酒，可用一个或两个主药作为命名，例如羌独活酒；或者用简要易记的方法命名，例如五蛇酒、五精酒、五枝酒、二藤酒等。

（4）以人名作为药酒名称。例如，仓公酒、史国公酒、北地太守酒等，以示纪念其人；此外，亦有用人名与药名、或功效联名命名者。例如，崔氏地黄酒、周公百岁酒等。

（5）以功能主治命名。例如，安胎当归酒、愈风酒、红颜酒、腰痛酒等。

（6）以中药方剂名称直接作为药酒名称。例如，八珍酒、十全大补酒等；此外，尚有从其他各种角度来命名的药酒。例如，白药酒、玉液酒、紫酒、戊戌酒、仙酒、青囊酒等。

（二）操作实例

1. 国 公 酒

[处方]

（1）甲方：当归、羌活、独活、乌药、五加皮、苍术、白术、防风、青皮、枳壳、白芷、佛手、牡丹皮、川芎、藿香、木瓜、白芍、槟榔、厚朴、牛膝、紫草、麦冬、栀子、枸杞子、广陈皮、红花、破故纸、天南星各0.5kg。

（2）乙方：白酒（乙醇含量：74%）55kg，黑糖3kg，红曲0.625kg，白蜂蜜4kg，玉竹0.3kg，广陈皮0.25kg。

[制备]

将当归、羌活、独活、乌药、五加皮、苍术、白术、防风、青皮、枳壳、白芷、佛手、牡丹皮、川芎、藿香、木瓜、白芍、槟榔、厚朴等19味切片，牛膝、紫草、天南星3味切制为咀或块，备用。除白酒和红曲外，将甲方与乙方的药料分别混合均匀，然后称取甲方药料6kg，连同乙方药料共置入容积为80L的铜罐中，加入白酒55kg，密闭罐口隔水加热蒸制，待酒液沸腾后进行搅拌，使黑糖和白蜜全部溶解于酒中。继续煎煮至沸腾后离火，将药酒倾入大缸内，待凉后放入红曲加盖密封，移于阴凉处放置6个月，过滤，即得。

[功能主治]

驱寒逐风，蠲痹止痛。用于风寒湿痹，筋骨疼痛，四肢麻木，关节僵硬，屈伸不利。

[用法用量]

根据患者的乙醇耐受量酌情服用。口服，每次10～15 mL，1d2～3次。另外，尚供制备虎骨酒处方用。

2. 虎 骨 酒

[处方]

国公酒55kg，再造丸、大活络丹、透骨镇风丹各10丸，虎骨胶0.25kg，虎潜膏0.5kg，老鹳草膏0.2kg，国公膏0.625kg，乳香、没药各62.5g，油松节125g，官桂、广木香、丁香、檀香、白豆蔻、佛手、砂仁各13.5g。

[制备]

将油松节打为碎块，官桂、广木香、丁香、檀香、白豆蔻、佛手、砂仁等7味混合粉碎为粗末，然后连同方中余药置于容积为80 L的铜罐中，加入55kg国公酒，密闭罐口，隔水加热蒸制。待酒液沸腾后充分搅拌，然后将药酒倾入大缸内加盖密封，移至阴凉处存放6个月，过滤，即得。

[功能主治]

强筋健骨，祛寒除湿。用于手足麻木，风寒湿痹，筋骨疼痛，腰膝无力。

[用法用量]

根据患者乙醇耐受量酌情服用。口服，每次10～15mL，1d2～3次。

九、膏 滋

（一）概述

膏滋又称煎膏剂，系将药材用水煎煮后过滤去渣，浓缩至半流体状态，再加入适量炼蜜或蔗糖制备而成的剂型。膏者“泽”也，在古代《正韵》和《博雅》两书中解释为“润泽”之意。膏方具有很悠久的历史，早在两千年前，医家已经使用动物油脂及白酒等涂于皮肤之上用以祛除疾病。湖南长沙马王堆西汉古墓出土的《五十二病方》中，即有膏方应用的记载。《黄帝内经》等历代中医典籍亦载有关于膏剂的制作和应用的论述。例如，《黄帝内经·素问》有文武膏(桑葚膏)养血，李时珍《本草纲目》有参术膏益元气，《景岳全书》中有两仪膏(党参、熟地)补气血，以及《沈氏尊生》中有龟鹿二仙膏(龟板、鹿角、枸杞子、人参)益气养血，填精补髓等记载。近代医家秦伯未在其《膏方大全》一书中指出：“膏方者，盖煎熬药汁成脂液，而所以营养五脏六腑之枯燥虚弱者也，故俗称膏滋药。”

后汉时期的《方术传》一书中，载有古代著名外科医学家华佗用神膏外敷祛病的事迹。东汉著名医学家张仲景的《伤寒杂病论》中载有不少膏方的制法与用途，其于《金匮·腹满寒疝宿食病》中的大乌头煎，便是内服膏方的最早记录。及至晋代，《肘后百一方》中有“莽草膏”及“五毒神膏”的记述。此时，膏方的运用已由皮肤外敷，逐步发展到五官科外塞、内服并用治疗疾病的阶段。

唐、宋时期，对膏方的制作与使用方法亦有所发展，当时医家将外敷药膏称之为“膏”，而将内服膏剂称之为“煎”。例如，《千金要方》和《千金翼方》中所载的“苏子煎”、“杏仁煎”以及“枸杞煎”等，不仅用于治病疗疾，并且用于养生和抗衰老。

元、明时期，则进一步扩大了膏方治病的范围。例如，《世医得效方》中就载有治疗消渴证(糖尿病)的“地黄膏”、和治疗咳嗽喘满的“蛤蚧膏”等。明代《御制饮膳调养指南》一书中载，制备“琼玉膏”、“天门冬膏”等，需以“慢火熬成膏”，并认为其有“延年益寿，填精补髓，发白变黑，返老还童”之功用。

时至清代，膏方已成为临床治疗疾病的常用制剂，并被广泛应用于内、外、妇、儿各科。其中，许多膏方仍沿用至今，例如《本草纲目》所载的益母草膏、《寿世保元》中记载的茯苓膏等。清·慈禧太后就长年服食“扶正益元和中膏”及“菊花延龄膏”等多种膏滋，以达调补机体，延龄驻颜之效。

膏滋的药用效果以滋补、保健、强身、抗衰和延年益寿等为特点，其所用药物或食物，以及赋型剂糖和蜂蜜等大多具有补益作用，能够促进和提高机体的免疫机制。从剂型角度而论，膏滋取汁浓缩，集中了药物之精华，量少而质纯，易于消化吸收。再者，使用简单、方便，无须煎煮，且甘甜悦口，便于长期服用。因此，对于慢性、虚弱性及消耗性疾病的治疗，和促进病后、产后机体的恢复尤为适宜。年高体弱者服之，则可抵抗早衰，健体强身，延年益寿。所以，膏滋剂型从古传承至今，其临床使用仍然经久不衰。

传统膏滋的具体制备方法分为以下五个操作步骤：

（1）药料的处理：将处方规定的药料洗净，切片、切段、捣碎为末或榨取果汁。

（2）浸泡：将药物盛入容器内加入清水，一般以水液浸没全部药物，并高出8～10cm左右为宜，同时，将浮在液面上的药物压下。浸泡30min后药物即吸水膨胀，若水被药物吸尽，可再酌加清水适量。继续浸渍约12h。

（3）煎煮：先以小火加热，待药料充分膨胀后即加大火力煮沸，然后降低火力，保持药液微沸。根据不同的药料性质，煎煮时间亦相应不同。例如，解表药、理气药等含有挥发性成分，煎熬时间可短些；补益药中含水溶性成分较多，煎煮时间宜长。一般煎煮约1～3h，过滤取汁，残渣继续加清水再煎，第2次加水量一般淹没药料即可。如上法反复煎煮3～4次，煮至药料透软、无硬心，煎液气味淡薄为度。而后滤取煎液，压榨药渣液汁并用纱布过滤。合并数次煎液与压榨液，静置24h，反复过滤3～5次，以尽量减少滤液中的杂质。

（4）浓缩：将滤取的煎液置锅内，先以武火加热煮沸，随时捞除表面浮沫，待汁液转浓时改用文火徐徐蒸发浓缩，同时不断搅动以防焦化。待炼成浸膏时，用竹筷蘸取少许浓缩液滴于能吸水的纸上进行检验，以水迹不向四周扩散为度。

（5）收膏：将砂糖或蜂蜜置于热锅内炼制熔化，再将浸膏倒入其中混合均匀，用小火煎熬浓缩成膏滋，即可。

（6服法：取药膏适量置于杯中，再将开水冲入，搅匀，使之溶化后服下。亦可根据病情需要，将温热的黄酒兑入其中服用；还可将药膏中加入黄酒或汤药隔水炖化，调匀后服用；或者将药膏含在口中噙化，其药效发挥则更快。

（二）操作实例

1. 益母草膏

[处方]

益母草15kg，川芎、白芍、当归、生地黄各1.5kg，木香0.5kg。

[制备]

将方中根茎类中药饮片打成碎块后置于铜锅中，添加清水适量没过药面8～10cm，以文火加热煎煮，保持药液微沸，注意随时补充蒸发损失的水分。待煎煮4～6h后过滤煎液，继之添加清水适量煎煮3次，滤过，合并4次滤液，用双层马尾筛过滤，滤液静置24h，然后用双底绢筛过滤2次。再将滤液倾入铜锅中以文火加热浓缩，待浓缩液滴于桑皮纸上无水迹向周围扩散为度。按比例称取浓缩物与蜂蜜适量，混合后置入铜锅内加热至沸腾，趁热用细绢（100目）过滤，待滤液放凉后除去表面泡沫，分装，即可。

[功能主治]

补气益血，化瘀通经。用于妇女冲任虚损，气血亏乏，经行不畅或行经腹痛等。

[用法用量]

口服，每次15g，1d2次，白开水送服。

[备注]

益母草膏组方药料量为64.5kg，收膏量约为29kg（收膏率45%），加蜜量约为（老蜜）87kg。

2. 虎潜膏

[处方]

当归、知母、黄柏、秦艽、熟地、独活、制龟板、白术、白芍、黄芪、枸杞子、破故纸、菟丝子、杜仲、锁阳、茯苓、川羌活、防风、怀牛膝各0.5kg，木瓜、川续断、川牛膝各1kg，人参（去芦）、白附子各125g，党参1.5kg。

[制备]

将方中饮片打碎后置于铜锅中，添加清水适量没过药面8～10cm，以文火加热煎煮，保持药液微沸，注意随时补充蒸发损失的水分。煎煮4～6h后过滤煎液，继之添加清水适量分别煎煮3次，过滤，合并4次滤液，用双层马尾筛过滤，滤液静置24h，然后用双底绢筛过滤2次。将滤液倾入铜锅中以文火加热浓缩，待浓缩液滴于桑皮纸上无水迹向周围扩散为度，按适当比例称取浓缩物与蜂蜜均匀混合，置入铜锅中加热至沸腾，趁热用细绢（100目）过滤，待滤液放凉后除去表面泡沫，分装，即可。

3、用途

专供制备虎骨酒药用。

4、备注

虎潜膏组方药料量为73.75kg，收膏量约为31.25kg（收膏率为42.0%），加蜜量约为（老蜜）62.5kg。

3. 国 公 膏

[处方]

当归、羌活、独活、乌药、五加皮、苍术、白术、防风、青皮、枳壳、白芷、佛手、牡丹皮、川芎、藿香、木瓜、白芍、槟榔、厚朴、牛膝、紫草、麦冬、栀子、枸杞子、广陈皮、红花、破故纸、天南星各0.5kg。

[制备]

将组方中药饮片打碎后置于铜锅中，添加清水适量没过药面8～10cm，以文火加热煎煮，保持药液微沸，其间注意随时补充蒸发损失的水分。待煎煮4～6h后过滤煎液，继之添加清水适量分别煎煮3次，滤过，合并4次滤液，用双层马尾筛过滤，滤液静置24h，然后用双底绢筛过滤2次。将滤液倾入铜锅内以文火加热浓缩，待浓缩液滴于桑皮纸上无水迹向周围扩散为度。按适当比例称取浓缩物与蜂蜜，混合后置入铜锅内加热至沸腾，趁热用细绢（100目）过滤，待滤液放凉后除去表面泡沫，分装，即可。

3、用途

主要用于配制虎骨酒。

4、备注

国公膏组方药料量为42kg，收膏量约为15.75kg（收膏率为38%），加蜜量约为（老蜜）31.5kg。

十、茶 剂

（一）概述

用含有茶叶或不含茶叶的药材及药材提取物，制备而成的用沸水冲服、泡服或煎服的制剂谓之茶剂。其剂型分为茶块、袋装茶和煎煮茶等。茶剂制作历史悠久，源远流长，是中华医药文化独具特色的传统中药剂型之一。据史书载，唐、宋年间福建等沿海地区茶剂制备非常盛行，具体品种有蜡面茶、龙凤团茶、蜜云龙及莲花峰茶丸等。《唐书·地理志》载有“福州贡蜡面茶”，《演繁露》云：“建茶名蜡茶，为其乳泛汤面，与熔蜡相似故名。”《画墁录》曰：唐“贞元中(公元785～805年)，常衮为建州刺史，始蒸焙而研之，谓研膏茶。其后稍为饼样。”宋初，丁谓任福建转运使时即开始制作凤团茶，继之又制备龙团茶，皆为茶饼。时贡四十饼，八饼重一斤，称大团茶。庆历年间(公元1041～1048年)，蔡襄为福建路转运使，制造小片龙茶，二十饼重一斤，称为小团茶。蔡襄所著《茶录》中载：“茶色贵白，而饼茶多以珍膏油其面，故有青、黄、紫、黑之异。”又云：“茶有清香，而入贡者微以龙脑和膏，欲助其香。建安民间试茶，皆不入香，恐夺其香。”熙宁年间(公元1068～1077年)，宋神宗下旨建州制蜜云龙茶，其品佳于小团茶。

明末清初，福建泉州菊水轩根据开元寺秋水祖师秘方生产菊水轩茶饼，用于防治感冒和中暑。清·嘉庆年间(公元1796～1802年)，永定县卢曾雄研制成功“万应茶饼”，用于防治四时感冒及胃肠道疾病等。自1984年起，万应茶饼归由福建永定县采善堂制药厂生产。此外，清代尚有泉州陈杏圃茶饼、武彝清源茶饼等诸多品种。

1949年中华人民共和国成立后，福建泉州、漳州、福州及厦门等地中药厂先后成立，其生产的茶剂有四时感冒茶、双虎万应茶、五防茶饼、万应茶饼、莲花峰茶丸、午时茶、武夷清源茶饼、万应甘和茶、感冒茶、泉州茶饼、甘和茶、四时甘和茶等。80年代初，茶剂制备技术有了新的发展，诸如厦门思明制药厂开发出了“维甜美降糖茶”、“双玫菊茶”，这两种茶剂采用袋泡剂型，其冲服方便卫生。此后，袋泡茶成为一种新剂型被正式投入生产；继之投产的品种有绞股蓝甘茶、健美茶、五防茶、菊梦思晚茶、维尔美减肥茶及清香解醇茶等。此外，福建厦门中药厂先后投产的茶剂品种有健美减肥茶、小儿四神茶、艳友茶等；福州中药制药厂生产的降压茶，永定县采善堂制药厂生产的万应袋泡茶，闽东第二制药厂生产的乌龙减肥茶、宝宝茶、快通茶、保健美茶；福州梅峰制药厂生产的速溶乌龙茶精，福州春闽保健饮料厂生产的减肥茶、健胃茶、杜仲茶、灵芝茶和舒通茶等不胜枚举，各厂商生产的品种达数十种之多。

（二）操作实例

午 时 茶

[处方]

（1）甲方：安化茶2.5kg，雨前茶1.25kg，普洱茶0.75kg。

（2）乙方（藿香正气丸组方）：广陈皮、白扁豆、苏叶、茯苓、桔梗、半夏、枳壳各5kg，白芷、香薷、神曲各3.75kg，藿香叶7.5kg，甘草2.5kg、木香1.25kg。

（3）丙方（祛暑丸组方）：藿香叶、紫苏叶各5kg，檀香、丁香各0.75kg，茯苓7.6kg，甘草3.6kg，宣木瓜1.75kg，香薷2kg。

（4）丁方：六神曲3kg。

[制备]

将甲方3味捣为粗末，乙方和丙方药料分别粉碎成粗粉（30目），备用。再将丁方药料研碎后置于铜锅内，加入清水适量搅拌均匀，文火加热使之糊化。然后分别称取处方甲药料4.5kg、处方乙和处方丙药料各2.5kg，混匀后加入丁方糊化物中，混合均匀，制软材，将软材填充于铜模中压制成5cm×3cm×1.5cm的长方形块，阴干，置于60℃恒温箱内烘干，即可。

[功能主治]

疏风解表，健脾止泄。用于感冒鼻塞，发热头痛，食积腹胀，泄泻便溏。

[用法用量]

每次1块（10～15g），1d2～3次，沸水泡服或煎服。

[备注]

制备软材以手捏成团、松手即散为标准，如过于干燥可用沸水调节干湿度。

十一、灸剂与熨敷剂

（一）概述

雷火针法古代又称之为雷火神针法，首见于明·李时珍《本草纲目》一书中所载“雷火神针法：即用熟蕲艾末一两，乳香、没药、穿山甲、硫黄、雄黄、草乌头、川乌头、桃树皮末各一钱，麝香五分为末，拌艾。以厚纸裁成条，铺药艾于内，紧卷如指大，长三、四寸，收贮瓶内，埋地中七七日，取出。用时于灯上点着，吹灭，隔纸十层，乘热针于患处，热气直入病处。”李氏所述疗法是一种艾灸法，之所以称之为“针”，是因为操作时实按于穴位之上，类似针法之故也。雷火针法在其他明、清医籍诸如《针灸大成》、《外科正宗》和《种福堂公选良方》等书中均有记载，但其配方和用药各有差异。

雷火针其适应病证及操作方法以《针灸大成》记载较为详细：“治闪挫诸骨间痛，及寒湿气而畏刺者。……按定痛穴，笔点记，外用纸六七层隔穴，将卷艾药，名雷火针也。取太阳真火，用圆珠火镜皆可，燃红按穴上，良久取起，剪取灰，再烧再按，九次即愈。”由于雷火针的制作和治疗操作均不方便，故临床实际应用不甚广泛，其相关研究资料亦乏。

坎离砂是一种传统熨敷中药剂型。该药系将铁落煅红后倾入汤药煎汁中，及尽冷却制备而成。“坎”、“离”二卦在“八卦”中分别代表水与火，表示水火既济之意，又因该制剂外形似砂，故命曰“坎离砂”。坎离砂采用热传导物理给药方法，具有远红外理疗、热疗及药疗的三重治疗功效。制剂特点为自行发热，热到药到，立即渗透，快速止痛。坎离砂由当归、川芎、防风、透骨草等组成，该方堪称治疗风寒湿痹的经典方药，是历代中医学的经验总结。方中当归、川芎、防风、透骨草等，均含挥发性中药生物活性成分，熨敷于患处药帖自行发热，制剂所含挥发性成分不断从药帖中透出，在病灶处形成具有一定温湿度的“药雾”，通过热力的导入直达患部，迅速渗入病灶深部组织，从而达到药物透皮吸收的效果。

坎离砂遇空气则自行发热，制剂平均温度恒定在53℃左右，具有和人体相应吸收波长的远红外辐射频率。熨帖与人体接触后，辐射的远红外线则作用于人体，产生共振吸收而穿透皮层组织，起到改善人体微循环、激活人体细胞和改善蛋白质等分子活性的作用。从而有助于生物酶的生长，加强人体组织的再生功能，促进新陈代谢，增强免疫功能和调节植物神经紊乱等作用。此外，通过热疗尚可改善人体微循环，促进血液循环，防止组织缺血、缺氧，缓解局部器官及组织的疼痛症状等。

（二）操作实例

1. 雷 火 针

[处方]

（1）甲方：没药、乳香、松香、桂枝、皂角、细辛、雄黄、穿山甲（醋制）、独活、丁香、杜仲（炒）、枳壳、川芎各1.5g，麝香、硫磺各3g。

（2）乙方：陈艾绒47g，表心纸2张，桑皮纸3张，红桑皮纸1张。

[制备]

将甲方麝香单独研细，通过65目筛；其余14味混合粉碎，通过65目筛后加入麝香，再通过40目筛，混合均匀，备用。取处方乙放置1年以上的陈艾叶，用石碾反复碾压，通过65目筛除去碎末，未通过筛的即为艾绒。另取长约65cm、宽45cm的表心纸，均匀将艾绒铺于纸上，用细竹棍将聚结的艾绒轻轻弹散，然后取甲方药粉置于65目筛内，均匀筛于艾绒表面，上覆1张表心纸，卷成45cm的长条，再从里至外依次包裹3张桑皮纸，然后用木板反复滚压艾卷，待艾卷紧密后除去外层破损的桑皮纸，取红桑皮纸1张包裹于艾卷表面，切除两端纸头，再用红桑皮纸封糊两端，艾条纸接缝处帖敷“雷火针”标签，晾干。取鸡蛋1枚，两头各钻一小孔，将蛋清液涂敷于雷火针艾条表面，晾干，即得。

[功能主治]

温通经络，散寒蠲痹。用于风寒湿痹所致关节及肌肉疼痛诸症。

[用法用量]

外用，点燃后置于患部穴位处熨灸，每次1支，1d1～2次。

2. 坎 离 砂

[处方]

防风、透骨草、川芎各0.25kg，铁末50kg，当归0.2kg，米醋3kg。

[制备]

将铁末通过20目筛，除去粗粒，再用吹风机吹除细末和杂质，备用。其余4味切制后置于铁锅内，加入米醋、清水各3kg，加热煎煮30min，过滤，得滤液约2.5kg，备用。称取净选铁末10kg，倾入铁锅内以武火加热煅制2～3h，离火。然后趁热喷入药物煎液0.5kg，迅速用铁板覆盖锅口，10min后除去铁盖，搅拌，放置12h，按每份0.25kg分装于纸袋中，即可。

[功能主治]

温经通络，蠲痹止痛。用于风寒湿痹所致腰腿疼痛，屈伸不利，膝软足弱，关元冷痛诸症。

[用法用量]

外用，取坎离砂1袋置于瓷碗内，加入山西老陈醋2汤匙（约15g），搅拌均匀后装入布袋内，再将布袋包裹于棉被内10～20min，至袋内坎离砂发热时将之敷于患处，熨敷至热量散尽为止。按上述方法重复操作4～5次，以供长期治疗用。待反复使用约5次左右、不再产生热量时，需重新制备或者弃去。如果温度过高肌肤无法承受，可在熨敷剂下垫以毛巾等物。

[按语]

坎为水，离为火，坎离砂名即取水火既济之意也。从现代理化观点分析，经煅淬后的部分铁末由铁变化为氧化铁，而米醋主要成分为乙酸，氧化铁与乙酸结合则发生化合反应而释放出热量，从而利用热能对患处皮下毛细血管加以刺激使之扩张，进而促使局部血液循环加快，血管得以通畅，以达中医所谓“通则不痛”的疗效。

坎离砂的温度值经实验测得为：初次铁砂拌入醋液装入布袋，10min所产生的热量约为80℃～90℃，温度持续约1h。此后，经醋处理重复使用的熨帖温度范围均在80℃～90℃，其热度维持时间一般约为2h。

十二、锭 剂

（一）概述

锭剂系传统药物剂型之一，是将药物研成极细粉末，然后加入适当粘合剂，制备而成的圆锥形或长方形固体制剂。中药锭剂既可以口服、亦可外用磨汁涂敷患处。例如，太乙紫金锭、蟾酥锭等；西药锭剂则是将药物粉末用糖粉与胶质和匀制备而成，一般供口含用，故亦称之为“含锭”，可在口腔内逐渐溶化而发挥局部药物效用。

锭剂在生产与贮藏期间均应符合下列相关规定：

（1）中药锭剂使用的胆汁、蟾酥、蜂蜜、糯米粉等，应按规定方法进行前处理。

（2）制备锭剂过程中可用各该品种制法项下所规定的粘合剂、或利用药材本身的粘性和坨，以捏搓法或模制法成型，整修，阴干，即得。泛制法则按丸剂项下的水丸操作工艺进行制备。

（3）需包衣或撞光的锭剂品种，可用制法项下规定的包衣材料进行包衣或撞光。

（4）锭剂成品应平整光滑，色泽一致，无皱缩、飞边、裂隙、变形及空心。

（5）锭剂应密闭置阴凉干燥处贮藏。

（6）用捏制法和模制法制成的锭剂，重量差异的控制方法与蜜丸相同；泛制者与水丸相同。

（7）锭剂的形状通常为长方形、纺锤形、圆柱形以及圆锥形等。

（8）内服锭剂可吞服、或研细以水、黄酒化服；外用则多以研细用醋或酒调敷，亦可作嗅入或外擦药用。

（二）操作实例

1. 万 应 锭

[处方]

（1）甲方：乳香、没药、胡黄连、儿茶、古墨各等份。

（2）乙方：鲜牛胆汁9600g，麝香、冰片各112.5g。

[制备]

将甲方药料如法修制，混合粉碎，通过100～120目筛，备用。另将乙方中麝香、冰片两味分别研细，备用。取乙方鲜牛胆汁通过100目筛，滤除杂质，然后盛入铜锅内用文火加热，期间不断搅拌，至牛胆汁到沸腾起泡沫时停止加热，待泡沫消散后则继续加热，如此反复操作3次，滤过，备用。

称取甲方药料粉18kg，与乙方麝香及冰片粉按等量递增法混合均匀，然后加入凉牛胆汁，混合搅拌，再移至操作台上反复揉搓，直至软材均匀一致后在其表面覆盖一条湿毛巾，置阴凉处放置24h，待软材呈半干状态时切制为1cm厚的片块，将之平铺于瓷盘中，再将瓷盘置于热蒸汽上蒸制数分钟，待药片质变软后搓制为直径约0.5cm的条状，继将药条用食指与拇指搓制为两端尖、中间粗的纺锤形药锭，即可。每枚湿锭重约0.3g、干锭重约0.2g。

[功能主治]

清暑益气，避温解毒。用于中暑眩晕，咽喉肿痛，鼻衄、口疮，无名肿毒等。

[用法用量]

成人每服10粒，小儿每服1～4粒，一日2次，温开水送服。

[按语]

万应锭俗称“金老鼠屎”，言其形状如鼠粪，又因之外挂金箔衣，故名曰“金老鼠屎”。

注意：在制备过程中应待牛胆汁温度降至60℃左右时，再加入方中药料粉混合，以免麝香和冰片等芳香性成分挥散、乳香及没药等树脂类成分受热软化粘连，从而难以制备软材。

2. 紫 金 锭

[处方]

红芽大戟（去心）、千金子仁各2062.5g，光慈姑、毛慈姑各687.5g，文蛤1375g，朱砂750g，雄黄75g，麝香70.3g，麝香衣21.9g。辅料：糯米粉7500g。

[制备]

将抽除木心的红芽大戟、光慈姑、毛慈姑、文蛤等四味分别粉碎，通过100～120目筛，备用。千金子去皮、取仁，置于碾槽内粉碎为粗末，然后加入少量大戟粉混合碾压呈饼状，取出，置于马尾筛内加入光慈姑粉以手搓擦，使之通过筛网，未通过筛孔者再置于推槽内碾压，直至药粉全部通过筛网即可。麝香衣不易粉碎，可将之剪碎后再加入少量光慈姑粉，置于推槽中碾细，备用。另将朱砂、雄黄、麝香置于乳钵内分别研细，按套色法混合均匀，通过120目筛，备用。将方中诸药料按等量递增法混合均匀，备用。

糯米粉通过80目筛，置瓷盆中加入约1200ml清水，搅拌均匀，然后移至底部铺有湿布的蒸笼内加热蒸制约40min，待糊化后取出，候糊温降至60℃以下时加入药料粉，混合制备软材，将软材放入压面机中压制成薄片，再将药片切制成重约4.25g的方块，置于木制模型中压制为矩形块，取出，修剪边缘，置阴凉通风处自然阴干，即可。干品每锭重约3g。

[功能主治]

芳香开窍，祛暑辟秽，消肿解毒。用于中暑泄泻，腹满胀痛，恶心呕吐，痰厥卒中，痈疽肿毒，疔痔疮疡等。

[用法用量]

每服1.5g，1d2次；外用适量，以陈醋研末调为糊状涂敷患处，1d2次。

3. 蟾 酥 锭

[处方]

雄黄20kg，铅丹1.25kg，朱砂1kg，蟾酥0.5kg，白及155g，麝香39g。

[制备]

将处方中朱砂与麝香两味置乳钵内分别研细，通过120目筛，备用。除蟾酥外，余药分别粉碎，通过120目筛，混合均匀，再与朱砂和麝香粉按套色法混匀，备用。另将蟾酥盛于容器内加入鲜牛乳450g，置于室温下浸渍2d，经常搅拌，待牛乳被药料完全吸收、质呈松软之块状时取出研碎，阴干，再置乳钵内研细，通过120目筛，备用。

将蟾酥粉置入铜罐中，加入3～4倍量清水，用桑皮纸密封罐口，将罐置于温度40℃～50℃火炉边浸渍，期间不时搅拌。待药料被缓慢烊化、呈灰白色乳糊状时加入方中其余药料充分搅拌，然后将药料移于操作台上，加入适量清水反复揉搓制备软材，搓条，置于蜜丸模板内分割成为重量相等的药块，再将药块搓成一端粗、一端细的圆柱状，置阴凉处自然干燥，挂朱砂衣，磨光，即可。湿品每锭重约4.6g、干锭重约3.1g。

[功能主治]

祛腐生肌，拔毒疗疮。用于脑疽、骨疽，痈肿疔疮，无名肿毒、焮热疼痛等。

[用法用量]

于小碗内加入米醋适量，将药锭置入醋液中研磨溶解，用清洁毛笔蘸汁涂敷患处。仅供外用！1d2次，用药期间忌食膏粱厚味及辛辣刺激物。

[注意事项]

仅供外用，不可内服，以免中毒！

4. 拔 毒 锭

[处方]

雄黄370g，朱砂125g，蜗牛60g，蟾酥（酒溶融）30g，麝香9g。

[制备]

将方中雄黄、朱砂水飞为极细粉，蜗牛研为泥状，麝香研粉并通过六号筛，备用。另将蟾酥用白酒化开，加入上述药粉混合均匀，制备为锭剂，即可。每锭重3g，于低温干燥处密封贮存。

[功能主治]

解毒疗疮，消肿止痛。用于疔毒恶疮，疖子红肿坚硬，虫蛇咬伤所致痛痒不止等。

[用法用量]

取锭一枚，在老陈醋中研磨溶化，以汁液涂敷患处，一日3次。用药期间忌行房事！

4.瓜子眼药

[处方]

冰片9g，米珍珠5粒，牛黄0.15g，熊胆0.07g，藏硇砂0.03g，炉甘石（煅）30g。

[制备]

将方中珍珠用豆腐煮制，炉甘石煅红后用黄连煎液（或“三黄煎液”即黄连、黄芩、黄柏）淬制，然后将珍珠、炉甘石水飞为极细粉，备用。硇砂用醋制后同方中余药分别研细，通过九号筛，再与备用药粉混合配研，过筛，分装，即得。临用时以芝麻油调和药粉，制备成瓜子形状。

[功能主治]

明目退翳，止痛消肿。用于爆发火眼，迎风流泪，眼边赤烂以及沙眼等。

4、用法用量

洗净患部，取药物1粒，用珍珠明目液溶解后滴点眼角处，一日2～3次。用药期间忌食刺激物!

第五节　丸剂挂衣之操作

一、概述

将中药丸剂表面包裹一层物质，使之与外界隔绝的操作过程称为包衣或上衣，包衣后的丸剂谓之“包衣丸剂”。中药丸剂挂衣技艺历史悠久，源远流长，在操作技巧方面积淀了丰富的宝贵经验，亟需加以整理、传承和弘扬光大，以之承先启后。挂衣是中药丸剂的一大特色，中华医药典籍中早就有记载，该操作技法在中成药业界目前仍被广泛应用。中成药部分丸剂制作成型后，需在其表面涂敷或包裹一层衣膜，从而对药物本身可起到一定的防潮、防蛀、矫味和矫臭的作用。此外，衣膜尚可率先被患者机体吸收，起到一定的辅助治疗作用。概括起来，中药丸剂包衣之目的主要有以下五方面：

（1）掩盖恶异、臭味，或减轻药物的刺激性。

（2）增强药物的稳定性，防止药物氧化、变质或挥发。

（3）防止药物吸湿及虫蛀。

（4）根据医疗需要，将处方中部分药物作为包衣材料裹敷于丸剂表面，以便于在服药后率先发挥其治疗作用。

（5）控制丸剂的溶散度，以达药物速释（药物衣）、或缓释（肠溶衣）之目的。

（6）改善药物外观，以利于识别和便于服用。

中药丸剂衣膜有以下三种类型：

（1）药物衣：包衣材料是丸剂处方中的组成部分，具有药效作用，在服药后首先发挥治疗作用。此类衣膜有朱砂衣、黄柏衣、甘草衣、雄黄衣、青黛衣、滑石衣和百草霜衣等。

（2）保护衣：系选取处方以外无明显的药效作用，且性质稳定的物质作为包衣材料，以使主药与外界隔绝而起到保护、或协同治疗的作用。例如，糖衣、薄膜衣、滑石衣及明胶衣等均属此类。

（3）肠溶衣：系选取适宜的材料将丸剂包衣，服用后使之在胃液中不崩解而在肠液中崩解，以利于发挥药效。例如，虫胶以及邻苯二甲酸醋酸纤维素（CAP）等皆系此类。

二、操作工艺

1. 金 箔 衣

称取黄金31.25g、白银6.25g，混合加热熔化后放置冷凝，然后等分为16份，再将每等份置于乌金纸上用锤敲击成箔，金箔之间垫衬以棉纸即可。金箔衣种类及其挂衣方法有以下3种：

（1）满金衣：取金箔适量，剪成小碎块，将需要挂衣的蜜丸如再造丸、大活络丹、牛黄清心丸、安宫牛黄丸及牛黄镇惊丸等逐个置于箔块中，用手指搓动蜜丸，利用蜜的粘性使药丸全部被金箔包裹，即可。

（2）花金衣：取剪碎的金箔片适量，将需要挂衣的蜜丸逐个置于箔片中，用手指搓动蜜丸，使箔片零星散布于丸药表面，以不覆盖整个丸面为度。例如，北京同仁堂所制“万应锭”即包裹花金衣。具体操作方法为：取冰糖适量研为细末，加入3倍量的水，加热溶解，放置备用。另称取成型并经充分干燥后的万应锭750g，置于瓷盆中逐步分次加入少量冰糖水，双手持盆前后摇摆，使冰糖水均匀涂敷于锭表面，以锭不相互粘附、用手触锭不粘连于手指上为度。另取一竹皮编织的圆形盛具，底部铺以牛皮纸，在纸上放置250g被冰糖水涂敷的锭，加入金箔15张，然后将牛皮纸角用双手提起抖动，使锭与金箔在纸上来回滚转，金箔即被挤成零星碎片，散在粘附于锭表面。如此反复操作，至金箔全部贴敷于锭面，干燥，包装即可。

此外，梅花点舌丹和壬水金丹等小型丸剂需挂满金衣，但因其丸粒太小，故不能按照挂满金衣的方法操作，宜按挂花金衣的方法适当增加金箔用量，直至将丸完全包裹即可。

（3）贴金衣：将金箔剪成0.5～1.0cm见方的小块，贴在诸如金衣祛暑丸、至宝锭或混元丹等成药上，每丸药面贴附1块金箔即可。

2. 朱 砂 衣

需挂朱砂衣的蜜丸有诸如胎产金丹、舒肝丸、六合定中丸、万灵丹、补心丹及朱砂安神丸等；需挂朱砂衣的水丸有痧药、如意丹、蟾酥丸、七珍丹和周氏回生丹等；需挂朱砂衣的糊丸有太极丸与黑神丸等。朱砂挂衣分为两种类型：

（1）蜜丸挂朱砂衣：称取蜜丸1250g置于瓷盆中，一人分次均匀加入通过七号筛的朱砂细粉，另一操作者双手持盆往复摇摆，从而使朱砂粉均匀敷布于蜜丸表面即可。每1250g大蜜丸朱砂用量为19.53g；小蜜丸比表面积较大，所以朱砂用量较之大蜜丸多，约为31.25g。

（2）水丸、糊丸挂朱砂衣：水丸除痧药因其挂衣朱砂用量较大，且需以糯米汁增大其粘性辅助挂衣外，其余丸剂均用水挂。具体操作方法为：先在竹制圆笸内均匀涂布水或糯米汁适量，然后加入需要挂衣的丸剂（干品）进行撞摆，使丸面湿润，如此反复数次操作，待丸剂湿润度适中时再加入少量朱砂粉往复摇摆，分次逐渐加入所剩余朱砂，直至均匀敷布于丸面即可。

3. 金朱衣（金箔朱砂衣）

即在丸剂表面先挂朱砂衣、后挂金箔衣。例如，牛黄抱龙丸挂朱砂衣后需裹满金衣，金衣祛暑丸挂朱砂衣后需贴金衣。由于金箔极薄，易粘附于朱砂衣表面，所以不用粘着剂。

4. 朱砂雄黄衣

诸如，代天宣化丹组方中有朱砂和雄黄两味，可以兼做挂衣药料。操作时先挂色浅的雄黄、其次再挂色泽较深的朱砂，两色相加则丸剂呈朱红色。用药后朱砂和雄黄首先发挥药效，且可提前排泄，从而能避免朱砂与雄黄可能造成的蓄积中毒现象。

5. 朱砂滑石衣

朱砂滑石衣常见于回生救急丹等，可先将该方中滑石粉置于乳钵内，分次小量加入朱砂粉，用力混合研磨，即呈粉红色粉末。然后以糯米汁为粘合剂，在圆竹笸内按水丸挂衣方法操作即可。

6. 五 色 衣

正色五花丸外挂为五色衣，其具体操作方法为：将制作成型的丸剂分为5等份，取其中4份分别用滑石、青黛、黄柏及朱砂4种药料细粉挂衣，待干燥后将此4种颜色的丸剂与未挂衣的1份本色丸剂混合，即为五色衣丸剂。其五色之意按中医阴阳五行学说理论解释为：左青龙（青黛），入肝经；右白虎（滑石），入肺经；前朱雀（朱砂），入心经；后玄武（黄柏），入肾经；中勾成（正色五花丸原色），入脾经。

除上述6种挂衣类型外，尚有六神丸挂的百草霜衣，礞石滚痰丸挂的煅礞石衣（以上两药皆用糯米汁做粘着剂），纯阳正气丸挂的红灵丹衣，烂积丸挂的红曲衣，当归龙荟丸挂的青黛衣，以及化虫丸利用方中雄黄挂的雄黄衣等。上述挂衣工艺均与水丸和糊丸挂朱砂衣的操作方法相同。

丸剂挂衣后的工序为磨光，除蜜丸剂以及挂金箔衣的各种类型丸剂，为避免蜜丸变形、或金箔外衣表面损裂而不予磨光外，其他挂衣丸剂皆需磨光。磨光方法有两种：其一系人工磨光法，即取长约2.3m、口径约0.2m的细长布袋一条，装入需磨光的药丸1500g～2500g，再放入直径约0.5cm的玻璃珠30～40枚、虫白蜡数小块，然后两人各持布袋一端用力往复推拉撞摆约20～30min，使袋中内容物相互摩擦，直至丸面细致光滑为度。第二种方法为机械磨光法，即将药丸、虫白蜡和玻璃珠同时置入磨光机中进行机械磨光。该操作与人工磨光法相比，其生产效率高且丸剂破损率低。

刘效栓　　豆金彦 撰

第四章 京帮中药经验鉴别概要

经曰："医药为用，性命所系。"中药作为华夏传统医学防病治病的物质基础，其药材之真伪、品质之优劣，与处方用药之安全性、有效性和经济性息息相关。因此，中药鉴别是中药生产、应用乃至中药研究至关重要的质控手段之一。中国著名史学家司马迁在《史记·补三皇本纪》中曰："神农氏以赭鞭鞭草木，始尝百草，始有医药。"由此可知，辨药乃为本草之起源也。明代医药学巨擘李时珍亦在《本草纲目》中云："一物有谬，便性命及之。"诚谓斯所言也。因之，继承传统经验鉴别国药方法，乃是承先启后，继往开来的一件要务。为此，兹将京帮中药学术流派之本草传统鉴识精华归纳于下，以资启迪神农传人也。

第一节 道地中药鉴别概览

1. 人参：顶有芦头盘节状，味苦回甘气清香；假货商陆味淡麻，断面尚有同心环。

2. 三七：体有瘤凸质坚实，击碎面平皮木分，皮部散生棕色点，味苦微甘尝后知。亦云：铜皮铁骨体坚实，皮色灰褐疙瘩形，味苦回甜皮易离，切面木部显花心。

又云:铜皮铁骨满面瘤，皮肉二者易分离，口尝似有人参味，能将猪血化为水。

3. 天麻：鹦哥嘴，凹肚脐，外有环点干姜皮，春空冬实心有别，松香断面须牢记。

亦云：天麻点轮十余环，鹦哥嘴头体扁圆，肚脐眼在基部底，断面角质气微甘。

4. 巴戟天：形似鸡肠巴戟天，心细皮厚色紫蓝；伪品肉薄木心粗，虎刺易断勿受骗。

亦云：巴戟肉质断裂纹，形似连珠鸡肠形，肉厚木细味甜正，皮肉淡紫心黄棕。

5. 白前：根茎细长节明显，折断中空似鹅管，节上须根弯而细，勿与白薇混一谈。

6. 党参：党参长条圆柱形，狮子盘头顶端生，上部多有环纹状，断面淡黄放射纹。

7. 当归：主根粗短支根长，质地柔软色棕黄，断面油点显棕色，味甘且辛气浓郁。

又云：当归主根圆柱形，质地滋润色黄棕，断面黄白显油性，裂隙油点为特征。

8. 黄连：黄连有节外皮粗，节间膨大似连珠，须根丛生硬刺手，断面色黄味极苦。

亦云：味连鸡爪有过桥，皮层鲜黄石细胞；雅连单枝过桥长，多处金黄石细胞；云连钩状如蝎尾，鞘纤成束少石胞。

又云：表面披鳞叶，味苦色黄褐，质坚易折断，断面纹理显。

9. 番红花：柱头如线番红花，泡水膨胀似喇叭，气香味苦红棕色，入水发黄不会假。

10. 八角茴香：果实八瓣似星芒，瓣端纯尖鸟嘴样；若还不识真八角，再尝气味甜而香。

11. 沙苑子：形似扁肾沙苑子，一边凹入具种脐，种皮泡水易除去，嚼之微有豆腥气。

12. 鸦胆子：鸦胆椭圆网纹凸，外皮棕黑内有核，核内种子黄白色，种仁味苦独特臭。

13. 泽兰：单叶对生叶柄短，叶腋开花茎四方，叶背密生小腺点，莫与佩兰相混参。

14. 鸡骨草：藤茎从生鸡骨草，主根粗壮皮粗糙，小叶矩形约十对，叶背疏生白绒毛。

15. 金钱白花蛇：蛇身缠卷成圆盘，蛇背黑环间白环，黑白宽度三比一，闻之气腥味微咸。

16. 鹿茸：鹿茸片薄显透明，中间多孔蜂窝形，色近黄白或焦黄，体轻质韧气微腥。

又云：鹿茸本是雄鹿茸，柱状分枝被茸毛，茸毛红棕或青灰，锯口表面呈蜂窝。

17. 羚羊角：通天眼呈扁三角，血槽骨塞齿相咬，手握环嵴正合把，透见血丝乃佳骨。

亦云：羚羊角呈弯曲身，轮状环节特显明；角顶光照通天眼，锯口整齐骨塞生。

18. 蛤蚧：头大扁长三角形，眼大下陷成窟窿，满口密齿无大牙，脚趾带爪长吸盘，脊背银灰带花点，尾巴七个银色环。

19. 蕲蛇：龙头虎口方胜纹，腹及两侧念珠斑。

20. 牛黄：牛黄形状差异大，颜色深黄能挂甲，质松易碎显层纹，味苦后甜凉感佳。

21. 冬虫夏草：虫草黄棕似蚕形，头部红棕身环纹，八对肉足两边行，虫脆草韧气味腥。

22. 山参：马牙雁脖芦，下伸枣核艼，身短体横灵，环纹深密生，肩膀圆下垂，皮紧细光润，腿短二三个，分裆八字形，须疏根瘤密，山参特殊形。

亦云：雁脖芦碗黑兜纹，珍珠疙瘩枣核丁，文体武体八字腿，清晰不乱的皮条须。

23. 圆参：圆参形态欠伶俐，芦碗稀疏长圆体，须多质脆如扫帚，肩纹不密皮不细。

24. 朝鲜红参：红参别直黄棕栓，油盏芦头将军肩，体长腿短上下匀，香气特浓味苦甘。

25. 西洋参：西洋参呈纺锤形，无芦质结有横纹，外表淡棕类白色，断面黄白现环纹。

26. 川贝母：松贝抱月青炉开，炉大青中松居三，鳞叶二三中茎盘，炉贝基尖体虎斑。

27. 杜仲：杜仲扁平或微卷，断面胶丝紧相连，皮内紫棕平而滑，外皮纵裂极明显。

又云：杜仲板片或内卷，嚼之残存韧胶物，外表灰褐槽纹多，内表光滑暗紫色；折断胶丝细而密，拉长一片银白丝。

28. 商陆：商陆罗盘纹，有毒味苦辛，质坚纤维性，利水又消肿。

29. 乌药：乌药纺锤状，皮皱色棕黄，质坚轮纹细，止痛又顺气。

30. 了哥王：草药了歌王，质坚韧难折，根部圆柱形，表面色黄棕，根粗常分支，根头有皱横，微香味辛苦，破瘀散结功。

31. 白薇：白薇如马尾，断面显木心，色黄质较暗，微苦气香馨，清热凉血显，阴虚内热平。

32. 紫菀：紫菀质柔软，加工结小辫，味甘略微苦，止咳平痰喘。

33. 仙茅：仙茅枝条小，皮粗细皱纹，断面有麻点，补肾亦强筋。

34. 白及：白及鹰爪形，头部显环纹，性粘透明样，止血敛疮灵。

35. 钩藤：钩藤似船锚，质轻色紫红，髓部海绵状，息风又止痉。

36. 丹皮：丹皮卷筒状，灰褐或紫棕，内有结晶沟，清热活血用。

37. 狗脊：狗脊金毛被满身，切面肉红显环纹，质虽坚硬片易折，补肝益肾又祛风。

38. 贯众：贯众如同刺猬形，叶柄残基遍全身，外表黄紫质较硬，解毒止血且杀虫。

39. 骨碎补：骨碎补呈扁条形，身披毛麟色棕红，沙烫起泡味稍涩，补肾行气止痛灵。

40. 大黄：大黄短截圆柱形，高粱碴口特鲜明，气味特异有粘性，宣泄实热独有功。

41. 何首乌：首乌肥厚大块片，云锦花纹是特点，切面肉红味苦涩，调和气血益肝肾。

42. 虎杖：虎杖粗根常扭曲，纤维明显质坚实，断面轮网多间隙，散瘀止痛祛风湿。

43. 怀牛膝：牛膝长条有疔痕，断面环点为特征，色黄柔韧是特性，散瘀消肿补肝肾。

44. 川牛膝：根头膨大川牛膝，皮色灰褐纵纹密，切面麻点环纹显，祛风活血又利湿。

45. 银柴胡：珍珠盘头银柴胡，质地松脆体较轻，断面花纹很明显，清热凉血疗骨蒸。

46. 孩儿参：孩参细条如鼠尾，断面平坦显环纹，质脆易折有甜味，益气滋阴又生津。

47. 威灵仙：灵仙疙瘩飘长须，外皮木心易脱离，质脆易折色棕褐，祛风通络治风湿。

48. 九节菖蒲：九节菖蒲形似蚕，白色花口面黄棕，味酸如同生米状，开窍散风祛痰功。

49. 附子：乌头子根名附子，饮片黄褐半透明，加工皆呈纵切片，倒三锥形为主征，大辛大热有毒性，回阳救逆为本根。

50. 白附子：天南星科白附子，饮片横切类圆形，纵切观之椭圆状，颜色呈现深而棕，解毒散结消瘰疬，祛风止痉疗风痰。

51. 粉葛根：粉葛豆科甘葛藤，质硬纤弱富粉性，色白少筋味甘淡，生津止渴醒酒醉；柴葛纤强粉性少，升阳透疹解肌表。

52. 升麻：升麻棕褐结节形，上有空洞茎基痕，洞内壁显网沟纹，下呈凹凸须根痕。

53. 白头翁：白头黄面扭曲身，老心朽成黑窟窿。

54. 甘草：豆科甘草胀光果，根圆柱形皮红棕，表面芽痕断面髓，性平味甘中气益。

55. 黄芪：豆科黄芪身形长，直根圆柱色棕黄，皮部黄白较疏松，木部菊花纹理状，气味微甘豆腥味，补中益气为君王。

56. 红芪：红芪单根圆柱形，上粗下细色红棕，质硬而韧富粉性，皮部黄白较疏松，气微味甜豆腥味，补气固表祛疽痈。

57. 月季花与玫瑰花：月季花形为圆球，色泽粉红或紫红，花托观之呈长形；玫瑰花形略似球，多现紫红色纷呈，花托观之似球形。

58. 女贞子与鸭蛋子：女贞子为卵圆形，色呈灰黑有皱纹，单仁多数双仁少，此其特征铭记心；鸦蛋核果卵圆形，表面黄棕或黑褐，两头稍尖壳脆硬，内有种仁一枚整。

59. 赤小豆与相思豆：赤豆长圆稍扁形，种皮暗紫平滑晶，种皮质坚不易碎，脐中凹陷沟一纵；相思豆为卵圆形，一头黑亮余皆红，黑处中间白脐点，二者特征必分清。

60. 韭菜子与葱子：韭子灰黑半卵形，上面凸起下面平，内有白仁韭菜味，一闻辨知为韭子；葱子色黑三角形，上凸纵棱下略平，内仁甘辛葱味浓，韭子葱子当分明。

61. 北沙参与南沙参：北参根茎圆柱形，表面黄白纵纹生，断面黄色质坚脆，此乃白沙参特征；南参圆柱或圆锥，淡黄白色横纹生，质地轻泡易折断，断面黄白味略甘。

62. 淡竹叶与苦竹叶：淡竹叶片纵向卷，叶梢边缘白毛生，叶面绿色或淡绿，叶脉平行气味淡；苦竹叶面茸毛生，边缘一侧细齿形。

63. 天花粉与山药：花粉块根圆柱形，表面黄棕或淡黄，横面白色呈粉性，放射花状为特征；山药块根略弯形，断面白色颗粒呈，且无木质纤维状，山药特征谨记心。

64. 粉防己与广防己：粉防己亦汉防己，其根圆柱略弯曲，细纵皱纹横皮孔，断面平坦粉性多，轮纹稀疏味苦辛；汉防己根形同前，多皱沟无横皮孔，断面不平粉性少，区别特征须记清。

65. 元明粉与滑石粉：元明粉即风化硝，粉白无臭味咸苦,吸湿且易水中溶；滑石手捻滑腻感，无臭无味水不溶。

第二节 中药鉴定术语集锦

一、植物类中药鉴定术语

1. 锦纹：系指大黄横切面类白色薄壁组织与红棕色射线，二者所形成的网状纹理。

2. 星点：系指大黄根茎横切面髓部的异形维管束，其内侧为韧皮部、外侧为木质部，射线呈星芒状射出。

3. 云锦花纹：系指何首乌断面木栓层内壁至韧皮部外侧组织中，多个类圆形异形维管束所组成的云朵状花纹，亦称“云纹”。

4. 罗盘纹：系指商陆之横切面，呈异常维管束排列成数层的同心环纹。

5. 珍珠盘：系指银柴胡根头部密集呈疣状突起的芽孢、茎或根茎的残基。

6. 砂眼：系指银柴胡表面支根痕孔穴、或盘状小凹坑。

7. 钉角：系指草乌表面的瘤状侧根。

8. 过桥：系指黄连根茎表面节间光滑如茎秆，俗称“过桥”。

9. 菊花心：系指双子叶植物根横断面次生构造所形成的放射状结构，状似开放之菊花，诸如甘草、黄芪、防风等皆有此特征。

10. 芦碗：系指芦头上的圆形、或半圆形的凹状根茎痕，诸如野生桔梗、人参等均有此特征。

11. 芦头：系指根类药材顶端的短根茎，诸如南沙参、奶参等皆有此特征。

12. 珍珠疙瘩：系指野山参稀疏参须上着生的瘤状突起，其形似珍珠；此外，尚有林下山参亦有此特征。

13. 铁线纹：系指人参表面上部、或中下部的环纹。

14. 猴头三七：系指三七主根顶端周围的瘤状突起，其形似“猴头”。

15. 疙瘩丁：系指白芷表面横向突起散生的皮孔。

16. 油点或朱砂点：系指黄棕色或红棕色的分泌组织，诸如苍术、羌活等均有此特征。

17. 凹肚脐：系指天麻一端具圆盘状的疤痕，类似“凹肚脐”。

18. 蚯蚓头：系指药材的根头部呈尖锤状，且有密集横向之环纹，诸如前胡、防风等均有此特征。

19. 观音座莲：系指松贝平放可以端正立起，类似观音座上之莲花状，故名“观音座莲。”

20. 连珠状：系指巴戟天根，其形似串起来的珠子，故称之为“连珠”。

21. 狮子盘头：系指药材之芦头膨大，且具多数疣状突起的茎痕，诸如党参等有此特征。

22. 虎皮斑：系指炉贝表面所具有的深黄色斑点，其形似“虎皮斑”。

23. 油头：系指川木香根头黑色发黏的胶状物，亦称“糊头”。

24. 起霜：系指苍术断面暴露稍久，所析出的白色细针状结晶，亦称“吐脂”。

25. 岗纹：系指泽泻表面多条横向凸起的环纹。

26. 金井玉栏：某些药材横切面皮部呈白色或黄白色，木部则呈淡黄色或黄色，其状如金玉相映，诸如黄芪等有此特征。

27. 马牙嘴：系指色白炉贝，其顶部开裂而略尖，开口则称之为“马牙嘴”。

28. 横环纹：系指根类药材根头下所着生的致密环状横纹，诸如西党参、奶参等皆有此特征。

29. 枣核艼：系指人参芦头上所生的不定根，其形似“枣核”的艼，为鉴定野山参的特征之一。

30. 雁脖芦：系指野山参干枯而坚实、呈扭曲细长的芦头，其形似雁脖。

31. 虎掌：系指虎掌天南星，其块茎呈扁球形，由主块茎及多个附着的侧块茎所组成，因形似“虎掌”而得名。

32. 鹦哥嘴：系指天麻（冬麻）一端具有的红棕色芽茎残留，其形似“鹦哥嘴”，亦称“红小辫。”

33. 怀中抱月：系指松贝外层两鳞片大小悬殊，大鳞片呈心脏形、小鳞片镶嵌于大鳞片之中，其暴露部分似新月形。

34. 鸡爪：系指川黄连根茎，其多簇生成束状分支，形似鸡爪，故名“鸡爪黄连。”

35. 点状环纹：系指天麻全体所具密环菌寄生形成的“点状环纹。”

36. 棕眼：系指天南星块茎周围所密布麻点状根痕。

37. 车轮纹：系指维管束与较宽且平直的射线，二者所形成稀疏而整齐的放射状纹理，诸如防己等有此特征。

38. 筋脉点：系指天花粉横切面的维管束所呈之散在点状。

39. 网状纹理：系指根或根茎类药材，当除去外皮后所显现的网状样纹理，诸如大黄、云木香、升麻等皆有此特征。

40. 吐丝：系指菟丝子经水泡煮后，其种皮破裂所露出的黄白色卷旋状胚胎，其形似“吐丝”。

41. 偏心环：系指鸡血藤之横切面所见到的半圆形环。

42. 虾形：系指蓼科植物拳参，其呈扁圆柱形，密生细环纹，形多弯曲如“虾”状。

43. 竹节状：系指根或根茎类药材，其表面所具有的类似之“竹节”，诸如竹节香附、竹节三七、竹节羌活等均具此特征。

44. 粉性：系指药材所含有的丰富淀粉粒，诸如山药、天花粉等均有此特征。

45. 柴性：系指药材质地木质化，坚硬显“柴性”，诸如防风、紫花前胡等均有此特征。

46. 纤维性：系指药材折断后显露出不整齐的“纤维”，诸如秦皮等有此特征。

47. 油润：系指药材质地油润，手握柔软，横切面可见油点，亦称之为“油性”，诸如当归、独活等皆有此特征。

48. 角质：系指药材含有大量淀粉，经蒸煮加工后则淀粉糊化，断面呈“角质”状，诸如天麻、红参等均具此特征。

49. 焦枯：系指药材在干燥、或炒制过程中，因火候太过而发生的灼伤变“焦枯”现象。

50. 吐糖：系指含糖分药材因存放过久、或受气候影响，所形成糖质外溢变色之现象，诸如枸杞子、龙眼肉等，若贮存不当，则可发生“吐糖”现象。

51. 糠心：系指块根类药材，诸如白术、山药等，因加工烘烤不当而出现中空“糠心”之现象。

52. 螺旋纹：系指人参横纹呈连续之螺纹状，故称之为“螺旋纹。

53. 跑纹：系指人参在生长过程中被人为移动，其纹往往扩散到参体的下部或腿部，故俗称“跑纹”。

54. 三节芦：系指人参在同一芦头上，具有圆芦、堆花芦和马牙芦，“三节芦”是野生人参的主要特征之一。

55. 黄马褂：系指高丽参主干残留的棕黄色栓皮，俗称“黄马褂”。

56. 玉带腰箍：系指毛慈姑（杜鹃兰）假球茎中，其腰部所具有的2～3条微突起之环带，俗称“玉带腰箍”。

57. 扫帚头：系指根类药材顶端所具有的纤维状毛，其形似扫帚，诸如红柴胡、禹州漏芦等均有此特征。

58. 穿蓑衣：系指藜芦顶端所残留的棕毛状维管束，其形如蓑衣，故称“穿蓑衣”。

59. 戴斗笠：系指禹州漏芦之顶端所具有的许多丝状物（为叶柄维管束残存）。

60. 凤尾：系指峨眉野连顶端常留有的3～6枚标记叶柄，其形似“凤尾”。

61. 龙头凤尾：系指用幼嫩铁皮石斛加工而成的“枫斗”，其呈扭曲螺旋状，通常有2～4个旋纹，茎基残留短须者称“龙头”、茎较细的部分则称“凤尾”。

62. 金钗：系指金钗石斛，茎扁平，色金黄，两端较细，形似髻发上的“金钗。”

63. 双花：系指建泽泻所长成的两个相连根茎，习称“双花”。

64. 花子：系指白术瘤状疙瘩积聚于主体，其占表面面积约30%以上者，称之为“花子”。

65. 武子：系指白术体形呈二叉以上者，称之为“武子”。

66. 云头：系指于潜术、白术根茎下部两侧膨大的部分，其类似“云头”状。

67. 胡椒眼：系指道地质佳之甘草，其两端中心凹陷，故习称“胡椒眼”。

68. 疙瘩头：系指甘草加工斩下的芦头部分，习称“疙瘩头”。

69. 扒耳：系指个大附子上所生较小的附子，俗称“扒耳”。

70. 铜皮铁骨狮子头：系指质优的田三七形态。

71. 皮松肉紧：系指药材横切面皮部疏松、木部则紧实，称之为“皮松肉紧”，诸如质优的西党参、黄芪等均具有此特征。

72. 缩皮凸肉：系指正品之山萘皮皱缩，切面类白色、光滑细腻，中央略凸起者，习称为“缩皮凸肉”。

73. 细密网纹：系指果实种子类药材，其表面所具“细密网纹”，诸如莨菪子等具有此特征。

74. 金钱环：系指香橼、枳壳等，其果实顶端花柱基痕周围有一圆圈环纹，俗称之为“金钱环”。

75. 网状皱纹：系指果实种子类药材，其表面所具有的“网状皱纹”，诸如鸦胆子、紫苏子等皆具此特征。

76. 蜘蛛网状：系指关木通横切面导管与射线排列成“蜘蛛网状纹”。

77. 蚕形：系指根或根茎类药材，其形类似“蚕”，诸如蚕羌活等具此特征。

78. 箭羽：系指卫茅科植物鬼箭羽带翅的嫩枝，其上着生四面具灰褐色片状羽翼，类似“箭羽”。

79. 钉刺：系指多种海桐皮所具有的“钉刺”，诸如刺楸、刺桐、樗叶花椒、朵椒、木棉等均有此特征。

80. 僵个：系指贝母等在加工或生长过程中，被冻坏或干枯僵化而成为僵子，诸如油松贝、浙贝等皆系“僵个”。

81. 冲烧：系指药材堆码不当，出现发热“冲烧”。

82. 浦汤花：系指蒸制杭菊花时，沸水上漫被烫熟的菊花，习称“浦汤花”。

83. 花根：系指当归描苔后其根内部质松泡、虚软质次之当归，则将之称为“花根”。

84. 清水货：系指部分贵重药材未浆胶汁或盐渍，保持了其原装货品形质，习称“清水货”，诸如燕窝、银耳、全蝎、土鳖虫等均属“清水货”。

二、动物、矿物类中药鉴定术语

1. 通天眼：指羚羊角无骨塞部分中心有一条扁三角形小孔，直通尖顶，俗称“通天眼”，顶尖亦可见“血斑”，均为鉴别羚羊角的主要特征。

2. 环纹节：指羚羊角表面轮生环节，顺凹凸处顺序环生，光滑自然，直达近尖部，故称“环纹节”。

3. 骨塞：指羚羊角基部骨塞角肉镶嵌紧密，生长自然，似桃形之“骨塞”。

4. 倒山货：指死于山中羚羊的角，其纵面有裂纹，角质枯燥无光泽，骨塞多已脱落，故称“倒山货”。

5. 独挺：指未分岔的独角鹿茸，多为二年幼鹿的初生茸，故称“独挺”，又名“一棵葱”。

6. 大挺：指各种鹿茸较粗长的主干。

7. 门桩：指鹿茸第一个分支。

8. 二杠茸：指梅花鹿茸具一个侧支者，习称“二杠”；具两个侧支者，习称“三杈”。

9. 挂角：指二杠再稍长，大挺超过门桩约二寸，名曰“挂角”。

10. 单门、莲花、三叉：指马鹿茸具一个侧枝者，习称“单门”，两个称“莲花”，三个称“三岔”，四个称“四岔”，以此类推。

11. 二茬茸：指割取二杠茸后，当年再生的茸，故称“二茬茸”。

12. 拧嘴：指鹿茸大挺的顶端，初分岔时其顶端嘴头扭曲不正者，习称“拧嘴”。

13. 抽沟：指鹿茸大挺不饱满，抽缩成沟形者，习称“抽沟”。

14. 珍珠盘：指鹿角基部所形成一圈突起的疙瘩，习称“珍珠盘”。

15. 乌皮：指梅花鹿茸加工不当，部分表皮变成乌黑色，称之为“乌皮”。

16. 存折：指鹿茸内部已折断、而表面未开裂，但有痕迹，称之为“存折”。

17. 棱纹、棱筋、骨豆：指鹿茸逐渐变老硬的过程，多在鹿茸的下部开始出现棱纹、棱筋、骨豆等老化现象，习称“棱纹”、“棱筋”、“骨豆”。

18. 骨化圈：指鹿茸锯口的周围靠皮层处，所形成骨质化的一圈，习称“骨化圈”。

19. 窜尖：指鹿茸渐老时，大挺顶端破皮窜出瘦小的角尖，习称“窜尖”。

20. 老毛杠：指三、四岔以上的马鹿茸，快成鹿角、然未脱去茸皮者，习称“老毛杠”。

21. 黄毛鹿茸：特指梅花鹿茸。

22. 青毛鹿茸：特指马鹿茸。

23. 冒槽：指鉴别单个麝香时用特制槽针插入麝香囊内，沿四周探测有无异物抵触．抽出槽针时可见香仁先平槽然后冒出槽面，习称“冒槽”。

24. 黄香黑子：指优质麝香粉末，散发香气且呈黄红色，其颗粒则呈黑色，故称“黄香黑子”。

25. 当门子：指麝香呈黑色颗粒状者，习称“当门子”。

26. 银皮：指麝香囊内层灰白色很薄的皮膜，习称“银皮”。

27. 金珀胆：指熊胆胆仁呈块状、颗粒状、稠膏状，黄色似琥珀者，习称“金珀胆”或“金胆”。

28. 菜花胆：将黄绿色的熊胆称之为“菜花胆”。

29. 墨胆：将黑色或墨色的熊胆称之为“墨胆”。

30. 油胆：将稠膏状的熊胆称之为“油胆”。

31. 胆仁：将呈颗粒状的熊胆胆仁称之为“胆仁”。

32. 黄线下垂：鉴别熊胆时，取少许投入清水中，有“黄线下垂”直至杯底不扩散者，则为真品。

33. 乌金衣：指牛黄外表橙红色或棕黄色，个别表面挂有黑色光亮薄膜者，习称为“乌金衣”。

34. 挂甲：鉴别牛黄时，取牛黄少许，沾水涂于指甲上能将指染成黄色且不易擦掉者，习称“挂甲或“透甲”。

35. 人工牛黄：指人工合成之粉末状牛黄。

36. 同心层纹：指动物结石类药材，横断面可见环状同心层纹，此系由结石逐渐形成，习称“同心层”。诸如，牛黄、珍珠、猴枣、马宝、狗宝等均有此特征。

37. 珠光：特指珍珠的彩色光晕，习称“珠光”。

39. 燕盏：指燕窝呈半月形凹陷成“盏”状，习称“燕盏”。

40. 燕球：指燕窝的边角碎条，经水泡发后拣净燕毛加工成为球状，习称“燕球”。

41. 菠萝纹：特指刁海龙体表的美丽花纹图案，颇似菠萝表面图纹，故称之为“菠萝纹”。

42. 马头、蛇尾、瓦楞身：特指海马的头像“马头”、身呈“瓦楞”状、尾似“蛇尾”。

43. 育儿囊：指雄性海龙、海马尾部前腹面的“育儿囊”。

44. 龙头虎口：指蕲蛇头扁平三角形，吻端向上，口较宽大，习称“龙头虎口”。

45. 方胜纹：指蕲蛇背部密被菱形鳞片，具有纵向排列的24个方形灰白色花纹，习称“方胜纹”。

46. 念珠斑：指蕲蛇腹部白色的大鳞片，其中间杂有多数黑斑，习称“念珠斑”。

47. 佛指甲：特指蕲蛇尾端一个长三角形侧扁的鳞片，习称“佛指甲”。

48. 屋脊背：特指乌梢蛇背脊高耸成屋脊状，习称“屋脊”或“剑脊”背。

49. 虫瘿：系指五倍子蚜虫寄生于盐肤木等树的叶轴或叶柄上，所形成的囊状“虫瘿”；或没食子蜂寄生于没食子树幼枝上所生的“虫瘿”。

50. 白颈：系指广地龙第14～16环节间的生殖带，其呈黄白色，故习称“白颈”蚯蚓。

51. 粘舌：指某些具有吸湿性的药材，以舌舔之具有吸舌感，故称之为“粘舌”。诸如，龙骨、龙齿、天竺黄等均有此特征。

52. 吸铁：指活磁石具有吸附铁屑、铁钉之能力，故称“吸铁”。

53. 钉头：特指钉头赭石，其外表具有多数乳状突起，俗称“钉头赭石”。

54. 镜面砂：系将优质朱砂用刀剔成薄片，凡色艳红透者，则称之为“红镜”；凡色乌红者，则称之为“青镜”；二者则统称为“镜面砂”。

55. 豆瓣砂：指颗粒状朱砂，色红艳、光亮，其形类似豆瓣者，称之为“豆瓣砂”。

56. 朱宝砂：将小颗粒的朱砂称之为“朱宝砂”；更小者，则称之为“米砂”。

高小恒 撰

第五章　中药药化理论吟

导　诵

天然药物分三类，植物动物矿物荟，
植物药材居首位，动物矿物二三位。
植物生长繁育中，新陈代谢成分多；
有的遍布植物体，亦有仅存器官中；
糖类脂肪与蛋白，鞣质苷类生物碱；
挥发油和氨基酸，树脂色素无机盐。
有效部位做药用，药理作用须分明；
活性成分已查明，物质基础自确定。
中药所含成分杂，有效无效可转化；
苷类成分多活性，亦有无用之组分；
鞣质多以杂质弃，收敛止血功垂成；
蛋白多肽亦弃用，珍珠药内分量重。
中药针剂新而奇，传统剂型无比拟；
生物利用度效速，安全合理为本根。
化学成分未掌握，何谈中药之疗效?
活性成分若不清，中药效果难保证；
有效成分理分明，中药现代化必成；
实验研究倚可重，理论亦须铭心中。

第一节　生物碱

天然药物生物碱，生物体内是来源；
主要特征须含氮，有机分子无需言；
生物碱类万余种，现代药用数百种；
长春新碱长春碱，秋水仙碱喜树碱；
三尖杉碱樟柳碱，汉防己碱川芎碱；
伪麻黄碱小檗碱，钩藤总碱苦参碱；
广玉兰碱莨菪碱，不胜枚举自学焉。

◇◇◇◇◇◇

生物碱按母核分，大大小小十余种；
有机胺类麻黄碱，益母草碱秋水仙；
吡咯烷类千里光，吡啶类中举槟榔；
喹啉衍生喜树碱，异喹啉类小檗碱；
吲哚类中长春新，莨菪烷类阿托品；
毛果芸香咪唑类，甾类茄碱理当先；
喹唑酮类常山碱，嘌呤类里咖啡碱；
尚有二萜乌头碱，加上其他类才全。
多数碱无色结晶，少数碱颜色非同；
小檗碱色呈淡黄，烟碱其形呈油状。
一般分子结构中，含手性碳有手性；
多数碱系左旋体，少数非具旋光性。
亲脂碱难溶于水，然可溶于氯仿内；
乙醚乙醇和丙酮，苯石油醚亦能溶；
碱与稀酸生成盐，遇到碱液则不溶；
若含内酯羧酚羟，溶度可能不一样。
生物碱多显碱性，氮孤电子是原因；
季胺最强仲胺中，伯胺叔胺步后尘；

有生物碱呈中性，酰胺结构所形成；
此碱遇酸不成盐，诸如咖啡秋水仙。
亦有碱呈两面性，羧酚羟基是内因；
遇酸逢碱皆能溶，吗啡槟榔碱亦同。
每逢特殊酸与盐，多数碱能沉淀生；
沉淀反应广泛用，鉴别提取纯化能；
苦味酸称Hager，遇碱沉淀黄色呈；
磷钨酸乃沉淀剂，白色褐色有差异；
硅钨酸Bertrand，沉淀白或淡黄呈；
鞣酸亦与碱反应，棕黄沉淀乃生成；
氯化金和氯化钼，前黄后白沉淀形；
碘化汞钾Mayer，沉淀过量复溶溶；
Dragendorff试剂，碘化铋钾为主体；
酸液中与碱相逢，黄或红棕色纷呈；
碘及碘化钾试剂，以wagner为称谓；
酸液中与碱反应，棕或褐色物生成；
常用试剂有四种，沉淀颜色需分清；
碘钾试剂占其三，尚有一个硅钨酸；
遇到显色剂显色，氧化脱水或缩合；
五颜六色各有异，生物碱识不一致。
钒硫酸Mandelin，不显色为阿托品；
显淡橙色为奎宁，绿至蓝色可待因；
钼硫酸是Frohde，显紫转绿吗啡征；
秋水仙碱显绿色，乌头碱呈黄色景；
甲醛硫酸Marguis，吗啡显蓝或者紫；
显黄色者阿托品，显蓝色为可待因；
显色亦用浓硫酸，加热微红可待因；
绿至黄色小檗碱，阿托品等色不显；
硝酸溶液显色剂，吗啡显黄亦呈红；
黄士的宁可待因，马钱子碱显血红。
生物碱具药活性，结构各异而不同；
止咳解痉镇疼痛，抗菌抗癌抗疟病。

第二节 糖 类

糖类人们不陌生，单双多糖三类分；
早期认为糖无用，提取过程弃无踪；
药化研究有进展，对糖认识更全面；
发现糖有多活性，医药学界兴趣盛。
多羟醛酮碳水N，五六碳糖糖酸现；
阿拉伯糖葡萄糖，葡萄醛酸与单糖；
聚合2至9单糖，术语名曰低聚糖；
乳糖蔗糖麦芽糖，棉籽糖及水苏糖。
聚合单糖10以上，结合成糖称多糖；
淀粉菊糖纤维素，树胶果胶琼脂论。
单糖亦多连苷元，以苷形态变生颜；
多糖双糖也有苷，不然何有次生苷。

◇◇◇◇◇◇

双葡萄糖依苷键，麦芽糖元结合现；
诸多麦芽糖相连，连成淀粉有点粘；
直链支链分两类，直链淀粉水溶现；
支链冷水则不溶，要想糊化需加温；
两者水中加乙醇，皆有沉淀即生成；
沉淀之物难过滤，用离心法可除去。
直链淀粉水溶液，遇碘液即色鲜红；
支链淀粉水溶液，遇碘液色呈紫红；
无论直链或支链，遇酸或酶水解焉；
水解产物为单糖，同时亦有低聚糖。
三十五个果糖连，菊糖一点也不甜；
溶于温水不溶醇，碘显阴性色无从；
菊糖水解则容易，水中加热至沸腾；
部分水解为果糖，稀酸水解全果糖。

植物茎干裂口处，浓稠液汁时渗出；
空气之中渐干燥，遂成半透明状物；
此类固体即树胶，水中溶胀粘度高；
树胶水解成单糖，阿拉伯糖鼠李糖；
此外尚有糖醛酸，多为葡萄糖醛酸；
糖醛酸遇钙钾镁，结合成盐树胶内；
树胶一般溶于水，亲脂溶剂皆不溶；
冻胶成团半透明，乙醇入水树胶沉；
合理利用其特性，精制树胶或提纯；
含量测定亦取用，醇沉过程常施行。
粘液物质似树胶，稀酸水解糖式分；
阿拉伯糖甘露糖，葡萄半乳岩藻糖；
粘液质在水中溶，迅速膨胀胶浆成；
某些加热方融化，冷却之后即固化；
粘液质呈干燥粉，具有强烈吸湿性；
黄蜀葵根车前子，白及水提醇沉除。
果胶同样似树胶，果实及根里面寻；
果胶主要成分是，半乳糖醛酸甲酯；
柑橘柚子果皮内，果胶丰富像眼泪；
果胶在酸条件下，乙醇即可沉淀它。
多糖提高免疫功，降血压且抗癌症；
临床用于肿瘤病，尚治动脉硬化症。

第三节 苷　类

糖和配基连一起，俗称糖杂配糖体；
此类物质称为苷，水解成糖与苷元；
苷元多为醇和酚，尚含羟醛及蒽醌；
包括羧酸和甾体，生理活性在这里。
苷糖通常是单糖，阿拉伯糖葡萄糖；

鼠李糖和半乳糖，寡糖多糖亦无妨；
尽管苷糖无活性，其性易溶且稳定；
确保苷类吸收快，更好发挥苷活性。
诸多中药均含苷，银杏山楂黄芩焉；
人参大黄亳白芍，栀子桔梗与陈皮；
远志黄芪和杏仁，根茎叶花果实存。
苷的分类有多种，常分原生次生苷；
苷元依据结构分，酚苷黄酮蒽醌等；
根据苷糖之名称，分类简单易命名；
苷键原子若不同，按氧硫碳苷区分；
强心苷作强心用，皂苷肥皂泡沫性；
多数苷类无色臭，形呈粉末苦涩味；
大部中性或酸性，极少与众所不同；
具旋光无还原性，不少苷有引湿性；
亦有苷类色纷呈，且有甘味不细分。
中药成分繁杂多，苷类亲水极性强；
甲醇乙醇正丁醇，极性水中亦能溶；
苷元亲脂糖亲水，糖溶解度水中雄；
苷元极性基团少，亲脂水溶性不好；
亲脂苷类选溶剂，氯仿乙醚最宜配；
碳苷性质较特殊，脂溶水溶均不能。
苷在酸中热水解，水解生成糖苷元；
左旋变右强还原，可以用于苷检验；
水解之后遇斐林，溶液颜色变棕红；
植物体内亦水解，温度适宜由酶解；
加工炮制须谨慎，酶解反应随时生；
乙醇高温及水蒸，均可使酶失活性。
原生植物体中苷，美其名曰原生苷；
室温中性溶液中，只能水解一部分；
次生苷即该部分，原生失糖变次生；
只有水解条件强，方成苷元和苷糖。
天然药物有特性，苷与苷元常共存；

利用溶解度差异，用水及醇提取分；
某些苷类水醇提，诸如皂苷与黄酮；
遇到中碱醋酸铅，铅盐复合生沉淀；
苷和糖类与酸混，a-萘酚加其中；
紫环现象色纷呈，鉴别反应molish；
分子结构定疗效，构型变异效失存。

◇◇◇◇◇◇

黄酮与糖缩合苷，学术名词黄酮苷；
中药黄酮成分泛，头花紫花黄杜鹃；
鸡素苔及八角莲，槲皮素均里面含；
猫眼草含山萘酚，芒果苷在石韦中；
全叶青兰多黄酮，橙皮苷在橘皮中。
黄酮结构之异名，a-苯基色原酮；
黄酮结构广义言，两个苯环三碳连；
黄酮多数呈黄色，双氢黄酮却无色；
黄酮结晶不必说，苷呈无定形粉末；
黄酮苷能溶水中，亦溶甲醇稀乙醇；
加热溶解度上升，较难溶于氯仿苯。
含酚羟基黄酮苷，可溶二甲甲酰胺；
利用溶解度各异，用于分离重结晶；
黄酮苷元水不溶，然能溶于甲乙醇；
乙酸乙酯及乙醚，苷元亦具溶解性；
乙酸乙酯和乙醇，苷和苷元皆能溶；
尤其加热温度高，溶解效果会更好。
利用溶解度特性，提取黄酮苷成分；
多用沸水乙醇提，乙酸乙酯不稀奇；
有黄酮苷弱碱性，佯盐浓酸中生成；
黄酮苷多酚羟基，中性弱酸更相宜；
黄酮苷溶碱液中，烈性水解或溶融；
由于反应较复杂，多用研究结构型；
缓慢水解开裂环，分析产物可溯源。
双氢黄酮碱液中，多致反应色不同；

羟黄酮苷溶碱中，颜色变化盐生成；
电子共轭起效应，醌式互变为原因；
黄酮一并黄酮醇，颜色变黄碱液中；
红或紫色查耳酮，微黄乃系双氢酮；
溶于碱液黄酮苷，反应过后再加酸；
重析出来黄酮苷，颜色随之亦变浅。
酶酸水解黄酮苷，水解成糖与苷元；
鼠李葡萄糖居多，半乳糖等居后者；
黄酮苷遇镁盐酸，多数还原颜色变；
黄酮黄酮醇变红，双氢黄酮苷相同；
阳碳离子是原因，用于鉴别或定性；
醇提液加酸镁粉，颜色变化还原中。
3羟黄酮铝铁铜，显色荧光沉淀生；
邻苯二酚在苷中，亦与金属起反应；
二氯氧锆枸橼酸，羟基黄酮鲜黄灿；
再加枸橼酸甲醇，三羟鲜黄五无色；
黄酮苷和苷一样，与醋酸铅黄沉淀；
结构多含酚羟基，用于黄酮苷分离；
黄酮苷含羟蒽醌，相遇醋酸镁甲醇；
显红蓝紫和橙色，如蓝即双氢黄酮；
三氯化铝黄酮苷，置于紫外灯下观；
黄酮黄酮醇显黄，双氢黄酮蓝亮光；
三氯化铁不一般，专鉴多羟黄酮苷；
呈现五颜和六色，羟基位置是关键；
紫外照射黄酮苷，产生荧光仔细观；
棕红黄绿为主色，特殊显色须记着。
槲皮素与槲皮苷，主要维护心血管；
橙皮苷和黄芩苷，抗菌消炎功效堪；
山楂毛冬青黄酮，补骨脂中查耳酮；
银杏葛根总黄酮，扩张冠脉流量增；
次黄芩素黄芩苷，抗炎利胆降压擅；
牡荆素和紫檀素，心脑血管疾患用；

穗花杉中双黄酮，实验证明能解痉；
葛根素大豆黄酮，解痉且疗冠心病；
杨梅树皮苷利尿，芸香槲皮苷亦能；
与芫花素效相仿，利水作用有报道；
槲皮苷且抗病毒，胃溃疡用甘草酮；
水飞蓟素能保肝，黄酮活性须细研。

◇◇◇◇◇◇

香豆精苷内酯环，苷元邻羟内皮酸；
芸香茄豆兰木樨，菊伞形科花果含；
香豆精寓香豆中，伞形花内阿魏存；
马粟树皮与秦皮，千金子皆香豆含。
石防风含前胡素，岩白菜素紫金牛；
白瑞香含瑞香苷，千金子中亦有之；
牛尾独活与白芷，均含白芷素成分；
连翘茵陈含豆精，橙皮素含橙皮中；
当归素存当归中，欧白芷含欧芹酚；
补骨脂素补骨脂，独活佛手柑内酯。
结构基团各不同，用以划分香豆精；
羟呋吡喃香豆精，异香双香还有烃；
香豆精多呈结晶，熔点通常较固定；
多数具有芳香味，随水蒸汽挥发性；
冷水难溶沸水溶，氯仿乙醚乙醇溶；
苯极性小却难溶，然溶一般碱液中。
香豆精苷香豆精，多呈中性或酸性；
冷碱不溶加热溶，内酯环裂盐生成；
顺式桂皮酸钠盐，溶液颜色黄色呈；
如若再与酸相逢，环合成原香豆精。
香豆精类水难溶，冷酸液中便下沉；
碱液加热时间长，加酸还原不可逆；
水解香豆精苷时，酶酸催化剂适宜；
香豆精照紫外光，多数苷类显荧光；
碱性液中荧光强，基团位置有影响；

香豆精本无荧光，7-位羟基荧光强；
通常显蓝或显黄，再添羟基弱无光；
呋喃香豆弱荧光，异呋喃类黄绿光；
紫外显色定性用，基团颜色须记清；
酚羟基类香豆精，三氯化铁试剂寻；
溶液变成蓝绿色，酚羟香豆精断定；
香豆精溶浓硫酸，五颜六色甚好看；
橙色粉红及绿色，色彩虽绚无用功。
香豆精类多活性，扩冠止血及抗凝；
雌激素样与镇静，吸收紫外抗癌菌。

◇◇◇◇◇◇

蒽苷结构有蒽醌，羟基与糖缩合成；
含蒽植物非很多，却及部分科属种；
大黄虎杖朱砂莲，茜草芦荟亦相连；
红芽大戟何首乌，鼠李菌类亦分布；
含蒽醌类天然药，蒽酚蒽酮亦不少；
苷糖葡萄鼠李糖，阿拉伯糖亦寻常；
蒽苷分类较简单，蒽醌蒽酚蒽酮然；
大黄素与茜草素，柯桠素及番泻苷。

◇◇◇◇◇◇

蒽醌苷和蒽苷元，皆为橙黄红色颜；
蒽苷结晶不易得，羟基蒽醌不好说；
蒽醌苷类亲水强，水和酒精溶无妨；
难溶氯仿及乙醚，其脂溶性并不强；
蒽醌苷元水难溶，易溶氯仿及乙醇；
乙醚苯虽非极性，苷元溶解无疑问；
微火加热常压下，羟基蒽醌升华性；
蒽醌分离用此法，预试鉴别亦用它。
羟基蒽醌本是酚，理所当然弱酸性；
可溶烧碱氨水中，观察颜色会变红；
羟基位置各不同，溶液酸性则不等；
紫红变蓝橙变红，各种颜色异纷呈；

然而也有异样情，羟基蒽醌碱液黄；
同时显色绿荧光，空气氧化换模样；
二烃蒽酮碱呈红，相应蒽酚无反应；
若用双氧水氧化，化成蒽醌才变化；
羟基蒽苷或蒽醌，遇醋酸镁甲醇液；
即显紫色或橙红，用于鉴别反应中。
二蒽酮类能导泻，蒽苷抗菌亦止血；
降脂且疗冠心病，保肝利胆病毒清。

◇◇◇◇◇◇

强心苷内含甾体，甾体和糖连一起；
17位碳连内酯环，3位碳与糖相须；
甲型强心苷广泛，玄参萝藦科分布；
夹竹桃科百合科，十字花科毛茛科；
乙型强心苷较窄，范围百合毛茛科；
被子植物强心苷，其他植物皆未含。
强心苷类系中性，无色结晶无定形；
味苦多有旋光性，对黏膜具刺激性；
强心苷多溶于水，甲醇乙醇及丙酮；
非极溶媒较难溶，诸如氯仿乙醚苯；
结构影响溶解性，糖多羟少各不同；
苷元次苷极性小，糖分越多溶性好；
强心苷遇酶和酸，生成苷元或次苷；
水解影响因素多，提取苷时防失活；
温度影响稳定性，引起苷脱水反应；
提取苷时要控温，优选甲醇和乙醇。
多数强心苷显色，关键内酯不饱和；
遇二硝基苯甲酸，强心苷元变红颜；
若遇碱性苦味酸，显现橙红深红颜；
碱性亚硝铁氰钠，溶液依旧像红花；
三氯化铁冰醋酸，a-去氧糖变蓝；
占吨氢醇冰醋酸，水浴加热转红颜；
三氯乙酸苷甾体，红色紫色色各异；

遇浓硫酸合醋酸，黄红紫黑一连串。
强心苷乃强心功，心肌收缩心兴奋；
纠正充血心力衰，主治心功能不全。

◇◇◇◇◇◇

皂苷能起肥皂泡，加热振摇泡不消；
同样起泡蛋白质，加热之后泡即消；
皂苷广存植物中，广存五加百合科；
薯蓣桔梗石蒜科，还有蔷薇玄参科。
苷元和糖糖醛酸，缩合而成皂苷焉；
糖为葡萄木糖类，葡萄醛酸为主焉；
皂苷分类依甙元，三萜甾体皂甙焉；
三萜苷元三十碳，异戊二烯聚成团；
香树脂醇四五环，多含羧基性偏酸；
甾体苷元二七碳，结构类似强心苷；
无不饱和内酯环，取而代之两醚环；
两个醚环连一碳，基团结构螺甾烷；
甾体皂苷无羧基，乃为中性皂苷焉。
三萜更比甾体广，诸多种类诸多样；
远志桔梗与人参，三七甘草天南星；
柴胡牛膝和木通，瓜蒌枇杷白头翁；
甾体皂苷麦门冬，知母剑麻万年青；
皂苷较大道尔顿，多为白色无定形；
亦有少数为结晶，吸潮味苦而且辛。
酸性皂苷水中溶，且溶热的甲乙醇；
冷乙醇中较难溶，不溶氯仿乙醚苯；
中性皂苷水难溶，丁醇戊醇却还行；
提取使用含水醇，分离亲水性成分；
酸酶水解皂苷类，条件苛刻苷之最；
水解苷元溶乙醚，且溶氯仿石油醚；
乙醇丙酮亦易溶，但是不在水中溶；
药材通常先湿润，加酸热水煮粥同；
干燥之前需过滤，选择氯仿汽油提；

回收溶剂得苷元，产物仅有一点点。
皂苷溶液溶血性，结构决定其毒性；
个别皂苷浓度低，亦致血红蛋白毕；
静脉给药需注意，避免长期且大剂。
皂苷溶血可鉴定，胆甾醇沉淀分离；
皂苷金属盐沉淀，诸如铅钡铜等盐；
三萜皂苷植物存，与之结合钙钾镁；
遇硫酸铵醋酸铅，及其中性盐沉淀；
甾体皂苷中性盐，只与碱性盐沉淀；
上述性质之差异，用于皂苷之分离；
分离酸性中性苷，定性中性碱性盐；
皂苷相遇高级醇，产物析出乙醇中；
处理产物用乙醚，高醇皂苷两分别。
皂苷显色之反应，多用鉴别试验中；
处在不同溶剂中，显色反应亦不同；
冰醋酸与浓硫酸，红紫蓝绿色连串；
甾体更比三萜快，几分钟内绿色现；
氯仿混合浓硫酸，氯仿呈现红或蓝；
硫酸则呈荧光绿，硫下氯上层色现；
冰醋酸混乙酰氯，淡红紫红两条路；
五氯化锑呈紫蓝，黄红红紫浓硫酸。
现代研究已发现，生物皂苷活性现；
中枢镇静及强心，促进蛋白之合成；
镇咳祛痰抗癌症，增强免疫之作用；
抗菌抗炎抗病毒，通畅血液之循环；
增加肠黏膜吸收，艾滋病毒亦有功。

◇◇◇◇◇◇

氰苷之中含氰基，氰醇羟基糖一起；
缩合而成称氰苷，水解释放氢氰酸；
氰苷分布亦较广，各科植物百以上；
杏仁桃仁枇杷仁，樱桃仁与亚麻仁；

亦有二甲羟乙腈，羟基与糖缩合成；
该类氰苷小物种，木薯根之木薯苷。
氰苷极佳水溶性，较难溶于冷乙醇；
沸乙醇中立即溶，尚溶乙酸乙酯中；
亲脂溶剂较难溶，诸如乙醚芳香苯；
氰苷亲水非亲脂，相似相容为本根；
酶酸水解一氰苷，生成羟基腈苷元；
α-羟腈不稳定，分解为醛（酮）氢氰酸；
浓盐酸之作用广，氧化苷元-CN强；
即生成-COOH基，且又产生$-NH_4$；
若在碱性条件下，苷元容易异构化；
生成羟基羧酸盐，氰苷性质大致言；
苦味酸钠作用下，氰苷水解色变颜；
除了生成氢氰酸，尚显红异紫酸钠。
氰苷活性并不多，主用祛痰与止咳，
代表药物苦杏仁，化痰润肺且止咳。

◇◇◇◇◇◇

酚羟与糖缩合苷，即为所言之酚苷；
酚苷分布较分散，各科各属皆可见；
杨柳科乃水杨苷，杜鹃花科熊果苷；
毛茛科牡丹酚苷，兰科天麻天麻苷。
酚苷大多为结晶，含水味苦无色彩；
冷水能溶热更溶，而且亦能溶乙醇；
亲水性佳脂溶差，乙醚氯仿不溶它；
酚苷具有弱酸性，尚溶碱液吡啶中。
三氯化铁遇酚苷，生成有色络合物；
颜色多绿紫蓝棕，用于定性试验中；
酚苷遇到醋酸铅，两种情况区分然；
一元酚或不互邻，醋铅沉淀不生成；
若遇碱式醋酸铅，即可发现生沉淀；
对于互邻多元酚，两铅沉淀皆生成。

酚苷具有药活性，利尿解痉且止痛；
镇静解热风湿遁，抗菌消炎效果灵。

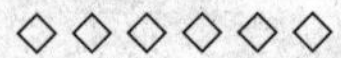

硫苷苷元含巯基，与糖缩合在一起；
产物水解有异样，水解苷元巯无踪；
生成异硫氰酸酯，这点后学要记住。
硫苷常见木犀科，金莲花科种子多；
芥子苷和萝卜苷，尚有油菜含硫苷；
硫苷本身无毒性，遇芥子酸毒素生；
硫苷本身无臭味，水解之后味不对；
不仅刺激且辛辣，产物而且还挥发；
硫苷加热易分解，水溶液中硫存在；
加酸还会有反应，生成产物硫化氢。
硫苷水解物有用，可抗真菌与癌症；
有的中药含硫苷，且可镇咳祛痰病。

◇◇◇◇◇◇

除上所阐数种苷，生物碱苷尚未阐；
环臭蚁醛结构苷，环烯醚萜牵牛苷；
有的成分能降糖，有的利尿作用强；
有的具缓泻作用，有的镇静功效雄。

第四节　木脂素

两苯丙素相聚合，构成木脂素母核；
常存树脂及木部，故而名曰木脂素。
木脂单体有四种，桂皮酸和桂皮醇；
丙烯苯与烯丙苯，组成化学小家庭；
两苯丙素衍生物，聚合而成木脂素；
简单木脂素简单，除了碳六是碳三；
单环氧之木脂素，化学结构往下观；

除了碳六和碳三，尚有四氢呋喃环；
诸如荜澄茄脂素，还有橄榄之脂素。
木脂内酯又一等，化学结构须分清；
单环氧木脂素中，呋喃氧化酯生成；
诸如罗汉松脂素，扁柏脂素性亦同；
双环氧之木脂素，化学结构亦非同；
苯丙侧链两相连，环氧结构自形成；
双环氧木脂里面，双骈四氢呋喃环；
双环氧木脂对称，芝麻林素及其酚；
连翘脂素连翘苷，除松脂素尚未全。
环木脂素又一类，再为木脂素分类；
简单木脂素环合，环状木脂素即成；
去氧鬼臼毒素例，亦有异紫杉脂素；
联苯骈环辛烯类，木脂素之第六类；
联苯结构非一般，侧链环合成八环；
名曰联苯环辛烯，五味木脂素里存；
新木脂素植物类，连翘五味厚朴荟；
苯环侧链互连接，亦或通过氧相连；
侧链碳多未氧化，和厚厚朴酚为例。
孤单游离木脂素，遇酸成酯为归宿；
遇糖结合形成苷，蓝根合欢皮中参；
易溶于苯及氯仿，不溶乙醚很寻常；
甲醇乙醇皆可溶，提取要用热乙醇。
木脂抑制癌细胞，不论恶瘤或大小；
清热消炎且镇痛，尚可杀虫疗肝疾。

第五节 萜类与挥发油

芳香中药水蒸馏，得到不溶挥发油；
另有别名称精油，多种成分其中求。

挥发油品很复杂，萜类之中常见它；
小的脂肪芳香族，偶尔亦现挥发油；
某些成分本含有，有些则现分解后；
挥发油多芳香味，中药活性物质类；
萜类物质含油丰，挥发油为主成分；
异戊二烯为骨架，数目至少配一对。
骨架也有异戊烷，分类依据原子碳；
单萜倍半和二萜，三萜四萜及多萜；
分子主含C、H、O，S、N偶存环链上。
单萜倍半萜内脂，二萜三萜早相识；
单萜双异戊二烯，自然分布相对密；
薄荷木香金果榄，单萜分链单双环；
链状单萜香叶醇，罗勒烯及柠檬醛；
单环单萜薄荷醇，双环樟脑龙脑冰；
倍半萜内酯骨架，十五个碳构成它；
大多味道有点苦，此为萜类苦味素；
广泛分布植物中，尤以菊科量最雄；
天名精及旋覆花，泽兰苍术中含它；
此外尚有马兜铃，拢牛儿苗科唇形；
蔷薇科及橄榄科，马鞭草科不用说。
倍半萜内酯代表，天名精内酯重要；
氢化萘型山道年，青木香内大环连；
二萜含有二十碳，植物醇占一大半；
植物醇称叶绿醇，广泛分布植物中；
以植物醇为原料，合成维E最重要；
维生素A二萜类，主要存在鱼肝肺；
穿心莲内酯二萜，尚有古伦宾二萜；
延命草里延命素，二萜化合物独秀；
三萜骨架30碳，其中之一为皂苷；
此外尚有甘次酸，川楝素及灵芝酸。
芳香族中含油寡，然有活性香气浓；
丁香油中所含酚，茴香油醚茴香存；

藿香甲基椒酚等，细辛脑与细辛醇；
另外尚有诸多种，不少用于作美容。

◇◇◇◇◇◇

无色淡黄挥发油，其他颜色居三流；
黄棕香附桂皮油，夺目红色麝香油；
佛手柑油也红颜，洋甘菊油扮蓝脸；
苦艾油呈蓝绿色，诸油颜色需细参。
挥发油多较水轻，含氰化物比水重；
有挥发油遇低温，便可析出固结晶；
通常将之称为“脑”，诸如茴香薄荷脑；
麝香草脑及樟脑，记住诸脑用大脑；
常温条件可挥发，涂在纸上不留“疤”；
以此区分脂肪油，挥发油用水蒸馏；
可溶乙醇浓乙醇，有机溶媒多能溶；
尽管极难溶于水，水溶微量足香馨；
其折光率各不同，杂质存在有变动；
挥发油之折光率，定性鉴别可参书；
其尚各具旋光度，定性鉴别要记住；
挥发油暴日光下，变质分解因氧化；
致使比重亦增加，颜色变深质变化；
极端情况树脂化，变得味臭不挥发；
挥发油贮棕色瓶，避光密闭低温中。
挥发油在碱液中，尤其继续加加温；
倍半萜内酯开环，生成羟基羧酸盐；
成盐之后水中溶，酸化析出内酯环；
利用内酯此特性，进行分离或提纯；
挥发油乃多成分，不同成分沸不同；
以此分离挥发油，超临萃取或蒸馏。
止咳平喘挥发油，祛痰发汗理气雄；
解表清热兼镇痛，利尿健胃又抑菌；
麝酮兴奋中枢经，樟脑竟然能强心。

第六节 有 机 酸

含有羧基脂肪酸，相对而言较简单；
脂肪芳族和脂环，游离成盐两相伴；
遇丙三醇成脂肪，和高级醇呈蜡凝；
亦与生物碱成盐，机体能量主来源；
广泛存在植物中，叶花茎果种子根；
精油树脂中常存，脂肪油中根为本。
有机酸按结构分，脂肪族酸打头阵；
芳香族酸步后尘，萜类羧酸小部分；
脂肪按键饱和分，饱不饱和两种分；
缬草酸和当归酸，草酸琥珀乌头酸；
芳香一族有机酸，苯甲水杨咖啡酸；
萜类有机酸不多，甘草次酸齐墩果。
低级或者不饱和，常温之下液态呈；
二元三元脂肪酸，芳香族酸固体现；
低级脂酸溶于水，碳多水溶性减退；
四碳以上渐微溶，碳多水溶成疑问；
极性羟基羧基多，水溶解度亦增高；
多元羧酸亲水性，芳香酸呈亲脂性；
若酸具有挥发性，用水蒸馏分离精。
有机酸必有酸性，这点丝毫无疑问；
常规芳酸大脂酸，二元多元大一元；
有机酸易溶于碱，中和反应生成盐；
有机酸盐多极性，难溶有机溶剂中；
有机酸遇金属碱，诸如银钡钙铅盐；
生成盐皆不溶水，以此提取及分离。
有机酸具药活性，解热镇痛且镇静；
止咳平喘降胆醇，敛血抗凝又抑菌。

第七节 鞣　质

鞣质鞣酸与单宁，同物异名称谓分；
结构复杂分子大，均为多元酚衍生；
鞣质植物中广存，多见高等植物中；
山毛莨科豆柳杨，蔷薇茜草桃金娘；
地榆石榴皮富有，老鹳仙鹤草中留；
虎杖侧柏扁蓄等，偶见寄生昆虫瘿。
水解鞣质似酯苷，水解依靠酶碱酸；
水解产物失鞣性，结合蛋白无沉淀；
此例诃子五倍子，大黄桉叶没食子。
缩合鞣质无酯键，分子环核碳聚连；
三聚以上有鞣性，一般水解无作用；
缩合鞣质在水中，稀酸共煮久贮存；
沉淀棕色无定形，称之鞣酐或鞣红；
缩合更比水解广，中药缩合鞣质强；
多为儿茶精之类，羟基黄酮还原配。
鞣质固体无定形，当然不乏呈晶形；
一般无臭味略涩，强收敛性作用雄；
可溶于水与酒精，丙酮以及混醚醇；
甘油乙酸乙酯溶，醚氯仿苯中不溶；
鞣质水中胶体状，加电解质盐析成；
百分之四明胶液，可除鞣质及鉴别。
鞣质与重金属盐，重铬酸钾醋铜铅；
以及蛋白生物碱，发生反应生沉淀；
此性可用以解毒，亦可用于鞣质除；
鞣质蛋白可鞣皮，命名理由在这里；
鞣质具强还原性，遇到斐林色变红；

乙醇溶液加水调，pH值八或九；
鞣质沉淀较完全，除鞣质法可借鉴。
鞣质具有收敛性，亦可内服或外用；
内治胃肠道出血，外治损伤及骨折；
鞣质解毒且抗菌，亦抗脂质过氧化；
抗炎抗变态反应，尚可降压抗癌症。

第八节 油脂与蜡

欲问什么是油脂，实乃脂肪甘油酯；
固饱和酯为脂肪，液不饱和酯油呈；
脂肪酸链一元醇，结合酯成蜡照明。
油脂性质取决酸，水和冷醇溶解难；
乙醚氯仿皆易溶，四氯二硫化碳溶；
油脂遇热不挥发，二三百度起变化；
甘油生成丙烯醛，伴臭用于油脂检。
脂酶水解油脂类，道理简单可意会；
高温高压催化剂，水解需要热水汽；
油脂贮藏环境差，氧光热酸分解它；
氧化反应易发生，油脂质变臭难闻。
蜡在常温呈固体，不溶于水溶热醇；
即使将蜡置高温，丙烯醛臭不发生。
数种油脂可通泻，蓖麻子油居首位；
亦有可治麻风病，大枫子油其中类；
此外尚可抗肿瘤，薏苡仁油居首位；
鉴于蜡类多无效，制剂过程常除掉。

第九节 树 脂

树脂本是分泌物，成分复杂混合物；
松柏豆科橄榄科，伞形安息香科多。
树脂酸类排第一，二三萜酸成体系；
第二大类树脂醇，树脂醇树脂鞣酚；
第三类乃树脂酯，醇或鞣酚酸化酯；
位列第四树脂烃，不易氧化且中性。
树脂酸类其特性，兼有酸性与酚性；
可以皂化碱液中，化学性质需记清；
树脂醇类多无色，三氯化铁遇变色；
含醇羟基不显色，酚羟基现鞣质色；
氢氧化钾乙醇溶，树脂酯类列其中；
共煮一段时间后，皂化反应必生成；
树脂烃类较稳定，与多试剂无反应；
未有特殊之活性，化学性质类似烃。
活性树脂作药用，可以祛痰且止痛；
镇静消炎又抗菌、活血化瘀激神经。

第十节 色 素

黄酮花青叶绿素，四萜色素及蒽醌；
天然色彩各纷呈，故而将之色素命；
通常所云之色素，四萜色素叶绿素；
两类皆呈脂溶性，二者常常且共存。
叶绿素类分布广，光合作用靠阳光；

按照颜色分AB，蓝绿黄绿现差异。
叶绿素难溶于水，甲醇亦难溶解其；
乙醚氯仿皆可溶，尚溶有机苯丙酮，
在碱液中可水解，钠盐钾盐成双对；
叶绿素遇氧化铝，粘土活性炭吸附。
叶绿素可抑溃疡，故治溃疡及创伤；
然于中药针剂中，弃叶绿素因无用。
四萜色素哪里寻，果实花冠及叶中；
溶于氯仿和乙醚，二硫化碳乙醇中；
四萜色素被吸附，用氧化镁硅藻土；
氢氧化钙氧化铝，碳和硅胶亦吸附。

第十一节　甾　　体

甾体存在植物中，形式各异有数种；
植物甾醇与皂苷，及生物碱强心苷；
甾体存于动物中，数种形式各不同；
胆酸以及胆甾醇，皮质激素等亦同。
甾醇亦称为固醇，亦有游离有苷型；
谷豆甾醇及麦角，人参黄柏柴胡存；
胆酸存于胆汁中，甘氨胆酸为主分；
结合胆酸成钠盐，水解之后得胆酸；
胆甾醇即胆固醇，遍存动物组织中；
胆汁卵黄脑神经，存在形式有两种；
一乃游离胆甾醇，二为胆甾醇酯形；
牛黄熊胆鸡胆中，即含胆酸胆甾醇；
天然牛黄含胆酸，包括去氧牛胆酸；
胆甾醇仅少许量，存卵磷酯胆红素。
植物甾醇晶形好，水中溶解度不高；
氯仿乙醚极易溶，具有良好亲脂性；

甾醇类溶冰醋酸，乙酰氯化锌陪伴；
共热一段时间观，先呈淡红后紫颜；
氯仿溶解供试品，三氯醋酸来助阵；
呈现红色转蓝色，颜色变化无多端；
冰醋酸加浓硫酸，显色情况不一般；
冰醋酸层蓝变绿，振摇绿色转污绿；
供试品中加氯仿，再加浓硫酸等量；
振摇混合仔细看，氯仿层现绿荧灿。

甾醇受紫外影响，生成D_2之维他；
维D促进钙吸收，甾醇故可抗佝偻；
结合胆酸乳化剂，分散脂肪成微粒；
增加脂和酶接洽，促脂吸收及消化；
牛黄活性抑神经，降压镇静与解痉；
杯苋甾酮促生长，蛋白同化作用广。

第十二节 氨基酸

既含氨基亦含羧，氨基酸名由此得；
常见α-氨基酸，羧基氨基连同碳；
诸如半夏板蓝根，五味子及天南星；
蔓荆子与天花粉，海人草等皆含之。

蛋白质中氨基酸，名曰a-氨基酸；
氨基羧基数不同，单氨羧酸呈中性；
单氨二羧显酸性，二氨单羧偏碱性。
根据分子之组成，脂肪芳香各不同；
环状含硫氨基酸，组成差异不一同；
氨酸无色多结晶，多数均具亲水性；
难溶无水乙醇中，乙醚亲脂亦难溶；
唯甘氨酸性不同，余皆均具旋光性；

氨酸分子呈两性，遇酸遇碱均反应；
溶液pH若变动，液体离子失平衡；
只有处于等电点，溶度最小眼前现；
溶液之中析出晶，用于分离和提纯。
氨酸氨基和羧基，酸碱成盐不用提；
遇重金属CuAgHg，难溶络盐将之分；
氨基酸与茚三酮，加热蓝紫色产生；
此项反应很灵敏，经常用于检验中。
平喘镇咳氨基酸，抗菌消炎驱虫灵。

第十三节 蛋白质与酶

氨基酸依肽键连，连成含氮高蛋白；
酶以蛋白质为主，RNA占极少数；
蛋白与酶广泛存，细胞原生质之中；
生长发育之基础，新陈代谢之本根；
蛋白酶类活性高，植物体内含不少；
木瓜菠萝蛋白酶，于此不再多言赘。
蛋白和酶非晶形，仅有少数为结晶；
极性溶剂多能溶，有机溶剂则不行；
溶于乙醇酸碱盐，分子结构或改变；
蛋白溶液多胶状，振摇肥皂泡沫样；
煮沸泡沫不复现，皂苷泡沫依然见。
蛋白及酶受外因，容易改变其活性；
受热酸碱可凝固，故此会失去活性；
生物碱重金属盐，结合蛋白为沉淀；
蛋白变性不可逆，清除蛋白此法宜；
氯化钠或硫酸铵，蛋白溶解受阻拦；
此种作用称盐析，盐析作用常可逆。

蛋白碱性溶液中，加入少量硫酸铜；
或显紫色或紫红，此即双缩脲反应；
蛋白质中含酚基，米伦试剂在一起；
呈现赤褐色沉淀，用于氨基酸检验；
蛋白或酶含苯环，加入浓硫酸一点；
现黄色用氨处理，即变橙色颜又换。
蛋白皆有等电点，正负电荷等完全；
等电溶解度最小，水液可赶蛋白跑。
蛋白和酶抗肿瘤，诸多酶且能驱虫；
菠萝蛋白抗水肿，天花蛋白引产用。

第十四节　无机化合物

中药内含无机盐，钾盐镁盐及钙盐；
亦有呈现结晶状，诸如碳酸钙晶盐；
无机盐类存活性，以前几乎无人问；
组织细胞之结构，无机盐类很重要；
骨骼牙齿钙镁存，软组织钾含量盈；
调节细胞通透性，渗透酸碱皆平衡；
神经活动肌收缩，哪个无需盐激活？
夏枯草中含钾盐，降压利尿有关联；
龙牡石膏及赭石，无机盐量最充实；
天然药化七字诀，到此休止待续作。

朱建明　豆金彦 撰

第二篇　辨证论治

第一章　临证治验撷粹

第一节　内科验案二十六则

一、肝胃气痛

刘君之妻，四十有七。素多愁善感，乙未年初秋自觉右胁下部似有一痞块，上冲且痛极，昼夜发作十余次，胃脘痞闷，纳谷甚微，呃逆吞酸。观之体瘦身羸，面黄无华，舌淡白、尖有黑点，按脉右缓无力、左中取弦。综合形证脉候，当属木郁乘土，肝胃失和之证。遂以“旋覆花代赭石汤”、“左金丸”、“金铃子散”三方合参，加减化裁与之，啜药五帖病势趋缓，继服九剂使得痾痊。

处方：旋覆花15g（包煎），代赭石12g（先煎），法半夏12g，白芍12g，党参12g，谷芽12g，川楝子9g，元胡9g，黄连6g，木香6g，桂枝6g，吴茱萸3g。水煎温服，日一剂。

按：肝喜条达，多愁善感则肝气郁逆莫伸，郁而不散则聚结成痞，久郁化热则呃逆吞酸。又木郁乘土，致脾胃运化失司，则纳谷甚微，形廋肌黄。故当以旋覆花配半夏、木香之属辛散条达，疏理肝气以除呃逆；辅以代赭石坚可消痞、重可降逆；合白芍、党参、谷芽之流柔肝实脾，益胃而培中土；川楝子携黄连、吴茱萸，泄肝经郁热而除吞酸。

二、老年性便秘

张生之母，年逾古稀。患便秘匝月，延数医疗治，皆投以枳实、青皮、木香、大黄、芒硝等破气通导之剂，然反致大便倍加不通，纵努挣则排出少许如羊粪球状之干结。自诉：口干乏液，脘腹痞闷，饮食不思，懊恼不安。察其体瘦、神疲，举步维艰，面色灰黯，舌光少津，脉沉细、微数。审证求因，当系营血枯槁，津液涸乏之证。即拟“补血润燥生津饮”予之，服药七剂大便遂畅，纳谷渐增。效不更方，继服三帖，一旬告愈。

处方：熟地黄15g，当归12g，栝蒌仁12g，白芍10g，麦门冬10g，天门冬10g，桃仁10g，红花6g。水煎服，日一剂。

按：年老经血枯涩，肠道阴液匮乏，肠失濡润，则便秘。前医不谙病因，就病治病，施以泻下、破气之剂，叠致气阴倍加亏乏，大肠津液枯竭，燥热内结益甚，因之便秘倍加不通。斯时也，当以增液行舟，补血润燥，通行经气为妥。故方用熟地黄、当归、白芍补血润燥，合栝蒌仁、麦门冬、天门冬养阴生津，配桃仁、红花行气活血，八味合为一剂，则腑通症自消矣。

三、呕　逆

王母，年近花甲。于乙未年春突发呕逆，饮咽即吐，心烦觉空，口苦，溲黄。诊其脉弦数，苔薄腻而黄。四诊合参，当属胆火冲胃，致胃气上逆所为。因证立方，服药五剂告愈。然康宁后其暴食柑橘、米粥等物，致胃气复伤，呕逆益甚，遂仍主原方增减，啜药三帖而愈。

处方：鲜竹叶15g，法半夏12g，茯苓12g、党参12g，广陈皮9g，佛手9g，生杷叶9g，川楝子9g，甘草9g，黄连6g，枳实6g。水煎服，日一剂。

又案：魏氏，年届古稀，性情乖僻。辛卯年二月七日因琐事与家人争吵不休，黄昏后出恭时突感心中懊恼，腹内隐痛。病初泛呕，继之暴吐如注，前医治之罔效。翌日邀陈师往诊，触其六脉弦如弹石，观之舌边红、苔淡薄，溲微黄。证、脉合参，断为肝气横逆，木乘中土，胃气败伤之证。遂拟“加减吴茱萸汤”，服药六帖，诸恙悉退。

处方：吴茱萸9g，高力参9g（炖服），炒白芍9g，清半夏9g，川楝子9g，广木香6g，伏龙肝120g（化水取澄清液煎药），日一剂。

按：前案系肝气挟胆火冲胃，肝、胃失和，胃气上逆所致之呕吐。当以清泄宣降，调肝木，清胆火，平胃逆之法论治；后者当为肝气横逆，木乘脾土，肝邪犯胃，致胃气败伤之呕吐。法当抑肝平木，补益坤土为妥，否则胃气一散，百药不验。斯时病家脾胃衰惫，故处方益精、药量益轻，宁可再剂，不可重剂。

四、咳　喘

刘某，年及不惑。染嗽半月，不治而愈。数日后伊夫人告之，因家境贫乏，其夫心中悒郁忧虑，近期不慎偶感风寒，痰涎壅盛，咳喘大作，动则尤甚，端坐且不得卧。诊其脉，中取见弦，两寸象浮。观之舌淡，苔白滑。遂告曰："病为郁逆莫伸，加之风寒浸染，肺气宣降失司，遂成此症。"即拟"千金定喘汤"加减与之，啜药六帖，诸症若失。然伊不知慎饮食而吃面两碗许，须臾即觉腹中膨胀，复行作喘，遂予"保和丸"加栝蒌皮、鸡内金、枳壳、谷芽等煎汤饮之，服药三帖遂安。

处方：炙麻黄12g，法半夏10g，佛手10g，薏苡仁10g，苏子泥9g，款冬花9g，橘红9g，桑白皮9g，甘草6g，银杏仁6g（研细冲服）。水煎服，日一剂。

按：气行则血行，气滞则血凝。悒郁忧思则心气结、肝气郁而脾气滞，气不行则血滞，血滞则气阻。又兼感风寒，致肺气宣降失司，病邪内外交赊，则咳喘作焉。脾为生痰之源，肺为贮痰之器，思伤脾则脾气郁滞，水湿不运，化而为饮则痰涎壅盛。故治宜宣肺化痰，行气开郁，健脾利湿之法。饮食不节而复行作喘者，当予加味保和丸，乃培土生金之法也。

五、癃　闭

江氏之夫，年方而立。于丁亥年五月夯土筑房时突然小便闭结，少腹胀满，痛苦不堪。遂就近请西医庞某治之，伊施行导尿管取尿两次，初次仅作滴沥，末次涓滴全无。诊其脉沉涩，舌紫黯、苔黄腻。纵观病因，当为夯土时用力过猛，导致气闭尿阻之症。陈师遂搓一纸捻，令伊插鼻取嚏，数分钟声息杳然，其气闭可见一斑！伊再作之，则嚏出数声，小便始滴，即拟"二陈汤"去半夏、加柴胡、升麻各6g，香附子、佛手各9g，煎汤服之。饮药一剂，即令其用指探咽取吐，再持纸捻取嚏，十分钟许，喷嚏顺畅，小便如注。

按：肾者，水脏，水之下源，司水液之代谢；肺者，气脏，水之上源，主水道之通调。夯土瞬间用力过猛，致肺、肾二经脉络闭阻，气机升降失司，使之上源闭而下源癃，遂成气闭尿阻之证。肺开窍于鼻，以纸捻取嚏乃通行金气，提壶揭盖之法也；咽通于地，探咽取吐乃宣经开塞，疏通水道下源也。继予加减二陈汤，乃上调下达，升清降浊，调理气机之举也。

六、水　肿

曹某，男，年逾30。一周前因外感未治遂现面目及四肢浮肿、小便不利诸症，其病缠绵月余。前医诊为急性肾炎，且以湿热论治，罔效。刻诊：病家面目浮肿如新卧起发面之状，色晄白不华，手足肿胀，指压凹陷不起，身重困倦，不思饮食，小便短少，大便溏薄。脉沉细而迟，舌质淡而胖嫩。尿检：蛋白(+++)。脉证相参，诊为脾肾阳虚之水肿。遂先投加味真武汤3剂，服之肿消而精神转佳，食量渐增。继于原方出入，连服九剂，诸证悉除，尿检正常。嗣后，以四君子汤合五苓散加减调理，随访年余，告愈。

处方：制附片9g，生姜片9g，生白芍9g，云茯苓15g，炒白术9g，生黄芪30g，车前子15g（包煎），白茅根15g，赤小豆30g，炒麦芽9g，益母草30g。

按：真武汤乃温阳利水，益肾健脾之剂。此患者所见证候系素体阳虚、气化失司所致也。前医诊为急性肾炎，亦不可概以湿热论治。今既曾以苦寒清热之品治之罔效，则其脾肾更受损伤而气难化水，水既内停，则泛滥于四肢、肌肤而发为浮肿。故予真武汤以温肾健脾，化气利水，加生黄芪、益母草、赤小豆、白茅根、车前子等益气行血，利水消肿；配麦芽顾护胃气。全方诸药为伍，则肾阳复，脾运健，胃气和而内寒散，水邪得运，浮肿自消矣。

七、消　渴

田某，男，56岁。口渴、多饮、多尿，伴气短、乏力月余。观之面色萎黄，精神颓废，体瘦羸弱。察舌暗红兼有瘀点，脉沉而细。血糖：14.8mmol/L，尿糖：（+++）。证属：脾虚肾亏，气阴两虚，脉络阻滞之证。治宜：益气养阴，补肾健脾，活血化瘀之法。方拟平糖饮，每日1剂，水煎分3次服。连服10剂自觉精力恢复，口渴减轻，尿量减少。查：血糖7.6mmol/L，尿糖(+)。效不更方，继服20剂血糖复常，尿糖转阴，余症基本消失。

处方：黄芪15g，生地12g，山药12g，芡实12g，丹参12g，苍术12g，葛根12g，人参9g（炖服），玄参9g，何首乌9g，山萸肉9g，枸杞9g，丹皮9g，泽泻9g。水煎服。

按：此例消渴以气阴两虚为主，系典型的脏腑气血阴阳失调之证。治宜益气养阴，补肾健脾，活血化瘀之法，以期达到平衡阴阳，调节血糖之目的。方中人参、黄芪大补元气，生地、玄参养阴生津，山药、芡实健脾益肾，何首乌、山萸肉、枸杞子补肾益精，丹参、丹皮活血祛瘀，苍术燥湿健脾、且制玄参之偏，泽泻渗湿泄热、且抑虚火内生，葛根清胃热、升脾阳、生津止渴。全方滋而不腻，补而不燥，寒热适中，双向调节。而使脏腑得济，气血得养，阴阳得平，消渴自息矣。

八、目　劄

杨某，62岁。自诉：数年前因连续工作昼夜未休，始现眼睛发酸、发困，睡眠不佳，腰膝酸软诸证。继而出现眼睑瞤动不止，以至引起眼角、鼻翼、口角亦不停抽动。观之病家眼睑瞤动不止，鼻翼、口角不停抽动，眼圈发黑，眼周皮肤粗糙，且不自主频频以手揉眼。诊其脉沉弱，舌红、少苔。辨证当为肝肾不足，阴虚风动之患。治以滋补肝肾，养血祛风之法。遂施以针法：取照海、申脉、风池、攒竹、太阳、颧髎、合谷、内关、足三里、三阴交、太冲。以平补、平泻手法，留针40 min。每周针刺3次，6次为一疗程。嘱其少食辛辣，忌烟酒。一个疗程即觉眼睑瞤动趋减，继之针刺12个疗程，告愈。

按：目劄亦称眼睑瞤动症，系指患者不自觉出现眼睑抽动，严重时引起鼻翼及口角亦时时抽动。该患者病程已久，久病必虚，气血阴阳不足，阴虚风动在所必然。针穴照海为通阴跷脉之八脉交会穴，申脉为通阳跷脉之八脉交会穴，两穴配合，协调阴阳而医目劄。又经云：治风先活血，血行风自灭。方中风池乃为祛风主穴，亦为头面五官病之要穴。攒竹、太阳、颧髎系局部取穴，用以通经络，活气血，止抽搐。合谷乃为四总穴之一，有“面口合谷收”之说。取足三里、三阴交以疏通阳明经络，补益脾胃气血。太冲、照海平补肝木，熄风止搐。针穴配合，共收补气益血，养血祛风，熄风止搐之功。

九、胃脘痛

王某，女，六十三岁。诉：患慢性萎缩性胃炎10余年，胃脘胀满、食后尤甚，时痛，嗳气反酸，纳呆，便溏，神疲。察其舌质红、苔腻微黄，脉细弱。镜检示：糜烂性胃炎（轻度）伴胃窦部胃黏膜萎缩（中度）、十二指肠球部溃疡，HP（++）。综合形证当为痞满，证属阴虚瘀热，治以养阴益胃，清胃益气，祛瘀蠲痞之法。药服10剂诸症见好，精神渐佳，效不更方，继于原方随症加减连服15剂。复诊：患者食量增加，胃镜示浅表性胃炎（轻度）、十二指肠球部炎症，嘱其继原方用药，以善其后。

处方：党参20g，黄芪20g，陈皮9g，半夏9g，枳实9g，沙参15g，玉竹15g，麦冬9g，鸡内金9g，炒白芍20g，元胡15g，丹参15g，莪术15g，三七粉5g（冲服），黄连9g，海螵蛸15g，贝母12g，甘草9g。水煎分服，日一剂。禁酒及辛辣刺激性之品。

按：脾胃虚弱系慢性萎缩性胃炎之病机，脾胃虚弱不能驱邪外出，正邪相持则致疾患迁延不愈，脾胃损伤益甚，使虚者更虚，此乃致病之本。此外，脾胃虚弱则清气不升、浊阴不降，中焦为之痞塞。然脾胃运化及腐熟失职，水反为湿、谷反为滞，从而致食、湿、痰、热积滞内生，积滞、湿痰阻滞中焦，则影响三焦气机之升降，日久必为气滞血瘀。血瘀、食滞、湿痰及气滞，反过来又会损及脾胃，脾胃则日衰，于是形成恶性循环，渐致变生坏证而致肠化、异型增生以及癌变等症。故治宜复方多法综合运用，整体调节、标本兼顾，攻补兼施，重点在于健脾益胃，活血理气。

十、黄　疸

张兴运，男，三十岁。主诉：头晕，腰酸，食欲不振，胸闷腹胀，肢困乏力，多梦遗精一年余。近三日尿黄如浓茶，恶心，厌食油腻。诊见：形瘦体弱，精神倦怠，面目及周身肌肤黯黄。舌尖红、苔黄腻，脉弦滑数。陈师断此乃肾阴下亏，虚阳上扰，肝胆疏泄失司，湿热郁滞三焦之证。故治以滋阴利胆，清解湿热之法为妥。方拟“加味六味地黄汤”，服十五剂后全身黄染已退，胸闷腹胀亦除，饮食增加，小便淡黄。舌尖红、苔厚微黄。此黄疸虽退，湿热尚存，继予“茵陈蒿汤”与“五味异功散”合参调理善后，告愈。

处方：茵陈30g，茯苓18g，石斛12g，生地黄10g，桃仁10g，五味子10g，淮山药10g，泽泻10g，山茱萸9g，丹皮6g，远志6g。水煎服，日一剂。

十一、疟　疾

同乡王金波，于夏初突现寒战壮热，汗出则热退，休作有时，伴头痛身楚，恶心呕吐诸症，遍服百药罔效。陈师诊之身体瘦削，面色无华，肤枯色黯，然精神尚佳。翌晨按其脉形细弦，苔淡色黄，观之溲赤、便艰。综合形证，判为精血素亏，暑湿内停，正虚邪盛，疟邪肆虐之证。当用补精血以潜摄，化暑湿以和胃之法从治。遂拟一方，头煎服后三小时疟疾复来，先觉肤冷，继则寒颤，约半小时后转热，嚎叫曰：“心如火焚，骨如锤敲。”其声达于户外，直至夜半始汗出热退。斯时也，师深恐精血耗尽，有危脱之虞，遂令续服二煎，黎明诊脉尤弱，即原方加重一倍，日夜连服二剂，第四日疟不复来，但病者奄卧于床弱不可支。再服六剂，饮食日渐增加，调理月余，始复康健。

处方：枸杞子18g，制首乌15g，当归身12g，茯苓12g，滑石12g，制鳖甲12g，青蒿9g，半夏9g，炙甘草6g，陈皮6g，苍术6g，青皮6g。水煎服，日一剂。

又案：

祁远声次子，年方八岁。患疾求医，经生化检验诊断疑为疟疾，服西药治疗罔效；复行验血，判为伤寒，治疗仍不取效。适遇陈师往诊，但见壮热喘促，咳声连连，至夜半后渴饮微汗则热退，翌晨一切复常。其疾于每日下午三时发作，按之脉浮滑，右寸搏动有力，苔滑而淡黄。遂告曰：“此名肺疟，乃风热挟痰作祟，因病邪在气而不在血，是以验血不确，故治疗寡效。若涤痰解热，使肺气不受其威迫，则邪即退矣。”据此立方，一剂病减，再剂而愈。

处方：桔梗9g，苦杏仁9g，苏薄荷4.5g（后下），牛蒡子4.5g，栝蒌仁4.5g，天竺黄4.5g，川贝母3g，连翘3g，冬桑叶3g，甘草3g，枳壳1.5g，通草1.5g，鲜芦根1.5g。水煎服，日一剂。

十二、暑　湿

江礼军，男，年逾四旬。时值酷暑三伏天，其感头重身困，肤热体酸，脘闷腹胀，食欲不振，神疲昏卧，经用解热针剂其体温反增。陈师诊：体温虽高，但脉象濡缓不数，苔白腻，溲赤短少。此乃湿郁卫气，暑湿化热，上乘外散之证。疾非辛香淡苦之品上开下渗、内清外达不能撤除其势。据此立方，一帖而热退能食，五剂而病魔尽祛。

处方：飞滑石12g（包煎），淡竹叶9g，苦杏仁9g，连翘9g，苡米仁9g，鲜藿香6g（后下），佩兰叶4.5g，半夏4.5g，通草3g。水煎服，日一剂。

十三、喜笑不休，善食多溲

吴某，男，二十七岁，回族。于1972年间梦遗频作，伴头晕、乏力。五月初突然鼻衄如注，出血量约300ml，用中、西止血药治疗后病情好转，但仍偶有少量出血。五月下旬负重长途行走，鼻衄复现，出血约150ml，经治后鼻衄止，然头晕、乏力加重。七月十五日晚梦遗，晨起自觉迎香穴处冰凉，继而漫及前额，随即晕厥不省人事，小便失禁。当即手按人中穴并呼其名，五分钟后渐醒，醒后则大笑不止，小便自出。经中、西医多方治疗十余日罔效，延陈师前往问诊。

诊见：患者喜笑不休，小便失禁、且量多，面色晄白，双眼眶泛青，神呆，体羸，饥而善食，日食量二斤有余，且仍饥饿。实验室检查：尿糖（+），尿蛋白（+）。舌红、苔黄燥，脉滑数而沉。综合形证，当为精血亏耗，相火妄动，水火不济，热扰神明之证。治当益肾添精，育阴潜阳，清热生津之法。即拟一方，煎服一剂喜笑止，食量减半，余症同前。观其舌红、苔黄，脉沉滑。继予原方加减，连服二剂，精神转佳，诸症消失，惟独四肢软弱无力。舌红润、苔白，脉沉。尿常规检查：尿糖、尿蛋白均阴性。

现病势已去，然正气未复，故予“六君子汤”加益智仁、补骨脂，水煎连服六剂，以扶助正气，调理善后。半年后随访，病家体健力强。

一方：生石膏30g（先煎），天花粉15g，枸杞子15g，玄参9g，高丽参6g（炖服），白芍15g，淮山药15g，白蔻仁3g（后下），益智仁12g，甘草9g，粳米引。水煎服，日一剂。

二方：生石膏30g（先煎），淮山药15g，天花粉15g，补骨脂12g，益智仁9g，玄参9g，石菖蒲9g，五味子9g，陈皮6g，佩兰叶6g。水煎服，日一剂。

按：体内阴亏，孤阳易动，阳动则不藏，火气上升，犯冒清窍，头蒙脑胀，衄血成流。肾水下亏，不能上济，火盛灼金，金亏不能平木，木复生火，二火交并，清肃不行，同气相求，必归于心。热扰神明，遂致言语错乱，神志恍惚，喜笑无常。其阴愈伤，其火愈炽，阳明之火为剧，则饥而善食。肾精亏虚，必损及阳，阳虚则约束失职，故小便频数失禁。此乃精亏火动之证，当拟填精益肾，清热生津之法从治，则诸症全息矣。

十四、老年症状性高血压

王某，男，五十六岁。患者自诉：半年来头晕目眩，心悸怔忡，口中乏味，时觉吸入之气呈冰凉感，身重倦怠，畏寒肢冷，小便短少，全身肌肉时而瞤动，尤以脐周部为著。曾以中、西药多方治疗不效，遂来就诊。察患者形体肥胖，面部虚浮、苍白，下肢浮肿。舌体胖、有齿痕，苔白厚腻，脉沉而弦滑。血压：25.3/13.3 kPa。诸证相参，此乃肾阳虚衰，命火不足，致阴水上泛，阻遏清阳之证。法当壮元阳以消阴翳，遂拟温阳化水、芳香通窍之剂。服药两剂自觉诸症俱减，唯吸入之气凉感仍旧。诊及舌淡、苔白厚，脉沉弦。血压：21.3/13.3 kPa。继原方茯苓量增至20g，加山药20g、陈皮10g，理气健脾，培土泄水，以消留垢。药服两剂，诸症若失。血压：17.3kPa/ 12 kPa。告愈。

处方：附片9g，白芍12g，茯苓12g，白术12g，生姜6g，怀牛膝12g，菖蒲10g，佩兰叶10g。水煎凉服，日一剂。

又案：

马某，女，六十七岁。半月前自感头重眩晕，双颞部胀痛，懒言少气，心悸怔忡，脘腹胀满，纳呆，小便短少。观之形寒肢冷，精神疲惫，面色晦暗。舌胖、质淡，苔白滑，脉沉细而弦。血压：26.7/16 kPa。此乃元阳衰惫，水体失司，浊阴上逆，清窍闭阻之证。宜益火消阴，健脾开窍，重镇降浊之法从治。服药三剂，患者精神转佳，饮食渐增，余症俱减。观其舌淡、苔白，脉沉弦。血压：22.6/13 kPa。效不更方，续服三剂后血压：16/11.5 kPa，诸症皆失矣。

处方：附片9g，白芍12g，茯苓12g，白术12g，生姜6g，怀牛膝12g，牡蛎12g（先煎），佩兰叶6g，麦芽12g，厚朴10g。水煎凉服，日一剂。

按：老年荣卫枯涩，肾阳衰惫，易致阳虚水泛。头者，诸阳之会，浊阴上逆阻遏清阳，阴阳相争，则见面部虚浮，以及头痛、头晕诸症。又水气凌心则悸，脾失肾阳之温煦，则肌肉失脾阳之温养，清阳下陷，故现形寒肢冷，小便短少，脘胀纳呆，肌肉瞤动，下肢浮肿，吸气呈凉诸症。此皆阴盛阳衰，寒水失制为之。故用“真武汤”回阳化气以消阴，益火生土而制水。方中加菖蒲、厚朴、佩兰叶、麦芽等，芳香通窍，理气健脾；用牡蛎、怀牛膝等，重镇降浊，以制上浮之虚阳。

第二节　妇科治验七则

一、月经先期

蒋某之妻，年逾而立。自诉：月经先期达一周之久，经来如胆水，夹有血块，五心烦热，腰及小腹痛，不思饮食。观之面色萎黄，气少神疲，舌淡、苔黄腻，诊其脉细而滑数。综合形证，断为气血虚兼挟湿热之疾。故先拟“黄芩散”六剂退其热，后予“调经丸”调其气血，次月经调而愈。

黄芩散：黄芩12g，苍术9g，白芍9g，当归9g，川芎9g，天花粉9g，知母6g，炙甘草6g。水煎服，日一剂。

调经丸：当归30g，大茴香30g，制香附30g，茯苓30g，川芎30g，三棱30g，莪术30g，生地黄30g，熟地黄30g，元胡30g，乌药12g，砂仁12g，小茴香9g。混合粉碎，过8号筛，米糊为丸，如绿豆大，阴干贮存。每服9g，空腹黄酒送下，一日2次。

按：此虽是气血虚证，然月经先期色如胆水为虚中挟湿热之象。其立方之妙在于“黄芩散”中妙有苍术，芳香辛燥通行经气；“调经丸”中妙有三棱、莪术，消瘀积、且制二地之腻。昧者嫌莪、棱之峻，减其份量，而二地仍现其腻滞。夫莪、棱之份量与二地之份量相对峙，而二地乃得见其功。或问：调经药方中则有之，温经药未也？答曰：调经药中得大、小茴香则温矣，岂必丁、桂而后言温乎？

二、月经后期

刘心源之女，年未及笄。诉：月经延迟半月而至，经来如屋漏水，头昏目暗，小腹冷痛，兼有白带，喉中气味如鱼腥，恶心、呕逆。察其苔白腻，脉沉紧。当为血寒凝滞，湿浊上冲之证。遂先拟“理经四物汤”五帖，以调理经血兼除湿浊；后予“内补当归丸”一料，暖脏温经以通调气血。啜药一旬，告愈。

理经四物汤：苍术12g，当归12g，川芎9g，生地黄9g，白芍9g，香附子6g，元胡6g，柴胡6g，黄芩6g，三棱6g。水煎，日服一剂。

内补当归丸：当归30g，续断30g，阿胶30g，白芷30g，干姜30g，厚朴30g，茯苓30g，肉苁蓉30g，炒蒲黄30，川芎25g，熟地黄15g，甘草15g，附子9g。共为细末，炼蜜为丸，如梧桐子大。每服9g，早、晚各一，空腹黄酒送下。

按：经来如漏水者，色必清淡，经必不畅，其气腥臭。喉中腥臭、恶心呕逆者，皆因经水不畅，浊气上冲所致。疾虽属寒、然脏腑之湿甚重，故先用苍术以理湿，俟喉中腥气稍减，次进姜、附以暖脏，即所以温其经也。

三、经行发热

段氏，年方二十。自诉：每遇行经量少不畅，五心烦热，心绪焦躁，头昏目暗，少腹作胀，胁下犹有痞块，兼现恶风自汗，咳嗽生痰。观其舌质淡红，苔薄白，审其脉浮缓且弦，体温37.9℃。据此推知，此乃营卫不和，肝气郁滞之证。故先予“加减逍遥散”六剂调营卫，舒肝郁，除烦热；继用“紫菀汤”三帖宣肺化痰，以止其嗽，遂愈。

加减逍遥散：当归12g，白芍12g，石莲子12g，天花粉9g，柴胡9g，黄芩9g，白术9g，地骨皮9g，桂枝6g，薄荷6g（后下），龙胆草6g。水煎空腹服，日一剂。

紫菀汤：紫菀12g，款冬花12g，五味子9g，杏仁9g，川贝母9g，桑白皮9g，桔梗6g，知母6g，苏子6g，枳实3g，阿胶珠3g（研粉冲服）。水煎服，日一剂。

按：发热不专指内热，亦指体表与手、足心有微热者，或时热、或潮热。经行发热或因气血亏虚，阴虚内热所致；抑或营卫不和，肝失调达、郁热内淤所为。故方中用柴胡、薄荷舒肝解郁，桂枝调和营卫；合黄芩、地骨皮、龙胆草等以除诸热。予“紫菀汤”乃行降气宣肺，滋阴润木之法也。

四、痛　经

鲍女，年二十又五，未婚。诉：近两月经行一半未尽即觉小腹胀痛，痛及腰骶，经量少且不畅，色紫暗有块，块下则痛减。察之舌质紫黯、兼有瘀点，审其脉沉弦而涩。陈师思此乃气血瘀滞，经道不畅之证，遂予“红花散”祛瘀通络，行气调经以观其效。服药九剂，次月经畅痛止。

处方：红花15g，当归12g，川芎9g，三棱9g，莪术9g，川牛膝9g，赤芍药9g，枳壳6g，苏木6g。水煎空腹服，日一剂。

按：气为血帅、血为气母，经来一半未尽腹痛者，气滞不行也。盖经之循行，犹机之流转，机不得燃料则机停，经不得气则血滞，故行经必佐以行气。“红花散”遣药组方，即此意也。

五、经来如鲞脑

刘黄氏，年三十有余。自诉：数月经来如鲞脑，肢体关节疼痛，游走不定，曲伸不利，尤以双足疼痛为甚，难以挪动。观其舌苔薄白，按之脉沉紧。陈师以为此乃下元虚冷，风邪攻袭所致之痼疾。治宜驱风邪以利冲任，行气活血以通经脉之法。即予“疏风止痛酒”，日一剂，连服十二帖，诸症全息矣。

处方：天麻、紫荆花、当归、乳香、独活、石楠藤、川牛膝、骨碎补、僵蚕、川芎、乌药各9g，生姜三片，葱白三节。以绍兴黄酒煎煮，空腹饮之。

按：风邪客于女子胞宫中，致冲任不利而延至带脉、累及维脉，因之双足疼痛不能举动，斯时也，奇经八脉尽为风邪盘踞；经来色变如鲞脑，此乃下元虚极矣！故驱风邪则正气自复，经色自正，足痛自除。然不用桂、附之热性，而用天麻、独活、僵蚕以驱风邪，乳香、石楠藤以通经络，骨碎补、紫荆花以暖肾温经，此治其病之源也。

六、产后间歇热

刘氏，女，年及而立。其家属代诉：自产后三日，大雨如注，屋内积水数寸，夜间小儿不慎落水，醒后始知，携起则呼吸已停，伊不免悲凄过甚。自此午后即发寒热，翌晨汗出则退。西医两次抽血验断无果，又经某医投以疏解活血之剂（当归、川芎、白芍、荆芥、柴胡等），服后体热转高，反现咳嗽，复诊又以原方加杏仁、贝母之属，其神识更现昏糊。陈师诊：病家精神萎靡，懒言少气，面目虚浮，脉芤细略数，舌淡嫩、苔白润。据此当知新产之妇，气血俱虚，腠理不密，冷湿侵袭，而致营卫不和。前医见病治病，未审虚实，不谙寒热，故治疗而病若此。遂拟“当归黄芪建中汤”补气血以填冲任，扶正气而调营卫，一剂则热减神清，六剂已体复健痊。

处方：黄芪24g，何首乌15g，当归12g，白芍12g，桂枝6g，炙甘草6g，大枣5枚。水煎服，日一剂。

七、经来便、血俱出

黄妻，三十有五。每至经来大、小便俱出，已绵延数月，遍求医工罔效，且难断病因以判病名，遂投陈师诊。询其平素偏嗜麻辣刺激食物，经年如斯。诊其脉滑而数，观之舌苔黄腻。结合脉理形证，当为“错经”之患，系嗜食辛热刺激之品积久而成。治宜清其湿热，和其气阴，遂拟“加味分理五苓散”连服十余帖，告愈。

处方：猪苓15g，赤茯苓12g，泽泻9g，阿胶珠9g（研粉冲服），当归9g，生白术9g，川芎9g。水煎空腹服，日一剂。

按：经来二便俱下，系湿热注于下焦，清、浊混沌不分所致。法当用猪苓、茯苓、泽泻、白术之属，淡渗以泄湿祛热，因淡以渗湿，湿去热自除也。若误用寒凉之剂，乃假冰雪以为春，则湿浊中阻，热反不出矣！

第三节　杂症辨治二则

一、摄领疮

邵氏侄女，年约二十出头。颈项皮肤粗糙肥厚，如发面状，色紫暗，剧痒时作，午后尤甚，迁延月余。经中西药外敷、内治罔效，日现皮损漫延，慕名陈师前来求诊。察其脉洪而数，舌质绛红，苔黄腻。师认为此乃血分蕴藏水毒，积久化热，毒与血搏结，上注于颈项肌肤；兼之风邪外袭，致风、湿、热三气聚合遂成此疾。治非从清血化瘀、兼以驱风排毒而不能愈。因之据此拟方，加减出入服药十五剂，其患处皮肤转软而润，紫色逐渐消退，告愈。

处方：白鲜皮15g，丹参15g，地肤子12g，银花9g，当归9g，生山栀9g，苦参9g，黄芩9g，牡丹皮9g，桑叶6g，蝉衣6g，黄连3g。水煎服，日一剂。

二、烂喉症

郑金山之弟，二十四岁。喉烂蒂丁蚀缺，上复穿孔如管状，前医以凉药冰敷治之，愈治而溃烂愈甚，遂持其兄之函见陈师求治。自诉：腰膝酸软，少气乏力，手足心发热，四肢不温。查其喉间溃烂、肌肉晄白而色淡，上、下类似双喉。诊其脉沉细而数，状若游丝，舌质淡胖。师察此疾系下焦水火两亏、龙雷之火上灼咽喉以致溃烂。即以壮水清虚炎，温阳火归位之法从治。拟“加味桂附八味汤”重剂，前后共服十七帖，终使阴阳平密，水火既济而愈。

处方：淮熟地15g，枸杞子15g，山茱萸12g，淮山药12g，云茯苓12g，粉丹皮9g，麦门冬9g，盐泽泻6g，花旗参6g(炖服)，肉桂心4.5g（后下），制附片4.5g。水煎凉服，日一剂。

陈 成 展 锐撰

第二章　经方活用

第一节　四物汤论治补遗

“四物汤”系由张仲景《金匮要略》中“芎归胶艾汤”加减参合而成，乃理血之要药，妇科之良方。该方主治冲任空虚之血液亏乏、失血体弱，或血虚发热、肝邪升旺，或痈疽溃破、晡热作渴，或崩中漏下、胎前腹痛下血，或产后血块不散、恶漏不止等，以及女人月经不调、脐腹和腰际疼痛诸证。

冲脉、任脉是奇经八脉中的两脉，奇经八脉之核心理论为“冲为血海，任主胞胎。”乃血之所从生，而胎之所由系也。由于“四物汤”在治疗妇科诸血证方面运用广泛且疗效显著，因之该方备受历代医家所推崇。并在此基础上经过长期的医疗实践，又创出了诸多良方，从而为后世留下了许多宝贵的临证用药经验。

“四物汤”方由熟地黄15g（血热易生地黄）、当归身10g（大便不实者用土炒）、白芍药10g（滞泻、腹痛者用桂酒炒，失血者用醋炒）、川芎6g（血逆者，用童便浸。）等四味组成。方中熟地黄甘温，滋阴养血；当归身补血养肝，和血调经；白芍药和营养肝，敛阴益血；川芎活血行滞，调和气血。四药相伍为用通补结合，使营血得复而周流无阻也。

一、四物汤药物加减化裁法

春加防风倍川芎，夏加黄芩倍芍药；
秋加天冬倍地黄，冬加桂枝倍当归。

按：当春之时，阳气生发，风气渐长，故“风”乃春之主气也。大凡经血不调、气血不足，或久病耗血、肝血匮乏等冲任虚损诸血证者，此时最易蒙受春风解冻邪外伤、或血虚风动疾内起之患。因之，加风药之润剂防风祛风散寒，“治三十六般风”，正所谓“有病无病，防风通圣”是也。倍血中之气药川芎“祛一切风，调一切气，与防风散风寒于表分。”且举条达肝气，宣滞开郁之功。“春加防风倍川芎”即此意也；当夏之时，阳亢而阴晦，“阳盛则热”，故“火热”乃夏之主气也。热邪可致津气耗伤，生风动血。故但凡诸血证者，当施以清热凉血，养血敛阴之剂为妥。因之加黄芩以除诸热，且佐芍药宣泄迫血之毒。倍芍药为其苦能坚阴，酸能收敛之功，以达化阴补血，和营敛阴之效。“夏加黄芩倍芍药”乃此思也；当秋之时，气候肃敛，秋风劲急，燥而失濡，因之“燥”乃秋之主气也。大凡冲任亏乏，气血津液减损者，则最易蒙受燥邪之累，而加剧外伤卫气、内伤营血之证。乃加天门冬养阴润燥，滋肺生津。再倍熟地黄力补营血，化燥生津。“秋加天冬倍地黄”系此理也；当冬之时，阴亢而阳晦，“阴盛则寒”，故“寒”乃冬之主气也。寒为阴邪，易伤阳气，其性“凝滞”而“收引”。但凡血证病家当此之时最易招致外寒侵袭、或内寒中生之患。遂加桂枝色赤通心窍，温经扶阳散寒高。又倍当归叠补营血，活血调经，化瘀止痛，并取其辛温以散之，使气血各有所归。“冬加桂枝倍当归”依此说也。

二、四物汤临证加减化裁法

1. 冲任虚损、气血阴阳不足，以及杂症之方药加减法

（1）血虚腹痛，微汗恶风者，加肉桂；血虚腹中绞痛不可忍者，去地黄、加干姜；补下元加干姜、甘草；气血虚而眩晕者，加羌活、防风；气血俱虚者，加党参、白术、茯苓、炙甘草；身热者，加黄芩；妊娠者，加砂仁；凡肝血不足，肝阳上亢，头昏耳鸣者，“四物汤”倍芍药，加天麻、钩藤、石决明。

（2）血弱生风，四肢痹痛，行步艰难者，加人参、乳香、没药、麝香、羌活、独活、防风、荆芥、地龙、天南星、白附子、泽兰、甘草。以上诸药共为细末，炼蜜为丸，如梧桐子大，每服9g，木瓜盐汤送下。

（3）诸失血后，虚烦懊恼，精神疲惫者，加栀子、酸枣仁、甘草；若潮热者，加地骨皮；亡血过多，恶露不止者，加吴茱萸，病在阴脏量用多、病在阳脏量用少。

（4）气分虚弱，累然无力者，加厚朴、陈皮；气少者，以党参、黄芪易之；虚寒、脉微、自汗，气难布息，小便清长者，加干姜、附子；脐下虚寒，腹痛及腰脊间闷痛，或小腹痛者，加元胡、川楝子；憎寒如疟，脉弦者，加秦艽、羌活；头风眩晕者，加秦艽、羌活；中湿身重，肌凉微汗者，加白术、茯苓；血气上冲，腹部、胁下满闷者，加木香、槟榔；气筑小腹痛者，加元胡。

（5）发热而烦，不能睡卧者，加黄连、栀子；潮热头痛，肢节烦痛者，加黄芩、地骨皮、柴胡；虚热口干者，加麦冬、黄芩；虚而口渴者，加人参、干葛、乌梅、天

花粉；虚而多汗者，加煅牡蛎、麻黄根。

（6）产后潮热者，加白术、柴胡、牡丹皮、地骨皮、甘草；妊娠小肠气痛者，加木香、小茴香；妊娠恶心，面青憔悴，不思饮食者，加陈皮、枳壳、白术、茯苓、甘草；临产小腹紧痛者，加红花、滑石、灯心草、甘草、冬葵子；产后腹胀者，加枳壳、肉桂；产后浮肿，气急腹大，喉中有水鸡声者，加牡丹皮、荆芥、防风、白术、桑白皮、赤小豆、大腹皮、杏仁、半夏、马兜铃、生姜、葱白、薄荷之流；妇人经前周身疼痛，脘满胀痛者，“四物汤”合“平胃散”再加羌活；妇人经前大便下血者，加炮姜炭、阿胶、醋炒槐花、百草霜。

（7）若呕者，加人参、白术、生姜；呕不止者，加藿香、白术、人参；呕逆饮食不入者，加白术、人参、丁香、砂仁、甘草。

（8）鼻衄且吐血者，加藕节、蒲黄、白茅根、诃子、焦栀子。

2. 经血不调、气滞血瘀证之方药加减法

（1）妇人月经不调，脘满纳呆者，加黄连、吴茱萸；妇人经色淡红，乍有乍无，别无它症者，加香附子、茯神；妇人经水先期，经前贪喝引饮，乳房胀痛，经行时小腹疼痛，经色黑紫者，加石斛、香附子、焦栀子、牡丹皮。

（2）妇人逆经，吐血或鼻衄者，加焦栀子、川牛膝、白茅根、焦芥穗；腹中刺痛，恶物不下者，倍当归、芍药；腹痛作声，经行不畅者，倍地黄、加桂心；经行腰、腹、背皆痛者，加芸苔子、淮牛膝、红花、吴茱萸、甘草；经水涩少者，加葵花、红花；经水少而色和者，倍熟地黄、当归；经水如黑豆汁者，加黄芩、黄连；经水暴下者，加黄芩；腹痛者，加黄连。

（3）经水过多，别无它症者，加黄芩、白术；经水淋漓不行者，加莲房；复感出血者，加赤石脂、黄芪、肉桂、百草霜、藕节、棕炭、肉豆蔻、当归、木香、龙骨、白术、茯苓、地榆炭；经水时来时断，或有寒热往来者，先服“小柴胡汤”以祛其寒热，后服“四物汤”以和之。

（4）血崩者，加百草霜、棕炭、炒蒲黄、龙骨、牡蛎；经黑成片者，加人参、白术；血脏虚冷，崩中失血过多者，加阿胶、艾叶炭；经水成片者，加生地黄、藕节；白带、白浊者，加龙骨、萆薢、茯苓；带下者，加肉桂、百草霜、黑豆、白术、元胡、龙骨、牡蛎；经水积滞者，加莪术、三棱、肉桂、干漆（炒至烟尽）；经血凝滞，腹中作痛者，加莪术、肉桂；血滞不通者，加桃仁、红花。

（5）经闭者，加枳壳、大黄、荆芥、黄芩、青皮、滑石、木通、瞿麦、海金砂、栀子、牛膝、红花、苏木之属，闭久者，加肉桂、甘草、黄芪、生姜、大枣；妇人瘀血积滞，经行腹痛者，加莪术、三棱、香附子、元胡；妇人气滞血凝，经前腹痛、腰痛，下坠者，加元胡、五灵脂、青皮、乌药；产后恶露腹痛者，加桃仁、苏木、川牛膝；血块攻肠者，加没药、艾叶，并以白酒为引。

按：夫人之所赖以生者，血与气耳；而诸血证之所以补偏救弊者，亦为血与气耳。盖补血行血莫如当归，行血散血莫若川芎，滋阴养血首选地黄，敛阴益血当推白芍。因之，补血调经，“四物”为宗，此即陈应贤大师疗治诸血证方药当从四物而化之意也。盖冲任虚损，气血阴阳不足，或经血不调、气滞血瘀及其杂症者，以四物汤施治之时须四诊合参，衷考其间，辨证论治，灵活运用，加减化裁，随证变通。虚则补之，实则泻之；寒则温之，热则清之；瘀则行之，崩则敛之；滞则通之，郁则散之。随其所治，使自宜之。

第二节　补中益气汤临证拾遗

“补中益气汤”方源于李东垣《脾胃论》一书，古今医家阐发颇多，临床应用亦甚广泛，治疗涉及内、外、妇、儿以及五官诸科疾病。“补中益气汤”组方可以如此理解：即从“小柴胡汤”的第一类药物（柴胡、黄芩）中去黄芩，加升麻；从第二类药物（生姜、半夏）中去半夏，加白术、陈皮；从第三类药物（人参、大枣、甘草）中去大枣，加当归、黄芪。然后，将第三类药物提升为主药，将第一类药物降为非主要药，而终为“补中益气汤”也。

补中益气汤方由黄芪、人参、当归、白术、陈皮、生姜、柴胡、升麻、炙甘草等九味组成，其适应证为柴胡证兼饮食劳倦，内伤元气，中气不足等，简称“内伤”证。

该方临证表现为默默不欲饮食，或饮食不进，或饮食无味，或喜热饮，或口生白沫。其人常困顿无力，肢体倦怠，语言低微而少气，双目无神，或脐部动悸等，脉象多为散大无力。但凡有上述证候者，皆可用“补中益气汤”，不必悉具。此外，如元气虚弱，风寒感冒，不胜发表，或入房后感寒、感寒后入房之类者，亦适用于此方。

一、补中益气汤在内科病证中的加减运用

1. 内伤挟外感证之加减法

（1）证现太阳病，头项痛，腰脊强者，加羌活、藁本、桂枝。

（2）证现阳明病，身热目痛，鼻干而不得眠者，加干葛，重用升麻。

（3）证现少阳病，胸胁痛，耳聋者，加黄芩、半夏、川芎，重用柴胡。

（4）证现太阴病，腹满而咽干者，加枳实、厚朴。

（5）证现少阴病，口燥舌干而渴者，加桔梗、甘草。

（6）证现厥阴病，烦满者，重用川芎。

（7）中暑证，发热恶寒体痛，小便涩，淅然毛耸，手足逆冷，小有劳身即热，口开门齿燥，脉弦细而虚迟者，加香薷、扁豆；有热者，加黄芩。

（8）如变症发瘛者，加葛根、玄参，重用升麻。

（9）感冒入房、或房后感冒者，宜加附子。

（10）心中烦躁者，加生地黄；心气浮乱者，兼服“朱砂安神丸”。

2. 四时方药加减法

（1）冬令春寒或秋凉时，宜加麻黄。

（2）春温热时，加佛耳草及小量款冬花。

（3）长夏湿令，宜加苍术、白术、泽泻，以分消上、下湿热。若湿热甚时则饮食不消、或饮食无味，可加神曲。此外，合“生脉散”（人参、麦门冬、五味子）以泻火益金。

3. 胸、腹、胃肠证之加减法

（1）胸中壅塞滞气者，可加青皮；如短气、少气者，则不宜加。

（2）胸中有寒，或气滞，食不下者，可加青皮、陈皮、木香；冬令加益智仁、草豆蔻；夏令加黄芩、黄连；秋令加砂仁、槟榔。

（3）凡由饮食不节，劳役所伤，病家胸胁满闷，气短少，遇春口则无味，当夏虽热犹寒，不思饮食者，去白术（黄芪、白术并用易生胀满）加神曲、草蔻、黄柏。此亦适用于七情所伤，元气受损，以致诸经火动发热之证。

（4）胁下急或痛者，重用柴胡、人参、甘草。

（5）胁下痞闷者，加黄连、芍药。

（6）腹中胀闷者，加枳实、厚朴、木香、砂仁，气候寒冷时加干姜。

（7）腹中痛者，合“芍药甘草汤”；恶寒冷痛者，加肉桂，合“附子理中汤”；夏月腹痛，不恶寒、反恶热者，加黄芩、甘草、芍药，以治时热也。

（8）脐下痛者，加熟地黄；胃脘当心痛者，加草蔻仁。

（9）呕吐恶心者，加半夏、藿香；中气不足，气不接续，呕吐，脉虚微者，加麦门冬、五味子、黄柏及附子少许。

（10）喜食热物者，加附子；大便秘结者，加当归；泄泻者，加干姜、肉蔻。

4. 上部头面及四肢证候之方药加减法

（1）头痛者，加蔓京子、川芎；颠顶痛者，加藁本、细辛。

（2）耳鸣、目黄、面赤，颊颌肿，颈肩、臂肘疼痛，脉洪大者，加羌活、防风、藁本、甘草以通经血，并加黄芩、黄连以清热消肿。

（3）咽痛，颌肿，面赤，脉洪大者，加黄连、桔梗、甘草；口渴咽干者，加葛根；鼻渊者，加藿香、辛荑。

(4) 水肿者，原方去当归、黄芪，加猪苓、泽泻，或更加麦门冬、栀子，合入“六君子汤”；夏月加香薷；妊娠浮肿，肢体倦怠，饮食乏味者，在原方中加入茯苓即可。

(5) 足软乏力或痛者，加炒黄柏；不已者，加汉防己。

(6) 风热甚，身重体痛者，加羌活、防己、藁本、苍术，重用升麻、柴胡。

(7) 六七月间，湿令大行，湿热伤肺，致肾亏痿厥者，其腰以下痿软瘫痪，不能行走者，原方中去生姜，加苍术、猪苓、茯苓、泽泻、神曲、黄连、黄柏、麦门冬、五味子等，名曰“清燥汤”。

(8) 湿令大行，发热，体重，骨节疼痛，口舌干涩，不能饮食，嗜卧，四肢不收，兼见淅淅恶寒者，原方中去当归加防风、羌活、黄连、泽泻、白芍、大枣，并合用“六君子汤”。

(9) 热伤元气，倦怠嗜卧，四肢困顿，双手麻木者，原方中去当归、白术、陈皮、生姜，加白芍、五味子，名曰“人参益气汤”。

(10) 两腿沉重麻木者，去人参、白术、生姜，加青皮、泽泻、红花，名为“导气汤”。

(11) 身重多汗，双腿沉重无力而麻木，其人喜笑流涎，语言不出者，去人参、白术、生姜，加藁本、苍术、五味子、黄柏，名为“除湿补气汤”。

(12) 骨节疼痛，遍身壮热者，去人参、黄芪、白术、生姜，加麻黄、藁本、苍术、防风、羌活，名为“解表升麻汤”。

(13) 四肢及筋骨间发热如火燎，扪之烙手者，此乃多因血虚，或过食生冷所致，原方去当归、黄芪、陈皮、白术，加羌活、独活、防风、葛根，方名“升阳散火汤”。

(14) 肌肤发热，烦闷食少，面赤，喘咳痰涎者，右关脉或数、或缓，多因湿热所致。原方中去当归、白术、陈皮、生姜，加羌活、苍术、黄芩、黄连、石膏，名为“升阳降火汤”。

(15) 多唾白沫，胃中停寒者，原方中加益智仁；挟痰湿者，加半夏、竹沥、姜汁；咳嗽甚者，加五味子、麦门冬。

5. 下部兼证之方药加减法

(1) 脱肛、子宫脱出，有痔疮脏毒者，原方中加赤石脂，方名“赤石脂汤”。

(2) 子宫下垂者，加熟地黄、山药、山萸、巴戟天、芍药、续断、远志、炒黄柏；脱肛者，加秦艽、防风；大便下血者，加槐花、地榆、防风；泄泻者，用土炒当归，加茯苓、泽泻、白芍。

(3) 狐疝，昼出夜隐者，加黄芩、黄柏、虎骨。

（4）脾胃虚弱，房劳下元虚损，腰膝酸软者，加杜仲、白芍、怀牛膝、五味子、枸杞子、黄柏。

（5）妇人血崩者，去生姜加神曲、黄芩；兼有腹痛者，加白芍；阴液不足者，去人参加生地黄、熟地黄。

（6）妇人白带气臭，身重疲软，或带漏下，身冷如水兼腹中痛者，原方去人参、白术、当归、生姜，加干姜、防风、良姜、郁李仁、白葵花，名为“升阳燥湿汤”。此外，陈师曾用鸡冠花易白葵花，其屡治屡效。

（7）治脾胃之法当需益气，然去当归、白术，加苍术、木香便是调中；加麦门冬、五味子便是清暑。

二、补中益气汤在外科病证中的加减运用

1. 髂窝脓肿

病家髂窝脓肿，脓排后伤口不敛，疮口肉色灰暗，脓腔深而脓液清稀。其人面色苍白，精神疲惫，少寐，纳差，舌淡，脉细弱者，用“补中益气汤”加减。

处方：黄芪、党参、白术、当归、赤芍各9g，升麻、柴胡各4.5g，川芎6g，甘草3g。水煎服，日一剂。

2. 睾丸鞘膜积液

病家阴囊肿大，表面柔软光滑，透光试验阳性。其人面色无华，腹泻，脉濡，苔白，治以补中健脾，理气消肿之法。

处方：黄芪30g，当归9g，党参、泽泻、白术各12g，柴胡、台乌、莪术各6g，青皮、小茴香、甘草各4g。水煎服，日一剂。

3. 痔疮

病家顽痔多年，痔核脱出难收，劳则更甚，其人面色苍白，形体瘦弱。舌苔淡白，脉细无力者，宜“补中益气汤”加减主之。

内服剂：黄芪15g，赤芍12g，党参、白术、槐花、芡实各9g，升麻、柴胡、木香、黄连各4.5g。水煎服，日一剂。

外用剂：苦参、鱼腥草各30g，明矾适量，煎汤熏洗患处。

三、补中益气汤之变方—升陷汤

“补中益气汤”中重用黄芪、升麻、柴胡三味，更加桔梗、知母，谓之“升陷汤”。方中桔梗更助黄芪、升麻、柴胡升阳举陷之功，用知母以调黄芪偏盛之热。该方主证为短气、或气短不足以息，甚则气息欲绝。其脉象沉迟而弱，关前尤甚，剧者或

六脉不全，参伍不调。

除主证外，兼证亦有呼吸困难，胸部憋闷，或心中怔忡，或往来寒热，或神昏健忘、哈欠疲乏无力，或咽喉发紧，咽干作渴，或声颤，或语言不出，或吐血，或癃闭身肿，或气不上达而脱肛，或少腹下坠而作痛，以及女子下血不止或倒经等。由于兼证繁复，因之不能固守原方，宜随证加减出入。

若气虚甚者，加人参、更加山茱萸以收耗散之气；若少腹下坠作痛者，重用升麻；若心中自觉发凉者，去知母、加干姜；若失眠不寐者，加酸枣仁、龙眼肉；若咳嗽者，加人参、天门冬；若咽喉发紧而溃烂者，加玄参；若咽干作渴者，加人参、重用知母；兼吐血者，加生地黄、龙骨、牡蛎；兼怔忡者，加龙眼肉；兼大汗者，加山茱萸、重用黄芪；若小便不通、水肿者，加木通。

上述加减之法供参考运用，然需注意“升陷汤”所适用病证中，多有呼吸困难而感心胸满闷之象者，此非滞闷，切不可使用枳实、青皮之类破气药！

第三节 当归四逆汤治验撷粹

“当归四逆汤”出自于《伤寒论》，具养血复阳之功，和厥阴以散寒邪之效，调营卫而通阳气之力。《伤寒论》第351条载：“手足厥冷，脉细欲绝者，当归四逆汤主之。”然在临床实践中若变通运用“当归四逆汤”,则可用于顽疾之治疗。

一、痛经

王某，女，25岁。月经来潮未净，遂游泳而致感冒，待月经再潮时少腹冰凉疼痛，月经量少且不畅，四肢欠温，关节酸痛。观之面色晄白，舌质淡、苔白，脉沉细，四诊合参，证属血虚寒闭也。寒凝胞宫则月经不畅，寒滞经络则关节酸痛。故治宜温通血脉，调和营卫。方用当归四逆汤加减：当归12g，桂枝12g，白芍12g，细辛3g，吴茱萸5g，鸡血藤12g，甘草6g，通草3g，生姜3片，大枣12枚，红糖引。水煎连服六剂，病家经量增多，经行顺畅，诸症悉除。

按：对经期受凉淋雨，少腹冷，四肢欠温之痛经，拟当归四逆汤加吴茱萸以加强温散寒邪之力；合鸡血藤补血活血，疏经活络；另加以红糖性温为引，缓急止痛，故收效良好。

二、厥阴头痛

刘某，女，55岁。头痛伴面部发凉一年余，服止疼药后稍许缓解，然药效过后遂又发作。近期患者头痛加剧，发作时伴面部发凉，形寒肢冷，视物昏花，口不渴，舌淡苔白，脉沉细。脉证相参，当属血虚阳气不足，营阴久虚，复感风寒所致之头痛。治宜养血复阳，温散厥阴寒邪。方予当归四逆汤加减：当归12g，桂枝12g，白芍12g，吴茱萸10g，藁本10g，细辛3g，生姜3片，大枣12枚，水煎服。服药3剂其头痛即止，效不更方，继进原方5剂以固疗效，随访一年未现复发，告愈。

按：当归四逆汤加入吴萸以温散寒邪；用藁本取其辛香走窜上达巅顶之力，以祛风散寒，除湿止痛，遂使头痛、面部发凉诸症悉平。

三、湿痹

贾某，女，27岁。产后不久，失血过多，加之居住潮湿之处，遂致全身关节及肌肉酸痛难忍，四肢屈伸不利。观之身重畏寒，面色少华，舌质淡、苔白，脉沉细无力。形证相参，此当属产后气血两虚，卫阳不固，腠理空虚，寒湿之邪乘虚而入之痹证。治宜扶正祛邪，调和营卫之法。方拟当归四逆汤加味：当归12g，桂枝10g，白芍10g，桑枝15g，党参15g，苍术6g，白术6g，甘草6g，通草5g，细辛3g，生姜3片，吴茱萸5g，大枣12枚。水煎服，守方服药15剂，患者身痛明显减轻。遂继服15剂，其关节肌肉疼痛消失，四肢活动自如。

按：经曰："手足厥逆，脉细欲绝者，当归四逆汤主之"。"若其人内有久寒者，宜当归四逆加吴茱萸生姜汤主之。"所言"手足厥逆，脉细欲绝"、"内有久寒"是乃方证之关键也。从构成该方的药证分析，不难发现本方即桂枝汤去生姜加当归、细辛、通草也。方中当归养血止痛，"佐之以攻则通，故能祛痛通便，利筋骨，治拘挛、瘫痪、燥、涩诸证"；用细辛祛除"头痛脑动，百节拘挛，风湿，痹痛，死肌。"尚可以解表散寒，大凡经络脏腑沉寒痼疾用之可驱也。此患者因产后失血加之受凉且感受寒湿，故用当归四逆汤加吴萸之辛热，佐细辛直达厥阴之经，迅散内外之寒；再加入苍术、白术健脾燥湿，桑枝祛风除湿通络，党参补益中气，则可使诸症皆平矣。

四、血痹

陈某，女，45岁。两上肢肘以下麻木发凉，伴蚁行感月余。西医诊断为末梢神经炎,服维生素B_1、维生素B_6等疗效不佳，遂转中医诊治。察其舌淡紫、苔薄白，脉沉细而无力。脉证合参，当辨为血虚寒凝，阳气不能温通血脉之"血痹证"。治宜温经散寒，养血通脉之法。方用当归四逆汤加味：当归、白芍、桂枝各12g，黄芪15g，鸡血藤18g，细辛5g，木通、炙甘草各6g，大枣8枚。水煎服，5剂之后,诸症明显减轻，继原方稍许加减，连服10剂诸症悉除。

按：此例血痹证,乃血虚受寒，阳虚血亏，不能温通血脉所致。故治宜温经散寒，养血通脉之法。方中当归性味甘温，为温补肝血之要药；配桂枝温通经脉，白芍养血和营，三味合用以养血、柔肝、温通经脉；用细辛、木通疏血脉，散寒邪；炙甘草、大枣补脾而调和诸药；加黄芪、鸡血藤以益气养血，通行经脉而获佳效。

五、冻疮

刘某，男，16岁。患手足冻疮3年余，以两手背及手指为甚，每至冬季发作，手背、小指及无名指紫肿、疼痛尤甚，同时伴全身畏寒,四肢发凉。察其舌质淡紫、苔薄白，脉沉迟无力。四诊合参，此当属阳虚寒凝血脉之证。治宜温阳散寒，养血通脉之法。遂拟当归四逆汤加味：当归、白芍各10g，桂枝12g，附片（先煎）5g，细辛、木通、炙甘草各6g，大枣5枚。水煎服，连服15剂后患者手足紫肿、疼痛明显好转,四肢及周身亦渐现温热感，然因服汤药不便，故将此方作丸剂，服月余而收功。

按：该患者体素肾阳不足，加之外受寒邪侵袭，寒凝血脉遂生冻疮之疾。故方用当归四逆汤温经散寒，养血通脉；加附片以温肾益阳，祛寒止痛。使之阳复寒散，血脉和畅，而冻疮自愈也。综上所述，以当归四逆汤治疗痛经、头痛、痹症、冻疮诸疾，其关键在于若脉证属血虚寒闭者，用之温经通脉，调和营卫皆可取效也。

陈成展 锐撰

下篇

杏林春秋

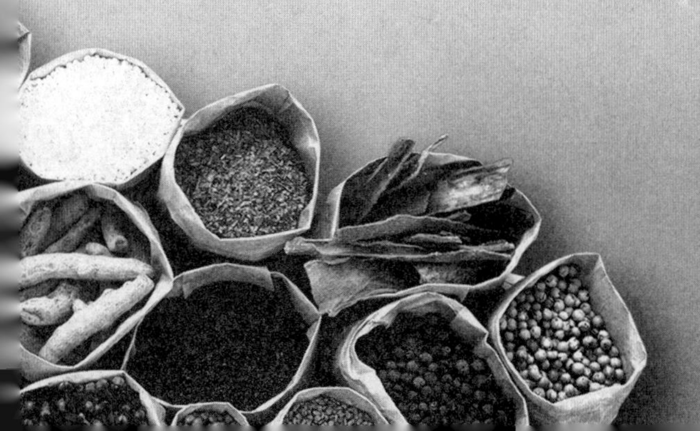
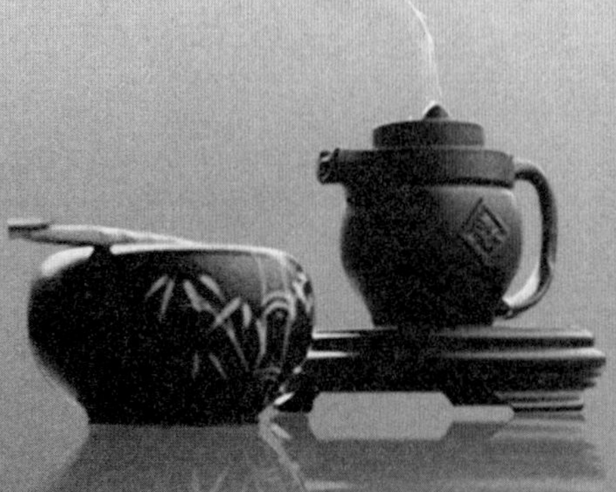

第一篇　岐黄文化综览

第一章　概　论

中医发展史与中国历史变迁过程是密不可分的，是中国传统文化的重要组成部分，华夏社会发展一般按五种社会形态分期，即原始社会、奴隶社会、封建社会、半封建半殖民地社会，以及社会主义社会。根据中医的发展趋势，奴隶社会以前尚无较完善的理论体系，只有一些朴素的实践经验，而人们的疾病和生命大权则主要掌握在所谓“巫医”手中。所以，从原始社会到奴隶社会，虽然经过了约6500年的漫长历史，但从医学史上来说最多只能算一个实践知识的积累阶段。从战国时代起直至到鸦片战争发生，中国处于封建社会，这中间约2300余年，是中医由理论体系的形成到发展成熟的阶段。鸦片战争以后，中国沦为半封建半殖民地社会，西医传入中国，形成中西医对立的阶段。这里需要进一步分期的是封建社会的医学，即从战国到两汉是中医从理论到实践的奠基时代；从两汉到隋唐是实践医学进一步发展与丰富的时代；至宋金元时期是中医理论深入发展的时代；而明清至鸦片战争则是中医理论与实践完全结合的成熟时代。

据考证，“中医”二字始见于《汉书·艺文志》“经方”章节内，书中云：“以热益热，以寒增寒，不见于外，是所独失也。”故谚云：“有病不治，常得中医。”在此“中”字念去声“zhòng”。“中医”这一名词真正出现，迄今得追溯到鸦片战争前后。当初，东印度公司的西医为区别中、西医，给中国医学起名曰“中医”，此时的中医名称是为和西医做一个区分而已。时至1936年，国民党政府制定了《中医条例》，正式法定了“中医”两字。过去人们又称中国医学为“汉医”、“传统医”、“国医”等，这些都是区别于西医而先后出现的称谓。两千多年前，《汉书》中所载的那个中医概念，倒是体现了中国医学中的一个最高境界。综上所述，可将中医药的发展分为以下五个阶段。

一、实践知识的积累阶段——上古至春秋时代

中国在170万年前就有了人类，经过漫长的猿人时代、古人时代和新人时代，到公元前7000年左右才开始建立了原始的氏族社会。这一时期，虽然历史很长，但生产力低下，社会发展很慢，只能说是人类文化的蒙昧时代。直到公元前2000年左右私有制出现、国家的形成，才进入奴隶制时代，这就是夏、商、周的“三代”。只有此时才算进入人类的文明时代。最早的资料是甲骨文中有关疾病的记载，其次是《山海经》中有关疾病和药物的记载，再次就是《尚书》、《左传》、《国语》中的一些医事活动的记述、和《管子》中关于人体形成的记载。此外，尚有关于巫和巫医的记载。

战国直至秦汉以后文献中记载了一些古代有关传说，诸如神农尝百草、伏羲制九针等。在此阶段主要问题有两方面：一是医学的起源问题；二是这一时期医学发展的特点。关于医学的起源问题，历来有三种看法：其一认为，医学起源于动物本能，这是由于人们看到许多动物都有一种自疗伤病的本能。例如，狗舔伤口可以防止化脓，某些动物可自鉴草药引起呕吐而解除某种不适等。但是，我们已知，本能是动物在几千万年进化过程中形成的一种不自觉的适生特性，其本身是不会发展的，故不可能衍化成医学。至于人们因受到某种动物本能的启发而获得某种医疗知识，则应归功于人们的观察与思考，而并不是本能自身的发展。所以说，医学起源于本能的说法是没有科学根据的。

其二认为，医学起源于神话传说或宗教迷信。从时间上来看，世界各国的医学出现以前，都有一段神话传说和以宗教迷信治疗疾病的阶段。然而，不论神话也好、宗教也罢，都是建立在人们的幻想或迷信上，它不但不能发展成为医学，恰恰相反，它的存在与兴盛正是医学发展的严重障碍，如商周时代巫医盛行，甚至有了从巫的毉字，而真正的医学却得不到发展。直到春秋以后巫医衰落，真正的医学才开始有了发展的机会。所以，医起于巫的说法是毫无根据的。

其三认为，医学是圣人所创造的。这种看法占有一定优势，认为医理精微深奥，非圣人则不可知。所以，特别重视经典著作的学习，中医界尊经复古思想主要就是以这种说法为基础的。事实上，根本没有什么天生的圣人，也就不会有不可改变的经典。因此，圣人创造医学的说法大大阻碍了医学的发展与进步。

根据华夏的传说，诸如伏羲制九针、神农尝百草、禹益制酒、伊尹制汤液等，这些都谈的是医学起源问题，而伏羲创畜牧、神农创农业、禹益制酒、伊尹烹调等，则皆属于生产实践的范围。由此可见，最初的医学知识主要是来源于生产实践。关于这一时期医学发展的特点大致可以归结为一句话，即从实践知识的积累到医学理论的萌芽。实践知识大致可分为两类，一是解除疾苦的方法；二是对疾病特点的认识。砭石

灸刺和药物应用，在原始社会积累了不少经验。其中，砭石灸刺则是针灸的起源。在《山海经》中，病名的记载又有所增多，由此可以看出，疾病认识由笼统记载到症状的确定、再到病名的归纳，也在逐渐进步。到了春秋时代，医学发展就有了较大的进步，其表现有三：一是巫医的衰落，如子产、晏婴等对疾病的论述；二是专业医生的出现，如秦国的医和、医缓等；三是医学理论的萌芽，如医和对病因的论述等。

二、中医学的奠基时代——从战国到两汉时期

战国时代（公元前476～221年）是中国由奴隶制社会进入封建社会的一个大变革时期，当时虽然战事仍频，但由于铁器的普及、生产力的解放，诸侯各国又都奖励耕战，所以社会经济还是有了较大的发展。除农业，手工业外，商业亦逐渐繁荣起来，于是出现了许多经济、文化比较集中的大城市。又由于阶级关系的变化，教育文化事业由过去的官学中解放出来，普及到一般的庶民。于是，社会上出现了一批所谓“士”的知识分子阶层，诸国的统治者为了竞争又争相“养士”，为其富国强兵出谋划策，这样士的社会地位有了提高，各种学说纷纷兴起，进而出现了华夏历史上文化学术的第一个黄金时代，即所谓“百家争鸣”的时代。所有这些，对于中国医学理论的形成创造了十分有利的条件。

这一时期的医学资料和前一时期相比更为丰富，现存的医籍就有《黄帝内经》、《难经》、《神农本草经》、《伤寒论》、《金匮要略》五种；尚有马王堆出土的帛书《五十二病方》一种和《十一脉》两种；以及武威出土的木简《治百病方》一种。除此以外，《史记》中的《扁鹊仓公列传》，《后汉书》和《三国志》中的华佗列传，《周礼·天官》中有关医官的记载，以及《吕氏春秋》、《淮南子》中的一些零散记载等，都是形成中国传统医药比较可靠的资料。

《黄帝内经》是中国医学宝库中现存成书最早的一部医学典籍，它是研究人的生理学、病理学、诊断学、治疗原则和药物学的医学巨著。在理论上建立了中医学核心的“阴阳五行学说”、“脉象学说”、“藏象学说”等。《伤寒杂病论》系由东汉医家张仲景所著，其原著早已散失，现存的《伤寒论》和《金匮要略》则是后人根据残本分别整理而成。其中，《伤寒论》可能更接近于原本的伤寒部分。《神农本草经》简称《本草经》或《本经》，是中国现存最早的药物学专著。《神农本草经》成书于东汉，并非出自一时一人之手，而是秦汉时期众多医药学家总结、搜集、整理当时药物学经验成果的集成，是对中国中草药的第一次系统性总结。《神农本草经》将所载365种药物的四气、五味都已确定了下来，对其功能主治亦有具体记载，该书由此奠定了中医药物学的基础。

三、实践医学的大发展时期——两晋至隋唐五代

从汉末的三国分立到隋朝的统一，即从公元220年到公元589年的369年间，中国历史陷入了比较混乱的时代，虽然西晋也曾一度统一，然而时间却很短，仅有20多年，很快就又形成南北对峙，朝代更迭的所谓“南北朝”。公元589年隋文帝统一了中国，虽然时间很短，但后继者却把大一统的局面维持了289年，成为中国汉代以后的第二个统一大国。此时期的前一阶段，由于战争生产力遭到很大破坏，社会经济谈不到有什么发展，不过有两个特点则值得重视：一是北方由于各民族互相斗争、相互渗透的结果，出现了民族大融合的倾向；二是东晋南迁以后，中原各阶层的人民亦大量南迁，南方经济有了较快的发展。这样，就给中国的进一步统一和版图的扩大创造了有利的条件。所以，唐代统一后，很快出现了经济繁荣、文化兴盛、国力强大的所谓“贞观之治”。从而成为中国历史上第二个隆盛时代。这一时期的医学著作亦层出不穷，有晋代王叔和的《脉经》、皇甫谧的《针灸甲乙经》和葛洪的《肘后方》，南北朝陶弘景的《神农本草经集注》，隋代巢元方的《诸病源候论》，唐代孙思邈的《千金方》和《千金翼方》，以及王焘的《外台秘要》等著作。从这些著作中读者可以看出，此一时期医学事业的主要特点是实践医学的大发展。

此阶段医学的发展主要表现在以下两个方面：一是对疾病的认识无论广度、还是深度，皆有了很大发展。诸如《巢氏病源》共记载病候1700余种，对其中有些疾病的描述相当详细和明确，如对消渴、脚气和癞病的描写，不但详细而且具有许多独到的见解，抓住了这些疾病的特点，使读者今天看了也很容易鉴别出来。不仅如此，该书还对每一病候都详探其原由、论其机理，结合《内经》理论加以诠释。这为以后辨证论治的普及创造了十分有利的条件。二是医方的大量出现，不论《千金方》还是《外台秘要》，每病之下都列有大量的医方，或数方、或十数方，甚或达数十方之多。此外，还有两种情况值得注意：一是受魏晋清淡及道家养生文化影响，服石和炼丹曾一度形成风气；二是随着佛教的传入，印度医学及西域的药物也大量传入中国。

《脉经》是中医脉学著作，系西晋王叔和撰于公元三世纪，是中国现存最早的脉学专著。该书首次将脉象归纳为二十四种，并对每种脉象均作了具体描述。另外，此书将晋代以前的诊脉方法、脉象所反映的病理变化，以及脉诊的临床意义等许多重要文献资料，皆都收集保存了下来。皇甫谧在其《针灸甲乙经》序言中云，其编《针灸甲乙经》的依据主要有三部著作，即《素问》、《灵枢》和《明堂孔穴针灸治要》，其原书虽未流传下来，但《针灸甲乙经》有关俞穴针灸的记载则基本上保存了其主要的内容。该书不但具体记载了每个穴位的详细部位，而且主治何病、针宜几寸、灸宜几壮等，对之均有明确的记载，《针灸甲乙经》可以说是中医针灸学的奠基之作。另外，葛洪的《肘后方》则主要论述内科急性病证，兼及外伤科及五官科等，此作为中国外科学

发展奠定了基础。此外,《诸病源候论》则是中国最早论述以内科为主及各科疾病病因和证候的专著。该书总结了隋代以前的医学成就,对临床各科病证进行了搜求、征集、编纂,并加以系统分类,叙述了各种疾病的病因、病理、证候等。其内容丰富,包括内、外、妇、儿、五官、口齿、骨伤等多科证候。对某些传染病、寄生虫病、外科手术等方面亦有不少精辟论述,其对后世医学发展影响较大。再有《千金方》则总结了唐代以前的医学成就,书中对妇、儿科专卷的论述,奠定了宋代妇、儿科独立的基础学科;其治内科病提倡以脏腑寒热虚实为纲,此与现代医学按系统分类颇有相似之处。

四、中医理论深入发展时期——宋金元时代

虽然,华夏经过五代、十国短时期的分裂,但是至公元960年则被宋王朝统一。然而,宋代的统一远无汉唐时期之强盛,当时北方的辽、金、蒙古以及西北之西夏,皆始终威胁着宋王朝的安全。时至公元1127年,北宋就被金国灭亡了;其后南宋又经过150多年,最终到1279年还是被蒙古统一了。蒙古帝国的版图曾一度扩大到欧洲,然不到百年,时至1368年就全部崩溃了。由于当时印刷术的进步,此时期的医学著作每部书的印数均比抄本要多,因之流传下来的亦不少。首先是宋代的四部官修医典,即《太平圣惠方》、《圣济总录》、《太平惠民和剂局方》以及《政和新修证类备用本草》。其次,是有关《伤寒论》研究的著作,诸如庞安常著《伤寒总病论》、朱肱撰《南阳活人书》、许叔微编《伤寒百证歌》和《伤寒发微论》、成无己作《伤寒论注》与《伤寒明理论》等。第三是一般方书,诸如陈言的《三因极一病证方论》、严用和《济生方》、钱乙《小儿药证直诀》、陈自明《妇人大全良方》和《外科精要》等。第四是金元四家的著作,如李东垣《脾胃论》、刘完素《素问玄机原病式》、张从政《儒门事亲》、朱丹溪《格致余论》和《局方发挥》等。

这一时期,医学发展的特点除实践医学有所进步外,主要则是基础医学理论的深化。其表现主要有两个方面:首先是"五运六气"学说的研究,五运六气学说是将阴阳、五行、六经、六气与天干、地支联系起来,借以推断某年某气的盛衰及疾病的发生、发展和预后。其实际并无任何科学根据和实用意义,对后世的实践医家也没有产生显著的影响。不过,其中有些概念及个别理论,则被后世医家用来解释某些生理、病理变化,这对于中医理论的深化发挥了一定的作用。例如,相火、生化、气化等概念的引用;生克制化理论的发展,药理、方制理论的变化等,都直接或间接地促进了中医理论之发展。其次,则是学术流派的产生,基础理论的深入发展必然要出现学术方面的不同主张,所谓金元四大家就是在宋代医学理论发展的基础上产生的。其中,四大家中刘完素主清火,张从政主攻下,李东垣主补脾胃,朱丹溪则主滋阴降火。

五、中医理论的成熟和完善时期——明清至鸦片战争

元代末，华夏发生全国性的农民大起义。公元1368年，朱元璋统一了中国，建立了明王朝，经过276年的统治又被农民起义军推翻，满清乘机入关，建立起第二个由少数民族统治中国的清王朝。清朝初年，执政者汲取了元代统治者失败的教训，对汉民族采取了怀柔政策，很快取得了统一全国的胜利，而且经济繁荣、版图扩大，成为汉唐以后第三个封建强国。明代的哲学思想基本上继承了宋学的遗风，故后世称之为"宋明理学"，其中则以王阳明为主要代表。清代初年，由于大兴文字狱，一般学者很少发表独立见解。所以，将大部分精力都倾注到研究古籍方面去了，于是考据之学大兴，成为"乾嘉学派"的主流。其对于古典著作的考证、疏注、辨伪诸方面做出了很大贡献。这种学术风气，当然也要影响到对中医古籍的研究，这就是该时期对《黄帝内经》、《伤寒论》等所谓经典著作的注解和研究被重视的原因之一。这一时期的医学著作更为繁多，流传至今的亦可汗牛充栋，如吴又可的《瘟疫论》、吴鞠通的《温病条辨》、王孟英的《温热经纬》等，以及楼英的《医学纲目》、张景岳的《景岳全书》、王肯堂的《六科准绳》、张三锡的《医学六要》、吴谦的《医宗金鉴》、程钟龄的《医学心悟》、陈修园的《陈修园医书》等。其他专科方面，诸如陈实功的《外科正实》、伪托傅山的《傅青主女科》、陈复正的《幼幼集成》、杨继洲的《针灸大成》等不胜枚举。此外，特别值得重视的是关于方药领域的著作，诸如李时珍的《本草纲目》、缪希雍的《神农本草经疏》、汪昂的《本草备要》、《医方集解》、《汤头歌诀》，以及吴仪洛的《本草从新》等典籍，均对中医理论的成熟和发展发挥了很大的作用。

这一时期，医学发展的主要特点是：第一，中医最后形成了一个比较完整、比较系统的理论体系。即形成了一个从生理到病理、从病理到药理、从诊断到治疗、从理论到实践的系统性结构，其主要标志就是"辨证论治"原则的普遍实施。这一成就是明代学者在总结宋金元医学理论和实践的基础上完成的，其成熟时期和近代西医理论形成时期——即从英国的威廉·哈维（WilliamHarvey，1578～1657年，近代生理学、解剖学和胚胎学的奠基人之一。）到德国的鲁道夫·魏尔肖（RudolfL.K.Virchow，1821～1902年，病理学家）的时期大致相当。第二，温病学说的形成和天花接种的发明，显示了中国在传染病领域的独特成就。其临床成就大大超过了抗生素和牛痘接种发明以前的近代西医学。第三，外科、妇科、儿科、眼科、五官科等，也贯彻了辨证论治之原则，显示了中医在这些领域的特殊疗效。

基于以上论述，岐黄医学的最高境界到底是什么？概而言之就是三个字"致中和"。即上之下之，摩之浴之，薄之劫之，适事为故，恰到好处。以平为期，以和为重，阴平阳秘，精神乃治——这就是中医的最高境界。《中庸》一书中，至关重要的哲

学命题是“致中和”这一思想。《中庸》曰：“中也者，天下之大本也；和也者，天下之达道也。致中和，天地位焉，万物育焉。”讲的就是中和乃为世界万物存在的理想状态，通过各种方法达到这一理想状态就是致中和，天地就各得其所，万物便生长发育。可以说，中医学所阐明的“阴阳和合”、“阴阳平秘”等生理机制，正是儒家致中和思想的最佳体现。在这个终级目标下，中医则以精气学说、阴阳学说和五行学说，这三大源于中国经典哲学的理论体系，用以诠释和揭示生命的秘密。

第一节　中医文化诠释

岐黄至道

“岐黄”一词源于《黄帝内经》，因其为黄帝与岐伯阐发医学至理之作，故称《黄帝内经》为“岐黄之术”。因之，“岐黄”也就成为了中医之别称。目前，不少文艺作品中在提到古代医药时常用“岐黄”一词。有人则认为，岐黄所指为一味中草药，甚至云乃为中药黄芪、大黄之简称，其实此皆系误解。尽管“岐黄”确与医药有关，但它实指《黄帝内经》及其作者。《黄帝内经》简称《内经》，是华夏最早的一部医学典籍，传说为黄帝与岐伯二人所作。黄帝乃中华民族的先祖轩辕氏（亦称有熊氏、公孙氏），曾为统一中原作出过贡献，亦是养蚕、舟车、文字、音律、医药、算数的发明者。岐伯系黄帝之大臣，典主医病，史称岐伯医术高明，其对“脉理病机治法经络运气，靡不详尽。”《内经》就是根据其与黄帝就医术、医理、中草药等方面的问答，经后人编纂补充而成之巨作。

另外，据《医源资料库》记载：岐黄，乃岐伯与黄帝之合称。古代相传有黄帝令岐伯研究医药而创立经方之说，《黄帝内经》中有不少内容是以黄帝问、岐伯答的体裁撰著而成。因此，人们把岐黄作为祖国医学的代名词，岐黄也和杏林、悬壶一样作为中医的别称在使用,岐黄之术即指中医学术也。

《黄帝内经》共计十八卷，分为《素问》、《灵枢》两部分。它以人体结构、机能联系以及人与自然关系等整体观念为出发点，运用阴阳五行学说、脏腑经络关系，诠释人体生理功能和病理机制，阐述诊断、治疗、预防、养生等方面的理念，是中国古代一部系统、全面、科学的中医基础理论性著作，其对后世中医的形成和发展具有重大影响。尤其在明代李时珍《本草纲目》问世之前，该书被视为医家必读之作，不读该书者，则不能行医。所以，古人尊称《内经》为方书之祖。而其作者黄帝、岐伯亦被尊之为医学鼻祖。正缘于此，后来岐（伯）黄（帝）几成“中医学”的代名词。以致后来习医者，皆谓之学习“岐黄”，然对于医术高超的人则称之为精于“岐黄”。然而,清末民初以后随着西医的普及，中医开始退居二线，“岐黄”一词除了古籍里尚能见到外，在人们的日常生活中则很少使用了。

有关岐伯与岐黄的研究发现，其中充满了浓郁的中国传统文化气息。由此说明，中医药学与其母体中国文化的密切关系。相传，黄帝常与岐伯、雷公等臣子坐而论道，探讨医学问题，对疾病的病因、诊断以及治疗等原理设问作答，予以阐明，其中的诸多内容都记载于《黄帝内经》这部医学著作中。后世出于对黄帝、岐伯的尊崇，遂将岐黄之术指代中医之术。并认为，《黄帝内经》是中医药学理论的渊源、和最权威的中医经典著作。直至今天，凡从事中医药学的工作者仍然言必称引《黄帝内经》之论。其实，《黄帝内经》成书约在战国时期，只是托名于黄帝、岐伯而已。该书实则系汇集了古代医药先贤、和劳动人民长期与疾病作斗争的临床经验与理论结晶，相关由学者总结编撰而成。

青囊秘术

“青囊”一词亦代指中医，因其也是中医之别名。据传，“青囊”来源与三国时期的名医华佗有关。华佗被杀前，为报一狱吏酒肉侍奉之恩，曾将所用医药方书装满一青囊赠与其。华佗死后狱吏遂从医，从而得以使华佗的部分医术流传于世。据此，后人亦称中医为“青囊”。唐代著名诗人刘禹锡在其《闲坐忆乐天以诗问酒熟未》中亦有：“案头开缥帙，肘后检青囊。唯有达生理，应无治老方。”的佳句。

悬壶济世

据传，在河南汝南（今河南上蔡西南），世有壶翁（约公元2世纪），不知其姓名，一称壶公。据载：“一说壶公谢元，历阳人，卖药于市。不二价，治病皆愈。语人曰：服此药必吐某物，某日当愈，事无不效。日收钱数万，施市内贫乏饥冻者。”以此观之，壶翁乃身怀绝技、乐善好施之隐士也。因其诊病货药处常悬一壶为医帜，故人称其为壶翁。壶翁曾传医术于费长房，历史记载虽语涉传奇，然若揭其神诞外衣则不难知壶公、费长房乃东汉时之名医也。壶公的事迹传之甚广，历代医家行医开业几乎无不以“悬壶之喜”等为贺，或于诊室悬葫芦为医之标志，至今仍有不少药店、制药厂等沿以为用。医者仁心，以医技普济众生，则世人称之，于是便有悬壶济世之说，其典概源于此也。

后汉书《方术传下·费长房》中载：“费长房者，汝南人也，曾为市掾。市中有老翁卖药，悬一壶於肆头，及市罢，辄跳入壶中。市人莫之见，唯长房于楼上观之，异焉，因往再拜……遂能医疗众病。”明代戏曲剧作家汤显祖亦在《牡丹亭·延师》中云：“君子要知医，悬壶旧家世。”民国革命先行者孙中山在《革命原起》中也曰：“及予卒业之后，悬壶于澳门、羊城两地以问世，而实则为革命运动之开始也。”

杏林春暖

“杏林”一词，典出于三国时期闽籍道医董奉。据《神仙传》卷十记载：“君异居山间，为人治病，不取钱物，使人重病愈者，使栽杏五株，轻者一株，如此十年，计得十万余株，郁然成林……”据资料介绍，三国时期吴国有位名医叫董奉，一度在江西庐山隐居。附近百姓闻其名求医，但董奉从不收取钱财，只求轻症被治愈者种一棵杏树、大病、重病被治愈者种五棵杏树。数年后，董奉门前杏树成林，一望无际。从此，根据董奉的传说，人们便将中医谓之为“杏林”。“杏林”已成为中华传统医药学的代名词，自古医家以位列“杏林中人”为荣，医著以“杏林医案”为藏，医技以“杏林圣手”为赞，医德以“杏林春暖”为誉，医道以“杏林养生”为崇。

杏林文化的开山鼻祖董奉，与河南南阳的张仲景、谯郡（安徽亳州）的华佗齐名，并称为东汉末年“建安三神医”。董奉，字君异，东汉末年东吴侯官（今福建长乐）人。据史料考证，董奉出生于公元169年，公元204年离家出道行医，经过数年医学实践其名声大振。据《三国志》记载：“裴注——葛洪神仙传曰：燮尝病死，已三日，仙人董奉以一丸药与服，以水含之，捧其头摇（捎）之，食顷，即开目动手，颜色渐复，半日能起坐，四日复能语，遂复常。”文中的“燮”，乃为七郡总督的绥南中郎将，按当时官吏设置制度，绥南中郎将应有医官服侍。由于连专职医官都无法治愈士燮之疾患，故遂请董奉施治而痊，董奉之医术由此可见一斑。

东汉末年，朝廷腐败、外戚专权，军阀割据、战事不断。加之，水旱蝗灾连年不绝，疫病流行，民不聊生。因此，阶级矛盾日趋激化。时张角创立的太平道高举“苍天已死，黄天当立”之大旗，发动了震撼东汉王朝统治根基的“黄巾起义”。作为太平道教徒的董奉，从黄巾起义军的骨干到成为著名的“医仙”，且位列“建安三神医”之一，此说明他饱受起义失败的悲怆之后，以施医疗疾作为其流亡安生立命之根本。嗣后，董奉选择交州一带行医，然而好景不长，由于军阀势力重新瓜分交州，董奉恐遭不测，遂于公元207年左右被迫选择庐山为隐居之地。在庐山其竭力施医济世，从而开创了人与自然生态和谐共荣，以及药食同源的杏林园。

董奉的事迹在民间被广泛传颂，董奉的杏林精神被业界奉为楷模，庐山杏林被世界视为一方圣地。那么，杏林文化的特征和内涵究竟是什么？作为客观存在的文化现象，杏林之名为世代所传颂，究竟为何故也？带着这些疑惑，让我们去追寻中华传统文化发展的轨迹，拨开层层迷雾，将杏林文化的“真实面目”呈现在人们眼前。

董奉在庐山修道行医、济世救人，留下许多脍炙人口的典故，诸如“虎口取骾”、“杏林春暖”、“草堂求雨”、“虎溪三啸”、“浔东斩蛟”等代代相传。在民间口口相授的故事里，在医界代代相承的效仿中，形成了广泛的价值认同，从而转换成为一种文化现象，这种文化现象体现的就是根植于大众心目中的寄托与追求，是医德、医技的表达，是强劲的民族文化体现。历代文人墨客在庐山留下了许多赞誉董奉行医济世、独创杏林的历史名篇。诸如，唐代大诗人李白的“禹穴藏书地，匡山种杏田”，王维的“董奉杏成林，陶潜菊盈把。彭蠡常好之，庐山我心也。”杜甫的“香炉峰色隐晴湖，种杏仙家近白榆。”明代唐寅的“人来种杏不虚寻，仿佛庐山小径深”，李时勉《杏林》诗：“山边种树绕林坰，几处曾看此独名。花近药栏春雨霁，阴浮苔径午风清。岩前虎卧云长满，树底人来鸟不惊。遗迹尚存仙路杏，只应怀古独含情。”清代征士放《杏林诗》：“吾亦知医术，平生慕董君，药非同市价，杏以代耕耘。山下虎收谷，溪边龙出云。芳林伐已久，到此仰余芬。”等脍炙人口的千古绝句不胜枚举。在诗人笔下，生动描绘了杏林仙境的独特风光和超然感受，再现了杏林中人与自然和谐相处，人与人之间信任互动的美好画卷，亦表达了对董奉的崇敬之情。

概而言之，董奉之“杏林文化”充分汲取了老子的“中和”思想和太平道追求的“均和”思想，使得其所构筑的杏林文化内涵深深地打上了“道与德”的文化烙印。董奉在庐山几十年，追求的是“奉天地顺五行”，在现实中构建的是“和谐杏林园”，从而达到其修道从医的最高境界——无为而为，“宁静以致远，淡泊以明志”，此充分体现了一种超然境界。这种“和谐”是通过“惩恶扬善”、“伐其不足、损其有余”来实现的，从而最终达到“至亲”、“至善”、“至诚”、“至信”、“至中”、“至和”的精诚大医！

由此可见，“杏林”体现的是一种价值标准，其中包含着“亲、善、诚、信、中、和”等丰富的内涵，其灵魂是“道”与“德”。故凡欲成为“杏林中人”者，必须推崇“杏林精神”，这正是杏林文化延续至今的生命力所在，同时也是传统中医药文化精神的开宗。

橘井泉香

晋代炼丹家葛洪在《神仙传·苏仙公》中载，相传，苏仙公修仙得道仙去之前曾对其母云：“明年天下疾疫，庭中井水、檐边橘树，可以代养。井水一升，橘叶一枚，可疗一人。”时至来年，果发疾疫，远近悉求其母治疗，皆以得井水及橘叶而治愈，后人因此以“龙蟠橘井”为中医良药之典故相传至今。该典故成书见于西汉刘向所撰的《列仙传》一书中。据传，西汉文帝时有一位湖南郴州人苏耽，笃好神仙养生之术，人们称其为“苏仙”，在他得道成仙之际曾对其母亲曰：“明年天下会发生一场大的瘟疫，咱院子里的井水和橘树能够治疗。如果有患病的人，给他一升井水、一片橘叶，煎汤饮服，立可痊愈。”后来的情况果然如苏耽所言，天下瘟疫大行，故求井水橘叶者，远至千里；若饮井水橘叶者，亦即刻痊愈。待瘟疫过后，人们则看到有一条龙从井中飞腾而起，直冲云霄。于是，人们就认定蟠龙乃苏耽所化也，是以解救万民疾苦之神人。

另据载，湖南郴州古时瘴疾横行，民不聊生，人们最大的希冀是摆脱病魔的困苦。传说中的苏仙，其实是个叫苏耽的放牛娃，他掌握了治疗疫瘴的草药，并热心地为百姓治病。其药方主要一味为橘叶，橘树可以说全身包括枝叶皆可药用，可治疗肺、胃、肝等部位的疾患。也许是这个放牛娃经常跟着山中采药的郎中发现了橘树的疗病功能，并用屋门前的井水煎熬，救济前来求诊的病人，而且分文不取，因此苏耽的名字才得以广为传播。人们附会其离奇的出生、离奇的经历和跨鹤升天的故事，此反映了老百姓解脱苦难的希冀，与崇尚好人有好报的愿望。在老百姓的理念中，做好事的人逝后应该成为神仙，成了神仙就要有香火，于是乎当地就有了苏仙观。山亦改名为苏仙岭，现山上到处都有仙踪，如神仙的出生地点白鹿洞，神仙升天的升天石，还有望母松、仙棋盘等名胜。

此外，尚有“橘井泉香”之说，此典故亦出自于西汉刘向所撰的《列仙传》。清代文献大家陈梦雷在《古今图书集成》中就将之收入到了《医术名流列传》中，其流传甚广。至今湖南郴州市东北郊苏仙岭上的苏仙观、飞升石、鹿洞，以及市内的橘井等景观，皆是纪念苏仙的遗迹。此后，“橘井”一词也就逐渐演化成了中医药的代名词。宋代诗人阮阅亦有《郴江百咏并序·橘井》一词：“苏仙旧隐已藤萝，橘井空来岁月多。摘叶汲泉皆朽骨，郡人犹说愈沉疴。”以之赞誉“橘井泉香”。医家也常以“橘井”一词或橘、杏并用来为医书取名，诸如“橘井元珠”、“橘杏春秋”等，其寓意深刻。千百年来，“橘井泉香”与“杏林春暖”双壁辉映、脍炙人口，成为中国古代医药史上著名的典故，亦成为华夏医药界的象征。

虎　撑

据民间传说，药王孙思邈在去山中采药的路上，突然被一只老虎拦住了去路，老虎就在面前，孙思邈想要逃走已是不可能的事。当时，其随身带着一条用来挑草药的长扁担，但要用这条笨拙的扁担对付老虎又谈何容易，此时他一无所措，只是恐惧地盯着面前的老虎。然而，奇怪的是这只老虎并没有向他扑来，相反老虎张大着嘴蹲在地上，以一种忧伤的眼神注视着药王，似乎是在乞求什么，并不停地轻轻摆动着脑袋。药王被眼前如此的情景震惊了。于是，他缓缓接近眼前这头庞然大物，却发现一块硕大的动物骨头深深地扎入了这头老虎的咽喉中。善良的药王想要帮它去除这块喉头哽骨，但他担心的是眼前这头如果因为疼痛而突然闭嘴的话，哪他的胳膊将一定会被咬断。正在药王左右为难之时，他突然想起扁担上有一个铜环，于是取下铜环并将之放入老虎的口中把口撑开，这样孙思邈就不必再为自己的安全担心了。接着，孙思邈将手从铜环中央穿过，伸入到那血盆大口中迅速的拔出骨头，并利索的在伤口抹上药膏。须臾，当药王取走了虎口中的铜环后，老虎却朝他不住地点头，似乎在答谢这位仁慈的医生。从那以后，铜环就被改造成为了一个手摇铃，成为采药者的标志，但凡医生出门采药时则会带上它，用以表明其是药王的弟子，以示只有药王方能为老虎诊病且不会受到老虎的攻击。

此外，游医郎中为显示自己亦具名医孙思邈那样的医术，于是手中也都拿着这样的铁环作为行医的标志，并取名为虎撑。游医们摇动虎撑时有一定的规矩，如果放在胸前摇动，则表明是一般的郎中；若与肩齐平摇动，则表示医术较高；若举过头顶摇动，则象征医术非常高明。然而，不管虎撑在什么位置，在经过药店门口时皆不可摇动虎撑。因为，在药店里都供奉有孙思邈的牌位，倘若摇动虎撑，便有欺师藐祖之嫌，药店的人则可上前没收游医的虎撑和药篮，同时还必须向孙思邈的牌位进香和赔礼。

儒　医

儒医，旧时指身为儒生而行医的人。从广义而言，乃指具有一定文化知识素养的非道、非佛的医者：狭义而言，乃指宗儒、习儒的医者，或习医、业医的儒者。“儒医”始称于宋代，清代徐松《宋会要辑稿》载：“伏观朝廷兴建医学，教养士类，使习儒术、通黄素、明诊疗而施于疾病，谓之儒医。”宋·洪迈《夷坚》曰：“有蕲人谢与权，世为儒医。”清·王士禛《池北偶谈·谈异五·刘大成》中云：“文登生员刘大成以儒医耆德，为乡党所推，董修学宫。”革命先驱邹韬奋在《无所不专的专家》中亦云：“医生原是一种很专门的职业，但在医字之上却加一个‘儒’字，称为‘儒医’，儒者是读书人也。于是读书人不但可以‘出将入相’，又可以由旁路一钻而做‘医’。”

铃　医

铃医，即走方郎中，相传始于宋代。古时行医之时，郎中身负药箱、手摇串铃，成年累月于村市街巷往来奔走为生灵疗疾诊病，他们有着丰富的临证实践经验。药学家李时珍的祖父即为铃医，李时珍的父亲李言闻亦继承了其祖父之衣钵，为居于下层社会的庶民治病。“铃医”亦称“走乡医”、“串医”或“走乡药郎”，专指游走于江湖的民间医生。铃医奔走于乡间、栖宿于寺庙为民众医疾，他们始终恪守着“扬仁义之德，怀济世之志”之信念，妙术施治，求取薄利，屡化沉疴恶疾，因此广受民众信赖。

“铃医”以摇铃来招徕病家，故而得名。实际上，作为中国医学史上具有重要影响的铃医，其医术在古代社会中占有举足轻重的地位。诸如，古代的扁鹊、华佗等名医，均出身铃医。至于铃医的方药，在宋代名医赵学敏所编撰的《串雅内编》一书中就多有记载。总而言之，铃医实为古代的基层医务工作者也。

走方医

中国民间的“走方医”，乃行走于江湖卖艺施治者也，其药之速效，愈者万千。在这些民间医士中，绝大多数身怀绝技，几乎每个从业者都有一技之长。由于民间“走医”自身的行业特点，“走医”行走江湖、游走不定，卖艺施治，故治病必求用药简单、使用方便、疗效奇特，即必须达到“廉、简、便、验”的特点。正如赵学敏在《串雅》一书原序中所曰：“操技最神，奏效甚捷。”此方能让病家满意而获取其钱财。也只有如此，“走医”行走江湖卖艺方有立足之地。作为攻下派的张从正所创之汗、吐、下三法，则正符合“走医”自身行业之特点，无形之中就成为其治病之法理。

走方医有三字诀，即一曰贱，药物不取贵也；二曰验，以下咽即能祛病也；三曰便，能够就地取材也。因此，药有异性，不必医皆知之，而走医不可不知也；脉有奇经，不必医尽知之，而走医不可不闻也。病有常见之症，有罕见之症，走医皆须习之。走方医秘籍大多为口耳相传，尽管其为国医所不称道，但作为华夏民间医学的传承体系，它不落文字、却也避免了儒医系统的歧义繁杂，其中更可能蕴藏着原始医学的简洁与直白。

第二节　医圣列传

伏　羲

伏羲又作宓羲、庖牺、包牺、伏戏，亦称牺皇、皇羲、太昊。司马迁《史记》中称伏牺，姓风氏，所处时代约为旧石器中晚期。据考证，他出生于甘肃省天水陇南一带。相传，伏羲是人类历史上第一位帝王，建都陈国（今河南省淮阳县），在位一百十五年，因而伏羲被列为“三皇”（伏羲、神农、轩辕）之首，亦称人皇。

关于伏羲的记载在古籍中亦常见，但又述说不一。在某些古代画像中，伏羲氏散发披肩、身披鹿皮，一派远古风范。相传，伏羲蛇身人首，与其妹女娲成婚生儿育女，成为人类的始祖。由于人首蛇身是图腾主义的痕迹，“蛇身”也就是“龙身”，故华夏民族有“龙的传人”之说。有学者指出：“伏羲出生于蛇系氏族，并且以蛇为尊。其身上穿着树叶或鹿皮，形犹蛇之鳞身或花纹，这正是蛇系氏的族徽或图腾标志。同时，他的诸多活动标志着中华文明的起始。另有学者指出，宓羲、庖牺、包牺、伏戏，亦称牺皇、皇羲、太昊，其皆为出自伏羲氏的部落首领，他们处于不同时代，但地位却相同，且都可称之为“伏羲”（因为皆出自伏羲氏的部落）。晋代医家皇甫谧的《帝王世纪》、《遁甲开山图》、《通鉴外记》中云：在太昊伏羲之后有天下的15个部落联盟，都承继了伏羲的称号，他们分别为女娲氏、大庭氏、柏皇氏、中央氏、卷须氏、栗陆氏、骊连氏、赫胥氏、尊卢氏、混沌氏、昊英氏、有巢氏、朱襄氏、葛天氏、阴康氏、无怀氏等。汉代郑康成注《易纬·稽览图》载，由甲寅伏羲氏到无怀氏共经历约五千余载。

伏羲的形象，当是中国原始社会西方部落一位伟大首领形象的放大，是中华文明发源的象征性人物。伏羲代表和体现着一个伟大的时代，也涵盖着人类的初创性文化，被尊崇为华夏民族的人文始祖。每年春节除夕、正月十六，供奉华夏人文始祖伏羲的伏羲庙（天水民众习称人宗庙）便人山人海，来自国内外和台湾及香港等地的游客、与当地群众赶在正月十六子时为“人宗爷”烧头炷香，接着在正月十六和正月十七连续两天倾城百姓拜祭伏羲，这年方为过的有始有终。

根据传说和史籍记载，作为人类文明始祖的伏羲氏其主要功绩有九个方面：

（1）教民作网用于渔猎，从而极大提高了当时人类社会的生产力，并从此认识了动物类药物之作用。他同时教民驯养野兽，此乃家畜之由来也。

（2）变革婚姻习俗，倡导男聘女嫁的婚俗礼节，使血缘婚改为族外婚，结束了长期以来子女仅知其母、却不知其父的原始群婚状态。

（3）始造书契，用于记事，取代了以往结绳记事的落后手段。

（4）发明陶埙、琴瑟等乐器，创作乐曲歌谣《驾辨》等，将音乐带入人们的生活，帮助人们“修身理性，反其天真”。

（5）将其统治地域分而治之，而且任命官员进行社会管理，从而为后世治理社会提供了借鉴。

（6）创立了古代历法。

（7）根据天地万物的变化，创造发明了八卦，成为后世中医学理论哲学思想的主要文化根源之一。

（8）带领人们围着篝火跳舞，以驱寒取暖、强健身体，从中却发现通过这种运动可以祛除机体的某些病痛，此便是传统体育活动及导引术的雏形。

（9）据传说，伏羲氏始创九针、且多为石制，此对于中医针灸学的发展是又一创举。

伏羲文化是史前文化的重要组成部分，是中华民族优秀传统文化的源头。伏羲文化即是民族始祖太昊伏羲及中华本源文化，具有其精神实质的龙文化是维系中华民族众志成城的精神纽带，从而成为民族传统、民族感情、民族精神的集中体现。

以伏羲氏为代表的远古先民们，在长期的生存和治世斗争中，创造了亘古常新的伏羲文化。而伏羲文化博大精深的内涵，在许多典籍中都有记载，唐代历史学家司马贞的《补史记·三皇本记》中载：伏羲氏“仰则观象于天，俯则观法于地，旁观鸟兽之文与地之宜，近取诸身，远取诸物，始画八卦，以通神明之德，以类万物之情，造书契以代结绳之政，于是始制嫁娶，以俪皮为礼。结网罟以教佃渔，故曰宓牺氏；养牺牲以庖厨，故曰庖牺。有龙瑞，以龙纪官，号曰龙师。作三十五弦之瑟”。以上阐述，对伏羲文化的内涵和核心内容作出了清晰丰富的描述。

伏羲氏在中华民族追求文明和进步的进程中，具有奠基和启蒙之功。可以说，伏羲是中华民族早期文明的创始人，是渔、牧、农业生产的先行者，是中华民族起源时期社会生产和生活方式的先驱、及社会制度的奠基者。伏羲的活动充满了创造精神、奉献精神与和合精神，从身体力行到抽象思维，从蛇图腾到象征中华民族的龙图腾，从具体实践到现象概括，从单一部族到多民族大融合，伏羲作为“有圣德”的民族领袖和创世英雄，作为“有大智”的思考者和发明创造者，作为各民族团结协作、寻求生存与发展的历史象征，对中华民族的文明进步和发展起着不可估量的作用。在中华民族源远流长的文化长河中，伏羲文化始终是本源文化，因其固有的创造性和实践性，兼容并蓄的人文精神和认识世界的科学性，又使之具有强烈的多民族文化的认同性和强大的发展生命力。

天水市位于甘肃东南部，地处陕、甘、川三省交界。天水古称成纪，是中国古代文化重要的发祥地，享有“羲皇故里”之殊荣，是华夏古文明的重要发祥地之一，亦为海内外龙的传人寻根问祖之圣地。据北魏郦道元《水经注·渭水》记载：“故渎东经成纪县，故帝太皞庖牺所生之处也。”天水是以伏羲为代表的中华先民长期生活的主要地域，境内及周边分布着众多与伏羲、女娲有关的人文遗址和遗迹。有距今8300～4800年新石器时代早期文化遗存的大地湾遗址、师赵村古遗址等，一批先民生产和生活的古遗址；有始建于明成化年间专用于祭祀伏羲、全国现存最大的祭祀庙宇——伏羲庙；有伏羲画卦的卦台山；有女娲祠、羲皇故里的砖刻、牌坊、白蛇匾等古遗迹；有风沟、风谷、风台等与伏羲“风姓”有关的地名。这些珍贵的人文遗址和实物，充分佐证了伏羲画八卦、结网罟、取火种、兴嫁娶、制历法、创乐器、造书契等诸多发明创造的可能性，从而进一步印证了唐代司马贞著《补史记·三皇本记》、南宋罗泌撰《路史》等古籍记载中有关伏羲生于成纪、长于成纪之论述。天水境内文化古迹甚多，其中大地湾遗址保存有大量新石器时代早期以及仰韶文化的珍品，中国四大石窟之一、被誉为“东方雕塑馆”的麦积山石窟，荟萃了从公元4世纪末到20世纪的7730余尊塑像，组成了古丝绸之路东段的“石窟艺术走廊”，其人文景观与自然秀色交相辉映、巧夺天工，吸引着无数海内外游人。

中国古代多以圣人为神，传说伏羲能缘天梯而建木以登天。《山海经·海内经》载：“南海之内，黑水、青水之间，有木，名曰建木。太白皋爰过，黄帝所归。”此处之“太白皋爰过”，即示伏羲上下于建木之意。《淮南子·时则训》载：“东方之极，自碣石山，过朝鲜，太白皋，句芒之所司者万二千里。”东汉学者高诱注：“太白皋、伏羲氏，东方木德之帝也；句芒，木神。”伏羲在五帝中尊为东方天帝，这就是他的神职。据民间传说，伏羲是感孕而生，在中国边远西北有个凡力达不到的极乐国土谓“华胥国”，那里是个人们没有欲望嗜好、一切顺其自然、人人长寿、生活美满幸福，亦无长官首领的人间乐土，且此处的人能够水火不避，在天空中自由往来，可以说是介于人、神之间的先民。在这个国家里有个姑娘，即伏羲的母亲，她的名字没有流传下来，大家都称其为“华胥氏”。有一天，她去雷泽郊游，在游玩途中发现了一个大大的脚印，出于好奇其将自己的脚踏在大脚印上，当下就觉得有种被蛇缠身的感觉，于是就有了身孕。而令人称奇的是，这一孕就怀了十二年，后来生下了一个人首蛇身的孩子，这就是伏羲。当地的人为了纪念伏羲的诞生，特将地名改为成纪，因为在古代人们把十二年作为一纪。据史学家考证，古成纪就是今天的天水。东汉人班固在《汉书》中载：“成纪属汉阳郡，汉阳郡即天水郡也，古帝伏羲氏所生之地。”故天水历称“羲皇故里”其名不虚传。

地处天水北道区渭南乡西部的卦台山，相传是伏羲画八卦的地方。据传说，在伏羲生活的远古年代，人们对于大自然一无所知，当乾坤下雨刮风、电闪雷鸣时，人们既害怕又困惑。天生聪慧的伏羲想把这一切都搞清楚，于是他经常站在卦台山上，仰观天上之日月星辰，俯察周围之地形方位，抑或还研究飞禽走兽的脚印和身上的花纹等。有一天，伏羲又来到卦台山颠，苦苦思索其长期以来观察的自然现象。突然，他听到一声奇怪的吼声，只见卦台山对面的山洞里跃出一匹长着龙头马身的动物，身上还有非常奇特的花纹，这匹龙马一跃就跃到了卦台山下、渭水河中的一块大石上，这块石头形如太极，配合龙马身上的花纹，顿时让伏羲有所了悟，于是他画出了八卦。后来，那个跃出龙马的山洞被人们称为“龙马洞”，渭水河中的那块大石就谓之“分心石”。伏羲八卦之功绩，在于它博大精深的文化内涵。而以其为特征的伏羲文化，迄今仍吸引着国内外无数学者继续在探索和研究。

神　农

炎帝神农，中华始祖也。继伏羲氏之后，神农氏是又一位对中华民族颇多贡献的传奇人物。一说神农氏即炎帝，为三皇五帝之一，乃远古传说中的太阳神。据流传，神农降生下来是个“水晶肚”，五脏六腑皆可看见，亦能看到所进食之东西。其相貌人身牛首，三岁知稼穑，长成后身高八尺七寸，龙颜大唇。渠除发明了农耕技术外，还创立了医术、制定了历法、并开创了九井相连的水利灌溉等技术。因为其发明农耕技术而号神农氏，又因以火德王号故称炎帝、赤帝、烈（厉）山氏。在高古时代，人民过着采集渔猎式生活，神农氏发明和制作木耒、木耜教民众农耕生产，此反映了中国原始时代由采集渔猎向农耕生产的跨越式进步。

其所开创的中医三湘四水，曾是神农氏之领地。炎帝神农氏在此始种五谷，以为民食；制作耒耜，以利耕耘；遍尝百草，以医民恙；治麻为布，以御民寒；陶冶器物，以储民用；削桐为琴，以怡民情；首辟市场，以利民生；剡木为矢，以安民居。完成了从游牧到定居，从渔猎到田耕的历史转变，实践了从蒙昧到文明的过渡，从旧石器时代向新石器时代的跨越。总而言之，中华先祖神农氏的历史功绩可概括为以下四个方面：

（一）遍尝百草宣药疗疾

关于神农尝百草、辨药性的传说，诸多古籍中有所记载。例如，司马迁《史记》中载：“神农氏以赭鞭鞭草木，始尝百草。”西汉刘安《淮南子》一书载：“神农尝百草之滋味，水泉之甘苦。”晋代干宝在《搜神记》中云：“神农以赭鞭鞭百草，尽知其平、毒、寒、温之性，臭味所主……”宋代郑樵著《通志》曰：神农尝百药之时，“……皆口尝而身试之，一日之间而遇七十毒……其所得三百六十物……后世承传为书，谓之《神农本草》。”宋代罗泌在《路史》中云：炎帝神农氏“磨唇鞭茇，察色嗅，尝草木而正名之。审其平毒，旌其燥寒，察其畏恶，辨其臣使……一日之间而七十毒，极含气也……药正三百六十有五”。

从这些描述中可以看出，神农氏应该是通过品尝药物的“气”、“味”，以及身、口的感受以辨别药性的。所以，《神农本草经》有这样的论述：“药有酸、咸、甘、苦、辛五味，又有寒、热、温、凉四气，及有毒、无毒。……采治时月生熟，土地所出，真伪陈新，并各有法。”也许，神农氏是洪荒时代的特殊智者，具有现代人无法理解的对自然界万物辨识之能力。

远古时期，民众以采食野生瓜果，生食动物蚌蛤为主，时有腥臊臭恶伤及腹胃，经常有人受毒害疾患而亡，故寿命皆很短。炎帝神农氏为“宣药疗疾”，救夭伤人命，使生灵得以益寿延年，于是他跋山涉水，行遍华夏三湘大地，尝遍天生百草，了解草木之平毒寒热温凉之药性，为民找寻治病解毒之良药，故而“一日遇七十毒”。神农在尝百草的过程中，识别了百草，发现了具有攻毒祛病、养生保健作用的中药。由此，令民有所“就”，不复为疾病所困，故先民封其为“药神”。

（二）本草巨作恩泽万代

炎帝神农经过尝试百草发明了草药疗疾，悟出了草木味苦者，其性寒凉；辛辣者，其性温热；甘甜者，其功补；味酸者，开胃等。他教民食用不同的草药治疗非同之疾病，故先民因病死亡者遂渐。为“宣药疗疾”还刻了“味尝草木作方书”，这便是人类医药学的发端！神农亲验本草药性，乃是中药的重要起源。这一过程经历了漫长的历史时期，经无数次的反复实践，积累了许多药物知识被纂刻记载下来。随着岁月的推移，积累的药物知识越来越丰富，并不断得到后人的反复验证，进而逐步以书籍的形式承载了下来，该书即为《神农本草经》。《神农本草经》亦成为中国最早的中草药学经典之作，后世本草著作莫不以此为宗。此书对中国医药学的发展始终产生着积极的影响，并逐步被后世发展丰富，从而形成了闻名世界的中医药学派。

（三）旷世经典恒用古今

《神农本草经》全面阐述了药物的三品分类及其性能，药物的君臣佐使及在方剂配伍中的地位和作用，药物的阴阳配合、七情合和、四气（寒热温凉）五味（辛甘酸苦咸），有毒无毒，药物的采造，药物的煎煮法，药物与病证的关系等，至今仍是临床用药的规矩与权衡。书中所记载的365味药，每味均按药名、异名、性味、主治病证、生长环境等分别阐述，大多数为临床常用药物，其朴实有验，故至今仍在习用。千百年来，《神农本草经》作为药典性著作，发挥着中华炎黄子孙应用药物防治疾病、保健强身的重要作用。

（四）神农文化光耀中华

在山西长治城东北5km处，有一座南北走向的大山，名曰百谷山，俗称老顶山，此山方圆40km²，从北向南由五个山峰组成，故又称五顶山。这五个山峰依次谓之老顶、南顶、玉皇顶、奶奶顶、新顶。北宋地理学家乐史《太平寰宇记》书中载：“百谷山与太行、王屋皆连，风洞泉谷，崖壑幽邃，最称佳境，昔神农尝百草得五谷于此，因名山建庙。”

老顶乃是五顶之最，海拔1378m，为太行山西南部的主峰之一。登临老顶，近望高楼错落，道路井然，市区景致尽收眼底；远望漳泽水库状如锦带，飘浮于天际，上党盆地一览无遗。在老顶东北峰，有一处天然巨石形成的峰峦，高居于层峦叠岭之上，形似雄狮蹲踞，它就是狮峦峰。《长治县志》曾记载，清朝有人曾称赞此峰为：“北钰得狮象，狰狞镇此邦。卧云峰叠叠，孔涧水淙淙。”每当感受神农文化者，在天光浅黛的黎明攀此顶时，大有泰山观日之感。玉黄顶与奶奶顶在滴谷寺村北面，山势平缓连绵，松柏密布，翠绿苍茫，两顶相连。

新顶，顶低而平，四周松柏丛生，整齐碧绿，环境幽雅。老顶山不仅山峦秀丽，林木繁盛，而且天然岩洞众多，景致各异。大小30余座岩洞，多位于半山陡壁悬崖、深谷幽壑之地，或小巧玲珑、或宽敞深幽、或数洞并生、或洞体相连，且多数与炎帝神农、道家、仙释、文人雅士等文化相关，其中南崖宫与朝阳洞最可观赏。在滴谷寺正东半山腰处有一神农洞，相传为神农氏尝百草之所在。此洞朝西，在一天然青石处开凿而成，洞口左侧为一长方形石壁，似一天然石匾。洞外平坦，绿草如茵，四周松柏掩映。若有幸置身于神农洞中，一种对先祖的仰慕之情则油然而生。

在玉皇顶半山腰处有一天然洞穴，两面夹山，背山面谷，内套一小洞，洞壁玲珑泛光，洞内有石刻五处，保存清晰。其中，特别是宋代陈述古纪游题刻的“述古行之”、“述古游之”、“宋治平仲”等，字体流畅，雕刻苍劲，犹若石纹。老顶山除了众多的岩洞外，尚有一处“寒泉绝胜”，在滴谷寺村有一股甘甜的清泉，洞口匾额上嵌清朝所留楷书“古寒泉”。古寒泉即百谷泉，亦名神农泉。《潞安府志》称：“百谷泉，在百谷山神农庙前，砥石涌泉，寺僧引为伏流，注为塘，由螭口飞下大壑，注石子河，味甘。”洞口有宋代风格的浮雕龙头，泉口雕有卧龙，龙嘴开张，下为圆形石凿小井，其布局精巧，使人流连忘返。

黄　帝

黄帝，司马迁《史记》中所载五帝之首，传说系中原各民族的共同祖先。黄帝本姓公孙，生长于姬水（今陕西武功漆水河）之滨，故改姓姬。居轩辕之丘(今陕西省武功县)，故号轩辕氏，为少典之子（少典：一说是部族名、一说是人名），因以土德称王，土色为黄，故称之为黄帝。《周易·系辞下》载：“神农氏没，黄帝、尧、舜氏作，通其变，使民不倦。”隋唐儒家孔颖达疏：“黄帝，有熊氏少典之子，姬姓也。”《史记·五帝本纪》载：“黄帝者，少典之子，姓公孙，名曰轩辕。生而神灵，弱而能言，幼而徇齐，长而敦敏，成而聪明。”刘宋时期裴駰集解：“号有熊。”唐代史学家司马贞索隐：“有土德之瑞，土色黄，故称黄帝，犹神农火德王而称炎帝然也。”据传，黄帝即位于公元前2697年，即位时20岁，据此推算黄帝出生于公元前2717年，其生卒年份传说为公元前2717～2599年。黄帝有二十五子，得姓者十四人。黄帝逝后葬于桥山，其孙高阳立，即颛顼帝。颛顼死后，黄帝曾孙高辛立，即帝喾。喾死，子放勋立，即尧。尧死，舜立，舜是颛顼的六世孙。黄帝、颛顼、喾、尧、舜五位，即所云“五帝”。因此认为，黄帝乃五帝之首也。

黄帝与炎帝同为华夏民族之始祖，《国语·晋语》中载：“昔少典娶于有蟜氏，生黄帝、炎帝。黄帝以姬水成，炎帝以姜水（今陕西宝鸡清姜河）成。成而异德，故黄帝为姬，炎帝为姜。二帝用师以相济也，异德之故也。”这是中国历史最早记载炎帝、黄帝诞生地的史料。因此可知，炎、黄二帝皆起源于陕西省中部渭河流域的两个血缘关系相近的部落首领。后来，两个部落争夺领地，展开阪泉之战，黄帝打败了炎帝，两个部落逐渐融合为华夏族，华夏族在汉朝以后称之为汉人，唐朝以后又称之为唐人。黄帝和炎帝并称华夏民族之始祖，以其首先统一华夏族的伟绩而载入史册。黄帝主持播百谷草木、大力发展生产、创造文字、始制衣冠、建造舟车、发明指南车、定算数、制音律，创医学等，是承前启后弘扬中华文明的先祖。

黄帝成为氏族首领之后，有熊氏的势力得到迅速发展，并形成一个独立的黄帝部落。黄帝部落在从姬水向渭河流域发展的过程中，继承了神农以来的农业生产经验，将原始农业发展到高度繁荣阶段，使得本部落迅速发展壮大。据《史记·五帝本纪》载，轩辕黄帝的功绩之一是“艺五种”。据东汉末年经学家郑玄注释，“五种”系指“黍、稷、菽、麦、稻”五种谷物。据古史传说，神农氏仅能种植黍、稷，而黄帝则能种植多种粮食作物，这表明黄帝使当时的原始农业有了进一步的发展。又据古史传，黄帝非常重视发展农业，掌握了平原农业的许多特点。南宋学者罗泌《路史·疏仡纪·黄帝》载：“岁时熟而亡凶，天地休通，五行期化，故风雨时节，而日月精明，星辰不失其行。”黄帝充分认识到必须挖掘土地的潜力，广耕耘、勤播种，才能使人们丰衣足食，安居乐业。因此，他率领先民“时播百谷草木”，并“淳化鸟兽昆虫，历离日月星辰；极畋土石金玉，劳心力耳目，节用水火材物。”（引孔子语）。传说，黄帝的行为感动了上帝，故出现了许多祥瑞之兆，如“地献草木”、“九牧昌教”也（《论语谶》）。

黄帝在战胜蚩尤之后，使得中原农业取得了长足的发展。后来，在以黄帝为祖先的姬姓部落里就出现了一个农业方面成绩卓著的领袖——弃，其出生正当“陶唐虞夏之际”，传说他是周人的祖先，中国平原农业的代表，被尊为后稷。《诗经·生民》中云其种的大豆（菽）、谷子、麻、麦都特别好，且能认识不同土壤，并懂得拔除杂草，还懂得挑选良种等。有诗歌颂曰：“思维后稷，克配彼天，立我民，莫菲尔极。”

黄帝时代农业经济和原始科学技术的突飞猛进，得到了现代考古材料的广泛印证。依据现有考古发现和研究成果可知，分布在陕西、河南、山西南部、河北南部及安徽西北部的黄河中游龙山文化，是继仰韶文化而来的。这一时期，社会经济有了突出的进步，石制生产工具磨制得更加精细，已在使用挖土工具木耒，有的遗址还发现石钺和三角犁形器等，这些改进了的生产工具极大提高了开垦土地的能力。穿孔石刀以及石镰、蚌镰等收割工具的大量使用，表明农业生产已经具有一定规模，谷物收获量亦有所增加。当时，人的衣着材料也多由兽皮演进为植物纤维，村落分布更加稠密。此外，用陶、石、玉、漆、木等质料制作的礼器和乐器令人惊叹，甚至达到精妙绝伦的程度。某些刻画和书写符号大体可以确定为汉字的雏形，蓄养家畜的品种和数量都有所增加，有的墓葬中则用猪头随葬。

在距今约六千年的西安半坡遗址的房屋、窖穴和墓葬中，都发现了很多粟的遗存，其中有一个小窖穴，深不到1m，底径约1m，内有粟粒朽灰堆积，显系为一储存粟米之粮窖。此外，粟还发现于墓葬之中成为女人的随葬品，可见粟在半坡人的生活中占有很重要的地位。距今7000年左右，在长江中下游地区的浙江余姚河姆渡遗址，亦发现了稻的遗存。考古学家在其第一期文化堆积层中，发现大量的稻壳、稻秆、稻叶等，其中也夹有少量炭化的稻谷。此外，尚有木屑（片）等，相间组成多层次连续堆积，每层间距2～10cm不等，总厚度达100cm以上，最厚处达1m以上。由此说明，当时耜耕农业已经有了很大发展。

在新石器时代中期的磁山遗址中，发掘出大量灰坑、房址和一些壕沟，发现一批制作规整的农具和粮食作物，这些发现向人们展示了华北新石器时代较早时期的农耕水平。在所发现的窖穴中，有粟米遗存的窖穴88处，在这88个窖穴中，其中384号窖穴堆积粟的厚度为2.9m。在同一时期的河南裴李岗文化遗址中，也发现了年代相近的粟遗存，出土的农业工具有类似磁山文化的石磨盘、石磨棒、石铲和石镰等，且制作更为精细工整。虽然，20世纪70年代发掘裴李岗遗址时没有直接发现粮食遗存，但后来在发掘属于裴李岗文化的新郑县沙窝李遗址，以及再次发掘裴李岗遗址时，均发现了粟遗存，这说明裴李岗文化时期的主要粮食作物也是粟。

总之，黄帝时代农业生产的发展，增强了人们摆脱自然以及与自然现象作斗争的能力，增强了部落的整体实力，使整个部落越来越强盛，此为后来统一中原各部落奠定了雄厚的物质基础。黄帝时代农业生产的发展，还奠定了中国文化后来发展的基本取向，即形成建立在农业文明基础上的独特中华文明。

另外，道教文化在形成初期，人们称其前身为黄老道，视黄帝与老子同为道教之祖师。道教创始者张陵创立了五斗米道，独尊老子为教祖，而尊黄帝为古仙人，由此遂被沿袭。所以，此后道书仍然以黄帝为古仙人继续进行增饰。道家葛洪《抱朴子内篇·微旨》云："黄老玄圣，深识独见，开秘文于名山，受仙经于神人，蹶埃尘以遣累，凌大遐以高跻，金石不能与之齐坚，龟鹤不足与之等寿。"同时，称赞黄帝是自古以来唯一的治世而兼得道行的圣人，"俗所谓圣人者，皆治世之圣人，非得道之圣人；得道之圣人，则黄老是也；治世之圣人，则周孔是也。"

唐僖宗广明二年，唐代王瓘撰《广黄帝本行记》一书，是对黄帝修道成仙的系统总结，书中称："黄帝以天下既理，乃寻真访隐，问道求仙。"于是，历访诸山问道，最后道成，"有黄龙垂胡髯迎帝，帝乘龙天。"南朝医家陶弘景在《真灵位业图》中称之为"玄圃真人轩辕黄帝"，列于第三中位太极金阙帝君之下的左位。道士多托黄帝之名以著书，如道教经书之总集《道藏》一书中，除收载医籍《黄帝内经》外，还托名黄帝著有《阴符经》。此外，托名黄帝的方术书则更多，诸如叙述外丹术的有《黄帝九鼎神丹经诀》，论述占卜的有《黄帝龙首经》、《黄帝金匮玉衡经》、《黄帝宅经》，论选择嫁娶吉日的有《黄帝授三子玄女经》，论杂法仙术的有《黄帝太乙八门入式诀》、《黄帝太一八门入式秘诀》、《黄帝太一八门逆顺生死诀》等不胜枚举。

岐　伯

岐伯，华夏传说中最富有声望的医学家。东汉针灸学家皇甫谧在《帝王世纪》中载：“（黄帝）又使岐伯尝味百草，典医疗疾，今经方、本草、之书咸出焉。”宋代医学校勘学家林亿等，在《重广补注黄帝内经素问·表》中曰：“求民之瘼，恤民之隐者，上主之深仁，在昔黄帝之御极也。……乃与岐伯上穷天纪、下极地理，远取诸物、近取诸身，更相问难，垂法以福万世，于是雷公之伦，授业传之，而《内经》作矣。”观今传《素问》基本上乃黄帝问、岐伯答以阐述医学理论，显示了岐伯氏高深的医学修养。中国医学素称“岐黄”、或谓“岐黄之术”，可知岐伯当居首要地位。关于岐伯的籍贯有不同的说法，一说岐伯家居陕西岐山一带。而亦有资料表明，岐伯为甘肃省庆阳县人，诸如清·乾隆年间《庆阳县志·人物》记载：“岐伯，北地人，生而精明，精医术脉理，黄帝以师事之，著《内经》行于世，为医书之祖。”

岐伯从小善于思考，具有远大的志向，喜欢观察日月星辰、风土寒暑、山川草木等自然界的事物和现象。懂音乐，会做乐器，测量日影，多才多艺，才智过人。后见许多生灵死于疾病，便立志学医，四处寻访良师益友，通晓医术脉理，遂成为名震一时的大医。黄帝为疗救民疾，尊其为老师，一起研讨医学问题。《黄帝内经》多数内容即以其与黄帝答问的体裁撰著而成。所以，记载“岐伯”最早的文献为《黄帝内经》。后人为了纪念二圣所做的贡献，专门修建了岐伯庙。例如，《庆阳县志·坛庙》>载：“岐伯庙，在县城南。”岐伯又尊称为岐天师，意为懂得修养天真的先知先觉者。清代医家张志聪在《黄帝内经素问集注》卷一载：“天师，尊称岐伯也。天者，谓能修其天真。师乃先知先觉者也，言道者上帝之所贵，师所以传道而设教，故称伯曰天师。”

据有关史志书目记载，托名岐伯的著作约有八种，分别为《汉书·艺文志》载《黄帝岐伯按摩》十卷；《隋书·经籍志》载《岐伯经》十卷；《新唐书·艺文志》载《岐伯灸经》一卷；《宋史·艺文志》载《岐伯针经》一卷；《通志·艺文略》载《黄帝岐伯针论》二卷；《通志·艺文略》载《岐伯精藏论》一卷；《崇文总目》载《黄帝岐伯论针灸要诀》一卷；《竹堂书目》载《岐伯五藏论》等。以上诸书皆已佚，仅存书目，故只能从书名知其与岐伯有关，其内容主要论述针灸。

另外，尚有按摩、藏象等，然不能确定为岐伯所著。因为，古代“世俗人多尊古而贱今，故为道者，必托之于神农、黄帝而后方能入说也。

岐黄为岐伯与黄帝二人之合称，中医学奠基之作《黄帝内经》的主要内容则以黄帝、岐伯问答的体裁写成，因此后世即以“岐黄”代称《内经》。并由此引申而专指正统中医或中医学，更多则是作为中医或中医学的代称。同时，由“岐黄”组合的新词也各有相应的意义，例如“岐黄之术”、“岐黄之道”，系指中医学术、医术或中医理论；“岐黄家”乃指中医生、中医学家；“岐黄书”是指中医书；“岐黄业”专指中医行业等。有关岐伯与岐黄的研究发现，其中充满了浓郁的中国传统文化气息。由此说明，中医药学与其母体文化的密切关系。

中国传统医药学又称之为“岐黄之术”，其源于宋代药物学家苏颂《政和证类本草图经序》中所云：“雠校岐黄《内经》”。据传说，黄帝与其臣岐伯、伯高、少俞、雷公相讨时，以黄帝问、岐伯答的方式论医，所涉及天文、历法、气象、地理、生物、农艺、哲学、音乐等方面的知识由岐伯和黄帝成书为《黄帝内经》，《内经》又分为灵枢、素问、难经三个部分，现仅存《素问》部分。《内经》中关于阴阳五运六气说之论述，已成为中医学的基本理论和思想方法，其脏腑经络说基本上包括了人的呼吸、循环、消化、神经系统的相互关系，是中国首部内容最丰富、影响最深远的中医典籍，历来被中医界奉为圭臬。

东汉史学家班固撰《汉书·艺文志·方技》一书中，在历数古代著名医家时云：“太古有岐伯、俞拊，中世有扁鹊、秦和。”原始公社后期（约公元前21世纪），游徙于黄河流域的各氏族部落，为原居于陕西的部落联盟首领黄帝所统一，从此奠定了华夏民族的历史基础。这些氏族此前所创造的物质文化和精神文化，得以更便利的交流、融化与整合，进而出现多项发明创造。此时，岐伯构建《内经》基本理论体系的必要条件也已具备，《内经》以《易》学思想统领全书，《易》是畜牧转化到农业时代的精神产物，其时处于变革时代，故《易》之思想多变。岐伯承袭了《易》之哲学思想，吸收消化炎帝、神农以来的医学知识，加上自己的医学实践，又与同时代医家如雷公等探讨切磋，经整合创新，从而形成了《内经》的基本理论框架。由于已形成体系，故岐伯的学说能代代相传，其传承脉络清晰可辨。《皇汉医学》、《难经疏注》载：“昔者岐伯以授黄帝，黄帝历九师以授伊尹……历经汤、太公、文王、医和，秦越人始成章句，以授华佗。”在传承过程中，又经过历代医家丰富完善，遂在战国秦汉间正式成书。综上所述，岐伯应为《内经》的实际首创者。后世为感念岐伯的首创之功，遂将其置于黄帝之前，称中医之术为“岐黄之术”，乃彰其功，以示不忘。

桐　君

桐君，传说中上古时期药学家，为黄帝臣，以擅长本草而著称。梁代医学家陶弘景撰《本草经集注》序中载：“至于药性所主，当以识识相因，不尔何由得闻。至于桐雷，乃著在于编简，此书应与《素问》同类。”亦云：“又有桐君《采药录》，说其花叶形色；《药对》四卷，论其佐使相识。”《桐君采药录》一书是中国、也是世界上最早的一部药学专著。据考，该部著作的撰写时代至少应在公元一世纪前，由于当时人们所利用的药物均属于取自天然之动、植、矿物，这些药物虽然不需要进行复杂的化学处理和繁琐的机械加工操作，但仍需经过一定的采制手段方可成为治疗药物，其中包括充分掌握辨识所采天然药物本身的形态及特征、主要产地、采集季节和生长处所，同时辨识其本身的性、味、毒性，以及对于人类疾病的治疗作用等诸多问题。因此，将之统称为“采药”，而总结采药知识的学科亦就称之为“采药学”。在中国古代药学史的长河中，《桐君采药录》一书的早期传播过程曾经历了约千余年的历史，且对于推动国内外药学界的发展均产生了一定的作用。然遗憾的是，由于其后原书失传，因此很少有人了解其历史价值与学术价值。

据有关史学记载，桐君的文献最早见于春秋时代编撰的古史书《世本》中。其后，在历代医籍中虽然不乏有对桐君的评述，但因桐君其人的时代早在周代以前，由于当时尚无有关桐君传记的文字可考，故对于桐君所处的时代问题出现了各种异说。其一为神农时代说：持此说者，将神农氏与桐君在药学方面的学术成就同时并举。诸如陶弘景《药总诀·序》所云：“上古神农作为《本草》。……其后雷公、桐君更增演《本草》，二家药对，广其主治，繁其类族。”又如，东晋玄学家张湛在《延年秘录》所云：“神农、桐君深达药性，所以相反、畏、恶备于《本草》。”其二为黄帝时代说：持此说者，以为桐君与少师、雷公等人均为黄帝时代之大臣。例如：南宋史学家罗泌《路史·黄帝纪上》载：“（黄帝）命巫彭、桐君处方、盄饵、湔汗、刺治而人得以尽年。”明代医学家徐春甫《古今医统大全》载：“少师、桐君，为黄帝时臣。”明代药学家李时珍在《本草纲目》中曰：“桐君，黄帝时臣也。”清代吕昌明《严州府志》载：“或曰（桐君于）黄帝时尝与巫咸同处方饵，未知是否?”其三为唐尧时代说：持此说者指出，桐君为唐尧时代之大臣。例如，无名氏之《世本》载：“桐君，唐尧时臣，与巫咸同处方饵。”其四为上古时代说：持此说者认为，桐君乃上古时人，然其时代不详。诸如，《严州府志》所曰：“上古桐君，不知何许人，亦莫详其姓字。尝采药求道，止于桐庐县东隈桐树下（即弯曲的桐树下面）。其桐、枝柯偃盖，荫蔽数亩，远望如庐舍。或有问其姓者，则指桐以示之。因名其人为桐君。”此外，在13世纪末日本医家惟宗时俊所撰《医家千字文》中，亦引用了中国隋唐时期《本草抄义》有关桐君的神话传说：“桐君每乘绛云之车，唤诸药精，悉遣其功能，因则附口录之，呼为《桐君药录》。”

桐君事迹早在先秦时期已久有遗闻，故为纪念桐君之业绩，浙江省桐庐县建造了桐君祠以示缅怀和纪念。据宋代陈彭年等撰《钜宋广韵》载：“桐庐县在严州，亦姓。”此说明，今桐庐县即古代之严州。据考，严州在隋代时称为睦州，其地名系唐·

武德四年（621年）始置。桐君祠自从建成直至现在约为九百余年，期间曾经历了多次的严重损坏和修复重建。

鉴于对桐君药学功绩的景仰，历代文人为桐君祠、桐君山撰文、吟诗和作画者不少。诸如公元5世纪南北朝刘宋初，文人谢灵运在其所撰《山居赋》中有：“《本草》所载，山泽不一，桐（君）、雷（公）是别，（医）和、（医）缓足悉，三枝六根，五华秋实”之句等；1961年近代文豪郭沫若赴桐庐时亦撰有《登桐君山》词一首：“庙貌空存瞰两江，桐君山上已无王，愚人不解劈山像，当作菩萨乱插香。”此外，现代画家黄宾虹曾绘有《桐君山》及《桐君望海门》等画作。

伊　尹

伊尹，名伊，一说名挚。相传夏末、商初助汤伐桀的大臣（约公元前1630～1550年）。生于空桑（今河南杞县），长于伊水，耕于有莘之野。奴隶出身，因其母在伊水居住，故以伊为氏。“尹”为官名，甲骨卜辞中称其为“伊”，金文则称之为“伊”小臣也。伊尹为商朝理政安民50余载，治国有方，权倾一时，世称贤相，三代元老，其于公元前1550年卒于亳（今山东省曹县南），享年81岁。伊尹一生对中国古代的医药、政治、军事、文化、教育等多方面都做出过卓越的贡献，是杰出的医药学家、思想家、政治家和军事家。伊尹商汤时任右相，佐汤灭夏，功绩卓著，为世人所景仰。

商汤死后，伊尹历经外丙、仲壬，又做了汤王长孙太甲的师保。据传说，太甲不遵守商汤的大政方针，为了教育太甲，伊尹将太甲安置在特定的教育环境中——成汤墓葬之地桐宫，他本人与诸大臣代为执政，史称为共和执政，并著《伊训》、《肆命》、《徂后》等训词，讲述如何为政、何事可做、何事不可做，以及如何继承成汤的法度等。在伊尹创设的特定教育环境中，太甲守桐宫三年，追思成汤的功业自怨自艾，深刻反省，“处仁迁义”，学习伊尹的训词，遂逐渐认识了自己的过错，悔过反善。当太甲有了改恶从善的表现后，伊尹便适时亲自到桐宫迎接他，并将王权交与太甲，自己仍继续当太甲的辅佐。在伊尹的耐心教育下，太甲复位后“勤政修德”，继承成汤之政，果然有了良好的表现，商朝的政治遂又出现了清明的局面。司马迁在《史记》中称“诸侯咸归殷，百姓以宁。”继之，伊尹又作《太甲》三篇、《咸有一德》一篇褒扬太甲，太甲终成有为之君，被其后代尊称为“大宗”。

据说，伊尹活了一百多岁，到了太甲之子沃丁在位时才逝世，死后葬于西亳，即今偃师西10里，汉田横墓东，离汤冢7里有商阿衡伊尹墓。1983年春，考古工作者在今洛阳市偃师市西、洛河北岸尸乡沟一带发掘的商城宫殿遗址证明，此处即为商都西亳，而伊尹死后葬于西亳则亦无可疑。在今嵩县城南沙沟龙头村，明代曾重修过的

“元圣祠”是作为纪念伊尹生地而建立。祠堂有副对联云：“志耕莘野三春雨，乐读尼山一卷书。”其上联说的是伊尹事耕桑于莘野（今嵩县莘乐沟），下联则是云孔丘著书于尼山。可见，古人是把伊尹和孔丘等量齐观的，一个是元圣、一个是至圣。伊尹为相辅佐了商朝几个国王，为商王朝延续600余年奠定了坚实的政治基础，成为中国历史上第一个有名的贤相。后人所以尊其为圣人，就是因为他对中国历史、中国文化发挥了推动作用。

据相关学者考证，伊尹在商的身份除了为相之外，更重要的身份乃是一名巫师。商汤时代是一个非常崇信鬼神的朝代，国家大事小情皆要通过占卜，“国之大事，在祀与戎。”因此，巫师具有崇高的政治地位，伊尹乃是商代第一大巫师。上古时代，巫、史、医合一，巫师本身多兼有医的职能，如蜚声远近的巫彭、巫咸等皆以擅长医术而闻名。东汉时代许慎编著的《说文解字》中，释“尹”作“治也”；古文字学家康殷曾指出：尹，“象手执针之状，示以针刺疗人疾病。”官名尹“同样是医疗治调之意的引申及转化。”“伊尹”同时具有来自伊水的医与相的意思，归根结底，其还是来自于伊水的巫师。

在东汉班固撰《汉书·艺文志》中记载，托名伊尹的著作有属于道家之流、小说之流、兵家之流等。尔后，世医家皆认为，在医家之流的经方有十一家，二百七十四卷中有《汤液经法》三十二卷，乃亦为伊尹所著。玉函山房辑佚书有《伊尹书》一卷，湖南长沙马王堆汉墓出土的帛书也有伊尹篇。商代为后世留下的最大一笔遗产就是殷墟甲骨文，甲骨文就载有巫师主持祭祀鬼神、占卜吉凶等内容。其中，尚有关于后代祭祀伊尹的内容，在甲骨文中有“伊尹”、“伊”、“伊奭”、“黄尹”诸称呼，此皆指伊尹也。甲骨文中记载的疾病约有二十多种，诸如疾首、疾目、疾耳、疾口、疾身、疾足、疾止、疾育、疾子、疾言、蛊、龋等，尚有疾年、雨疾、降疾等。此虽不能说与伊尹有直接的关系，但是伊尹肯定参与过类似占卜的活动。

司马迁《史记·殷本记》有：“伊尹以滋味说汤”的记载。北宋司马光所著《资治通鉴》则称伊尹“悯生民之疾苦，作汤液本草，明寒热温凉之性，酸苦辛甘咸淡之味，轻清重浊、阴阳升降走十二经络表里之宜。”晋代医家皇甫谧在《针灸甲乙经·序》中亦谓：“伊尹以亚圣之才，撰用神农本草，以为汤液。”从以上史书记载中可以看到，伊尹对于中药汤剂的确有较深的研究。此外，战国末年秦相吕不韦在《吕氏春秋·本味》中，提到伊尹与汤王的对话中曾以医为喻，“有其新，弃其陈，腠理遂通，精气日新，邪气尽去，及其天年。”此外，伊尹还从医食同源的角度，进一步阐明食物与药物之间密不可分的关系，以生姜、肉桂为例，伊尹论证为“杨朴之姜，招摇之桂”。其大概意思是说，常用的调味品亦是常用的药物，在烹调中了解到姜、桂的辛温发散作用，则可转而用来治病。

南朝梁代医药学家陶弘景，在列数古代医哲先贤时亦不忘伊尹之功绩，其云："昔神农氏之王天下也，画易卦以通鬼神之情；造耕种，以省煞害之弊；宣药疗疾，以拯夭伤之命。此三道者，历群圣而滋彰。文王、孔子，彖象繇辞，幽赞人天；后稷、伊尹，播厥百谷，惠被生民。岐皇彭扁，振扬辅导，恩流含气。并岁逾三千，民到于今赖之。"元代医家王好古撰有《汤液本草》一书，其亦坚信汤液就是伊尹所创立。书中曰："神农尝百草，立九候，以正阴阳之变化，以救性命之昏札，以为万世法，既简且要。殷之伊尹宗之，倍于神农，得立法之要，则不害为汤液。"明代儒医李梴也历数上古圣贤之记载云："伊尹殷时圣人。制《汤液本草》，后世多祖其法。"由此可见，历代医家皆对伊尹创制汤液的故事深信不疑。自元代始三皇庙中伊尹已列配享，与上古传说的医家并入朝拜的殿堂。清代陆以湉记载了京师先医庙的历史沿革，在先医庙诸位名医中，伊尹赫然在位，文载："京师先医庙，始于明嘉靖间。本朝因之，中奉伏羲，左神农、右黄帝，均南面；句芝、风后，东位西向；祝融、力牧，西位东向；东庑僦贷季、天师、岐伯、伯高、少师、太乙、雷公、伊尹、仓公淳于意、华佗、皇甫谧、巢元方、药王韦慈藏、钱乙、刘宗素、李杲，皆西向；西庑鬼臾区、俞跗、少俞、桐君、马师皇、神应王扁鹊、张仲景、王叔和、抱朴子葛洪、真人孙思邈、启元子王冰、朱肱、张元素、朱彦修，皆东向。以北为上，岁以春冬仲月上甲，遣官致祭。"

亦有将黄帝、神农和伊尹并称为"三圣人"之说法："隐医医之为道，由来尚矣。原百病之起愈，本乎黄帝；辨百药之味性，本乎神农；汤液则本乎伊尹。此三圣人者，拯黎元之疾苦，赞天地之生育，其有功于万世大矣。万世之下，深于此道者，是亦圣人之徒也。贾谊曰：古之至人，不居朝廷，必隐于医卜。孰谓方技之士岂无豪杰者哉?"然而，清代医家徐大椿则认为汤液并不是伊尹发明的，而是至商代伊尹时开始盛行而已，文载："《内经》中所载半夏秫米等数方是已，迨商而有伊尹汤液之说，大抵汤剂之法至商而盛，非自伊尹始也。"

据传，伊尹所著《汤液经》在宋代时民间尚有残存，如宋代医家许叔微《普济本事方》一书中，在大柴胡汤方的最后一味药"大黄"后即以小字注述："伊尹《汤液论》大柴胡同姜枣共八味，今监本无，脱之也。"再如，元代医家朱肱撰《类证活人书》在桂枝加葛根汤方后注述中亦云："伊尹《汤液论》桂枝汤中加葛根，今监本用麻黄误矣。"王好古在《阴证略例》中则进一步指出："朱奉议云仲景泻心汤比古汤液则少黄芩，后人脱落之。许学士亦云伊尹《汤液论》大柴胡汤八味，今监本无大黄，只是七味，亦为脱落之也。以是知仲景方皆《汤液》也。"

此外，伊尹不仅是商代贤相，还被尊为"烹饪之圣"。因为，"五味调和"之说就是由他提出的。伊尹由厨入宰的经历从史料记述中可知，伊尹先是当过奴隶，幼年时寄养于庖人之家，得以使伊尹学习烹饪之术，长大以后则成为精通烹饪的大师，并由烹饪而通治国之道，说汤以至味，成为商汤的智者贤者，被任用为相。以伊尹来比喻技艺高超厨师的词语亦不乏，诸如“伊尹煎熬”（枚乘《七发》），“伊公调和”（梁昭明太子《七契》），“伊尹负鼎”（《史记》），“伊尹善割烹”（《汉书》）等不胜枚举。战国时隐士鹖冠子在《鹖冠子·世兵篇》中有“伊尹酒保”的记载，此表明伊尹曾就职于餐馆。从《吕氏春秋·本味篇》伊尹说汤以至味考证，其烹饪理论水平绝对是一流的。虽然，他是借烹饪之事而言治国之道，但若无对烹饪理论的研究和对烹饪实践的体会，是不可叙述的如此在行、如此精辟。在中华几千年烹饪技术发展长河中，曾经出现了诸多技艺高超的名厨，如帝尧时代传说中的彭铿、周朝的太公吕望以及春秋时代的易牙等。然而，伊尹在烹调技术及其烹饪理论等方面则独树一帜，厨艺乃为伊尹诸多本领中之其一也。

医　　缓

医缓，出自于华夏第一部编年体史书《左传·成公十年》中，后来被用来泛指良医。“病入膏肓，不可救药”是一句成语，然它却来源于一个真实的历史故事。据《左传·成公十年》和《史记》晋世家、赵世家有关文字记载，公元前581年的某一天，晋景公做了一个噩梦，他梦见一个恶鬼向他报复并索命。这个恶鬼披头散发，那头发从头顶一直拖到地上，样子非常吓人。恶鬼不断地跳着脚、拍着胸膛气愤地呼喊道：“你错杀了我的后代，使我断子绝孙，很不仁义、不道德！我已经请求上帝，且得到他的允许向你索命来了！”恶鬼不依不饶，一路追赶着晋景公奔跑。晋景公关上一道道大门，恶鬼在后边就把一道道门砸开，沿途撞坏了宫殿的大门、二门，并且进入寝殿内室，把内室的门也损坏了。晋景公吓得急出了一身冷汗，大叫一声从噩梦之中醒来。

于是，晋景公立即召见著名的桑田巫，让他占梦以断吉凶。巫师这个行业在先秦时期是很显赫的职业，从事此职业的人号称上知天文、下知地理、中知人事，一个“巫”字就是很明显的招牌。所以，上至国家的战争、灾害、祭祀，下至平民百姓的婚丧嫁娶、治病寻物、动土解梦等，都要请巫师占卜。桑田巫由于占卜最灵验且声名显赫，于是就被晋景公召进宫。桑田巫经过龟占筮卜得出结论云：“赵氏孤儿的祖先为祟”，并且告知“主君吃不上新的麦子面了！”预言晋景公不久将夭亡。桑田巫的一个断语吓得晋景公魂不附体，成了挥之不去的魔咒，时刻困扰着他。

原来，二十多年前晋景公的先辈晋灵公昏庸无道，在宫里筑了一个高台，让人在上边用弹弓打人，以此取乐。他还经常滥杀无辜，谁提意见就杀谁。大臣赵盾几次进谏不仅毫无作用，而且还险遭陷害，被迫出逃避难。在赵盾还没有走出晋国国境的时候，他的同族人赵穿杀了晋灵公。此事经过晋成公、再到晋景公已经二十多年无人提起，亦无人怪罪。然而，新上任的司寇屠岸贾与赵氏有仇，他要借机报复赵氏并消灭赵氏，于是就召集人围攻和族灭赵氏。因为，赵盾的后代赵朔的妻子是晋成公的姐姐，属于当朝国君晋景公的姑母，因之赵氏孤儿得以幸免于难。多年之后，晋景公做的这个噩梦就是因此而起。

为了免除这个噩梦，于是晋景公恢复了赵氏孤儿的世卿地位和封地，但是桑田巫给其所下的“死刑判决”却难以更改。晋景公并不愿甘心等死，听说秦国有一个名医叫“医缓”，善于诊病疗疾，于是就派人到秦国请医缓来诊治。秦国名医医缓尚未到达之时，晋景公又做了一个梦，他梦见有两个俗称“二竖”的小男孩在他的肚子里做祟。其中一个小男孩说：“听说秦国的医缓是一个名医，他带来了针药给晋景公治病，有可能会伤害到我们。我们往哪里逃好呢？”另一个小孩答云：“不用怕，我们在晋景公的肚子里，躲到心脏的脂膏下面，藏在横膈肓膜之间，在这‘膏肓’要害之地，再有名的医生也奈何不了我们。”不久，秦国的名医医缓来到了晋国，他经过察色按脉细心诊断后却不住地摇头叹气，晋景公焦急地问医缓：“寡人的病情怎么样？”医缓说：“您的病在心脏的脂膏与肓膜之间，疾病处在这‘膏肓’要害之地，用艾灸灸不着，用针刺也刺不到，使用汤药治疗也很难使药物到达这个地方。硬要治疗不仅不容易奏效，而且有可能带来更大的危害，故实在难以治疗，还是慢慢地注意生活调养吧。”晋景公听过病情分析之后很佩服医缓诊断的准确性，称赞医缓是难得的良医。他让属下给医缓置办了厚重的礼物，把他送回了秦国。

此后，晋景公遵照医缓的嘱咐注重生活调养，慎起居，节饮食，远女色。日子一天天过去了，其身体也没有发生急剧的变化。待到地里的麦子成熟了，他对桑田巫的话既不敢不信、又不敢完全相信，因为天神与地神的安排他不知道、亦无法知道，只有通过巫神才能转达“天机”。等到麦子收获之后，他吩咐御膳房赶紧磨面，准备尝新麦。此时，晋景公觉得自己终于看到了麦熟，且就要吃到新麦子了！晋景公想到这里不免兴奋异常。晋景公想，桑田巫的话为什么失灵了呢？他是个大骗子？他竟敢骗我！他越想越不是滋味，打算要治桑田巫的欺君之罪，而且要让他心服口服无话可说。于是，晋景公一边传话召桑田巫进宫，一边准备磨新麦子，欲要吃新麦子面做的食物。一切准备就绪之后，桑田巫也来到了大殿，晋景公让桑田巫亲眼看到了已经做好的新麦子面，问他知罪不知？还有什么话可说？桑田巫俯首听命，只好就死。杀了桑田巫后晋景公心情陡然高涨，而且马上就要吃到新麦子面了，他更是兴奋不已。然而，事情到此并没有结束，也真是无巧不成书，晋景公尚未坐定就感到腹部肠鸣不适，必须立即去厕所方便。然而，没想到这一去就没有再能走出来，晋景公突然死在了厕所里，桑田巫的话果然应验了！总而言之，晋景公之死今天仍然是生动的反面教材，提示人们不能忽视历史的经验教训，一定要未病先防，注意养生，方能得以康寿。

医 和

医和，约公元前六世纪春秋时代秦国名医，华夏史籍中最早记载的医家之一，其首先提出了阴、阳、风、雨、晦、明六气致病说。据传，鲁昭公元年(公元前541年)，晋平公患病向秦国求医，秦景公派医和去给他治疗。医和为晋平公诊察以后对他说："你的病不能治了，这就叫亲近女色，病如蛊症。既不是鬼神作怪，也不是饮食失调，而是因为迷惑于女色而丧志。辅佐你的良臣将要死去，老天爷不再保佑晋国了！你就是不死，也要失去诸侯们的拥戴。"晋平公说："女人不可亲近吗？"医和回答说："应该有所节制"。

执政大夫赵孟听了医和的话便云："我赵武和晋国的几位公卿大夫们，得以辅佐国君成为诸侯盟主至今已经八年了，国内没有凶恶的暴政，外面诸侯们也没有二心，你为什么还说'良臣将死，天命不佑'呢？"医和回答说："我是在预言即将发生的事，我听说'正直的人不辅助偏邪的人；光明磊落的人不为暗昧迷惑者谋事。巨木不长在高险的位置；松柏不生在潮湿的地方'。赵孟你不能直谏君主使其不被女色迷惑，竟使君主生出这些病来。而你却还不知自退，反以自己的政绩为荣。八年的时间就夸说已经很长了，这又如何能保住国家长治久安呢？"

赵孟说："医生还要管到国事上来吗？"医和回答说："上等的医生可以治理国家的毛病，其次才是治疗人的疾病。我医官本来也是一个官呀！"赵孟又问："晋平公还能活多久呢？"医和回答说："如果诸侯继续拥护他当盟主，他最多能活三年；如果不再支持他当盟主，他也活不过十年；超过十年以后，晋国必有大灾难。"就在那年的十二月赵孟死了，诸侯也开始背叛晋国，拥立楚国为盟主。鲁昭公十年，晋平公也去世了。此后，晋国的国势便每况愈下，直到最终被三国家瓜分，连国名都从春秋历史上消失了，医和的预言全都一一兑现了。

通过医和与晋平公的谈话可以看出，医和除了详尽地解释了"蛊"病的各种含义外，他还结合了阴阳、四时、五行、五声、五色、五味、六气等中医病因学和诊断学的理念，此对后世中医理论的发展和普及均有推动作用。医和用诊病手段得到的不仅是病人所患疾病的信息，而且还有病人的命程、甚至病人身边良臣命程的准确信息。医和不只是在"医"，而且同时在"卜"、在"算"、在"相"。从而不难理解，为什么古代史书上总是把"医"、"卜"、"星"、"相"均列在一起，笼而统之的皆称之为"方技"。

据传，在宋代嘉祐年间有一位高僧叫僧智缘，随州人氏，精于医道。在嘉祐末年时被皇帝召到京城，居住于相国寺中。每当他为人诊脉时，就能知道对方身份的贵贱，命程中的吉凶与祸福。而且，能通过诊断上辈的脉象而断知下辈的吉凶和祸福，其所得结论都非常神奇且与实际相符。因此，京城里的士大夫们都争着去拜访他。当时，王硅和王安石都在翰林院供职，唐代学者王硅怀疑这种事古代没有，因此不敢相信；而宋代思想家王安石却认为："古代的医和为晋侯诊脉，就知道他的良臣要死。如果良臣的命运都能从君主的脉象中看出来，那么诊父亲的脉知道儿子的命程又有什么值得奇怪的呢?"

扁　鹊

扁鹊（活动时期约为公元前4世纪初），春秋战国时代名医，因其医术精湛，故人们就以上古轩辕时代传说中的名医扁鹊来称呼他。翻开司马迁《史记》就会发现，扁鹊有三个名字，其一为扁鹊。从字义上看，扁鹊是指一只鸟，喜鹊也。"扁"字，一读biǎn、一读pian（篇），清代学者梁玉绳在《史记志疑》中云：扁鹊之扁是"取鹊飞鶣鶣之意"也，即指一只喜鹊在自由自在地飞翔；其二乃指秦越人。《史记》曰："扁鹊者，勃海郡郑人也，姓秦氏，名越人。"；其三乃指卢医。唐代学者张守节《史记正义》载：扁鹊"家于卢国"又称卢医。分析以上这三个名字就会发现，扁鹊是上古黄帝时期的一位医生，他四处行医治病救人，人们非常尊敬他。由于他所到之处热心给人治病，解除了人们的疾苦，所以人们就将此医生比作一个会给人带来喜讯的喜鹊。由此可知，扁鹊乃是一个传说人物。

扁鹊是中医学的开山鼻祖，世人敬之为神医。从司马迁的不朽之作《史记》及先秦的一些典籍中，可以看到扁鹊既真实、且又带有传奇色彩的一生。扁鹊所处的年代，正是生产力迅速发展、社会发生着激烈变革和动荡的年代，也是人才流动、人才辈出的时代。各诸侯国的竞争机制，形成了一个尊重人才和招纳贤士的社会风尚。为增强实力，各国都在拢络有用之才。当时，地处西陲的秦国被中原诸侯以夷翟遇之，为了改变这种状况，秦国的几位先公先王皆非常重视从东方各国招徕人才。为广招贤能，秦国采取了兼收并蓄之法，为各类人才创造了一个各显其能的用武之地。秦国除重视治理国家的人才外，对医生也很尊重。战国时期道教祖师庄子在《庄子·列御寇》中载："秦王有病召医，破痈溃痤者得车一乘，舐痔者得车五乘，所治愈多，得车愈多。子岂治其痔邪？何得车之多也？子行矣！"由于秦王给予医生以极好的待遇，于是各国名医纷纷前往秦国，扁鹊就是在这种情况下成为秦人的。

扁鹊学医于长桑君，其具有丰富的医疗实践经验，并反对以巫术治病，他总结前人经验，创立了望、闻、问、切的四诊方法。而且，扁鹊看病行医有"六不治"原则：一是依仗权势，骄横跋扈的人不治；二是贪图钱财，不顾性命的人不治；三是暴饮暴食，饮食无常的人不治；四是病深不早求医的不治；五是身体虚弱不能服药的不治；六是相信巫术而不相信医道的不治。扁鹊在总结前人医疗经验的基础上，创造总结出望（看气色）、闻（听声音）、问（问病情）、切（按脉搏）诊断疾病的方法。在这四诊法中，扁鹊尤擅长望诊和切诊。当时，由于扁鹊的切脉技术高超，故名扬天下。他遍游各地行医，擅长各科，在赵国为“带下医”（妇科），至周国为“耳目痹医”（五官科），入秦国则为“小儿医”（儿科），其医名甚著。后因医治秦武王疾病时，被秦国太医令李醯忌贤而杀害。在《史记·扁鹊仓公列传》以及《战国策·卷四秦二》中载有扁鹊的传记和病案，并推崇其为脉学的倡导者。据东汉班固《汉书·艺文志》中载，扁鹊有著作《内经》和《外经》，然均已失佚。扁鹊不仅精于内、外、妇、儿、五官诸科，并且还应用砭刺、针灸、按摩、汤液、热熨等法治疗疾病。相传，扁鹊曾医救虢太子，扁鹊死后，虢太子感其再造之恩，收其骨骸而葬之。

在医疗方面，扁鹊能熟练运用综合治疗的方法。例如，治疗虢太子其所用的方法有砥石（即针刺法）、热熨法和服汤药等。先秦时期，在临证中医学尚未明确分科，尽管《周礼》中已有兽医、食医、疾医和疡医之分，但这仅仅是在宫廷中的设置。兽医、食医、疡医分别管理牲畜疾病、宫廷饮食调配和以刀剪割切的外科等疗法。除此以外，其他病证都属疾医的范畴。扁鹊是一位能兼治各科疾病的多面手，齐桓侯、虢太子等案例，均说明他是内科方面的高手。此外，据记载扁鹊尚精于外科手术，并且应用药物麻醉方法进行手术。

扁鹊在其医疗生涯中，不仅表现出高超的诊断和治疗水平，且表现出高尚的医德，他谦虚谨慎，从不居功自傲。例如，他治好虢太子的尸蹶证后，虢君十分感激，大家也都称赞扁鹊具有起死回生之术，扁鹊却实事求是的说：这是因为患者并没有死，我只不过能使他消除重病、回复他原来的状态而已，我并没有起死回生的本领。另外，扁鹊十分重视疾病的预防。从齐桓侯这个案例来看，他之所以多次劝说其及早治疗痼疾，就寓有防病于未然的思想。他认为，对疾病只要预先采取措施，把疾病消灭在初起阶段，是完全可以治好顽疾的。他曾颇有感触地指出：客观存在的疾病种类很多，但医生却苦于治疗疾病的方法太少。因此，扁鹊很注重疾病的预防。此后，《难经》一书有人则认为是根据扁鹊的医术、尤其是关于其脉诊知识整理而成的书籍，并且署名扁鹊（秦越人）所著。但从内容上看，该书应为《黄帝内经》成书以后问世的作品，其成书于汉代，内容深奥，乃是中医学不可多得的理论著作之一。古人将该书托名秦越人所著，亦表示扁鹊在人们心目中占有很高的地位，故借其名以示书的重要性也表达了人们对他的尊敬与怀念。

华　佗

华佗，又名旉，字元化，沛国谯（今安徽亳县）人，东汉末年医学家。据考证，他约生于汉永嘉元年（公元154年），卒于建安十三年（公元208年），此考证存疑。因为，《后汉书·华佗传》有：华佗“年且百岁，而犹有壮容，时人以为仙。”的记载；

亦有云其寿至156岁仍保持着60多岁的容貌，而且是鹤发童颜的记载。据此，华佗可能不止活了64岁。华佗生活的时代为东汉末年三国初期，当时世事混乱，水旱成灾，疫病流行，生灵涂炭。同时代诗人王粲在其《七哀诗》里写了这样两句话："出门无所见，白骨蔽平原。"这就是当时社会景况的真实写照。目睹这种情况，华佗非常痛恨作恶多端的封建豪强，十分同情受压迫、受剥削的劳动人民。为此，他不愿做官而宁愿持着金箍铃到处奔波，以为含灵解脱疾苦。

东汉末年，华夏诞生了三位杰出的医学家，史称"建安三神医"。其中，董奉隐居庐山，留下了脍炙人口的杏林佳话；张仲景撰写《伤寒杂病论》，理法严谨，被后世誉为"医圣"；而华佗则深入民间，足迹遍于中原大地和江淮平原，在内、外、妇、儿各科的临证诊治中曾创造了许多医学奇迹，尤其以创麻沸散（手术麻醉药）行剖腹术闻名于世。后世每以"华佗再世"、"元化重生"称誉医家，足见其影响之深远。三国西晋史学家陈寿编撰之《三国志》、和南朝刘宋史学家范晔所著《后汉书》中，均为华佗专门立传。

华氏家族本是一个望族，其后裔中有一支定居于谯县以北十余里处一个风景秀丽的小村庄（今谯城区华佗镇）。至华佗时家族渐微，但家族中对华佗寄托了很大的期望。从其名、字来看，名"佗"，乃负载之意，"元化"是化育之意。华佗自幼刻苦攻读，习诵《尚书》、《诗经》、《周易》、《礼记》、《春秋》等古籍，逐渐积累了较高的文化素养。

华佗行医并无师传，主要是精研前代医学典籍，在实践中不断钻研、进取。当时，中华医学已取得了一定成就，《黄帝内经》、《黄帝八十一难经》、《神农本草经》等医学典籍相继问世，望、闻、问、切四诊理论和导引、针灸、药物等诊治手段，均已基本确立和广泛运用。而古代医家诸如战国时的扁鹊、西汉的仓公、东汉的涪翁、程高等，其所流传的不慕荣利富贵、终生以医济世的事迹，不仅为华佗精研医学奠定了基础，而且亦陶冶了他的道德情操。

华佗精于医药之研究，《后汉书·华佗传》中云：其"兼通数经，晓养性之术"，尤其"精于方药"，人们称之为"神医"。华佗曾将其丰富的医疗经验整理成为一部医著，名曰《青囊经》，然可惜没能流传下来。但是，不能因此认为华佗的医术就此湮没了。因为，他诸多有作为的学生诸如以针灸出名的樊阿，著有《吴普本草》的吴普，著有《本草经》的李当之等，皆将其经验部分地继承了下来。至于现存的华佗《中藏经》则是宋人作品，系借其名出版之作，但其中也可能包括部分当时尚残存的华佗著作之内容。

华佗经过多年的医疗实践，擅长区分不同病情和脏腑病位，精于对症施治。一日，有军吏二人俱患身热头痛，其症状相同，但华佗的处方却大相径庭，一用发汗药、一用泻下药，二人颇感奇怪，但服药后均告痊愈。原来，华佗诊视后已悉一为表证，宜用发汗法；一为里热证，非泻下难以为治也。

又有华佗治府吏倪寻之头痛身热，则下之，以其外实也；治李延头痛身热，则汗之，以其内实也。盖得外实忌表、内实忌下之秘也。

按：内实则湿火上冲，犹地气之郁，正待四散也；外实则积垢中留，犹山涧之水，正待下行也。其患头痛身热同，而治法异者，虽得之仙秘，实本天地之道也。

又有督邮顿某，就医后自觉病已痊愈，但华佗经切脉却告诫曰："君疾虽愈，但元气未复，当静养以待完全康复，切忌房事。不然，将有性命之虑。"其时，顿妻闻知夫病已经痊愈，便从百里外赶来看望。当夜，顿某未能慎戒房事，三日后果病发身亡；另一患者徐某因病卧床，华佗前往探视，徐某云："自昨天请医针刺胃管后，便咳嗽不止，心烦而不得安卧。"华佗诊察后告曰："误矣，针刺未及胃管，误中肝脏，若日后饮食渐少，五日后恐不测。"后果如所言而亡。

某郡守患疑难症，百医无效，其子来请华佗，陈述病情，苦求救治。华佗来到病人居室，问讯中言语轻慢，态度狂傲，索酬甚巨，却不予治疗而去，还留书谩骂。郡守原已强忍再三，至此大怒，派人追杀，踪迹全无。愤怒之下，其吐黑血数升，沉疴顿愈。原来，这是华佗使用的一种心理疗法，其善利用喜、怒、忧、思悲、恐、惊人之七情，调理机体而愈其疾。

有一次，华佗在路上遇见一位患咽喉阻塞的病人，其吃不下东西，正乘车去医治，病人呻吟痛苦万分。华佗遂上前仔细诊视病人后告之曰："你向路旁卖饼人家要三两萍齑，加半碗酸醋，调好后吃下去病自然会好。"患者按其所云吃了萍齑和醋，立时吐出一条像蛇的寄生虫，病就此告愈。于是乎，病人将虫挂在车边去找华佗道谢，华佗的孩子恰好在门前玩耍，一眼看见就说："那一定是我父治好的病人。"病人走进华佗家里，见墙上挂着几十条同类的虫。其实，华佗用此民间单方早已治好了不少患者。

关于华佗医术记载尚有，其曾为广陵太守陈登疗疾，当时陈登面色赤红、心情烦躁，有下属说华佗在此地，遂命人去请华佗为其诊治，华佗先请他准备了十几个脸盆，然后为之诊治。结果，陈登吐出了几十盆的红头虫子。继之，告诉陈登是因吃生鱼而得此病，该病三年后还会复发，到时再向他索取此药该病就可以根治了。陈登时年36岁，果然其三年后旧病复发，遂派人寻找华佗，可是华佗的药童告诉陈登的使者华佗上山采药尚未归家。结果，因无药可救，陈登39岁时因所疾而离世。

华佗发明的"麻沸散"，更是开创了世界麻醉药物之先例。患者以酒服下"麻沸散"，待失去知觉再剖开腹腔割除溃疡，洗涤腐秽，用桑皮线缝合，敷以神膏，四五日则痛除、一月间则康复。欧美全身麻醉外科手术的记录始于18世纪初，比华佗晚1600余年。西欧《世界药学史》指出，阿拉伯人使用麻药可能是由中国传去，因为"中国名医华佗最精此术。”

华佗本是士人，一身书生风骨。数度婉拒为官的荐举，宁愿手捏金箍铃，在疾苦的民间奔走，其在行医过程中起死回生无数。他诊病不受症状表象所惑，用药精简，深谙身心交互为用。华佗不滥用药物，重视预防保健，“治人于未病”。观察自然生态，教人调息生命和谐。但对于病入膏肓的患者，则不加针药，且坦然相告。

华佗对民间治疗经验十分重视，常汲取后加以提炼治疗一些常见病。当时，黄疸病流传较广，他花了三年时间对茵陈蒿的药效作了反复试验，决定用春三月之茵陈蒿嫩叶施治，因此救治了许多病人。民间故此而流传一首歌谣：“三月茵陈四月蒿，传于后世切记牢，三月茵陈能治病，五月六月当柴烧。”华佗还以温汤热敷，治疗蝎子螫痛；用青苔炼膏，治疗马蜂螫后的肿痛；用蒜亩大酢治虫患；用紫苏治食鱼蟹中毒；用白前治咳嗽；用黄精补虚劳等。此既简便易行，又收效神速。

华佗由于治学得法，医术迅速提高，名震远近。正当华佗热心在民间奉献自己的精湛医术时，崛起于中原动乱中的曹操闻而相召。原来，曹操早年得了一种头风病，中年以后日益严重，每发作则心乱目眩，头痛难忍，诸医施治疗效甚微。华佗应召前往诊视后，在曹操胸椎部的鬲俞穴进针，片刻便脑清目明，疼痛立止，曹操十分高兴，但华佗却如实相告：“您的病，乃脑部痼疾，近期难于根除，须长期攻治，逐步缓解，以求延长寿命。”曹操听后以为华佗故弄玄虚，因此心中不悦，只是未形于色。

千百年来，人们传说华佗为关公“刮骨疗毒”的故事更是脍炙人口。三国初期，关羽到樊城去攻打曹操，结果右臂被毒箭射中。后来伤口渐渐肿大，十分疼痛，不能活动，经名医生多方诊治始终无效。一天，关羽和其部将正在发愁，忽然部下前来报告，说医生华佗要求进见。关羽说：请进帐来！华佗进帐后关羽说：“您如果能把我的右臂治好，我是感谢不尽的。”华佗说；“我正是为治您的病才来的。办法倒是有，只是怕您忍受不了疼痛。”关羽听后笑了笑说：“我是一个久经沙场、出生入死的军人，千军万马尚且不怕，疼痛有什么了不起！”华佗说：“那就好了。您中的箭是乌头毒箭，现在毒已入骨。我准备在房梁上钉上一个铁环，把您的右臂伸进铁环中去，再把您的眼睛蒙上，然后给您动手术。”关羽说：“不用什么铁环，你就给我治吧！”翌日，关羽设宴犒劳华佗，饮宴完毕，关羽一边和谋士对弈，一边袒胸伸出右臂。华佗抽出消过毒的尖刀，割开关羽的胳膊观之骨头已变成青色。华佗用刀“咔嚓、咔嚓”地将骨头上的箭毒刮净，而后缝合复原，敷上药膏包扎。手术时关羽疼痛难忍，手术后关羽站起来对华佗说：“现在我的右臂不疼了，您真是妙手回春啊！”此是《三国演义》和湖北《襄阳府志》上所载，在民间广为流传的一个根据事实虚构的故事。关羽虽然有过刮骨疗伤之事，但此前华佗已在几年前死去。因此，这个故事既是颂扬关羽有毅力、能忍耐，同时也说明华佗外科医术高明，博得人们的称赞和敬佩。

时至公元208年，华佗的医术已非常医可比，然而华佗走上行医之路时则常感后悔（封建时期医生被称为“贱业”）。后来，曹操经常亲自处理国事，患了病则让华佗专为其治疗。华佗说：“你的病在短期内很难彻底治好，即使长期治疗也只能苟延岁月。”后来，华佗因为离开家太久了想回去，于是告诉曹操：“刚收到家信，正要短期回家一趟呢。”到家之后，则推脱说妻子患病，多次请假不归。曹操三番五次写书信催促华佗回来，还曾命令郡县官员将华佗遣返，然华佗就是不回。曹操很生气，派人去查看，如果其妻果得了病，赐小豆四千升，延长假期时间；如果是欺骗，就逮捕押送。于是，用传车将华佗递解交付许昌监狱，核实证据，华佗服罪。谋事荀彧向曹操求情说：“华佗的医术确实高明，与人的生命密切相关，应该包涵宽容他。”曹操说：“不用担忧，天下就没有这种无能鼠辈了吗？”最终，华佗在狱中被拷问致死。华佗临死前，拿出一卷医书给狱吏说：“此书可以用来救活人。”狱吏害怕触犯法律不敢接受，华佗也不勉强，遂讨取火种将书烧掉了。华佗死后，曹操头痛病仍未愈。曹操说：“华佗能治好这种病，这小子有意留着此顽疾不加根治，想用这办法来使自己显得重要。可是，我不杀掉这小子，他也终究不会替我断掉这病根。”待到后来，其爱子仓舒（曹冲的字）病危，曹操这才感叹说：“我后悔杀了华佗，使这个儿子眼看着活活地死去了。”

华佗去世距今已1700余年了，但至今仍被后人所缅怀。江苏徐州有华佗纪念墓、沛县有华祖庙，庙里有一副对联总结了华佗的一生：“医者刳腹，实别开岐圣门庭，谁知狱吏庸才，致使遗书归一炬；士贵洁身，岂屑侍奸雄左右，独憾史臣曲笔，反将厌事谤千秋。”华佗一生行医各地，声誉卓著，医学造诣颇深。其精通内、外、妇、儿、针灸各科，尤擅长外科，曾用“麻沸散”施剖腹术，此为世界医学史上最早之全身麻醉术。华佗很重视疾病的预防，强调体育锻炼以增强体质，其模仿虎、鹿、熊、猿、鸟的动作和姿态，创造了健身术“五禽之戏”用以锻炼身体。五禽戏是以体育活动为主、与气功相结合的健身运动。华佗因其精湛的外科医术，被后人称之为外科圣手和外科鼻祖。然最终因其不服曹操征召被杀，所著医书《青囊经》亦佚。

孙思邈

孙思邈，京兆华原（今陕西耀县）人，生于北周大统三年（公元581年），卒于唐永淳元年（公元682年），享年102岁（有考证云141岁）。为唐代著名道士与医药学家，被人们誉为“药王”。孙思邈幼年体弱多病，因汤药之资而罄尽家产。他自幼聪慧过人，日诵千言，西魏大将独孤信赞其为“圣童”，后终成为一代大师，其博涉经史百家，兼通佛典。

孙思邈因幼年多病，18岁遂立志学医，20岁即为乡邻治病。他对古典医学具有深刻的研究，对民间验方十分重视，一生致力于临床医学研究，对内、外、妇、儿、五官、针灸各科皆很精通，有24项成果开创了中国医药学史上的先河，尤其是论述医德思想，倡导妇科、儿科、针灸穴位等皆为先人之未有。其一生致力于药物研究，曾上攀峨眉山、终南山，下赴江州、隐居太白山等地，边行医、边采集中药、边临床实践，是继张仲景之后第一位全面系统研究中医药的先驱，为华夏中医发展建树了不可磨灭的功德。

孙思邈尤重医德，他认为医生须以解除病人疾苦为唯一职责，其他则"无欲无求"；对病人一视同仁，"皆如至亲"；"华夷愚智，普同一等"。其身体力行，一心赴救含灵，不慕名利，以毕生精力实现了自己的医德思想，是中华医德思想的创始人。他被西方称之为"医学论之父"，与希波克拉底齐名的世界三大医德名人之一，亦为中国古代当之无愧的著名医药学家和道德思想家。孙思邈一生淡泊名利，多次推却做官召请。周宣帝时，征召他为国子博士；嗣后，唐太宗欲授与爵位、唐高宗欲拜其谏议大夫，他都固辞不受，一心致力于医药学研究。

孙思邈是中华医学发展先河中一颗璀璨夺目的明星，在中外医学史上留下了不可磨灭的功勋，千余年来一直受到人们的高度评价和崇拜。唐太宗李世民曾赞孙思邈曰："凿开径路，名魁大医。羽翼三圣，调合四时。降龙伏虎，拯衰救危。巍巍堂堂，百代之师。"宋徽宗敕封其为"妙应真人"。今陕西耀县药王故里孙原村，现存有药王孙思邈诞生遗址、幼读遗址、药王墓及孙氏茔园，以及药王碑苑和药王祠堂等景观。

孙思邈一生勤于著书，晚年隐居于京兆华原（今陕西铜川市耀州区）五台山（药王山）专心立著，直至白首之年未尝释卷。他一生著书80余种，其中以《千金药方》与《千金翼方》影响最大，此两部巨著合计60卷，药方论6500首。《千金药方》和《千金翼方》合称为《千金方》，它是对唐代以前医药学成就的系统性总结，其集医药学之大成，丰富了祖国医药学之宝库。因此，被誉为中国最早的一部临床医学百科全书，对后世医学发展具有深远的影响。

孙思邈对中华医药学的贡献归纳起来有"二十四个第一"：其一，所撰医学巨著《千金方》，是中国历史上第一部临床医学百科全书，被国外学者推崇为"人类之至宝"；其二，为第一个系统论述医德之人；其三，第一个倡导建立妇科、儿科的人；其四，第一位麻风病专家；其五，第一个发明手指比量取穴法；其六，第一位创绘彩色《明堂三人图》之医家；其七，第一个将美容药物推向民间；其八，第一个创立"阿是穴"；其九，第一个扩大奇穴，选编针灸验方；其十，第一个提出复方治病；其十一，第一个提出多样化用药外治牙病；其十二，第一个提出用草药喂牛、再使用其牛奶治病之医人；其十三，第一个提出"针灸会用，针药兼用"和预防"保健灸法"；其十四，系统、全面、具体论述药物种植、采集、收藏的第一人；其十五，第一个提出并试验成功野生药物变家种；其十六，首创地黄炮制和巴豆去毒炮制方法；其十七，首用胎盘粉治病；其十八，最早使用动物肝脏治疗眼疾。现代医学证明，动物肝脏富含维生素A；其十九，第一个治疗脚气病、并最早应用榖树皮煎汤煮粥食用预防脚气病之人，此比欧洲人早约1000年。现代医学证明，榖树皮富含维生素B_1；其二十，首创以砷制剂（雄黄等）治疗疟疾病，其比英国人用砒霜制成的孚勒氏早1000年；其二十一，第一个提出“防重于治”的医疗思想；其二十二，首用羊靥（羊甲状腺）治疗甲状腺肿大；其二十三，是中国历史上第一位深入民间，向民众和同行虚心学习、收集效验秘方之人；其二十四，孙思邈亦是世界上导尿术的第一位发明者。此外，孙思邈一生著作80余部，除了《千金要方》、《千金翼方》外，尚有《老子注》、《庄子注》、《枕中素书》各1卷、《会三教论》1卷、《福禄论》3卷、《摄生真录》1卷、《龟经》2卷等。

孙思邈将医为仁术之精神具体化，他在其所著《大医精诚》一文中曰：“凡大医治病，必当安神定志，无欲无求，先发大慈恻隐之心，誓愿普救含灵之苦，若有疾厄来求救者，不得问其贵贱贫富，长幼妍蚩，怨亲善友，华夷愚智，普同一等，皆如至亲之想。亦不得瞻前顾后，自虑吉凶，护借身命。见彼苦恼，若已有之，深心凄怆，勿避险恶，昼夜寒暑，饥渴疲劳，一心赴救，无作功夫形迹之心。如此可为苍生大医，反之则是含灵巨贼。……偶然治瘥一病，则昂头戴面，而有自许之貌，谓天下无双，此医人之膏肓也。”上述所言寥寥片语，却已将孙思邈之高尚医德与情操充分展示在了世人面前。

据传，孙思邈擅长阴阳、推步，妙解数术。终身不仕，隐于山林。亲自采制药物为人治病。他搜集民间验方、秘方，总结临床经验及前代医学理论，为医学和药物学作出了重要贡献。他汲取《黄帝内经》关于脏腑之学说，在《千金要方》中，第一次完整地提出了以脏腑寒、热、虚、实为中心的杂病分类辨治法；在整理和研究张仲景《伤寒论》后，其将伤寒归为十二论，提出伤寒禁忌十五条，此颇为后世伤寒学家所重视。另外，其还搜集了东汉至唐以前的诸多医论、医方，以及用药、针灸等经验，兼及服饵、食疗及导引等理论实践。

《千金要方》在食疗、养生、养老方面亦做出了巨大贡献，孙氏能寿逾百岁高龄，就是因其积极倡导养生理论且与自身实践相结合的效果。孙思邈崇尚养生并身体力行，他将儒家、道家以及外来古印度佛家的养生思想、与中医学的养生理论相结合，提出了许多切实可行的养生方法，时至今日尚在指导着人们的生活起居。例如，要求人们心态要保持平衡，不要一味追求名利；饮食应有所节制，不要过于暴饮暴食；气血应注意流通，勿懒惰呆滞不动；生活要起居有常，不要违反自然规律等。此外，孙思邈所创养生十三法老少妇孺皆宜，若持之以恒锻炼则收效甚捷。

1. 发常梳

将手掌互搓36下，先令掌心发热。然后，双手由前额开始扫上去，经后脑扫回颈部，早晚各做10次。头部有诸多重要的穴位，经常“梳发”可以预防头痛、耳鸣、白发及脱发。

2. 目常运

闭合双目、然后用力睁开，眼珠打圈，望向左、上、右、下四个方位；再闭合双目、然后用力睁开眼，眼珠打圈，望向右、上、左、下四方。如此重复3次，则有助于眼睛保健，纠正近视。

3. 齿常叩

将口微微闭合，上、下两排牙齿互叩，无需太用力，但牙齿互叩时须发出声响，如此做36下。此可以通导上、下颚经络，保持头脑清醒，加强肠胃吸收，防止蛀牙和牙骨退化。

4. 漱玉津

（1）将口微闭合，让舌头伸出牙齿外，然后由上面开始、向左慢慢转动，如此做12圈，再将口水徐徐吞下。之后，再由上面开始反方向做12圈。

（2）将口微闭合，此次舌头不置于牙齿外边、而在口腔内，围绕上、下颚转动。左转12圈后徐徐吞下口水，然后再反方向做一次。注意：吞口水时尽量想象将口水引入下丹田。

从现代医学角度分析，唾液含有大量酵素，能调节荷尔蒙分泌。因此，可以强健肠胃。

5. 耳常鼓

以手掌掩双耳，然后用力向内压，随即放手，此过程应该听到有“噗”的声音。如此重复做10次；继之双手掩耳，将耳朵反折，双手食指扣住中指，以食指用力弹后脑风池穴10次，每天临睡前做。此可以增强记忆和听觉。

6. 面常洗

将双手互搓36次，待手暖和以后上下扫面、双手同时向外圈。经常做此动作，可以使脸色光泽红润，且有防皱效果。

7. 头常摇

双手叉腰，闭目，头下垂然后缓缓向右扭动，接着再恢复到原位，如此反复做6次；继之，向左反方向重复做6次。此动作经常做可以使头脑灵活，但注意要缓慢扭动，以免引起头晕。

8. 腰常摆

将身体与双手有韵律地摆动，当身体扭向左时，右手在前、左手在后，在前的右手轻轻拍打小腹、在后的左手轻轻拍打“命门”穴；然后，向右反方向重复，连续做50～100次。此可以强肠胃、祛胃痛，预防消化不良，且可固肾气，疗肾虚腰痛。

9.腹常摩

将双手互搓36次，待手暖和后两手交叉，围绕肚脐依顺时针方向揉。揉的范围由里逐渐向外，做36次。此可以帮助消化与吸收，消除腹胀。

10.摄谷道（即提肛）

深吸气，将肛门的肌肉收紧。然后闭气，维持数秒，直至不能忍受为度，继之呼气放松，每天早、晚各做20～30次。相传此动作乃十全老人乾隆最得意之养生功法。

11.膝常扭

将双脚并齐，膝部紧贴，身体微微下蹲，双手按膝，向左、右各扭动20次。此可以强化膝关节，所谓“人老腿先老、肾亏膝先软”，讲的就是此道理。

12.常散步

挺直胸膛，到野外田园轻松散步。漫步时须心无杂念，尽情欣赏沿途景色。民间有说法云：“饭后百步走，活到九十九。”此语虽然有些夸张，实则散步确有益于健康。

13.足常搓

以右手搓左足、左手搓右足。由足跟向上至足趾，然后再向下搓回足跟处，如此重复做36下；继之，用双手大拇指轮流搓擦足心涌泉穴，重复做100次。由于全身器官的反射区皆集中于足底，故经常搓足可以强化身体各器官，且具有治疗失眠，降血压以及消除头痛等作用。

张仲景

张仲景，名机，字仲景，东汉南阳郡涅阳县人（今河南邓州市及镇平县一带），生于东汉和平元年（公元150年），卒于建安二十四年（公元219年），东汉末年著名的医学家。张氏出身于一个没落的官僚家庭，其父张宗汉曾在朝为官。由于家庭条件的特殊性，于是其从小就接触了许多典籍，他从史书上看到了扁鹊望诊齐桓公的故事后，遂对扁鹊产生了敬佩之情，此亦为其后来成为一代名医奠定了基础。张氏汉灵帝时曾举孝廉，官至长沙太守。他一生勤求古训，博采众方，集前人之大成，揽四代之精华，写出了不朽的医学名著《伤寒杂病论》一书（唐宋以后分为《伤寒论》和《金匮要略》两部）。该部医书融理、法、方、药于一炉，开辨证论治之先河，形成了独特的中国医学思想体系，对于推动后世医学的发展起到了巨大的作用。明、清时代医学家喻嘉言称此书乃：“为众方之宗、群方之祖。”南阳张仲景与谯郡华佗、侯官董奉齐名，并称为“建安三医”。

张仲景从小嗜好医学，“博通群书，潜乐道术。”当他10岁时就已阅读了诸多史书、特别是有关医学的书籍，青年时代曾师同郡张伯祖学医。其同乡何颙赏识他的才智和特长，曾经对张仲景云："君用思精而韵不高，后将为良医。"后来，张仲景果真成了良医，被人称之为"医中之圣，方中之祖。"此固然和他"用思精"有关，然主要是他热爱医技，善于"勤求古训，博采众方"的结果。

张仲景当时处于动乱的东汉末年，国家连年混战，"民弃农业"，都市田庄多成荒野，民众颠沛流离，饥寒困顿。加之各地连续爆发瘟疫，尤其是洛阳、南阳、会稽（绍兴）疫情严重，"家家有僵尸之痛，室室有号泣之哀。"张仲景的家族亦不例外。对这种悲痛的惨景，张仲景目击而心伤。据载，自汉献帝建安元年（公元196年）起，十年内有三分之二的人死于传染病，其中伤寒病约占百分之七十。张氏"感往昔之沦丧，伤横夭之莫救。"于是，他发愤研究医学，立志做一位能解脱人民疾苦的医生。"上以疗君亲之疾，下以救贫贱之厄，中以保身长全，以养其生。"此充分体现了张仲景作为医学大家的仁心仁德，后人尊称其为"医中之圣"。

张仲景在医疗实践中广泛搜集古今民间效验奇方，他对民间所喜用的针刺、灸烙、温熨、药摩、坐药、洗浴、润导、浸足、灌耳、吹耳、舌下含药以及人工呼吸等疗法，均广积资料加以深入研究。经过几十年的奋斗，他在参考大量资料的基础上、结合个人的丰富临床实践经验，从而写出了《伤寒杂病论》十六卷（又名《伤寒卒病论》）。这部巨作约于公元205年写成，此后"大行于世"。至晋代，医家王叔和对之重新加以整理，到了宋代才始分为《伤寒论》和《金匮要略》两书。其中，《金匮要略》则是该书论述杂病的部分。自晋代迄今，中、外学者不断整理、注释、研究、发挥《伤寒论》和《金匮要略》两部医著，其研究成书者已超过1700余家，这在世界医学史上亦属罕见。《伤寒杂病论》系统地阐述了"六经辨证"的理论，为中医病因学说和方剂学说的发展做出了重要贡献。该书被后世奉为"方书之祖"，张仲景亦被誉为"经方大师"。

张氏精心研读《素问》、《灵枢》、《难经》、《阴阳大论》、《胎胪药录》等古代医著，其中《素问》对其影响尤深。《素问》载："夫热病者，皆伤寒之类也。""人之伤于寒也，则为病热。"张仲景根据自己的医疗实践对上述理论作了阐发。他认为，伤寒是一切热病的总名称，亦指一切因为外感而引起的疾病皆可称之为"伤寒"。此外，张氏还对前人所确立的"辨证论治"原则认真加以研究，从而提出了以"六经论伤寒"的新见解。《伤寒杂病论》的贡献，首先在于发展并确立了中医辨证论治的基本法则。张仲景将疾病发生、发展过程中所出现的各种症状，根据病邪入侵经络脏腑的深浅程度、患者体质的强弱、正气的盛衰，以及病势的进退缓急和有无宿疾（其他旧病）等情况加以综合分析，寻找发病的规律，从而确立不同情况下的治疗原则。他创造性地将外感热性病诸症状归纳为六个证候群（即六个层次）、和八个辨证纲领，以六经（太阳、少阳、阳明，太阴、少阴、厥阴）分析归纳疾病在发展过程中的演变和转归；以八纲（阴阳、表里、寒热、虚实）辨别疾病的属性、病位、邪正消长和病态表现。由于确立了分析病情、认识证候及临床治疗的法度，因此辨证论治不仅为诊疗一切外感热病提出了纲领性的法则，同时也为中医临床各科找出了诊疗的规律，成为指导后世医家临床实践的基本准绳。

《伤寒杂病论》的体例是以六经统病证，周详而实用。除介绍各经病证的典型特征外，还叙及一些非典型的证情。例如，发热、恶寒、头项强痛，脉浮，属表证，为太阳病。但同是太阳病，又分有汗、无汗，脉缓、脉急之别。其中，有汗，脉浮缓者，属太阳病中风的桂枝汤证；无汗、脉浮紧者，属太阳病伤寒的麻黄汤证；无汗、脉紧而增烦躁者，当属大青龙汤证。此种精细的辨证及选方用药法则，使医家可执简驭繁，对于辨治各类复杂的证候都能稳操胜券。除了确立辨证论治的理念外，张仲景还提出了辨证的灵活性，以应付一些较为特殊的证候。例如，“舍脉从证”和“舍证从脉”的诊断方法，即辨证必须以望、闻、问、切四诊合参为前提，如果出现脉、证不符的情况，就应该根据实际病情认真分析，摒除假象或次要矛盾以抓住证情本质，或舍脉从证、或舍证从脉。阳证见阴脉、表证见沉脉，此证实、脉虚，其实质皆是证有余而脉不足，当舍证从脉而救里；而阴证见阳脉，则提示病邪有向表之趋势；里证见浮脉，多提示表证未尽解；证虚、脉实，则宜舍脉从证。脉、证取舍的要点是从“虚”字着眼，即脉虚、证实从脉，证虚、脉实从证。此无疑为医者理清临床复杂的证情，提供了可供遵循的纲领性规范。

对于治则与方药，《伤寒杂病论》的贡献亦十分突出。书中提出的治则以整体观念为指导调整阴阳，扶正驱邪；兼有汗、吐、下、和、温、清、消、补诸法，并在此基础上创立了一系列卓有成效的方剂。据统计，《伤寒论》共载113方、《金匮要略》载262方，除去重复之方剂，两书实收269方。这些方剂均有严密而精妙的配伍。例如，桂枝与芍药配伍，若用量相同（各三两），即为桂枝汤；若加桂枝三两，则可治奔豚气上冲胸；若倍芍药，即成治疗腹中急痛的小建中汤。若桂枝汤加附子、葛根、人参、大黄、茯苓等，则可衍化出几十个方剂，其变化之妙，疗效之佳，令人叹服！尤其是诸如方剂药物配伍及其加减变化原则等，至今仍为后世医家所遵循。其中，诸如治疗乙型脑炎的白虎汤、治疗肺炎的麻黄杏仁石膏甘草汤、治疗急慢性阑尾炎的大黄牡丹皮汤、治疗胆道蛔虫的乌梅丸、治疗痢疾的白头翁汤、治疗急性黄疸型肝炎的茵陈蒿汤、治疗心律不齐的炙甘草汤，以及治疗冠心病心绞痛的瓜蒌薤白白酒汤等，皆为临床中常用之良方。另外，在剂型上张氏也有创新，其剂型种类之多，已大大超过了汉代以前的各种方书。《伤寒杂病论》计有汤剂、丸剂、散剂、膏剂、酒剂、洗剂、浴剂、熏剂、滴耳剂、灌鼻剂、吹鼻剂、灌肠剂、阴道栓剂和肛门栓剂等。此外，对于各种剂型的制备方法亦记载甚详，对汤剂的煎法、服法也交代颇细。对于针刺、灸烙、温熨、药摩、吹耳等治疗方法也有诸多阐述。另外，对于临证急救方法也有论述，例如对自缢、食物中毒等的救治就颇有特色。其中，对于自缢的解救则相近于现代的人工呼吸法。

《伤寒杂病论》奠定了张仲景在中医药学史上的重要地位，并且随着时间的推移，这部专著越来越凸显出其重要的科学价值，而成为后世从医者必读之重要典籍。清代医家张志聪曾云："不明四书者，不可以为儒；不明本论（《伤寒论》）者，不可以为医。"据史书记载，张仲景之著述除《伤寒杂病论》外，尚有《辨伤寒》十卷，《评病药方》一卷，《疗妇人方》二卷，《五藏论》一卷，《口齿论》一卷，然可惜都早已散失不存矣！然而，仅此一部《伤寒杂病论》对于华夏医药学的杰出贡献，亦足以使张仲景成为海内外所景仰的医学巨匠也。

王叔和

王叔和（公元201～280年），名熙，山东高平人（今山东微山县）。魏晋时代著名的医学家、医籍编纂家。王叔和从小兴趣广泛，少年时代始博览群书，通晓经史百家。后因战事频繁，时局动荡，为避战乱随家移居荆州，投奔荆州刺史刘表。当王叔和侨居荆州时，正值张仲景医学生涯的鼎盛时期，加上王叔和与张仲景弟子卫汛要好，故深受其熏染，遂逐渐对医学发生兴趣，并立志钻研医道。他勤求古训，博采众方，深究病源，潜心研读历代名医著作，遵古而不泥古，虚心向有经验的名医求教，其医术日精，名噪一时。由于其医术高明，公元208年当曹操南下征战荆州刘表时，王叔和被推选为曹操的随军医生。其后，任王府侍医、皇室御医等职，再后又被提升为太医令。

王叔和32岁担任魏国少府的太医令后，由于魏国少府中藏有大量历代著名医药典籍与经验良方，因此王叔和利用当太医令的有利条件，披阅了大量的医药学著作，从而为造就一代名医奠定了坚实的基础。嗣后，王叔和经过几十年的精心研究，在吸收扁鹊、华佗、张仲景等古代著名医学家脉诊理论学说基础上，结合自己长期的临床实践经验，终于写成了中国第一部完整而系统的脉学专著——《脉经》，该著作约10万字，分为10卷，别为98篇。《脉经》一书总结和发展了西晋以前的脉学经验，将"脉"的生理、病理变化类列为24种脉象，使脉学正式成为中医诊断疾病的一门科学。唐代甘伯宗著《名医传》中称："王叔和性度沉静，尤好著述，究研方脉，静意诊切，调识修养之道。"宋代张杲亦称其："博好经方，尤精诊处……深晓疗病之源。"王叔和其一生最突出的贡献，就是编著了中国现存最早的一部脉学专著——《脉经》。

当时，国内战事频繁，许多书简（当时尚未发明纸，书皆写于竹简上）均散落佚失或残缺不全，即使是几十年前才完成的《伤寒杂病论》亦遭同样之命运。作为太医令的王叔和深知《伤寒杂病论》的医学价值，故心中十分不安，便下定决心使这部旷世之作恢复其真实的原貌。于是，他搜集张仲景旧论，到各地寻找该书的原本，最后如愿以偿得到了全本的《伤寒杂病论》，并加以整理和修复将其保留了下来，此就是后世今朝所见之《伤寒论》。然而，书中仅有伤寒部分的内容、但无杂病之论述。直到唐朝，人们发现了一本已经被虫蛀了的小册子，里面的部分内容正与《伤寒论》相同；另外，尚有一些内容乃论述杂病之文句，当时还未见诸于世，然其文风和词藻却与《伤寒论》极为相似。从形式上来看，此本小册子是一种摘抄本，并非完整的内容。虽然，不能得到原本而有些遗憾，但终究是一大收获。于是，王叔和将小册子中伤寒部分的内容删除，而将杂病部分整理出版，取名为《金匮要略》。虽然，该书仅为不完整的内容，但是这部分关于杂病的论述，却为后世医家处理许多棘手之疑难杂症提供了极大的帮助，而王叔和对《伤寒论》的整理使得《伤寒论》能够流传至今，其功亦莫大焉！

王叔和除对以上有关脉学和《伤寒杂病论》的整理之外，其在养生方面亦有精辟的论述。王氏在养生学上属于医家养生流派，他主张从起居饮食方面进行调摄，以求祛病延年，其所提出的饮食养生学说，是最早的饮食养生理论方法。

然而，后世对王叔和所整理的《伤寒杂病论》一书褒贬不一。贬之者责其窜乱仲景原义，诸如喻嘉言所云："仲景之道，人但知得叔和而明，孰知其因叔和而坠！"褒之者则认为，王叔和编次《伤寒论》有功千古，尤其当该书处于存亡危急之际，其使之保存并得以传世，他的贡献之大不可泯灭。正如金代医家成无己所曰："仲景《伤寒论》得显用于世，而不堕于地者，叔和之力也。"宋代医家林亿曾曰："仲景之书及今八百余年，不坠于地者，皆其力也。"清代医家徐大椿亦称："苟无叔和，焉有此书？"的确，王叔和在整理中医古文献所做出的贡献是巨大的。若无王叔和对《伤寒杂病论》的整理，后世今天也许就很难了解和掌握张仲景在医学上的成就。王叔和严谨的治学态度还体现在他对前人文献的引用方面，例如《脉经》中就引用了大量的古文献，他在引用文献时或以标题形式列出、或以文后加注的形式注明文献出处，以便于读者根据所引文献的出处找出原始文献。其严谨而求实的治学态度，亦值得后世效法和学习。

按：除王叔和所撰《脉经》外，另有《王叔和脉诀》脉学著作一卷，旧题系晋·王叔和撰。但是，一般认为乃六朝·高阳生托名王叔和之作品。该书特点在于以较通俗的歌诀体裁阐述脉理，且紧密联系临床实际，书中不少内容系根据王叔和《脉经》一书重新编撰而成，其中详细论述二十四脉，并立七表（浮、芤、滑、实、弦、紧、洪），八里（微、沉、缓、涩、迟、伏、濡、弱），九道（长、短、虚、促、结、代、牢、动、细）之名目。由于该书语言形式易于讲习，故流传甚广，并由此而派生出不少的脉学论著。诸如，此书后经明·熊宗立加注易名为《勿听子俗解脉诀》；张世贤在该书基础上撰成《图注脉诀》（又名《图注脉诀辨真》）；另外，还有不少医家对此《脉诀》做过订正。其中，较有代表性的为元·戴起宗著《脉诀勘误》（又名《脉诀勘误集解》）；清·李延昰撰《脉诀汇辨》等。然而，后世对于《脉诀》书中之观点，以及对于脉义的理解等方面皆颇有微词，明·吕复在《群经古方论》中批评高氏“谬立七表八里九道之目”。又元代马端临撰《文献通考》认为，该书不见于隋、唐《经籍志》，恐为北宋熙宁前人所托，现存为明、清刻本及抄本。

皇甫谧

皇甫谧（公元215～282年），字士安，幼名静，自号玄晏先生，安定朝那人（今甘肃省灵台县，另说有宁夏彭阳县古城镇等，至今仍有争议）。古人曾赞云：“考晋时著书之富，无若皇甫谧者。”（李巨来《书古文尚书冤词后》）。

据史书载,皇甫谧幼年随叔父母迁徙他乡，弱冠之年放荡不羁,后蒙叔母家教，改弦易辙，矢志发奋读书。26岁时，以汉前纪年残缺，遂博案经传，旁采百家，著《帝王世纪》、《年历》等书；年至40时，其叔父有子既冠，丧所生后母，遂还故乡；42岁前后得风痹症，遂悉心攻读医学，始撰著《针灸甲乙经》；46岁时已声名鹊起。魏相司马昭下诏征聘其做官，不仕。仍耽玩典籍，忘其寝食，时人谓之书淫；51岁时，晋武帝续诏又不仕，相传曾遁往陕西陇县龙门洞、甘肃平凉崆峒山避诏；其53岁时，武帝频下诏敦逼，上疏自称草莽臣，仍不仕；54岁时又举贤良方正，不起，自表就帝借书，武帝送书一车；61岁时，帝又诏封其为太子中庶、议郎、著作郎等，其皆不应；68岁时，所撰《针灸甲乙经》刊发问世，皇甫谧亦于张鳌坡离世，其子童灵、方回尊父笃终遗训，择不毛之地，将其俭礼薄葬于塬边，世人称之为“皇甫冢子”。

皇甫谧与流俗异趣，不趋炎附势，累官不仕，专一著述为务，仅是一名平民学者，而著书之丰，却是魏晋首富。其《帝王世纪》、《年历》、《高士传》、《逸士传》、《列女传》、《郡国志》、《国都城记》等文史著作，广采百纳，博据考稽，建树史学，对三皇五帝到曹魏数千年间的帝王世系及重要事件均作了较为详尽的著述，对史前史研究领域进行了大胆的探索和尝试，从而将史前史的开端推到了“三皇”时代。同时，对“三皇五帝”提出了己见，认为“三皇”有两种说法：一是天皇氏、地皇氏、人皇氏；另一种说法为伏羲、神农、黄帝。认为“五帝”乃少昊、高阳、高辛、唐尧、虞舜，此将中国历史起源之时间前推到了上古时代。清代历史学家钱熙祚曾评价：“皇甫谧博采经传杂书以补史迁缺，所引《世本》诸子，今皆亡逸，断璧残圭，弥堪宝重。”此外，其《皇甫谧集》、《玄晏春秋》、《鬼谷子注》，玄守、释劝、笃终三论，高士、列女传以及《三都赋序》并诗词赋颂等，藏珍纳萃，字字珠玑，在文学领域独树一帜。

皇甫谧幼年时过继给叔父，迁居新安（今河南渑池县）。然皇甫谧自幼贪玩，无心向学，人们笑之为傻子。年至17岁时人高马大，竟“未通书史”，整天东游西荡，像脱缰野马，叔母对皇甫谧如此调皮非常气愤，恨铁不成钢，常常为其前途忧虑！一天，她把贪玩的皇甫谧赶出家门，谁知他到了外边弄来了香瓜、甜果之类，洋洋自得地呈献给叔母，以为如此“孝顺”一番便可平息叔母之盛怒。谁知叔母更加气愤，接过瓜果狠狠地摔在地上，流着泪说：“你快20岁了，还是‘志不存教，心不入道’，你要真心孝顺父母，就得‘修身笃学’。”皇甫谧闻后很受感动，噙着泪发誓要悔过自新，改弦更张，矢志苦学。此后，他刻苦攻读，虚心求教，一天也不敢懈怠，并下定决心要编撰一部针灸学专著。

对于针灸学方面的经验，早在2000多年前华夏医家已进行了系统总结。诸如，1973年在湖南长沙马王堆汉墓中发现了多种周代编写的医书，其中有《足臂十一脉灸经》和《阴阳十一脉灸经》两论；战国时代的《黄帝内经》亦有许多论述针灸的内容。东汉初期针灸名医涪翁也有《针经》的专述。然而，晋代以前涉及针灸内容的医著“其文深奥”，“文多重复，错互非一”。加上当时用竹木简刻书，书被视为秘宝，不易为世人所知。由于参考书奇缺，从而给皇甫谧编撰工作带来很大困难。然而值得庆幸的是，皇甫谧以百折不挠的精神，经穷搜博采，获得了翔实的资料。嗣后，皇甫谧将三部经典医学著作即《素问》、《针经》（即《灵枢》）、《明堂孔穴针灸治要》纂集起来，并加以综合比较，“删其浮辞，除其重复，论其精要。”并结合其临证经验，终于推出了针灸学巨著《黄帝三部针灸甲乙经》（亦称《针灸甲乙经》或《甲乙经》）。

皇甫谧继承了先秦以来一元论的哲学观点，认为“气”是构成万物生命的根源。他在《针灸甲乙经》中指出：“天之在我者德也，地之在我者气也，德流气薄而生也。”这段话的意思是天之德，地之气，阴阳交合，生成万物。也就是说，天所赋予的是生生之机，气所赋予的是物质基础，两相结合，万物才有生化之机，自然界万物万象正是由于所受气不同而致。从四时气候而言，有春、夏、秋、冬四气；从自然界来说，有风、雨、雷、电等气，故气是天地万物最原始的物质基础，人作为自然界的一部分，也是禀气而成。皇甫谧在《针灸甲乙经·精神五脏论》中云：“两精相搏谓之神”，两性之精气结合则产生新的生命，而新生命随着形体的完备也相应地具备了精神。“人有五脏化五气，所生喜、怒、悲、忧、恐。”可见，人的精神状态完全是随着物质器官的形成而出现的。人死后形体则消亡，精神亦不复存在，“精歇形散”所言正是这个道理。

此外，皇甫谧还特别阐述了梦幻的出现并不是因为精神能脱离形体而独立活动，而是因为某些因素的刺激、或者某些情绪变化未消除、或出于生理器官染病等，才“使人卧不得安而喜梦。”至于梦有所不同，则是由于受刺激的原因不同、或者患病的器官不同，诸如肝脏染病者，则常梦到忿怒；睡前吃得过饱者，就会梦到给别人食物等。上述理念准确地表达了物质第一、精神第二，存在决定意识等唯物主义观点。皇甫谧不仅认识到自然界是物质的，而且看到了一切事物都在阴阳两气的矛盾中发展与变化，从而促进了万事万物的盛衰荣枯、和社会历史的演化与进步。他在《甲乙经五脏变腧》中云："故阴阳者，万物之始终，顺之则生，逆之则死。"因此，世界上的事物都是矛盾的统一体，"一明一昧，得道之概；一弛一张，合礼之方；一浮一沉，兼得其真。"他还认为，事物矛盾双方不停的转变促成事物的发展和进步。在《释劝论》中，他进一步阐述阴阳转化的观点："是以寒暑相推，四宿代中，阴阳不治，运化无穷，自然分定，两克厥中。"说明阴阳在不断转化、同时又相互制约，此表达了朴素的唯物辩证法思想。

《皇帝针灸甲乙经》在总结、吸收《黄帝内经》、《素问》、《针经》、《明堂纪穴针灸治要》等古典医学著作精华的基础上，对针灸穴位进行了科学的归类整理。该书共收录穴名349个，比《黄帝内经》多出了189个。同时，明确了穴位的归经和部位，统一了穴位名称，区分了正名与别名。此外，还介绍了内科、外科、妇科、儿科、五官科等上百种病症及针灸的治疗经验，并对五脏与五官关系、脏腑与体表器官关系、津液运行、标本、虚实、补泻、天人相应、脏腑阴阳配合、望色察病、精神状态，以及音乐对内脏器官的影响等，均做了探讨和阐述，从而奠定了针灸学之理论基础。

《针灸甲乙经》全册10卷、128篇，内容涵盖脏腑、经络、腧穴、病机、诊断、治疗等。书中校正了当时的腧穴总数穴位654个，其中包括单穴48个。并且记述了各部穴位的适应证与禁忌，说明了各种针术的操作方法。《针灸甲乙经》这部巨作，是中国现存最早的一部理论联系实际、且具有重大医学价值的针灸学专著，被业界称之为"中医针灸学之祖"。唐代医学家王焘评论该书"是医人之秘宝，后之学者，宜遵用之。"迄《针灸甲乙经》问世后，唐代医署就开始设立针灸科，并将之作为医生必修教材。晋代以后的许多针灸学专著，则大都是在参考此书基础上加以发挥编撰而成。直至近代，针灸疗法虽然在穴名上略有变动，而在原则上则均本于它。

金元四大家

金元四大家或称金元四家，是指中国古代宋金元时期的四大医学流派。即：刘完素的火热说、张从正的攻邪说、李东垣的脾胃说和朱震亨的养阴说。宋金元时期是中医理论发展的"新学肇兴"阶段，这一时期由于长期的战乱，人民生活贫困，疾病流行，故而奠定了金元四大家产生的社会基础。由于医药实践经验的不断丰富，诸多医家深入研究前人的医学典籍，并结合各自的临床所长自成一说，用以解释先贤之理论，逐渐形成了刘主寒凉、张主攻下（汗、吐、下三法）、李主补土（补脾）、朱主养阴的不同医学流派，从而极大的丰富了中医学理论。金元四大家的学说标志着中医发展的一个新阶段，且对后来的中医发展产生了深刻的影响。

元末、明初著名文学家宋濂，在为朱震亨《格致余论》题辞时曰：“金以善医名凡三家，曰刘宋真（刘完素）、曰张子和（张从正）、李明之（李杲），虽其人年之有先后，术之有救补，至于推阴阳五行升降生成之理，皆以《黄帝内经》为宗，而莫之异也。”又云：元・朱震亨《格致余论》“有功于生民者甚大，宜与三家所著并传于世。”自此以后，“金元四大家”之称谓遂流芳于世。

1. 刘完素

刘完素（公元1120～1200年）亦称刘河间，宋金医学界最早敢于创新、且影响较大的一位医家，其主要著作有《素问玄机原病式》二卷、和《宣明论方》十五卷。刘完素创造性地发挥了《内经》病机十九条之理论，认为疾病多因火热而起。因此，倡导“六气皆从火化”之说，治疗多用寒凉药，世称“寒凉派”。他提出“降心火、益肾水”为主治疗火热病的一套方法，此对温病学派的发展具有很大的启示作用。

2. 张从正

张从正（约公元1156～1228年），字子和，也是-位具有革新思想的医家，其代表作为《儒门事亲》（其中前三卷乃张氏亲撰）。张从正善用攻法，他认为：“治病应着重驱邪，邪去则正安，不可畏攻而养病。”从而拓展了“汗、吐、下”三法临床之应用，故世谓“攻下派”。其十分重视社会环境和精神因素等致病作用，并且成功的应用“心理疗法”治疗各种疾病。因此，对心理疗法亦具有重大贡献。

3. 李杲

李杲（公元1180～1251年）号东垣老人，为著名医家刘元素的高徒，他发挥了刘氏脏腑辨证之长，区分了外感与内伤之致病机理。认为：“人以胃气为本”、“内伤脾胃，百病由生。”首创内伤理论学说，其代表作为《脾胃论》。李杲采取了一套以“调理脾胃”、“升举清阳”为主的施治理念，故世称之为“补土派”。其不少名方诸如升阳益胃汤、补中益气汤（丸）、调中益气汤等，迄今仍被广泛应用于中医临床。

4. 朱震亨

朱震亨（公元1281～1358年）浙江义乌人，世居丹溪之边，因以为号，30岁方改儒学医，对刘、张、李各派学说均做过认真研究，系当时著名的医学家之一，其主要著作有《格致余论》和《局方发挥》。他充分研究了自《内经》以来各家学说关于“相火”的见解，创造性的阐明了“相火”有常、有变的规律，提出了著名的“阳常有余，阴常不足”的观点，临证治疗上提倡滋阴降火之法，因之世称“滋阴派”。他还强调节制食欲和“色欲”的重要性，并且提出“百病皆因痰作祟”之观点。迄今，被临床广泛应用的“桃红四物汤”乃为其名方也。朱震亨的学说丰富了祖国医学理论，因此被誉为“集医之大成者”。其一生著述颇丰，主要代表作有《格致余论》1卷，成书于公元1347年；《丹溪心法》，成书于公元1347年，全书共5卷，分100门，前有十二经见证等6篇、后附《丹溪翁传》；《金匮钩玄》，成书于公元1358年，全书共3卷，末附《火宁君相·五志具有论》等医论，6篇，系为戴原礼所加；另外，尚有《医学发明》一卷、《局方发挥》一卷、《本草衍义补遗》一卷以及《素问纠略》一卷。

李时珍

李时珍（1518～1593年），字东璧，晚年自号濒湖山人，湖北蕲州人，生于蕲州、亦卒于蕲州。为中国历史上最著名的医学家、药学家和博物学家之一。李时珍曾参考历代有关医药学术书籍800余种，并结合自身经验和实地考究，历时约27年方完成《本草纲目》一书，该书是自中国明代以前有关药物学的总结性巨著。此外，尚有《濒湖脉学》、《奇经八脉考》等书问世。

李氏家族世代业医，其祖父是“铃医”；其父亲李言闻，号月池，乃当地名医。当时，民间医生地位很低,李家屡受官绅的欺侮。为此，李言闻决定让二儿子李时珍读书应考，以便一朝功成而出人头地。李时珍自小虽体弱多病，然而其性格刚直纯真，对空洞乏味的八股文不屑于学。自14岁中了秀才后的9年中，其三次到武昌考举人均名落孙山,于是他放弃了科举做官的打算，决定专心习医。因此，他向父亲求说并表明决心：“身如逆流船，心比铁石坚。望父全儿志，至死不怕难。”李言闻在冷酷的事实面前终于醒悟了，遂同意儿子的要求，并精心培养他。不几年，李时珍果然成为了当地一名很有名望的医生。李时珍在其父的启示下认识到：“读万卷书”固然需要，但“行万里路”更不可少。于是，他既“搜罗百氏”，又“采访四方”，深入实际进行调查。李时珍穿上草鞋、背起药筐，在徒弟庞宪、儿子李建元的伴随下，远涉深山旷野，遍访名医宿儒，搜求民间验方，观察和收集药物标本。

《神农本草经》自神农氏所传止365种，梁代医药学家陶弘景所增亦如之，唐代苏恭增114种，宋代刘翰又增120种，至掌禹锡、唐慎微辈其先后增补合1558种，时称大备。然品类既烦，名称多杂，或一物而析为二、三，或二物而混为一品，李时珍病之，乃穷搜博采，芟烦补阙，阅书800余家，三易其稿，历经约27年，终于1578年成书。《本草纲目》全书计52卷，分16部、60类，共收载历代诸家本草所载药物1892种。

其中，植物药1094种；矿物、动物及其他类药物798种；内有374个品种为李氏所新增。《本草纲目》首标正名为纲，余各附释为目，次以集解详其出产、形色，又次以气味、主治附方等。书成后将上之于朝，然李时珍遽卒。未几，神宗诏修国史，购四方书籍，其子李建元以父遗表及是书奉献，天子嘉之，命刊行天下。

此外，作为精通医学和修仙者的李时珍，亦很重视“奇经八脉”之秘要。所以，在其《奇经八脉考》一著中认为，医生和修仙者一定要明了“奇经八脉”，认为“医不知此，罔探病机，仙不知此，难安炉鼎。”“医而知八脉，则十二经十五络之大旨得矣；仙而知乎八脉，则虎龙升降，玄牡幽微窍妙得矣。”

叶天士

叶天士（公元1666～1745年），名桂，号香岩，别号南阳先生，清代四大温病学家之一。其高祖叶封山，从安徽歙县蓝田村迁居江苏吴县（今苏州市）居上津桥畔，因家住上津桥，故叶天士晚年又号上津老人。叶氏少承家学，其祖父叶紫帆，名时，医德高尚，以孝道闻名；乃父叶阳生，名朝采，博极医源，医术更精，且喜饮酒赋诗和收藏古文物，然未及50岁就去世了，当时叶天士才年方14岁。叶氏12岁即随父亲习医，父亲去世后遂行走江湖，因家贫难为生计，于是便开始行医应诊。同时，拜其父的门人朱某为师继续深造。叶氏聪颖过人，“闻言即解”、一点就通，加之勤奋好学、虚心求教，故见解往往超过教他的朱先生。

叶天士从小熟读《内经》、《难经》等医籍，对历代名家之书亦旁搜博采。其不仅孜孜不倦，而且谦逊向贤；不仅博览群书，而且虚怀若谷、善取他人之长。叶天士信守“三人行必有我师”的古训，只要比己高明的医生他都愿意行弟子礼拜之为师；听闻到某位医生有专长则欣然而往，必待学成后始归。从12岁到18岁，他先后拜过师的名医就有17人，其中包括周扬俊、王子接等清代著名医家，无怪乎后人称其“师门深广”。

叶天士除精于家传儿科、对温病学一门独具慧眼且富于创造之外，并在许多医学领域均有其独到的见解和方法。在杂病治疗方面，他补充了李东垣《脾胃论》详于脾而略于胃的不足。并提出“胃为阳明之土，非阴柔不肯协和。”主张调养胃阴；在妇科方面，其阐述了妇人胎前产后、经水适来适断之际所患温病的证候和治疗方法；他对中风证具有独到的理论和治法，另外还提出“久病入络”的新理念，如此等等不一而足也。

在清代以前，中医论治热病大都采用《伤寒论》的方法。明末、清初的温病学家吴又可所著《温疫论》，方始将伤寒与温疫区别对待。虽然，吴氏对温病学理论的建立起了先导作用，但却没有分清“温疫”和“温病”的界线。而叶天士则首次阐明温病的病因、感受途径和传变规律，明确提出“温邪”是导致温病的主因，突破了“伏寒化温”的传统认识，从根本上划清了温病与伤寒的界限。叶氏《温热论》开宗明义，首言“温邪上受，首先犯肺”，指明温邪的传入是从口鼻而来，首先出现肺经症状，如不及时外解，则可顺传阳明或逆传心包，此与伤寒之邪按六经传变完全不同。其中，“逆传心包”之说确属对温病传变认识的一大创见，也是对《伤寒论》六经传变理论的一大突破。例如，热病神昏谵语一证，以往多从《伤寒论》燥屎下结之说。叶天士则首先指出此证更重要的病因是“邪入心包”，并创立以清营、清宫为主的方法，使用犀角、金汁、竹叶之类较轻灵药味，避免芒硝、大黄等杀伐之剂。这不仅在理论上独树一帜，而且在治法上亦独辟蹊径。

《温热论》为温病学说的形成开创了理论和辨证的基础，书中创立的卫气营血辨证论治方法，说明温病的病理变化主要是卫气营血的病机变化。提出“卫之后方言气，营之后方言血”从浅、至深的辨证论治原则，拟定了“在卫汗之可也，到气才可清气，入营犹可透热转气……入血就恐耗血动血，直须凉血散血。”的治疗大法。在诊断上则发展、丰富了察舌、验齿、辨斑疹、白疹等方法。对一些常见急症热病诸如时疫和痘麻斑疹等，叶天士都有其独到的辨治方法，他亦为中国最早发现猩红热的医家。叶天士《温热论》自问世以来，一直被后世医家奉为经典、推崇备至。清代乾隆后期，又出现了一批研究温病学的著名医家，其中佼佼者有吴鞠通、章虚谷、王孟英等。此外，题为叶氏所作的医案和著述尚有很多，诸如《医效秘传》、《叶氏医衡》、《叶氏名医论》、《叶天士家传秘诀》、《女科症治秘方》、《本事方释义》、《叶评伤寒全生集》、《柯氏来苏集评批》、《景岳发挥》、《眉寿堂方案选存》、《三家医案合刻》、《南阳医案》等。而世间所传叶天士注释的《本草》一作，其中颇有心得之言。

叶天士在世80年，临终前警戒其儿子们云：“医可为而不可为，必天资敏悟，读万卷书，而后可借术济世。不然，鲜有不杀人者，是以药饵为刀刃也。吾死，子孙慎勿轻言医。”这是一位大医的仁者之言。同时，也显示叶氏在医学、乃至对人生哲理追求所达到的极高境界。

此外，叶氏对奇经八脉疾病的处方用药尤为独到，兹结合相关文献将之归纳如下：

督脉：为阳脉之海，起着总督统摄作用，督脉主病治在少阴。叶氏曰：“鹿性阳，入督脉”。鹿茸、鹿角胶、鹿角霜为其主药，其他尚如紫河车、羊肉、猪骨髓、牛骨髓、羊骨髓、枸杞子、肉桂、黄芪、羊内肾等。

任脉：为阴脉之海，起担任作用，任脉主病治在厥阴。叶氏云：“龟体阴，起任脉。”龟板为其主药。其他诸如阿胶、鳖甲、鱼胶、淡菜、覆盆子、丹参、紫河车、艾叶等。

冲脉：为血海。叶氏云："病在冲脉，从厥阴阳明两治。""石英收镇冲脉"，故紫石英为其主药。其他尚如熟地、枸杞、沙菀、五味子、代赭石、肉苁蓉、当归、紫河车、鳖甲、杜仲、山药、丹参、巴戟天、白术、莲子、川芎、附子、香附、木香、吴茱萸、黄芩、黄柏等。

带脉：起约束作用。叶氏言："脉遂气散不收必引之收固之，震灵丹意，通则达下，涩则固下，惟其不受偏寒偏热，是法效灵也。"震灵丹由禹粮石、赤石脂、紫石英、代赭石、乳香、没药、朱砂、五灵脂组成。其他药物诸如当归、乌贼骨、龙骨、牡蛎、熟地、白芍、五味子、莲子、黄柏、黄芩、艾叶等。

阳维脉、阴维脉：起拥护作用。阳维为病苦寒热，阴维为病苦心痛，治在中焦。叶氏常用当归桂枝汤加鹿角霜、沙苑、枸杞等治疗。入阳维脉的主要药物有白芍、桂枝、黄芪等；入阴维脉的主要药物有龟板、鳖甲、山萸肉、五味子等。

阳跷脉、阴跷脉：起拥护作用。阳跷为病阴缓而阳急，阴跷为病阳缓而阴急，治在肝肾。叶氏多用白芍、山萸肉、熟地、龟板、淡菜、淮小麦、大枣、炙甘草、五味子等。

奇经用药：迄清代医家严洁等所撰《得配本草》一书，后人共总结出43种药物归入奇经的记载。纵观后世医家对奇经用药皆用动物血肉有情之品，因其温而不燥，补而不腻，为后世"通补奇经"必用之药。其他药物各有交错，大多与叶氏见解相符。

吴鞠通

吴鞠通（1757～1841年），名瑭，江苏淮安人，清代杰出的中医温病学家。吴氏的主要贡献在于对中医立法上的革新和理论上的完善，尤其对于温热性疾病的治疗尤为独到。吴鞠通出生于一个穷书生家庭，青年时代攻科举习儒，19岁时其父病故，于是弃儒从医。后被选副贡入京，参与《四库全书》医书部分的抄写检校工作。吴鞠通在北京检核《四库全书》期间，得见所收载的吴又可《温疫论》，深感其论述宏阔，发前人之所未发，极有创见，又合于实情，遂仔细研读，深受启发。他对叶天士尤为推崇，然认为叶氏之理论"多南方证，又立论甚简，但有医案散见于杂证之中，人多忽之而不深究。"又鉴于当时医家墨守伤寒治法而不知变通。于是，吴氏在继承叶氏理论的基础上参古博今，结合临证实践经验，编撰而成《温病条辨》一书。该书分为七卷，以条文和注解相结合的方式对温病加以阐述，首卷"原病篇"摘引《内经》有关温病之记载，并加以注释说明温病的始原；一至三卷则分述上、中、下三焦温病的证候及论治方法，四卷乃系杂说，提及救逆、急救和病后调治等，以便阅读者不致临床混淆；五至六卷为"解产难"和"解儿难"，分述妇科产后、儿科惊风，以及痘疹的辨证论治。吴鞠通将其温病"三焦学说"与"卫、气、营、血"理论相结合，创造性地提出温病辨证论治的纲领和方法，从而极大地丰富了温病学之内涵。《温病条辨》成书后即被广为传抄，深得当代医家的重视和推崇。

吴氏认为温病有9种，吴又可所云温疫是其中最具传染性的一种。除此之外，尚有其他8种温病可从季节及疾病表现上加以区分，此是对于温病较为完整的一种分类方法。其所创“三焦辨证”之学说，是继叶天士发展了张仲景的“六经辨证”、并创立“卫气营血辨证”方法之后，对于温病学辨证论治理念的又一拓展。“三焦辨证”之说，就是将人体“横向”分为上、中、下三焦。上焦以心肺为主，中焦以脾胃为主，下焦包括肝、肾、大小肠及膀胱。由此创立了一种新的人体脏腑归类方法，该法非常适用于温热病体系的辨证论治。此外，亦确立了三焦的正常传变方式乃是由上而下的“顺传”途径，“温病由口鼻而入，鼻气通于肺，口气通于胃，肺病逆传则为心包；上焦病不治，则传中焦，胃与脾也；中焦病不治，则传下焦。始上焦、终下焦。”因此，依传变方式也就决定了治疗原则：即“治上焦如羽，非轻不举；治中焦如衡，非降不安；治下焦如沤，非重不沉。”同时，吴氏对张仲景《伤寒论》的六经辨证亦采取了积极吸收的态度，认为“伤寒六经由表入里，由浅入深，须横看；本节论三焦，由上及下，亦由浅入深，须竖看。”该理论虽然从立论方式和分析方法上有所不同，但实际上仍是对叶天士“卫气营血”辨证理念的继承和发展，“三焦辨证”法亦完善了叶氏“卫气营血”说的治疗法则。叶氏《温热论》一书中未收载足够的方剂，而吴鞠通所著《温病条辨》中则为后世留下了许多实用性方剂，诸如银翘散、桑菊饮、藿香正气散、清营汤、清宫汤、犀角地黄汤等不胜枚举，如今临床所使用瘟疫病之经方，其中《温病条辨》居十之八九。

同代医家张维屏在书后评介：“瑭在京治温病，全活甚众，于是采辑名贤著述，附以己意，阅十数载，考验而成书。……余观数月，见其苦心孤诣，缕析条分，诚治温病不可无之书也……然医必先明伤寒，而后能明温病，既识伤寒，又不可不识温病，而是书于温病，则固详且备矣。”由此可见，《温病条辨》确是清代中医温病学的一部杰出之作。嘉庆十八年（1813年），吴鞠通在礼部尚书汪廷珍的支助下，之作《温病条辨》终于刊刻问世。此后，清代淮安医家李厚坤继承吴氏学说，又将《温病条辨》改成了赋文，以便于后学者阅读背诵。

吴鞠通对中医学的贡献，就在于对中医立法上的革新、和理论上的完善，尤其对于温热疫疠的辨证论治则更为擅长。吴氏对于温病学理法方药的阐发，进一步完善了中医在外感病和热性病方面的辨证论治理念。无怪乎在划分中医“四大经典”时，有学者则将吴氏的《温病条辨》与《黄帝内经》、《伤寒论》和《神农本草经》，并列为中医必读的“四大经典”著作之一。

王清任

王清任(1768～1831年)，字勋臣，河北省玉田县人。曾祖王凝机为岁贡生，后因不肯投充，而设药肆托于医。王清任初为邑武痒生，纳粟得千总衔。其为人刚直磊落，凡事主正义，在乡鸦鸿桥河东村开小药铺时，立匾额曰“正中堂”，刻意小书“中”字以讥县衙，因而受到迫害，只好流落他乡行医。其于20岁左右习医即发现“古人脏腑论及所绘之图，立言起处自相矛盾”。十年间存更正之心而无脏腑可见。直至1797年4月初旬，游医于滦州稻地镇，见小儿因染瘟疹、痢症而死以席裹半埋者甚多，而犬食之余皆破腹露脏，于是不避污秽，每日清晨往看细视，如此一连十天，凑集看全30余人，大抵已明脏腑解剖位置。但因胸中隔膜一片其薄如纸，看时皆已破坏，未能验明，故时时牵记于心。后又观察两个行刑犯人，可惜“虽见脏腑，隔膜已破，仍未得见”。1829年12月13日夜，遇江宁布政司恒敬公，其曾镇守哈密，领兵喀什噶尔，所见诛戳尸甚多，于隔膜一事最悉，王氏乃拜叩而问。前后历42年，终于访验得确，于是绘出《脏腑图记》，并成《医林改错》一书，时在道光庚寅年（1830）孟冬。王清任自幼习武，曾为武庠生，捐过千总衔。乾隆、嘉庆年间，王氏故乡还乡河上仅有渡桥，因“官桥官渡”进行勒索、还是“善桥善渡”以行善引起讼端，王清任则力主“善桥善渡”。开庭审理时，知县几次摘去凉帽，王氏几次站诉不屈，并义正辞严云：“我跪的是大清法制‘顶戴花翎’，不是为你下跪。”因此而触怒县官。此外，王清任平时多用文言辞令蔑视封建统治者的衙门。久之，县衙与当地豪绅合流对其进行迫害，他不得不离乡出走，辗转赴滦县稻地镇（今属丰南区）、东北奉天（今沈阳）等地行医。

王清任受祖上影响，20岁便弃武习医，几年间已誉满玉田；至30多岁时到北京设立医馆“知一堂”，成为京师名医。他医病不为前人所困，用药独到，治愈不少疑难杂症。据清光绪十年《玉田县志》载，有1人夜寝，须用物压在胸上始能成眠；另1人则仰卧就寝，只要胸间稍盖被便不能交睫，王氏仅用同样药方治愈两症。王清任曾云：“尝阅古人脏腑论及所绘之图，立言处处自相矛盾。”在临床实践中，自感中医解剖学知识不足，于是提出“夫业医诊病，当先明脏腑”的论点。王氏认为：“著书不明脏腑，岂不是痴人说梦；治病不明脏腑，何异于盲子夜行。”从此，他冲破封建礼教束缚，开始了近30年的解剖学研究。

嘉庆二年（1797年），王清任至滦县稻地镇行医时，适逢流行“温疹痢症”，每日死小儿百余，其冒染病之险，一连10多天详细对照研究了30多具尸体内脏。并与古医书所绘“脏腑图”相比较，发现古书中的记载多不相合。王氏为解除对古医书中所云小儿“五脏六腑，成而未全”之怀疑，于嘉庆四年（1799年）6月在奉天行医时，闻听1女犯将被判处剐刑(割碎肢体)，他遂赶赴刑场仔细观察，发现成人与小儿之脏腑结构大致相同，此后又赴北京、奉天等地多次观察尸体，并向恒敬（道光年间领兵官员，见过死人颇多）求教，明确了横隔膜乃为人体内脏之上、下分界线。另外，王清任亦曾多次做过“以畜较之，遂喂遂杀”的动物解剖实验。经过数十年的钻研，他本着“非欲后人知我，亦不避后人罪我”、“唯愿医林中人……临证有所遵循，不致南辕北辙。”之愿望，于其逝世前1年，著成《医林改错》两卷刊行于世。

王清任在《医林改错》中订证了古代解剖学中的诸多讹谬，对于人的大脑亦有新的认识。他认为：“灵机、记性，不在心，在脑。”如果脑子出了毛病，就会引起耳聋、目暗、鼻塞甚至死亡。他还认为：“气”和“血”是人体中的重要物质，主张“治病之要诀，在明白‘气、血’，无论外感内伤……所伤者无非气、血。”在临床实践中，他提出“补气活血”、“逐瘀活血”两组治疗方法，这就是“活血化瘀”理论，迄今仍为中医临床所遵循。王氏所创“血府逐瘀汤”等8个方剂，临床疗效显著。他还创立和修改古方33方，总结气虚症状60种、血瘀症状50种。其“补阳还五汤”至今在治疗冠心病、半身不遂等病症中，仍发挥着重要的临床价值。

王清任是清代一位注重实践的医学家，其学术思想不仅对中医内外妇儿各科作出了贡献，而且对针灸临床也有着重要的指导意义。针灸临床应用活血化瘀治则，最常用的操作手法就是刺血疗法。即选用三棱针刺血、或用梅花针叩刺出血，或叩刺出血后再拔火罐以增加出血量。刺后可直接祛除血脉之瘀阻而排除瘀血，从而疏通经络。临床上但凡经络气血壅滞不通、或久病入络等，皆可用此法治之，若辨证准确、手法得当，则多获著效矣。

王孟英

王孟英（1808～1868年），名士雄，自号半痴山人，晚号梦隐，又号潜斋，清代著名温病学家。浙江海宁人，远祖系安化（今甘肃省庆阳县）人，后移居浙江盐官（今属海宁市），乾隆年间迁钱塘定居，其曾祖父、祖父及父皆业医。王孟英自幼失怙，历经贫困，14岁即立志习医，深得舅父俞桂庭之助，并为其书斋题名“潜斋”。20岁时至婺州（今金华）佐理盐业为生，得暇钻研医籍。后游于江、浙，以医为业。其时战乱，疫疠流行，亲人死于霍乱，遂专心温热病，经多年实践，对瘟疫证有独到见识，其代表作《温热经纬》系中国温病学重要著述之一。除此而外，王氏著述及评注参订他人之作甚多，较具代表性的有《随息居重订霍乱论》、《随息居饮食谱》、《王氏医案》、《王氏医案续编》、《王氏医案三编》、《归砚录》、《乘桴医影》、《潜斋简效方》、《鸡鸣录》、《重庆堂随笔》、《女科辑要按》、《医砭》、《言医选评》、《校正愿体医话良方》、《柳洲医话良方》、《洄溪医案按》、《叶案批谬》等。

王氏治学非常刻苦，十分自励。《海宁州志》载：其“家贫性介，不能置身通显。”王氏一生南北奔走，所诊病人多为劳苦民众，他著书立说传播医学知识，广搜效方，以利僻壤贫民。遇瘟疫危疾，毫不畏惧，竭力图治。有人曾赞曰：“孟英学识过人，热肠独具。凡遇危险之候，从不轻弃,最肯出心任怨以图之。”其所诊治之患者多为他医治疗无效者,然其绝不乘机诋毁前医以抬高自己。例如，某人患疾，经某医诊治后患者汗出昏狂，精流欲绝，转请王孟英诊治，王氏曰：“此证颇危，生机仅存一线，亦斯人阴分素亏，不可竟谓附、桂之罪也。”再如，又一患者，多医治疗不瘥，病情日增，逾一月请王氏赴诊。其并不非议前医各方，并云他医“各有来历,皆费心思。”尔后，多次向病家解释：“邪在肺经，清肃不行，必用石膏为主药。”然病家犹豫不敢服，反而请了诸多医人会诊。王氏见群贤毕至，议论纷纷，深恐贻误病情，遂援笔立案曰：“病既久延，药无小效，主人方寸乱矣。”且向病家开导云：“肺移热于大肠，是皆白虎之专司……放胆服之，勿再因循，致贻伊戚。”病人取方煎服，三剂告愈。由此足见，王孟英不仅具有精湛之医术，且更有救人疾苦、勇担责任之崇高精神，其品格与医术久为医林所敬仰。

王孟英依《黄帝内经》和张仲景的理论为经,据叶天士、薛生白等诸家之说为纬，并结合自身实际诊病体会编著而成《温热经纬》一书。书中明确提出“新感”、“伏邪”两大辨证纲领。重视审同察异，灵活施治，充实并发挥了温病学说的发病机理和辨证施治理念。王氏认为，温病自内发，由三阴而三阳，不同于伤寒之由三阳入三阴，后世治温热病者，亦多以此为辨别伤寒、温病之分界。王氏采《伤寒论》治阳明病之法以治温病，认为张仲景六经原不专为伤寒而设，任何病但见阳明证即作阳明治。伤寒、温病同证同治，不在名称之辨。其对温病逆传的见解，服膺于叶香岩《外感温热篇》，对“逆传心包”句，引章虚谷说而评议之。章氏注：“心属火，肺属金，火本克金，而肺邪反传于心，故曰逆传也。”王氏还认为：“《难经》从所胜来者为微邪，章氏引为逆传心包解，误矣。……是由上焦气分以及中下二焦者为顺传，惟包络上居膻中，邪不外解，又不下行，易于袭入，是以内陷营分者为逆传也。然则温病之顺传，天士虽未点出，而细辨其议论，则以邪从气分下行为顺，邪入营分内陷为逆。”他主张治温病宜用轻质平淡之法，云：“此论温病仅宜轻解，况本条所列，乃上焦之治，药重则过病所。”王氏尚对“暑”症亦多论辨，认为当时医家有“暑必兼湿”之说不可过于执信，此认识亦有其独到之处。

另外，王孟英所撰《随息居饮食谱》乃是一部当时的营养食疗学专著，而其《王氏医案》一书中应用食疗者亦多。王氏认为，以食代药“处处皆有，人人可服，物异功优，久服无弊。”例如，对于津伤液亏的患者，其主张大量频频饮用梨汁、蔗汁，以之凉甘达到救阴养阴之目的。王氏称梨汁为“天生甘露饮”，甘蔗汁为“天生复脉汤”，西瓜汁为“天生白虎汤”等。王孟英经常将某些食物配合为剂，用以辅助临床疗效。例如，以橄榄、生萝卜组成“青龙白虎汤”，以治疗喉症；以生绿豆、生黄豆、生黑大豆（或生白扁豆）组成“三豆饮”，以治痘症及目暗、疳积、疮疡、泄泻等；以漂淡海蜇、鲜荸荠合为“雪羹汤”，以猪肚、莲子合为“玉苓丸”等。由此可知，其将平淡饮食之物得当用之，却达祛疾之奇效。

张锡纯

张锡纯（1860～1933年），字寿甫，河北盐山县人，祖籍山东诸城，中西医汇通学派代表人物之一。1918年（民国七年），其受聘赴奉天（沈阳），在大东关开办立达中医院并担任院长。1930年，张氏创办了天津“国医函授学校”，并设立“中西汇通医社”。

张氏出身于书香门第，自幼读经书，习举子业。其父好作诗，曾著有《莲香斋诗稿》一册，由于家庭环境的熏陶，张锡纯10余岁就能作诗。有一次，他在题为《天宝宫人》试帖诗中，作了“月送满宫愁”的诗句，张父观后大加称赏，并对他人云：其子“异日当以诗显名”。然而，张锡纯后来“显名”的并非“诗”、而是“医”。1893年张氏二次参加秋试却再次落弟，遂遵父命改习医学，上自《黄帝内经》《伤寒论》、下至历代各家之说无不披阅。

因受时代思潮之影响，张氏同时开始接触西医学，并萌发了衷中参西的思想。

衷中参西、汇通中西医的思想，使张锡纯找到全新的治学观点和方法。其首先抛弃了崇古泥古、固步自封的观点，敢于创新，不全于故纸中求学问。次为反对空谈，崇尚实验。张氏虽无利用仪器进行实验室研究的条件，然他却能充分利用自己长期临证实践的条件，尽一切可能通过切身体会去寻求知识。其实验精神突出表现在两方面：一是对药物的切实研究，二是对临床的细致观察，以及详细可靠的病历记录。他认为，习医者“第一层功夫在识药性……仆学医时，凡药皆自尝试。”自我尝试仍不得真知，则求助于他人之体会。为了研究小茴香是否有毒，他不耻下问厨师；其余诸如巴豆、硫磺、甘遂、细辛、麻黄、花椒等，均验之于己、而后施之于人。对市药之真伪博咨周访，亲自监制，务得其真而后已。因此，张锡纯用药之专、用量之重，为常人所不及也。特别是其反复尝试总结出山萸肉救脱，参芪利尿，白矾化痰热，代赭石通肠结，三七消疮肿，水蛭散癥瘕，硫黄治虚寒下利，蜈蚣、蝎子定风消毒等，皆为发扬古人之学说，扩大中药效用之范例。

由于当时中国废除科举制度，兴办西式学堂，张锡纯认识到中西医学各有长短，因此又自学西医，试图吸收西医长处以补中医之不足。于是，经历十余年的潜心学习和临床研究，终于1909年总结完成了《医学衷中参西录》初稿。该书逾百万言，后学者多感百读不厌，关键在于其内容多为生动而详细的实践经验总结，绝少凿空臆说。书中载有张锡纯自拟方约200首，古人成方及民间验方亦约200首。另外，含重要医论百余处，内容涉及中西医基础理论和临床实践，几乎对每一方、一药，一法、一论，无不结合临床治验进行阐述。《医学衷中参西录》于1918~1934年分七期陆续刊行，全书共30卷。至于附录，乃是张氏传人于1957年献出之遗稿。

第三节　岐黄圭臬

“中医四大经典”著作系指在中医学发展史上起到重要作用、具有里程碑意义、且对古代乃至现代中医药学有着重要学术与临床价值的四部医著。关于四大经典医著的具体书目尚存争议，目前学术界一般将《黄帝内经》、《难经》、《伤寒杂病论》、《神农本草经》认为是中医四大经典；亦有部分学者将《黄帝内经》、《伤寒论》、《金匮要略》、《温病条辨》视作四大经典，本章节作者以后者分类阐述。

一、《黄帝内经》　国医玟典

《黄帝内经》是中国传统医学四大经典著作之一，亦为第一部冠以中华民族先祖“黄帝”之名的传世巨作，是华夏医学宝库中现存成书最早的一部医药学典籍。该书涵盖了对人体生理学、病理学、诊断学、治疗学和药物学诸方面的研究内容，在理论上建立了中医学的“阴阳五行学说”、“脉象学说”、“藏象学说”、“经络学说”、“病因学说”、“病机学说”，以及“病证”、“诊法”、“论治”、“养生学”和“运气学”等。其医学理论是建立在中国古代道家理论的基础之上，反映了中国传统医学“天人合一”的思想。

《黄帝内经》成编于春秋战国时期，该书总结了春秋至战国时期的医疗经验和医药学理论，并汲取了秦汉以前有关天文学、历算学、生物学、地理学、人类学、心理学等理论知识，运用阴阳五行、天人合一的理念,对人体的解剖、生理、病理以及疾病的诊断、治疗与预防等做了全面而深刻的阐述，确立了中医学独特的理论体系，从而成为中国医药学发展的理论基础和源泉。《黄帝内经》所载成方仅13首，其中10方系中成药，包含丸、散、酒、丹等剂型。

《黄帝内经》世简称之为《内经》，最早著录于西汉史学家刘歆所撰《七略》、及班固著《汉书·艺文志》中。医圣张仲景“撰用素问、九卷、八十一难……为伤寒杂病论”。晋代皇甫谧撰《针灸甲乙经》时，称“今有针经九卷、素问九卷，二九十八卷，即内经也。”《九卷》被唐代医家王冰称之为《灵枢》。至宋代，史嵩献家藏《灵枢经》并予刊行。由此可知，《九卷》、《针经》、《灵枢》实则一书而多名。宋代以后，

《素问》、《灵枢》两大部分内容始成为《黄帝内经》之组成。

“内经”一词，不少人认为是阐述人体内在规律的学说，亦有人认为是论述内科学之理论。但是，相关专家认为，《黄帝内经》是一部讲“内求”的典籍，人类要使生命健康长寿，则不要外求、而要内求，所以谓之“内经”。实际上，《黄帝内经》一书之关键首先是内观、内视，就是向内观看人体的五脏六腑，观察机体的气血流动，然后进行内炼，通过调整人体气血、调整经络、调整脏腑，从而达到健康长寿之目的。所以，内求实际上是为人们指出了正确认识生命的一种方法、一种途径。这种方法与现代医学的方法则大相径庭，现代医学是用仪器、化验以及解剖等手段来内求；而中医则是靠内观、靠体悟、靠直觉来内求。有学者认为，《黄帝内经》可以用三个“第一”加以概括：

第一，《黄帝内经》是第一部中医药学经典理论。自人类出现以后就有疾病伴生，有了疾病必然就要寻求各种治疗的方法，因此医疗技术的形成的确远远早于《黄帝内经》成书之时。但是，中医学能够形成为一门独立的学术体系，则是从《黄帝内经》理论开始的，故《黄帝内经》被公认为中医药学的奠基之作。这部著作第一次系统阐述了人体生理、病理、疾病治疗的原则和方法等，从而为人类康寿做出了巨大的贡献。迄中医学形成之后，就庇佑着中华民族的繁衍生息和兴旺发展。

第二，《黄帝内经》是第一部养生宝典。《黄帝内经》中论述了怎样治病，但更重要的是阐述怎样不得病，怎样使人们在不服药的情况下得以健康和长寿。《黄帝内经》的核心理论学说就是“治未病”说，《黄帝内经》载：“是故圣人不治已病治未病，不治已乱治未乱，此之谓也。夫病已成而后药之，乱已成而后治之，譬犹渴而穿井，斗而铸锥，不亦晚乎?”这句话提出了治未病的思想，阐明了治未病的重要性。治未病包含两个方面，一是未病先防、二是已病防变。此对养生保健、防病治病，以及指导中医临床实践具有深远的意义。

第三，《黄帝内经》是第一部阐述生命的百科全书。《黄帝内经》以生命为中心，其内容涵盖了医学、天文学、地理学、心理学、社会学、哲学以及历史学等，是一部围绕生命存亡而展开的百科全书。中华国学的核心实际上就是生命哲学，而《黄帝内经》就是以黄帝名字命名的、且影响力最大的国学经典。中国古代有三大以“经”命名的奇书，第一部为《易经》、第二部乃《道德经》、第三部即《黄帝内经》。迄今，此三部奇书已经越来越凸显出其重要的学术价值。

《黄帝内经》一书的面世，标志着中国医学由经验医学上升为理论医学的新阶段。《黄帝内经》总结了战国以前的医学成就，并为战国以后的中国医学发展提供了理论指导。该书在整体观、矛盾观、经络学、脏象学、病因病机学、养生和预防医学，以及诊断治疗原则诸方面，均为中医药学奠定了深厚的理论基础。因此，中国历代著名医药学家在理论与实践方面的创新和建树，大多皆与《黄帝内经》的理论支撑有着密切的渊源关系。

二、《伤寒论》著　外感权衡

《伤寒论》是一部阐述外感及其杂病治疗规律的专著，为东汉末年医学家张仲景撰于公元200～205年。张氏原著乃为《伤寒杂病论》，在流传过程中经后人整理编纂，将其中外感热病内容结集为《伤寒论》，而将另一部分论述内科杂病的内容辑为《金匮》。《伤寒论》全书共12卷、22篇，含397法，除去重复之外共有方药112方。

《伤寒论》总结了前人的医学成就和丰富的实践经验，集汉代以前医学之大成，并结合张氏自己的临床经验，系统地阐述了多种外感疾病及杂病的辨证论治理念、和理法方药原则，在中医学发展史上具有划时代的意义和承先启后的作用。总而言之，张仲景不仅为诊治外感疾病提出了辨证纲领和治疗方法，亦为中医临证各科提供了辨证论治的规范，从而奠定了中医辨证论治的基础，为后世医家奉为经典。

《伤寒论》一书主要论述了伤寒六经病的脉证与治法，乃是《伤寒论》的主体组成部分；此外，尚有“辨脉法”、“平脉法”、“伤寒例”3篇，分别论述了伤寒、杂病的脉证预后以及伤寒的病因、病机、传变等；还有痉湿暍、霍乱、阴阳易、差后劳复等病的证治，以及汗、吐、下等治法的应用范围和禁忌证等。后世多数学者认为，“辨脉法”、“平脉法”、“伤寒例”3篇，以及“痉湿暍，汗、吐、下可与不可”等条文非仲景笔，乃系王叔和编撰增入，故自明代以后多删而不录。

《伤寒论》作者全面总结了东汉以前诊治外感热病的经验，运用《素问·热论》之理论，勤求古训，博采众方，并结合己之临床实践对外感病的发生、发展、预后、治疗等进行了精辟的阐发，将外感疾病具有规律性的各种表现归纳为太阳、阳明、少阳、太阴、少阴、厥阴六经病证，每经结合阴阳、表里、寒热、虚实进行辨证论治，既有“同病异治”，亦有“异病同治”，从而确立了严谨的论治规范，创立了六经辨证体系，奠定了祖国医学辨证论治的原则。

《伤寒论》是中国第一部理论联系实践、理法方药兼备的临床医学巨著，书中按伤寒传变规律，以条文的形式逐一辨治，言简意赅，辨证严谨，治法灵活多变，制方药少而精，故被历代医家尊为“经典”，亦对后世临床医学的发展产生了深远的影响。实践证明，该书辨证论治的原则不仅适用于伤寒病的治疗，而且亦为指导其他临床各科的准则。其所运用的汗、吐、下、和、温、清、补、消等基本治法，均被后世所广泛应用。其所载之基本方剂，诸如桂枝汤、麻黄汤、葛根汤、（大、小）青龙汤、（大、小）承气汤、五苓散、白虎汤、小柴胡汤、理中汤、四逆汤、泻心汤、乌梅丸、炙甘草汤等，迄今仍系中医临床广为应用的效方，《伤寒论》对祖国医药学所发挥的重要作用由此可见一斑。

三、《金匮要略》 方剂大成

《金匮要略》一书系东汉末年医学家张仲景著述,作者原撰为《伤寒杂病论》。其原作中的“杂病”部分经晋代医家王叔和整理后,谓之《金匮玉函要略方》,共3卷，上卷为辨伤寒，中卷则论杂病，下卷记载方药。此后，北宋校正医书局林亿等人，根据当时所存之蠹简文字重予编校，取其中以杂病为主的内容,仍厘订为3卷，改名《金匮要略方论》，全书共25篇,方剂262首,列举病证60余种.所述病证以内科杂病为主，兼有部分外科及妇产科等病例。

《金匮要略》亦为中国现存最早的一部诊治杂病的专著，是张仲景创立辨证理论的代表作之一。古今医家对此书推崇备至，称之为方书之祖、医方之经，治疗杂病之典范。著作署名“金匮”，乃言其重要和珍贵之意，“要略”，言其简明扼要之意，表明该书内容精要，价值珍贵，应当慎重保藏和应用。

对于《伤寒论》与《金匮要略》两部著作，不仅国内历代注家、研究者有数百家之多，亦为研究和治疗急性热病的医学家所遵循。而且在国外也有着广泛而深入的影响，例如，日本不仅收藏和刻刊了许多《伤寒论》之珍本，并由日本再传入了中国。而且，经日本学者研究、注释《伤寒论》的著作，仅就传到中国而现存者亦有60多家。再如，《金匮要略》较佳版本日本亦有收藏，其日刻本也不少。日本医学家研究《金匮要略》且有专著流传至中国者，约有10余种之多。由此可见，张仲景《伤寒论》与《金匮要略》两作在日本的影响之广泛和深远。即使在日本现代医学昌盛的今天，日本学者仍给予张仲景《伤寒杂病论》的研究以特殊的重视，诸多医学家在临床医疗中仍然十分重视该书方药之应用。运用该书中成方药所制备的成药，亦为日本医界广泛应用。

《金匮要略》是祖国医学宝库中一颗璀璨的明珠，它奠定了杂病的理论基础和临床规范，具有很高的临床指导意义和实用价值，对于后世临床医学的发展有着深远的影响。所以，将之列入祖国医学四大经典著作之一其声实相符，宋代医家林亿谓其“施之于人，其效若神”。

四、《温病条辨》 疫疠之宗

《温病条辨》为温病学的重要代表著作之一，共六卷，系清·吴瑭撰，嘉庆三年（1798年）完成，历时6年成书。该书刊行之后即为医家所重视，乃致翻刊重印达50余次之多，并有王孟英和叶霖等诸医家评注本或歌诀之普及本。《温病条辨》一书依据叶天士的温热病学说，明确温病为三焦传变，分别阐述了风温、温毒、暑温、湿温等病证的治疗原则，其条理泾渭分明。

《温病条辨》卷首，引《内经》原文计19条，以溯温病学说之源；卷一为上焦篇，论述各种温病的上焦证；卷二为中焦篇，阐述中焦的各种温病及寒湿证的证治方药；卷三为下焦篇，阐明了温病下焦证的施治方药；卷四为杂说，设短篇论文18篇，分论与温病病因、病机、诊断、治疗、善后有关的问题；卷五为“解产难”、卷六为“解儿难”，结合温病理论研讨产后调治、产后惊风，以及小儿急、慢惊风和痘症等。

《温病条辨》为吴瑭多年对温病学术研究和临床总结的力作，全书以三焦辨证为主干，前后贯穿释解对于温病全过程的辨证论治。同时，参以张仲景六经辨证、刘河间的温热病机、叶天士的卫气营血辨证、及吴又可《温疫论》等诸说，析理至微，病机甚明，而治之有方也。例如，书中归纳温病清络、清营、育阴等治法，实乃叶天士散存于医案中之清热养阴诸法的总结和发挥。而分银翘散作辛凉平剂、桑菊饮作辛凉轻剂、白虎汤为辛凉重剂，而使气分病变遣方用药层次清晰、条理井然。叶天士之验方在吴瑭手中一经化裁，便成桑菊饮、清宫汤、连梅汤等诸名方，由此足知吴瑭该书不只是为纂集而撰，实乃是精心用意为学术理论升华而作焉。

豆金彦　朱建明 撰

第二章　道地中药材

第一节　概　述

“道地中药材”——是指在特定自然条件下、和生态环境中所生长的药材。因其生产较为集中，栽培技术、采收和加工均有一定的规矩，所以虽为同种药材然较其他地域所产者品质佳。“道地”亦称“地道”也，即示品质地道实在，功效确切可靠。在中医处方笺上，许多药名前标有“川”、“云”、“广”等字眼，“川”即谓四川，“云”即曰云南，“广”即云广东、广西，此类中药材大多即为道地药材。

因此，道地药材就是指具有特定的产地，经过当地炮制加工，且具有确切可靠治疗作用的药物。中国幅员辽阔，天然药物分布广泛，近年来随着中药科技水平的不断发展，许多药物已经能够人工栽培和驯化，并已在全国推广和普及。

中药材种类主要包括如下几个方面：其一，是指同种异地出产的药材，在质量上具有明显差异，诸如人参、地黄、杜仲、当归等，产地不同则药效差异很大，因此常将某地出产的药材称之为“道地药材”，而将其他产地出产的药材称之为“非道地药材”；其二，是指同一种药材国内外皆有分布，但在中国以中医药理论指导下应用,则具有独特的临床疗效；其三，是指原产其他国家的药物流传入中国之后，经过发展成为常用中药，这些药物在中国的某些或某一地区已经引种成功，例如红花、木香、西洋参等；其四，是指经加工而形成的药品，其“道地”所在主要是指工艺上的考究；其次，是指一些正品药物的代用品,这些代用品相对于“道地”的正品药材而言，则谓之“非道地”药材。

由于地域的差异，各地水土、气候、日照、生物分布等地理环境均不完全相近，故药材本身的质量及其药用效果亦有显著的差异。例如，商品生药白头翁有16种以上不同植物来源，正品应为毛茛科植物白头翁，其根含白头翁皂苷等，具有抑制阿米巴原虫作用；而属于石竹科及菊科的一些同名异物，则无抑制阿米巴原虫的作用。又如，不同品种的大黄其化学成分和泻下作用亦有明显差异，具有泻下作用的掌叶大黄和唐古特大黄，其所含生物活性成分以结合性蒽醌为主、游离性蒽醌仅占小部分；而某些混杂品大黄诸如华北大黄、天山大黄等，其所含蒽醌以较高游离状态或接近结合状态的形式存在，此等大黄的泻下作用则较差。产于浙江的贝母谓之浙贝母、大贝母或象贝母，长于清肺祛痰，适用于痰热蕴肺之咳嗽；而产于四川的川贝母则长于润肺止咳，治疗肺有燥热之咳嗽及虚劳咳嗽等。目前，人们耳熟能详的道地药材有甘肃的当归、宁夏的枸杞子、四川的黄连与附子、内蒙古的甘草、吉林的人参、山西的黄芪和党参、河南怀庆的牛膝、地黄、山药及菊花，江苏的苍术、云南的茯苓及三七等，其种类不胜枚举。

第二节　道地药材历史沿革

早在东汉时期，《神农本草经》就记载：药有“土地所出，真伪新陈……”由此强调了区分药材的产地和讲究道地的重要性。在《神农本草经》中所载的365种药材中，不少品种从药名上就可以看出具有道地之色彩,诸如巴豆、巴戟天、蜀椒、蜀漆、蜀枣(山茱萸)、秦椒、秦皮、秦瓜、吴茱萸、阿胶、代赭石（山西代县一带）、戎盐等，因为巴、蜀、吴、秦、东阿、代州等地，皆为西周前后的古国名或古地名。湖南长沙马王堆出土的《五十二病方》所载242种药材中，名称中反映出产地者有蜀菽、蜀椒等。甘肃武威出土的医简中所载66种药材，其中就有秦艽、蜀椒、代赭石等地产中药材。

《黄帝内经》则从理论上阐明了道地药材的含义，书中指出：“岁物者，天地之专精也，非司岁物则气散，质同而异等也。”《伤寒论》所载112方内包含中药材80余种，其中记载的道地药材有阿胶、蜀漆等均被广泛应用于临床。《本草经集注》在总结前人药学成就的基础上，进一步论述了“道地”药材的重要性：“诸药所生，皆有境界。多出近道，气力性理，不及本邦。所以疗病不及往人，亦当缘此故也。蜀药北药，虽有未来，亦复非精者。上党人参，殆不复售。华阴细辛，弃之如芥。”又云：“自江东以来，小小杂药，多出近道，气为性理，不及本邦。”该书中对40余种常用中药的道地性，分别使用了“第一”、“最佳”、“最胜”、“为佳”、“为良”、“为胜”等词汇加以强调性描述。

至唐代,道地药材的概念进一步强化,《新修本草》对道地药材做了精辟的论述:"窃以动植形生,因方舛性,春秋节变,感气殊功。离其本土,则质同而效异。"该书对30余种中药的道地优劣进行了补充和订正。孙思邈在《千金翼方》中尤其强调药材的产地,云:"用药必依土地"。由此,可能为后世使用"道地药材"一词奠定了基础。大约抄就于隋唐时期的敦煌医学卷本《张仲景五脏论》和《不知名医方》中,所载中药名冠以道地者有河内牛膝、江宁地黄、商州枳壳、华山覆盆子、原州黄芪、潞州菟丝子、澜州蒺藜子等。这是临床用药讲究道地药材的进一步发展,此为宋代本草学以产地加药名形式来标记药材质量奠定了基础。

自宋代,医药学家进一步继承和发展了历代道地药材的经验,并在理论上进行了阐述。例如,《证类本草》对道地药材的记载,则较汉、唐时期更为丰富,尤其附图的图题均冠以产地名称,诸如"齐州半夏"、"成得军狗脊"、"银州柴胡"等,书中所记载的道地药材达250余种。宋代药物学家寇宗奭在其《本草衍义》中指出:"凡用药必须择州土所宜者,则药力具,用之有据。"李东垣在其多年的临床实践经验中总结出:"凡诸草木昆虫,产之有地,失其地则性味少异。"

迄明代,"道地药材"专用术语已正式见诸于本草和文学书籍中。《本草品汇精要》载药916种,书中明确记载道地药材268种,其中包括32种川药、27种广药和8种怀药。明代医药学家陈嘉谟在《本草蒙荃》中强调:"各有相宜地产,气味功力自异寻常,一方土地出一方药也。"李时珍表述道地药材的观点则更为明确,其云:"性从地变,质与物迁……沧击能盐,阿井能胶……将行药势,独不择夫水哉?"李氏在每味药材项下虽异于《本草品汇精要》那样专列道地药材一项,然在每味药材项下对道地的论述亦多,诸如麦冬项下言之"浙中来者甚良"等。

时至清代,诸多医家从临床用药中发现,药物疗效不佳的原因之一就是"道地"问题。清代医家徐大椿曾在《药性变迁论》中指出:"当时初用之始,必有所产之地,此乃本生之土,故气厚而力全。以后移种他地,则地气移而薄矣。"又云:"……当时所采,皆生于山谷之中,元气未泄,故得气独厚,今皆人工种植,既非山谷之真气,又加灌溉之功,则性平淡而薄劣矣。"又如《本草纲目拾遗》一书中,虽多收录民间草药,但对具道地气息之中药诸如浙贝母、川姜、白术、抚芎,以至东洋参、西洋参、银柴胡、角沙参等,皆有较为详尽的叙述。

建国以前,中医药处于被扼杀的边缘,因此传统医药界奋起力争,并将中医药的疗效视为生命,故各知名的大药店对所经营的中药材均择优而用,非地道药材不售。对于中药饮片加工和成药制备技术精益求精,进而涌现出了许多百年以上的名牌药店。其中，在国内知名的有北京的“同仁堂”、哈尔滨的“世一堂”、杭州的“胡庆余堂”、重庆的“桐君阁”、苏州的“雷允上”以及广州的“陈李济”等。

建国以后，国家成立了中国药材总公司，对名贵紧缺的药材品种实行了“统管”政策。中央以下设一、二、三级批发机构，进而促进了中药商品的正常流通。国内相关学术机构与中药企业率先编撰的《药材资料汇编》一册，按西怀类、山浙类、川汉类、南广类等，将不同的道地药材品种进行了分类，它反映出了20世纪“道地药材”的概貌。综上所述，今后的工作应为详细的观察和研究道地药材在引种、或野生变家植后的生长形态变化，以及生物活性成分的消长规律和药材中各种成分的动态积累等，这将是深入研究道地药材的必由之路。

第三节　道地药材集散

据初步统计，国内传统的道地药材有200余种，道地药材的生产数量和产值均占80%以上，且在中药处方内的使用频率较高。这些道地药材大部分是“一地产、全国用”，具有自采（种、养）、自收、自制、自销的产销特点。目前，中药材集散地对于搞活经济、保障患者的用药需求发挥着重要的作用。传统的药材集散地形成或者与道地药材的产地有关，或者与名医、药王的影响相关，或者与便利的交通有关，亦或与集市庙会的群众基础有关。例如，甘肃省礼县地产铨水大黄、川芎，岷县地产岷当归，文县地产纹党参；河北省安国地产祁木香、祁白芷；河南省禹县地产禹南星、禹白附子；四川省江油地产附子等。以上这些药材集散地均为道地药材的原产地、或距离原产地较近。又如，安徽省亳县是名医华佗的故乡，华佗的声望遂成为该集散地的名片，药材交易亦成为当地的经济支柱。国内数处具有影响的大型药材集散地，几乎无一例外地都建有药王庙，此举对客商非常具有吸引力。不论是“集”还是“散”都需要运输，在古代由于运输线路和交通工具制约了集散的形成，因此初期的集散地往往借“赶集”和“赶庙会”进行药材交易，因赶庙会的人和进行宗教活动的信徒很多，故求医买药者众多，从而为集散地的药材交易提供了良好的平台。根据规模的不同，药材集散地可划分为三级：

1. *初级药材集散地*

药材初级集散地一般以县为界、以“集”为模的形式为主，其靠近产区，既收购本地药材，同时亦向中、高级集散地转运。诸如，山东枣庄的酸枣仁、广东新会的陈皮、河南安阳的地黄等，都是初级集散地的品种，然后将之先“集”而再散运到全国各地。初级集散地多位于交通要道，主要有以下几个地区：①老河口：地处汉水上游。秦岭山区的泽县、安康、镇平、平利、竹溪、房县、兴山等地，所产之药材多就近集中于此，然后沿江转运至汉口进行交易。②打箭炉：位于四川的大渡口畔，即康定县城，甘孜地区的药材在此集中外运。③刷经寺：位于四川阿坝红原县南部，因印刷、收藏佛经而得名，凡产自高原的药材经此转运。④独石口：位于河北省西北部，是蒙、汉族人民交流药材的重要集镇。

2. 中级药材集散地

药材中级集散地有诸如河南的安阳，安徽的安庆、亳县，湖北的荆州，四川的宜宾、雅安，河北的邯郸，甘肃的武都、天水，辽宁的营口，云南的大理，浙江的金华、兰溪，广西的桂林，湖南的衡阳，陕西的汉中等地区。

3. 高级药材集散地

国内有影响的药材集散地一般均由初、中级集散地发展而来，它的采、种（养）、制、用功能齐全，集散药材的数量大、交易活跃，但高级药材集散地并非一定是省会首府，诸如安国、樟树、百泉、禹县等非省会城市，却皆属高级药材集散地。

古代形成的道地药材集散地约有100多处，几乎全部皆在道地药材的行政区划内。道地药材集散地形成的基本条件是交通方便、运输经济，既靠近产区、又不远离文化中心。药材集散地的分布有以下五方面的特点：

（1）沿江药材集散地

沿江药材集散地水路交通投资少，运输效率高，一经形成运输线则比较稳定，不像陆路交通那样易受改线影响。因此，不少药材集散地都沿大小航运河道分布，其中长江两岸的集散地最为密集，从上而下依次有宜宾、重庆、万县、云阳、奉节、沙市、武汉、安庆、铜陵、芜湖、南京、镇江、上海等，如果加上长江支流的大渡河、嘉陵江、岷江、汉水等沿岸的集散地，则就更不胜数了，以上航运河道是东西药材流通的一条大动脉。很多以“川”、“汉”为名的道地药材称谓，多与这条交通线有关。了解集散地的形成、发展和集散内容，对于采购道地药材很有帮助。

药材集散地——上海，既是长江沿岸集散地的终点、又是沿海集散地的中心，其地理位置优越，东西南北皆通，又具有科技文化发达的优势，故在短短的几百年中就一跃而成为全国最大的中药材集散地。建国前，上海就已经形成了药材业、国药业（中成药）、参茸银耳业等，并按集散习惯将道地药材大致分为川汉类、西淮类、关北类、山浙类、洋广类、草药类等。上海所经营的道地药材无论在品种、数量和金额等方面，均居全国之首。建国以后，上海这一中药材集散地其发展更加迅速，成为中国药材集、散、用的最大基地之一。

（2）近海药材集散地

通过海运药材同样具有投资少、效率高的特点，从辽东半岛到山东半岛，海路比陆路距离更近，运输更加经济。从中国北方至南方，沿海的主要集散地有临江、大连、营口、天津、烟台、上海、杭州、宁波、温州、广州、北海等城市。这些集散地除了将邻近地区的药材运出以外，其集散范围从南到北还兼及远洋。北部近海集散地主要是将关药、北药南运，诸如辽五味子、辽细辛、两头尖等，多经营口运销天津、烟台及上海。东南部近海集散地因对外开放较早，故除了担负国内的南药北运之外，还担负进出口道地药材的任务。诸如大黄、甘草等，很久以前就从福建泉州出口，广木香、广角、龙脑冰片等，皆从广州进口。另外，由于受地理条件的限制，前人对有些药材则根据集散地而加以命名。例如，藏红花产于西班牙而经由西藏进口,，则被称之为“藏红花”，然如此称谓道地药材产地则很不具体。

（3）古道沿线药材集散地

华夏古代各国之间多由驿道相通，而交通要道上的重镇则往往具有成为集散地的基本条件。例如，陕西、甘肃、河南的集散地均较密集，这与其在古代为政治、文化和经济的中心位置有着很大的关系。河南境内的禹县、百泉、马山口等地区，都是驰名全国的中药材大集散地，内地及沿海地区至此交易药材其各自行程大致相当，这亦符合交通经济的原则。尤其值得指出的是“丝绸之路”上的集散地亦较多，例如从西安出发，沿途有宝鸡、天水、陇西、兰州、临夏、张掖、西宁、乌鲁木齐、伊宁等地市。从这条线路上不仅运出了丝绸、大黄、甘草等，也运进了诸如出产于于欧洲、地中海等地区的番红花等药材，并且将之培植成为了国产的道地药材。纵观历史，“蜀道”的开辟则早于“丝绸之路”，但是由于蜀道之难、“难于上青天”，故蜀道上的道地药材集散地甚少。

（4）长城内外药材集散地

从中国东部到西部,依次有山海关、赤峰、张家口、北京、大同、呼和浩特、包头和武威等主要药材集散地。和平时期，长城内外各民族药商在以上地点交易药材并传播中医药文化，许多常用的中药材诸如甘草、麻黄、柴胡、黄芩、枸杞子、肉苁蓉等品种，均从药材集散地集运到外地供临床使用。

（5）现代交通线上的药材集散地

现代社会由于交通工具的普及和路网的发展，极大地缩短了道地药材的流通距离。公路运输遍及乡村，加强了初级集散地“集”的功能；铁路运输通达各省、市。因此，中、高级药材集散地的吞吐流通效率大大提高。昔日的集散地是在“适者存在，不适者淘汰”的选择中沉浮，集散的品种也因货源、交通线路的变化而不断更新。例如，1949年以前从上海集散的西洋参，从广西百色、桂林等地集散的紫草、炉甘石,于重庆集散的天冬、花椒、通草等，其集散品种均发生过改变。而从山东烟台集散的蔓荆子，从武汉汉口集散的射干、雄黄、蜈蚣等品种，则相承未变。

第四节　道地药材经营组织（十三帮）

道地药材集散地有个体的药商，也有以不同形式联合的药行、药庄、药棚、药铺、药帮等经营组织，这些“行”、“帮”不同于政治上的“行会”、“帮派”。“药帮”是地方药材行业中携同乡、同行联合起来的经营性团体，其具有竞争和垄断性质。这些“帮”通常以药名或道地命名。“帮”的兴起加速了道地药材的商品化，数百年来各帮活跃在国内主要的药材集散地和大中城市，这对于当时药材流通与经济发展起到了一定作用。兹将河北祁州（安国）十三帮简介如下：

1. 关东帮

以东北三省的药商为主，多以营口为活动中心，主要经营人参、黄芪、龙胆草、黄柏、防风、五味子等药材。

2. 京通卫帮

以北京、天津一带的药商为主，主要经营“北药”和中成药。

3. 口帮

以居庸关外古北口、张家口的药商为主，多以包头为活动中心，主要经营赤芍、防风、肉苁蓉、甘草、麝香、鹿茸等药材。

4. 山西帮

为成立最早的药帮之一，其资金雄厚，多以河南禹县为活动中心，主要经营黄芪、党参、甘草、石菖蒲、连翘、秦艽、款冬花、远志、肉苁蓉等药材。

5. 陕西帮

以陕、甘、宁地区的药商为主，其活动中心在陕西西安，主要经营当归、大黄、枸杞子、羌活等药材。

6. 怀帮

以河南怀庆药商为主，禹县为其活动中心，以经营“四大怀药”（四大怀药产地指古怀庆府，即今河南省焦作市境内所产的山药、牛膝、地黄、菊花等四个中药品种。）而闻名。

7. 广帮

以两广药商为主，以广药和进口药材为经营重点。

8. 川汉帮

由云、贵、川、鄂的药商组成,以昆明、重庆、汉口等地为活动中心，主要经营黄连、川贝母、川芎、枳壳、枳实、天麻等药材。

9. 山东帮

以山东药商为主，以济南为活动中心，主要经营山楂、金银花、沙参、全蝎、昆布、海藻等药材。

10. 亳州帮

以安徽亳县药商为主，主要向上海集散白芍、菊花、瓜蒌、白芥子等药材。

11. 禹州帮

以河南禹县药商为主，主要经营白芷、天南星、金银花等药材。

12. 彰武帮

以河南彰德、武安药商为主，以郑州、禹县为活动中心，主要经营红花、瓜蒌、香附等药材。

13. 宁波帮

由广西、浙江的药商组成,主要经营“浙八味”(“浙八味”是指产自浙江的白术、白芍、浙贝母、杭白菊、延胡索、玄参、笕麦冬、温郁金等八味道地药材。)，宁波帮在上海较为活跃。

第五节　中国传统药市

中国传统五大药市是国内道地药材交易最为集中、成交额最大的地方，其中包括安国、樟树、百泉、禹县和亳州。

1. 安国药市

安国位于河北省，古时称之为“祁州”，因其药业兴盛而闻名于世，素有“北药都”之称号。药都之名与药王庙的兴建有着关联，该处的药王庙是人们为邳彤（东汉将钦）所建，初建于永乐年间，并有张仲景等十大名医塑像，至清代乾隆年间始由当朝丞相刘墉题写“药王庙”巨匾。安国地处南北驿道线上，且有潴龙、沙河从此经过，顺流而下可达天津，从而为药材的运输提供了良好的地理条件。祁州成为药都是与本地适合栽培多种道地药材、和具有精细的加工炮制技术分不开，祁州有“家家种药、户户加工”的传统，且代代相传。例如，百刀槟榔、蝉翼半夏、云片鹿茸、镑制犀角等饮片加工技艺至今享有盛誉，此为中药材行业的兴旺发展奠定了物质基础，中药饮片加工炮制和丸散膏丹酊水酒剂等均在其制备之列。当地的永和堂、体延堂等药店皆为百年的老字号，其经营的中成药多达数百种，前苏联、朝鲜等国外药商亦远道而来参加交易，故此地成为了中药贸易的中心与中药学术交流的重要基地。

2. 樟树药市

樟树是江西省樟树镇的简称，相传因盛产樟树而得名，有“药都”之称号。自三国时代始，樟树便建立“药圩”，从事药材生产、加工和炮制。该地水陆交通方便，药材集散盛况空前。樟树之所以闻名，一是得益于该镇南面的道家名山“阁皂山”，山上有一洗药池，相传是葛洪所遗；二是得益于该镇上的“药王庙”，药王庙中的塑像即为唐代著名的药学家孙思邈，人们每年都在这里为孙思邈举行生辰庆典和药材庙会。至明末、清初，樟树的药业发展极为兴盛，有“药行四十八家，药不过樟树不齐，药不到樟树不灵”之说，以樟树精湛的饮片切制技术为特色，从而形成了闻名全国的“樟树帮”。

3. 百泉药市

百泉地处豫北辉县城西北，倚山傍水，泉流百道，故而得名。此地原是佛教活动的中心，清代康熙五十七年各地药商为了扩大药材交易，集资兴建了药王庙，尊神农氏和孙思邈为“药王”。其中，神农塑像虽非真实，但在国内尚为首见，故此药王庙与安国、樟树的药王庙相比更是别具特色。自药王庙兴建以来，“商贾云集，南北药材具备。”每年四月八日举行的古庙会“聚十余日始散”，交易以怀药所占数量为最高。

4. 禹县药市

相传，河南禹县系因公元前2205年大禹建都而得名，其地处中州，水陆交通皆宜，自古乃为商业中心。禹县亦建有药王祠，但不及安国、樟树和百泉那么出名，之所以能成为驰名全国的药材集散地，主要是它的中药商业传统，其道地药材与加工包装技艺独具一格。清乾隆十七年，禹县成立了第一个药材商会，历经百余年后，全国药行的十三帮相继在禹县设立会馆，药材交易大会每年举行3次，每次持续时间长达月余，并设有常年经营机构。禹县药商除采集它乡的特产药材外，还栽培了许多道地药材，诸如禹白芷、禹南星、禹白附等品种，其野生和家种的道地药材达200余种。禹县药商在经营药材的同时，还制造出了药皿、药戥子、药碾、切药刀等制药工具，诸如“小禹州药刀”如满月形，刀刃锋利，合口严紧，一颗槟榔可切制约270片。禹县名医亦层出不穷，故形成了医药并举，产、供、销、用一体化，药行、药庄、药棚及药铺林立的药材集散地特色。

5. 亳州药市

安徽亳州是汉代名医华佗的故乡，由于一代名医的影响，带动了亳州中药种植、加工和贸易的发展。迄明清时期，亳州药商云集，药栈林立，药号密布，已经成为全国药都之一。亳州的中药材种植比较广泛，清代文学家刘开有诗云："小黄城外芍药花，十里五里生朝霞，花前花后皆人家，家家种花如桑麻。"中药材的种植为亳州药市的发展奠定了基础，而药市的发展又促进了亳州中药材种植业的发展，从而形成了良性循环。此外，至清末民初，亳州手工业、小商业的发展使老城区内的街道名称也独具特色，诸如牛市街、帽铺街、花子街、小花子街等。花子街、小花子街等街名之由来，即是源自于当时广泛种植的药材亳芍（又名"花子"）。清末民初到解放以前，亳州的药材交易主要集中在老城区花子街、小花子街及里仁街一带。20世纪80年代，亳州对药材交易资源进行了整合，在当时的东关附近成立了一所占地36亩的药材贸易市场，亳州药材交易市场遂结束了无序自发的状态，进入了规范化管理阶段，该药材交易市场被亳州人称之为"大药行"。1995年底，出于城市规划和药材市场发展的需要，大药行搬迁至现址芍花路。迄今，大药行经过近20年的发展，其管理更加规范科学，亳州的中药材交易市场始现出健康和快速的发展态势。

第六节　影响道地药材发展的主要问题

1. 药材品种退化严重

中药材品种退化严重，是影响道地药材品质的重要因素之一。其具体表现在部分道地药材的抗旱性、耐寒性及抗病虫害能力减弱，而其耐药性却增强、且呈早熟现象。例如，三七过去极少发生根腐病，如今不仅根腐病发生率增高，而且对农药的耐受性亦在增强。道地药材品种退化的原因是多方面的，但其主要原因为：一是田间管理过程中药农为追求高产，由于长期大剂量施用无机肥以及植物生长素，促使药材生长速度加快，从而扰乱了其自有的生物学特性，致使药材品种逐渐退化；二是人为改变药材生态环境，不少药农盲目照搬普通农作物的栽培技术用于药材种植。例如，有的药农对药材种子、种苗搬用薄膜育秧技术，此举必然使其耐寒性从幼苗就开始减弱；三是不重视对优良品种的选育，此是造成道地药材品种退化的根本原因。

2. 日渐突出的"公害"问题

由于生产过程中对土壤选择不严，以及长期施用农药和无机肥，导致道地药材目前普遍存在重金属含量、农药残留量超标问题，这是造成道地药材品质下降，难以走向国际市场的重要原因之一。

3. 加工技术欠创新

目前，几乎所有道地药材的商品规格都依从传统加工。随着人类社会经济的发展，以及人们生活质量的提高，医药模式轨迹“生物——心理——社会”形式发生了重大变化，人们对药材的需求不再仅仅局限于传统意义上的防病治病作用，而是已拓展到强身健体的层面。因此，道地药材商品规格就应该适应这种需求和变化。例如，三七、当归、天麻、山药、黄芪、党参等品种，均属药、食两用的道地药材，在加工的规格方面则应充分考虑食用方便之需求，诸如加工为薄片、粉末等规格，此对拓展道地药材的刚性需求非常有利。

4. 缺乏“品牌”意识

道地药材也是商品，既然是商品就则应有其独特的品牌。品牌是商品成功打通国际市场大门的金钥匙。提起“奔驰”轿车，人们便知道它是德国产品。但是，提起中药“天麻”，则有多少人知道它是出自哪里的产品？同样都是天麻，云南产、四川产、贵州产、陕西产、湖南、湖北亦产，产地不同天麻的品质必然有差异。而由于各地所产的“天麻”均无自己的品牌，故在市场上呈现出良莠不分之现象，并皆以相同的“身价”出售，这岂不是将真正的道地药材“屈尊”了吗？

5. 盲目性生产

在市场经济条件下，药材种植分散于千家万户，由于无固定的组织加以协调生产计划，药农只能凭借某一品种在某一时段内、市场所表现出的药材价格，进行判断是否种植、以及种植多少，而很少考虑当此种产品面对市场时的需求变化。如此，往往出现（道地）药材周期性过剩、或短少不足之波动。当其产量过剩时，再名贵的道地药材也可能变得“身价”低廉；反之，当其产量不足时，即便是“乌鸦”也会卖出“凤凰”价。正是这种畸形的波动，使得不少名贵道地药材在市场上很难长久保持其应有的“身价”。

第七节　道地药材发展对策

21世纪是人类崇尚自然、开发利用天然药物资源最盛行的时代。作为以道地药材为代表的中国传统药材产业，面对历史赋予的发展机遇，就需要制定出具有前瞻性的对策。

1. 统筹规划协调发展

为确保道地药材的稳定发展，克服市场经济“盲目性”的缺陷，首先必须要使其产能按照市场需求有计划的稳定发展。因此，就要求有一个具有权威性的组织（中药行业协会）能立足于全行业的高度来加以协调。一是对道地药材的生产合理性进行规划；二是制定相应的规范，以保证道地药材优先发展，并限制道地药材的异地引种；三是在道地药材产区组织类似于“药农协会”的机构，向其提供产、销等有关情报信息；四是组织制定道地药材定量化的质量标准；五是对合格的道地药材品种颁发质量认证书。

2. 运用现代科技手段培育优良品种

以往，道地药材品种的选育因受科技水平的限制，故长期采用经验判别方法。目前，随着现代科学技术的飞速发展，诸如细胞分离、组织培养等科技成果已广泛被运用于生物领域，这对于道地药材优良品种的培育无疑开通了一条捷径。

3. 以GAP规范药材栽培种植

GAP标准是世界公认的农作物栽培标准，用GAP标准规范道地药材的培植，使其重金属含量、农药残留量等均符合国际标准，是道地药材走向国际市场的必由之路。

4. 实施“品牌”营销战略

商品“品牌”营销，是现代营销学的重要内容之一。作为具有悠久历史的道地药材商品，本来就已经具备“品牌”的基本条件，诸如“秦当归、怀山药、杭菊花”等，此类药材只不过是长期以来未能从“品牌”营销角度去“打造”。中药如果想尽快走向世界，则必须走“品牌”营销之路。一个品牌包括产品的加工、包装、商标、质量标准等内涵，道地药材就应该从这些方面去努力塑造自身的“品牌”价值。

高小恒 撰

第二篇　本草演义

本草演义开篇

引　子

神农之尝百草也，盖辨其性之寒热温凉，味之酸苦甘辛咸，或补、或泻、或润、或燥，以疗含灵之疴疾，其功果非细焉。为彰显岐黄之德，传承橘杏文化，因以1936年3月上海广益书局印行、胡协寅校勘《草木春秋》为蓝本，集众药之名，演成一义。篇章文笔以拟人化手法，其中金石草木水土禽兽鱼虫之类，靡不森列，以之代天地器物之名，不亦当乎！有词云：春花秋月何时了，往事知多少；小窗昨夜又东风，睹景不堪回首有无中；乾坤世界应犹在，只是朱颜改；问君能有几多愁，却似一江春水向东流。

蜉蝣寄迹像人身，世事纷纷谁更评；
陶李归来松菊盛，彭颜去世寿夭明。
陋室闲闲君子乐，得名碌碌是庸衡；
回首顾思终属梦，浮云瞬息似常情。

话说此八句诗，单道人生于造化之间，专一追逐名利，贪恋富贵荣华。鸡鸣而起，孳孳为利者不可胜数，孳孳为善者竟无一人！不思光阴有几，青春难再，蒙蒙夭寿未分，觅却蝇头蜗角，忙忙碌碌鬓已苍然。一旦无常到时终成虚渺，可不惜哉！知足者如夷齐之隐于首阳，二疏之退回田里，渊明之归来植菊，李愿之潜踪盘谷，此数者方为看破世情之贤人也。然人未免于一死，古人云：死生亦大矣，岂不痛哉！是故圣人制药以养生济世，乃药有起死回生之妙，此药之功莫大于配天矣！故因此一赞，然下有分教也。众药熙熙攘攘，扰乱于寰尘之中，纵横于宇宙之内。有诗为证：

诗曰：

草木山川土气成，万民有赖以资生；
炼就金丹诚起死，能通仙境又何更。
羡他奇妙多深奥，愚工祸用致差程；
是今无可将为报，持笔标渠众药名。

第一回 汉天下君臣仁政 众仙人山洞修真

臣贤君圣满朝端，国富年丰民尽欢；
数位神仙修炼易，一位明师学道难。

话说汉朝中宣年间，君王刘寄奴以仁政治天下，生灵欢悦，庶民和畅。朝中有宰相贯众、亚相杜仲诸多文武官员辅佐。却说正宫皇后景天娘娘生太子王孙、兰花公主兄妹二人，太子年方一十九岁、公主一十七岁。那王孙太子聪敏多才，延先生姓甘名草，年约五十，其人面黄长髯，胸怀奇才，乃先帝之大臣，当今天子赐号曰“国老”，在宫中教王孙太子诗书。再说那汉帝刘寄奴安享太平，姑且不表。

却言长安总兵金石斛，为人忠厚，义智勇足备，惯用点钢枪，神出鬼没，力敌万众。夫人木氏，小字香娘；长子名金樱子，因其母梦仙娥送樱子一枚食之，故分娩之后名曰金樱子；二小姐伽名银花，生得如嫦娥一般；三公子名金铃子，乃金石斛得一梦，梦见一童子摇铃而入，直至后堂陡然不见，此时忽然闻得妇人报道：“老爷，夫人产下三公子了。”但见异香满室，祥光霭霭，金石斛大喜，遂取名金铃子。金樱子时年方弱冠，金银花小姐正当碧玉年华；金铃子乃舞勺之年，幼习武艺，善使两柄银锤。那金樱子十八般武艺精明，有百步穿杨之箭，又善使一枝方天大戟，更兼琴棋书画，无所不晓，十七岁考中武状元，天子大喜，钦召进宫，命太子习琴棋之艺，故金樱子时常进宫，王孙太子中待之最厚。那金石斛之大舅木通，乃木氏之弟，现任宣州总兵，其人力大无穷，有托梁换柱之功，深通兵法，惯使郁金刀一把，重一百一十斤。兄弟木兰向在白及山仙茅洞拜覆盆子为师，学那长生不老之秘诀，无穷变化之仙方。此正是：炼就仙家妙术，将来济国安民。

却说，雅州总兵黄连为人忠直，温诚性冷，所生三子，长曰黄芪、次曰黄芩、三曰黄丹。黄芪年方一十八岁，黄芩年约十五岁，黄丹年方十二岁。三子早失其母，黄连断弦不娶，兄弟三人通读四书五经，好习武艺，皆喜骑马射箭，黄总兵训习他们兵书，故均悉战法，一十八般兵器件件皆能。那黄连有兄弟名曰黄坯，在申州为参将，父子兄弟四人在雅州镇守牛黄关暂且不表。

且说，石蕊山百合洞有一位薯蓣真人，往山中修炼千年，道法神通，变化微妙，生得面如银杏，三绺长须，手持白玉如意一枝。徒弟都念子，面似傅粉，头挽两枚丫髻，身穿荷花色道袍，腰上拴侧柏叶，足踏红鞋，手执白前圈。且按下师徒在山中修行不表。

且言，武当菩萨石洞有一位威灵仙，乃是仙家之首、道教之原，其从混沌初开之时直修至如今，修炼数万年方得成仙家之祖。其所食者，乃是山中所生苦瓜、甜瓜，木耳、竹笋、萝勒菜、藕丝菜、荇菜、香蕈之类，那威灵仙师修得千般变化、法力无边，屡屡白日升天。其有一只叫天昆布袋，长尺二寸、广八寸许，任汝何种宝贝物件、仙家之器、及那木火土金水五行器件等，皆尽可收来，并盖天下之人亦能收尽，其炼成的果乃是宝贝，你道罕见也不罕见也！那威灵仙有四个徒弟，大徒弟决明子，二徒弟天仙子，三徒弟益智仁，四徒弟预知子。那四个徒弟惟有决明子学不来道法，仅学会了仙卦与阴阳，其决断甚明。除此而外，诸如列阵行兵、六韬三略、兵书战策之类以及仙家之法术，却一些也不会。一日，威灵仙唤决明子道："汝今在吾处学道四十余载，一些仙法未曾学会，吾观汝命中尚有二、三年凡尘之事。吾轮指算来，乃是汉室仁德天下，明年当有番邦胡椒国起兵入寇，欲夺汉室之江山，那胡椒国王却也是番邦的真命，有异人辅之。汉室纵横扰乱，急未能平，汉天子刘寄奴乃仁德之主，汝可下山去辅佐之，待到三年平定之日，乃汝功成之际，却上山来，那时修仙悟道，以成天果便了。"那决明子泣拜道："承大仙训诲小弟子四十余年，怎奈弟子蒙蔽顽愚，未能明透仙家之微幻，今弟子一无所学，如何去辅佐汉王了却尘事？"威灵仙微笑道："汝如今下山去辅佐汉主，以汝之所学足以动天下之人矣，汝且下山去，可见机而作。"威灵仙又道："汝去辅佐汉室，明年汉室与番邦争斗，必有损伤，吾有一种仙草，名曰不死草，今付汝带去，以救汉朝兵将。"那决明子拜而受之，辞别了威灵仙与师弟天仙子等，一迳下山。经过武当山时，那决明子一观山下的景致，时已秋波国色。但见：四面丛遮树木，周围尽是村庄，满鼻香风习习。万朵芙蓉辅绿水；迎眸翠色，千枝荷叶铺池塘。远望去婆娑柳影，近看来细细松清。

当时，决明子下山来，周流四方，遍游天下，往各处州县前卖卦，见机行事不提。却表那雅州总兵黄连到京，前来拜见金总督。原来，金石斛与黄连乃是同窗好友，不时来往。当下金石斛与黄连同入书房叙话，香茶已毕，就啖小酌，二人对饮，饮酒之间金石斛问黄连道："大令郎还未有亲事么？"黄连道："正是"。金石斛道："弟有小女银花，亦未曾受聘，欲招大令郎为东床，未知兄台意下如何？”黄连道：“大小子虽中了一个武举，还未寸进，怎敢高攀贵阁。”金石斛笑云：“吾兄台言之差矣，以吾观之大令郎后当极贵，乞仁兄见诺。”黄连道：“多承兄台见爱，弟不敢推辞，就诘令爱之贵庚？”那金石斛大喜，起身入内与夫人商议，木氏夫人道：“但凭相公之意。”金石斛于是书写庚帖出来交与黄连，那黄连双手接了庚帖纳于袖中，遂从身上取下一个圈来，此乃二十颗明珠串就而成，名曰“珍珠圈”，将来送与金石斛略为聘礼，改日再为之行大聘便了。金石斛接了后收贮，黄连起身告辞，金石斛送出辕门，黄连作别上马而去。金石斛欣欣然入内堂来告知夫人，将珍珠圈付与银花小姐，小姐接过后面泛桃红，转入内房去了。原来，黄连前年打发黄芪前来问候过金石斛，金石斛夫妇俱已见过黄芪，木氏夫人亦自喜他眉清目秀，体貌魁梧，因之甚是欢心，彼此定亲不表。却说，那银花小姐因时常有疾，曾许下一个愿心，亲身要赴宣州海金沙寺参拜檀香观音大士，以表愿心。金石斛道：“此去宣州多是旱路，如何去得？”银花小姐道：“孩儿坚至诚心，自去还愿，菩萨决必感应，况娘舅在彼。”木氏夫人道：“吾女儿亲去果好，倘若路上有所不测，可差得力之家将能干苍头前往。”金石斛道：“既是如此甚好，可差苍头金箔，他本事倒也了得，三儿金铃子亦护送姐姐去还香，他年纪虽小然倒也伶俐。”遂吩咐金铃子道：“汝相送姐姐到宣州地面滑石街海金沙寺内去还愿，参拜过了檀香观音大士，然后再去问候母舅，即可回来。”金铃子答应道：“晓得”。那金石斛选定了次日乃是出行吉日，遂吩咐总管们快备香烛纸马及车子一乘，传令家将秦艽、石膏、荆芥、藿香四员勇将侍候。金箔备好了行李马匹兵器之物，金铃子装束停当、银花小姐梳妆已毕遂带了侍女泽兰，姐弟二人拜别了父母，金石斛与夫人叮咛讫，送出私衙。金银花小姐乘上车子，四员猛将各带兵器，在前面骑马引路，金铃子亦上马与苍头金箔在后随护，一路滔滔而去。要知此去路上平安与否，且看下回分解。

第二回　蜀椒山强人独霸　金小姐被劫山林

盗跖由来性本强，掠物劫财不寻常；
最恼恭谋使暗计，猛将不胜且遭殃。

话说送走金银花小姐后,金石斛与夫人入内，夫人道：“如今差了他六人随去，汝可放心得下？”正说话间，只见大公子朝内走来，那金樱子先拜见了父母。夫人道：“汝到宫中去了四五日，今日方才回来?”金樱子回道：“是的，母亲大人。”金夫人遂吩咐摆酒与公子致贺。金樱子道：“母亲，三弟为何不见?”夫人道：“汝妹子银花到宣州去还愿心，故此汝父叫他送去了，家将数员随护，少则数天、多则半月就回来了。”金樱子道：“从此地到宣州皆是旱路，途中倘有不虞，便如何处置?”金石斛道：“吾儿言小心极是，然去程途中说吾之名，谁敢要挟?”金樱子道：“如此便是了。”当下休表。

且言，宣州柿城之西有一座山，名曰蜀椒山，山中被一强人霸占，其打家劫舍，抢夺行商，杀人放火，掳掠民财，横冲直撞，无人敢当。官兵数次收他不住，其稳坐山中，号为天竺黄，身长一丈，腰大十围，使一柄大刀，约八九十斤，千万人近他不得。天竺黄还有一位谋士，姓郁名李仁，二人聚集千把喽啰兵同在山中落草。有一日，那天竺黄在山上正与谋士郁李仁闲聊，突然有一小喽啰禀报：“启上大王爷，吾等在山下探听行商，望见远远有一队车马来也。”天竺黄道：“为何不去抢劫他?”小喽啰道：“前面有辆乘车，车前有四位将官，个个勇猛；车后一个少年小将，骑一匹白马，手执一双银锤；又有一人，亦为勇猛之士。众人蹩躠踊踊而来。”天竺黄遂问郁李仁：“军师有何计较?”郁李仁道：“大王有如此本事，出去杀他四个，将车马抢了来，抑或有美面女子在内，就与大王作一个压寨夫人岂不美哉。”天竺黄闻后大喜道：“军师之言正合吾意。”于是即忙装束起来。汝看那天竺黄怎生的打扮，但见：头顶嵌宝盔，身披乌油甲，腰系狮蛮，足蹈战靴。手执大砍刀，威风凛凛；坐下乌骓马，杀气森森。

那天竺黄点了五百喽啰兵，一声哨响便开关冲出马来，厉声喝道：“来者留下买路钱，放汝等过去。”那四个家丁吃了一惊，答道：“呔，汝等强盗不知世务，吾等乃长安金总兵府中内眷，欲往宣州去还香愿，汝等强人擅敢拦阻、又强索路钱?”那天竺黄哈哈大笑道：“任汝乃为当今天子，都要留下买路钱。”四员猛将闻后大怒，各掣兵器一齐拥上。天竺黄则不慌不忙，用大砍刀一架，四员猛将所掣兵器的手被震得生痛，一齐惊呼道：“好厉害的强盗。”那四个围住天竺黄杀得天昏地暗，天竺黄却未现一点惧色。此时，在后面的车子中那银花小姐叫道：“三弟，不好了，前面有强盗在那里与吾家丁们厮杀了。”金铃子出马一望，对姐姐道：“那强盗十分厉害，待吾去杀他一阵。”金箔道：“公子汝须要小心，那强盗十分厉害，不若汝与车夫在此保护小姐，待吾去杀败了他。”金铃子道：“无妨，待吾去也。”那金铃子年纪虽仅一十五岁，但门门武艺皆精，勇力过人，他全不在意下，拿起双锤翻身上马跑到阵前叫道：“呔，汝这毛贼不得无理，俺金铃子三公子来也。”天竺黄瞥了一眼笑道：“汝等小儿作什么?”金铃子则抡起双锤就打，天竺黄则用大砍刀隔回双锤，却照旁边猛将一刀砍下来，中刀者乃藿香也，其遂连人带马死于非命。金铃子大怒骂道：“毛贼杀吾一员家将，誓报此仇也。”其余三将亦咬牙切齿奋力鏖战。要晓得，那四员猛将且被杀了一个，尚且三个人如何抵挡得住天竺黄。

金铃子叫道："汝三人且歇，待吾杀他一阵便了。"遂拍马过来喝道："汝这强盗且休，吾问汝这强盗姓甚名谁，俺二爷爷锤上不死无名之辈？"那天竺黄笑道："汝这孩儿倒也晓事，吾乃蜀椒山大王天竺黄是也。"金铃子道："不必多言，放马过来。"于是，一声响哨，金鼓连天，他二人一来一往、一上一下，好一场厮杀，只见：一柄大刀如天飞白雪，两柄银锤似山折金瓜；宝刀起浑如大海戏珠龙，银锤来犹若千颗轩辕镜。这回厮杀鬼神惊，年少金铃难取胜。

却说天竺黄好不了得，将那大砍刀舞的忽上忽下，金铃子则抵挡不住，三员猛将遂上前助阵，天竺黄则全不在意下。这边看恼了金箔，他让车夫好生看守行李和车子，欲往助阵。此时，那个泽兰在车旁忽然哭泣起来。金箔道："汝不必着急，好生服侍小姐，待吾去也！"金箔遂提了一把朴刀赶来助战，六个人在山脚下杀到二十回合尚未分胜负。军师郁李仁在山上看得眼花缭乱，随之悄悄引了数十喽啰兵打从山后绕过去，将那车夫与侍女泽兰杀死后，众喽啰兵把车子推的推、将行李扛的扛，皆奔上山去了。此时，却说那银花小姐叫苦不迭。再说那金铃子杀得两臂酸麻，乘机抬转头一看，叫道："不好了，中贼人的计了！吾姐姐被强盗劫走了也。"金箔闻之大惊，叫道："罢了！"手中的刀突然一松，立即被天竺黄一刀将之砍作两段。金铃子大呼道："好厉害的强盗！"此时其两臂有如千斤之重，处在危急之秋，要知性命如何，且看下回分解。

第三回　金铃有难仙风救　银花尽节女贞收

上天从来不绝人，应叫仙子救金铃；
同胞姐弟今分散，云内收徒一女贞。

却说，那秦艽、石膏、荆芥三将与金铃子合起来战那天竺黄，皆抖擞精神却杀天竺黄不过。三将遂且战且议道："眼见银花小姐被抢劫了去，杀到何时方休？"此时腹中又饥饿难耐，再观日已西斜，遂叫声："三公子，吾等逃走吧。"三人拨转马身跑了一里多许，然金铃子却仍在独自战那强盗，直杀得气喘吁吁。突然，瞬间被天竺黄用刀只一隔，其双锤落地，金铃子叫声"吾命休矣！"正处危机之际，忽然刮起一阵香风将金铃子吹走了。那三名家将远远望见三公子忽然被风刮走，俱骇！遂皆返回厮杀处一探究竟，却丈二和尚摸不着头脑。其中石膏道："是被妖邪风吹去也？"秦艽又道："可不要跌死了么！"荆芥接着道："吾等连夜赶回家去，然后再作计较。"于是，三人连夜遁回家去暂且不表。

且言，那天竺黄得胜回山郁李仁迎道："大王今日这场厮杀辛苦之至，如今向汝恭贺了，在下略施小计，大王的压寨夫人就有了。"天竺黄大悦，遂吩咐将金小姐藏在后花园内，拨了两个名曰甘兰、野菊的丫环，并告诫道："汝两个好生看待，吾占卜了吉日，整备花烛宴席便了。"两个丫环遂答应一声去了。天竺黄于是吩咐快备酒席同军师欢饮，按下这里欢饮不表。

却言，那薯蓣真人在石蕊山百合洞中打坐，忽然心血潮起，于是打开慧眼观瞻，方知原来是金铃子有难，遂唤徒弟都念子快去救难，那都念子吹了一口仙风，即将那金铃子救走。当下，金铃子被风吹了去，茫茫渺渺，被吹到一座山中方才落地，他睁眼抬头一看，但见：青山削翠，碧岫堆云。两岸分虎踞龙盘，四面闻猿声鹤唳。朝瞻云封山顶，暮观日挂林梢。流水潺潺，涧内声声鸣玉佩；飞泉瀑布，洞中隐隐奏瑶琴。若非道家修行，定有仙人炼药。

金铃子见此景致自思道：此地若非仙家之所，怎有这般光景。正行间，只听得前面有人叫道："金铃金铃，随吾同行。"金铃子抬头一看，原来是一个道童，但见其：头挽两枚丫髻，身穿一领青衣，腰中绦结草来编，脚上芒鞋麻间隔。明眸皓齿飘飘，决不染红尘；绿鬓朱颜耿耿，全然无俗态。金铃子赶忙近前作礼道："请问师兄，这里莫非仙家之所么？"道童道："然也，今日吾师知汝有难，令吾来救汝也，化阵仙风吹汝到此，否则汝命休矣！"金铃子闻后叩谢了童子。那都念子又道："快同吾去面见师父。"于是，金铃子恭恭敬敬跟随童子入内拜见仙师。但见那薯蓣真人端坐在云床之上，问曰："金铃子来了也？"金铃子拜跪谢道："多承仙师搭救弟子之命，大恩当报。今弟子有缘得见仙师，实乃万幸矣！"薯蓣真人道："汝因何故而来到此地？"金铃子回禀道："弟子奉家尊之命，送姐姐到宣州滑石街海金沙寺参拜檀香观音，因有灵感之至，家姐许下心愿，特来还愿，故路远迢迢至此；二来母舅木通为宣州总兵，亦要去问候一番。然未料中途遭此大变，承仙师救弟子之命，实乃感恩不尽！"薯蓣真人道："吾早已尽知之矣。然汝前生乃是吾之炼丹童子，因汝犯了酒戒，故罚汝到凡尘也受些磨折。今汝为人宽厚，不枉吾救汝一番，如此且现住在此间，汝姐姐自有救星，不必挂心，待一年之后，自有相见之日。"金铃子见那仙师如此神通，只得拜作弟子，并与都念子师兄相称。其后，真人教他学习兵书与法术，不在话下。

且言，那琥珀山水萍洞有一位女贞子娘娘，修道千年，法术变化精通，炼成宝剑一口，名曰蚤休剑，其毫光万道，能飞起到半空取人首级。女贞子有个徒弟名曰山慈姑，原为渠州总兵山茱萸的女儿，乃山楂、山柰的姐姐，因早失其母，好修仙悟道，参佛诵经。然因其决意出家修道，山茱萸亦无可奈何，只得送往琥珀山水萍洞女贞娘娘门下拜师修行，其经日在山中学道修炼法术，女贞娘娘传她土遁法，自不在话下。

一日，女贞娘娘外出赴会回来已晚，在驾云路过蜀椒山时只听得下界隐隐哭声，于是停歇在云头一望，原来有个关隘，但见：刀枪密密，剑戟森森，绿林好汉，占据山中；杀声震天，原是强盗逞能；山上旌旗五彩色，关前兵马列成行。女贞仙子看后步云缓缓而去，忽而又听见吱呀的一声，只见关隘里有一小女子打开屋门后移步至花园池边，两行泪珠扑簌簌地落下来，哭泣道："吾银花为何这等命苦，想吾父母爱吾如掌上之珠，因到宣州还愿，谁知路上生非，兄弟不知生死存亡，双亲何以知情。可恶这强盗，只在明日想要逼吾成婚，如今料不能生，死何足惜！不如投池而死，寻个自尽罢了!"那银花小姐正欲投池，只听得有人叫道："不可如此！"银花小姐吃了一惊，抬头一看，只见云中有位道姑打扮的仙人。银花小姐急忙跪于地上哭诉道："大仙救命。"那女贞子娘娘道："贫道乃是琥珀山娘娘女贞子是也。汝今行此短见，人不知鬼不晓，可不是屈死了。不如跟吾去修行，则可脱此灾难?"银花小姐道："大仙若肯救弟子之命，弟子情愿跟师父去修行便了。"　女贞娘娘道："我救汝去，然汝乃凡胎如何驾云，汝伸出左手来。"女贞娘娘遂在她左手上书一道灵符，喝一声"起"！不知不觉金银花小姐早已起在空中，一阵仙风顷刻将她吹到了琥珀山上。女贞娘娘按下云头，将金银花小姐手上灵符摄去，小姐遂落于平地，与女贞娘娘同入水萍洞去。徒弟山慈姑迎接道："师父回来了！请问师父，后面是何人?"那女贞娘娘遂将金银花小姐啼哭寻死之事一一言明，山慈姑大喜道："师父如此慈悲救人，真可敬也！"女贞娘娘道："金小姐，汝命中注定有一年灾难，如今权且住在此间尘迹不到之所，待一年之后，那时与汝父母兄弟相会便了。"于是，金银花小姐拜女贞子娘娘为师父、山慈姑为师兄。女贞娘娘教她兵书和法术，银花小姐则勤心受训不题。要知后来如何，且听下文剖分。

第四回　金石斛起兵征剿　黄总兵遣子探亲

盗在山中似虎狂，猛将更又胜豺狼；
莫道强人强到底，要知消寇灭强梁。

且说，天竺黄欲请军师郁李仁主婚，即唤众喽啰排好宴席，张灯结彩，乐人吹打助兴，好不热闹。此刻，那天竺黄正在厅上与军师郁李仁说话间，忽闻丫头甘兰禀报道：“大王，不好了，昨夜听得那小姐啼啼哭哭，天明进去看时已不见了。到处抓寻并无踪迹，想必投池死了。”那天竺黄不听此言犹可，听了气的七窍生烟，大喊道：“哪有此事!”郁李仁劝道：“大王不必焦躁，敢是丫头寻不到所以不见，吾与大王自去寻来。”于是二人遍地抓寻，毛厕内去看看、马棚中亦搜搜，寻了半日全然不见踪迹。当下天竺黄气得暴跳如雷，郁李仁道：“大王，吾千方百计抢得来那女子与大王做压寨夫人，如今却不见了，此不干吾事也。”天竺黄坐在厅上呆愣了半日，乐人停歇了吹打，彩灯也收走了，众人皆各自散去。郁李仁劝道：“大王，如今气也无益，且将喜酒吃了，倘再有姣娥，抢做压寨夫人也未晚也。”郁李仁正在劝解之间，只见许多小喽啰皆来讨喜酒吃，那天竺黄叫道：“亲也做不成了，哪有喜酒吃。”这些小喽啰端的要吃喜酒，如今皆讨了个没趣，遂各自散去不提。

却言，那三个家将没命地奔回长安，也不通报便急匆匆走入私衙，金石斛连忙出来，睁眼一看原来是家将荆芥、秦艽和石膏，三人跪禀道：“老爷，不好了。”金石斛道：“小姐与公子可到了么，为何这等慌张?”三人道：“吾等护送小姐与公子约剩大半多路，将近宣州有一座高山峻岭，名曰蜀椒山，众人正行进间忽听得一棒锣响，从山上冲下一个强盗来，此贼好不厉害！他引了喽啰兵阻住吾等，讨要买路钱。吾等四个杀他不过，遂恼了三公子手持双锤上阵去杀，马犹未到，那强盗已将藿香落刀砍死，接着四人合力杀了半日也斗他不过。那强盗名叫天竺黄，这把大刀如泰山一般之重。老总管金箔亦来相助，却未提防从山背后又有一个强人引了喽啰兵将行李及车子抢了去，末了又杀死了车夫与侍女泽兰。金箔看见欲去救，然他手中刀未拿稳，反被那强盗一刀砍死，吾等遂落荒而逃。然那三公子断后被杀得大败，正在危急之间，忽然一阵香风将三公子吹走了，吾等骇然奇异，故此星夜而回以禀告老爷，乞老爷提兵前去剿除，以救小姐。”金石斛听了此番话后大惊失色。丫环兰香入内报知夫人，夫人听了此言亦目瞪口呆，随之一跤跌倒，使女、丫环急忙扶起。那夫人遂哭诉道：“吾女儿好好在家，如今出去却遭此大变，可恶的强盗啊，吾与汝仇深似海!”言毕又哭泣不止。金石斛劝道：“夫人不必伤痛，女儿虽被抢去，然其吉人天相，待吾去救她出来。三公子被风吹去，倘有仙人搭救亦未曾可知。”遂吩咐家人：“速速准备，待吾奏知圣上，发兵前往剿灭便是。”夫人大哭入内不表。

且言，金石斛急匆匆写完表章申奏天子，天子览后大怒，御笔批道：“着金石斛起兵征剿，平定回来加功升赏，钦此。”天子命下，金石斛接了旨谢恩退出。于是遂十日祭旗起兵，委任姜黄、白芷二人为健将，秦艽、石膏引路，点起三千兵马围剿强盗。金石斛顶盔擐甲持枪上马，出兵伐贼。同时，先已差人飞马报知大舅爷木通起兵前来相助，如此一来前后夹攻，务使贼首尾不能相顾也。

单表那雅州总兵黄连，一日唤长子黄芪道：“汝前年到岳丈府中前去问候，今又过二三年了，汝现去省问一回如何？”黄芪答道：“此路途迢远，仅让孩儿独自一人去么？”黄连道：“吾差苍头黄柏，他却也小心能干，汝切不可在路上戏耍，到了长安金府中问过安后就可回来。”黄芪道：“晓得。”黄连又吩咐苍头黄柏道：“汝同了公子去，路上须要小心服侍。”黄柏道：“小人领命。”那黄柏即便收拾行李和马匹，黄芪拜别了父亲，又去向两个兄弟黄芩、黄丹道别，两兄弟云：“大哥须要早去早回。”黄芪道：“正是。”黄芩、黄丹二人将其兄送出衙门不表。

黄芪返身上马、黄柏担了行李，一迳而去。二人日行夜宿，不止一日到了长安，金总督府中守门人通报，请二人到私衙。丫环兰香禀告金夫人，金夫人赶忙准备相迎。不到片刻时间丫环就告云：“姑爷到了。”夫人道：“姑爷至此，快迎进来。”黄芪入内参见岳母，那夫人两泪横流，告知前情于黄芪，黄芪闻后遂劝道：“岳母不必焦心，待小婿去杀了这强盗。”夫人道：“强盗大有本事，汝岳父已提兵前往征讨。且待汝岳父回来再作道理。然此一去未知胜负何如，为岳母的心如刀刺，请贤婿住在此间，待汝岳父回来然后放心回去。”黄芪道：“多承岳母好意，然家父叮嘱问了安后即返回。”夫人道：“无妨，贤婿住在此，多则一月、少则半月回去就是了。”遂吩咐厨房安排夜膳，当下黄芪住下不表。

且言，金石斛起兵到了宣州地界，秦艽、石膏二人道：“禀上老爷，前面此座山便是蜀椒山了。”金石斛传令安营下寨，随即鸣金擂鼓，呐喊摇旗，放炮攻打。山上喽啰兵望见后飞奔入关，跪禀道：“大王，不好了，有官兵前来攻打了！”天竺黄道：“是哪一方的官兵？”喽啰兵道：“只见旗上乃是长安总督金。”天竺黄与郁李仁道：“原来，前日抢的就是他女儿，故此前来征讨，军师有何妙计退之？”郁李仁道：“妙计倒有，但一时生不出来，可吩咐众喽兵将灰瓶、滚木和金汁等物多备在山上，严密防守，然后再作计较不迟。”未知那天竺黄出关迎战否，且看下文分解。

第五回　木总兵干戈相助　天竺黄溃败逃生

兵书战计古来闻，首末相攻不可争；
算就劫营稳取胜，不堪匹马败纷纷。

却言，那郁李仁对天竺黄道：“大王如此英雄，官兵又有何惧哉!汝且出关交战，定可以杀败官军。”那天竺黄闻听言之有理，遂急忙披挂，拿了大砍刀，骑上乌骓马，领了五百个喽啰兵随着一声炮响冲出关来。此时，金石斛已列成阵势，四个副将立马于门旗下。天竺黄抬头一看，哇！但见那金总督威风凛凛，相貌堂堂。

只见：

锦鞍骏马紫丝缰，金翠明盔耀日光；
雀画弓悬一弯月，龙泉剑挂九秋霜。
绣袍巧制鹦哥绿，战服轻裁柳叶黄；
顶上缨花红灿烂，手持铁杆点钢枪。

却说仇人相见，分外眼红。当下金石斛大喝道：“强盗，汝快快将吾的儿女送来，吾饶你不死。如若有半点差迟，叫汝死在阵前。”天竺黄道：“将军不必愤怒，汝令爱小姐车过此地，误以为抢劫，今已投池而死了，请将军收兵罢了。”金石斛闻后大怒，喝道：“汝这毛贼，巧言花语，欺人太甚，看枪！”那天竺黄舞刀急架相还，两人在蜀椒山下你来我往厮杀成一团。这一场大杀，但见：

一对南山猛虎，两条北海苍龙；龙怒时头角峥嵘，虎斗处爪牙恶狞。似银钩不离锦毛团，如铜叶振摇金色树。翻翻伏伏，点钢枪无粒米放入；往往来来，大砍刀有千般解数。大砍刀当头劈下，离顶门只差毫分；点钢枪用力刺来，望心坎略差半指。执大砍刀的壮士，威风上逼斗牛寒；使点钢枪的将军，怒气起如雷电发。一位是扶持社稷的天蓬将，一个是整顿江山的黑煞神。

当下，金石斛与天竺黄杀到四五十回合未分上下，于是姜黄、白芷拍马前来相助。姜黄使一方天戟，白芷手执一大刀，围着天竺黄三个取一个。天竺黄抖擞精神，闪开枪、架开刀、迫开戟，翻转腾挪，只杀的天昏地黑，日光无色。看着天竺黄寡不敌众将要败下来时，郁李仁急忙在山上鸣金，那天竺黄闻声遂将乌骓马一提溃败而走，待上山后紧守不出。金石斛遂离山十里下寨，一个人居于帐中闷闷不乐。

却表那宣州总兵木通，得了姐夫金石斛的消息要其发兵相助，遂即刻举兵从东杀来，直逼蜀椒山下用火炮攻打不表。却言，那天竺黄杀得一身冷汗，军师郁李仁接回寨中曰：“大王，吾观这总督金石斛与大王乃为对手，然他手下有四员健将，大王与之力战决不能取胜，今日他胜了一场，可乘其不备，大王于今夜带领喽啰兵悄悄去劫他的营寨，必可获全胜。”天竺黄闻后大喜道：“甚妙，军师之言有理！”遂候到夜间行事不提。且言那木通在蜀椒山之东放炮攻打，只是不见有人出来，木通忖思道：吾观此山险峻，那强人必听不见，不如待吾引兵去会过了姐夫再作道理。木通算计已定，遂领了人马前行。此时已是黄昏时分，军士遂点上灯笼火把赶奔。

却说，那天竺黄候至三更点了五百喽啰兵，含枚疾走约六七里多路，哪知后面木通的兵马也到了，只见后面灯笼火把不计其数，众喽兵顿时大乱，吓得天竺黄魂不附体，想道："中计了也！"遂急拨回马头叫道："喽啰们，随吾快退！"此喊声亦被木通闻听，知是强盗黑夜前来劫营，当下执起玉金刀，带兵将这些喽啰杀了个痛快。这边天竺黄看到后大怒，叫道："何处匹夫敢来杀吾喽啰兵。"遂把大砍刀一举在四处混杀。这边喊杀声连天，早就惊动了金总兵，石斛忙起身叫声："不好了，此黑夜何处厮杀？"秦艽道："只怕那贼人来劫寨！"姜黄道："莫非木总兵爷连夜到了！"金石斛道："且杀出去查看。"遂急下令众军披挂，金石斛拿起了点钢枪、秦艽执了朴刀、石膏拎了长枪、白芷持了方天戟、姜黄使了大刀，五人各自上马而去。金石斛且叫道："众官兵们，杀将出去也！"随即呐喊着冲出营门。

且表那天竺黄正与木通厮杀，那木通好不了得，将百十斤的玉金刀舞得轮盘相似，杀得天竺黄汗流浃背。金石斛一匹马又到，用枪挑掉了数十个喽啰兵，秦艽、石斛、姜黄、白芷亦将天竺黄团团围住，杀得那天竺黄两臂酸楚，吁吁气喘，遂叫声："罢了！"用了平生之力一冲，拨马大败而走。然天竺黄那马乃是一匹乌骓劣马，因杀得昏了头，遂望西如箭一般去了。那军师郁李仁举灯在城墙上观之大惊，正欲救助，未料到木通在山下看得明白，他左手拈弓、右手搭箭，不偏不斜一箭射中了郁李仁的咽喉，其随即跌下城来一命呜呼了。其余众小喽啰亦被杀死大半，所剩各自纷纷逃生去了。金总兵与木通合兵一处上山后已是天明，当下四处找寻，只不见金银花小姐的踪迹，金石斛含泪只好下山，木通不免相劝一番，金石斛道："多承大舅不辞辛苦，引兵到此助吾灭贼。然贼虽杀败了，可吾的女儿未知生死存亡！"木通道："姐夫不必烦恼，回去多致意姐姐，不要哭坏了身子。"木通随之作别，引人马返回去了。金石斛随后起兵拔营，怏怏而返，在此暂且不表。

却言，那天竺黄被金石斛、木通等杀了个大败，把乌骓马尽力一拍走出约四五十里路，此时已到潞州地界，眼见日已至半，肚内又饥，只得下了马走入一家饭馆，其店小二名曰阿魏，听招急忙端来酒饭，天竺黄这强盗吃了一角酒、五升米的饭，外加数斤牛肉，吃罢立身就走。小二阿魏扯住其要钱，天竺黄道："俺的银子不在身上，汝且记在账上，改日来还你不迟。"这阿魏哪里肯放，遂叫起冤来，天竺黄被惹恼了，顺手将小二一刀砍死了。但见内里店主人胡荽走出来大叫道："这朗朗乾坤，清平世界，如何白吃了酒饭倒把吾家的小二杀了，天下反了不成！"一旁观看的人拥了无数，天竺黄一看此来者不善，遂急忙上了马，力拍马股三下如飞而去。众人看见皆呆了！有人道："莫非是差官、还是强盗？"有的说："只怕是官府报信马。"众人纷纷议论不下。店主人胡荽立刻鸣官，告于潞州府棠华县，知县桑葚验尸已毕，具文申奏上司，一面差衙役各方缉拿不提。却言，外夷胡椒国起兵前来争夺天朝领地，未知后事如何，且听下回分解。

第六回　胡椒国兴兵犯界　天竺黄设计投军

猖獗番蛮太不仁，横行逆理动刀兵；
边关攻破重关御，投军天竺去为军。

却言，那番邦胡椒国国王复姓巴豆、名大黄，其执掌雄兵百万、猛将千员；元帅姓天、名雄，曾拜雷丸山楝实洞诃黎勒为师学习兵书与法术，其有呼风唤雨之才、撒豆成兵之术，又练就五口钢铁飞刀，上阵飞于半空，就似那五条乌龙一般，十分厉害；军师姓高、名良姜，其足智多谋；大将藜芦有万人不敌之力。那巴豆大黄住在番邦，时时图谋欲夺汉朝天下。一日，军师高良姜道："狼主有如此雄兵猛将，何惧汉朝天下不得。"巴豆大黄欣喜道："全仗众卿扶持。"随即传旨择日兴兵，点藜芦为先锋领兵十万统作前队；天雄元帅领兵四十万、大将十二员作中军；巴豆大黄与军师高良姜并诸文武统兵五十万作后队。三队兵马浩浩荡荡望中原而来，前队直抵大汉朝地黄关，且离关三十里下寨，专候元帅发令。次日，巴豆大黄升帐，天雄元帅命先锋攻关，藜芦接令后火速带引本部人马来至关下攻打不提。

却表那地黄关总兵干葛正在演武厅操练人马，忽见探子来报云："禀老爷，不好了，今有胡椒国起兵百万，猛将千员，前来侵犯大汉国土，现已在离关三十里之地安营下寨，今差大将先锋藜芦前来打关，望老爷火速定夺。"干总兵听了后大怒道："胡椒小国，焉敢如此猖狂，肆行无礼，敢来侵吾大邦，犯吾关隘。"随即点齐三千人马，出关迎敌。

当下两边列成阵势，这边胡椒国藜芦先行出马，望见汉将干葛遂大声喝道："对方主将听着，汝邦君主刘寄奴为君懦弱，一派假仁假义，难称中华之主。今吾胡椒国巴豆大黄乃真命天子，故起雄兵百万前来夺取刘姓江山，汝等快速速投降，免俺先锋爷动手。"干葛闻之大怒，大喝一声："番奴休要夸口，放马过来快快受死。"藜芦大怒，将狼牙棒照面打来，干葛举枪急架相还。当二人杀至十余个回合时，由于干葛本事低微被战的汗流浃背，两臂酸麻，抵敌不住，随即撤身败下，藜芦急忙赶上望其天灵盖就是一棍，只打得干葛头颅粉碎、脑浆迸裂而一命呜呼！天雄随之掩兵一拥而上，杀散关内余兵，天雄元帅遂请巴豆大黄统兵入关，高良姜吩咐将关上改易旗号。随后，起兵急进杀奔龙骨关来。

却言，那龙骨关守关总兵苏子，闻报番兵凶勇不敢出战，命弟苏叶关门紧守，自己星夜进京讨救兵不提。又表那汉天子刘寄奴于五更三点正坐于金銮殿上，两班文武官员山呼已毕，当下有黄门官茅根唱道："有事出班奏事，无事即可卷帘退朝。"此时，只见一员勇将急忙俯伏金阶呼叫："万岁，臣龙骨关总兵苏子，有紧急事奏闻陛下。"天子道："卿有何事启奏。"苏子急忙奏道："今有东番胡椒国起百万雄兵、千员勇将，前来侵犯大汉国土。现边关已破，地黄关总兵干葛败阵而死，今龙骨关危在旦夕，微臣小弟苏叶紧守在彼。故臣亲前来奏知陛下，望陛下速发救兵前去退敌。"汉王刘寄奴闻后大怒道："那胡椒国三年再未前来进贡，朕不去罪他，他今反倒来侵犯吾大邦，真可恼也！"一旁宰相贯众奏道："吾主息怒，臣保举二人前去退敌。"天子道："卿保举何人?"贯众奏道："一人乃江南提督杜仲，其人勇力莫当，有大将之才；一人乃深州参将山豆根，即渠州总兵山茱萸之族弟，有万夫不当之勇。吾主可调此二将前去退敌。"天子准奏，随即下旨一道，苏子谢了恩出了朝门，飞马直奔龙骨关把守不表。

却言，金石斛引兵回府夫人、公子俱出来迎接，黄芪亦出来拜见岳父，夫人问金石斛道："相公讨贼如何?"金石斛遂细言了一番，夫人与金樱子听后皆痛哭流涕，金石斛则闷闷不乐。黄芪亦伤感，遂劝道："岳父、岳母及大舅不必悲痛，谅三舅并姐姐决不致死。"金石斛道："贤婿何以知之。"黄芪道："小婿昨日赴防己城内游玩，流传有一位起课先生决明子其推算如神，阴阳有准、吉凶不差，小婿便去起了一课。他断道眼前失却二同胞，未免全然音信杳。一载之中方睹面，更有风云助上霄。""他又言道，二舅与小姐有一年灾难，今有仙人救去，待一年之后自然相见。我作谢了，看此先生飘然而去，却有仙人之态，故小婿信以为实。"金石斛与夫人听了之后俱各骇异。金石斛道："此人素有神仙之名，若果有相见之日定当重重谢他。"于是设酒解闷不提。

次日，金石斛具表申奏当今天子，天子观奏表后大悦，遂御笔朱书道："金石斛平番有功，敕赐黄金千镒，彩缎百匹，御酒百瓶，玉带一副，钦此！"并差天使送至府中，金石斛领赏后再三谢恩。却说那黄芪告别岳父母欲返家，金石斛道："贤婿且在此住几日，待吾修书告知令尊不必牵挂，况有二位令弟在家侍奉，暂且小住无妨。"黄芪只得允诺暂住不表。

却表，那江南提督杜仲、深州参将山豆根二人接了圣旨，连夜领兵赴京面谒天子，天子道："二卿不辞辛苦为朕努力，得胜归来应加功升赏。"杜仲、山豆根二将谢恩后带领二万人马星夜去了。未至十日已到龙骨关，总兵苏子相迎道："远劳二位引兵至此，实乃万幸也！"杜仲道："未知贼兵有多厉害?"苏子道："前日兵到关下，有一个人叫黎芦大将，生的面如绛色、须似铜针，其身长一丈，手拎一根狼牙棒，有万夫不敌之勇。吾兄弟不敢出战，故星夜求救，专候二位大人裁夺。”山豆根道：“吾等且出关去对抵一番，看是如何。”杜仲道：“甚好。”于是，山豆根使一把萱花刀，杜仲使一条长枪，苏子持一把大刀，各上马引兵出关，只听得三声炮响，两万人马遂列成阵势。

话说那番邦元帅天雄收拾已毕，召唤兵卒抬来水银刀，然后在背后插上由钢铁炼制而成的五口飞刀，骑上一匹日行千里的黑牵牛当下冲出阵来。杜仲、山豆根二将抬头一看，那天雄元帅你看怎生打扮，但见：

头顶凤翅金盔，腰束狮鸾宝带，锦征袍大雕贴背，黄金盔彩凤飞檐，抹绿靴斜踏宝蹬，黄金甲光动龙鳞；飞刀五口鬼神惊，利剑横腰兵将惧，水银刀森森白雪，黑牵牛朵朵乌云。

山豆根、杜仲二将二话不说，拍马向前骂道：“无知番狗，引兵来吾大邦，今日来此尚不早早下马受缚，犹是抗拒，管叫汝死在眼下。”那天雄元帅闻之大怒，将黑牵牛一抖杀将过来，杜仲、山豆根一齐迎敌，三个斗到四十回合未分胜负。此番惹恼了天雄元帅，他将背上的飞刀祭上空中，用手指着杜仲和山豆根叫道：“汝两个无名小卒，看本帅的宝贝来也。”可怜两个将军片刻即被砍成了肉酱，其所带两万人马亦悉数投降。

这边苏子见了大惊，急忙紧闭关门，与其弟苏叶道：“这个番将就是天雄元帅，不知他有此飞刀，这等厉害。”正在此时，只见守关军士前来禀道：“外面有一个人，生得大目魁梧，胡须倒竖，身长一丈，骑一匹黑马，手执大刀前来投军，请主将爷发落。”那苏子兄弟二人道：“吾这里正在用人之际，他来投军，不免收了他甚妥。”苏叶道：“哥哥，吾等且出去看看。”于是，兄弟二人出来问道：“哪个是投军的？”原来，那天竺黄杀了那饭店内的小二阿魏后流落到此，一路无计可施，因闻说番邦起兵犯界，故就乘此机会前来投军。当下天竺黄禀道：“小人天竺黄特来投军，以听调用。”苏子道：“汝有何本事，敢来投军？”要知天竺黄如何回答，且看下回分解。

第七回　天竺黄入关又叛　甘国老奉旨讲和

计穷无极行凶计，已叛又复作叛徒；
无知番寇晓何理，国老陈言番不和。

话说，天竺黄无计可施遂特来投军。总兵苏子问他有何本事，天竺黄答道：“小人一十八般武艺件件皆能，尤惯使大刀。”苏叶道：“且使来与吾等看看。”那天竺黄答应一声遂将大刀舞动起来，使得上下翻飞，犹如游蜂戏蝶一般，只见大砍刀却不见人。

苏子兄弟二人看了大喜道："汝既来投军，又有此好刀法，今日已晚，待次日就去与番兵交战，若有寸功，吾则面奏天子大大封赏汝。"天竺黄谢过不提。次日清晨，总兵苏子吩咐众将饱餐以后放炮开关，天竺黄收拾停当，上马提刀冲将出去。那番邦阵上军师高良姜传令先锋大将藜芦前往迎敌，大将藜芦声得令即返身上马，手执一根百刺狼牙棒，重约二百斤，随即杀将过来。天竺黄抬头一看，但见：偃尾金盔晃晃，连环铁甲重重，团花照翠锦袍红，金带镶满金凤凰。鹊画弓藏袋内，提牙箭插壶中。雕鞍稳坐五花龙，手中执掌狼牙棒。

天竺黄看了后自忖道："来者番将这等厉害！"只得喝声："呔，前来番将快通报姓甚名谁，汝太爷爷的大砍刀不斩无名之辈？"藜芦呵呵大笑道："说起俺的名，怕要吓死汝也，俺乃胡椒国大元帅天雄将军麾下被封为先锋大将的黎芦是也。"天竺黄闻后不语，拍马提刀上前直取藜芦。藜芦持狼牙棒急架相迎，二人杀到十几回合后，那天竺黄直杀得汗流浃背，两腿酸麻，其抵敌不住大败欲走，苏子在关上看了大惊，对其弟苏叶道："此等一员勇将方交手不十几回合就败了，这如何是好！"正言间，只见那天竺黄领了残兵败入关来，叫声："好厉害的番狗！"苏子急忙吩咐将关门紧闭。此时，番兵冲将过来直至城下，关上众人遂持灰瓶、金汁等打将下去，城池久攻不下，无奈藜芦只得引兵返回再议。却言，苏子与天竺黄道："这番将乃是先锋大将藜芦，使的百刺狼牙棒，足有二三百斤之力，好不厉害。前日，吾兄弟皆杀他不过，多亏汝可抵他十多回合。"于是置酒款待天竺黄。席间，苏子道："吾明日只好重奏朝廷，调遣猛将前来再作理会。"那天竺黄暗自想道："吾看那番邦勇将无数，雄兵百万，一个先锋尚且这等厉害，如何能够支持他？吾现在此间既失光彩、亦无赏封，倘若大兵猛将到来，金总兵则决然在内，又有那饭店之事，官府必定缉拿无疑，吾居于此间不甚稳妥也。"撤席后，那天竺黄又左思右想，踌躇了半晌后自忖道："莫若如此如此。"

当下，苏子兄弟不在面前，天竺黄私下匆忙写了一封书，待到二更时分守关兵丁已睡去了，遂将书信扎于箭头上偷偷射到了关外。次日天明，番营内军士看见了地上的书信，于是拾来交与军师高良姜，其拆开后与巴豆大黄一同阅看，只见上写道：末将天竺黄拜上胡椒国主，兹因龙骨关城坚难破，总兵苏子兄弟死守无为，欲请天兵到来方能出战。今末将与苏氏兄弟有隙，待明日午更狼主可发兵前来攻打，末将在此侍候开关，勿误！巴豆大黄与高良姜看了书信遂大喜过望。

却说，苏子欲再奏君王请发大兵退敌，临别之前再三叮咛苏叶与天竺黄谨慎防守并云："吾去不过七八日便回。"那苏子骑了一匹快马如飞一般而去。再言，番兵候至三更出兵前来攻打，那天竺黄用酒灌醉了守关军士，急急开了关门，那外面的番将藜芦随即引兵入关掩杀过来，天竺黄遂迎接入衙，此时城内大乱。苏叶在睡梦中被吓醒，急忙拿了一把腰刀赶出来，却正撞上了先锋藜芦，兜头向苏叶就是一狼牙棍，可怜打的苏叶头如烂糟之状。天渐放明，那巴豆大黄与众将引了人马进入龙骨关，天竺黄跪迎入厅。军师高良姜道："狼主，这座龙骨关攻打数旬不能得下，今亏此人内应外合方破关池，狼主可封他为副先锋。"巴豆大黄应允，天竺黄叩谢恩已毕遂退去，高良姜吩咐关上改旗易帜。

却言，那总兵苏子又星夜上朝启奏："前蒙陛下发兵，杜仲、山豆根二处兵马皆被破，番邦元帅天雄用钢铁飞刀将二将砍成肉泥；前日又有一将前来投军，名天竺黄，遂令其出战，然被大将藜芦先锋杀得大败而归。故臣又星夜至此奏知陛下，伏乞陛下圣旨定夺！"天子刘寄奴闻之大怒，曰："竟然有这等事，那番将如此厉害，虽有上将也是无益。"正言间，只见探子来报道："万岁爷，不好了！龙骨关已破，那天竺黄私通番贼献关顺降，总兵之弟亦被番将藜芦用狼牙棒打死。天竺黄被封为副先锋，逢山开路，遇水架桥，现已杀奔前来。"汉王闻之大惊，吓得一旁苏子面如土色，哀伤的奏道："臣弟被杀，关又已破，此乃天竺黄之罪也，此仇不知何日可报！"汉王刘寄奴道："卿且勿忧，今潞州少一总兵，汝且去守住那里，待朕再作调妥。"苏子含泪，只得谢恩而去不表。

话说汉天子命探子再去打听，宰相管仲奏道："番邦大将如此厉害，陛下虽有上将又如何抵挡，不若使一能言大臣前去讲和，劝说其退兵，则陛下之江山永固矣。"天子道："卿等若肯去说和，则官封一品，赐赏千金。"此时，闪出一位大臣启奏道："臣愿一往。"众视之，此乃国老甘草是也，汉王大悦，云："卿肯与朕分愁，则幸甚矣！"遂传旨内宫，取玉带一束，黄金千两赐之。甘草谢了王恩上马前去番营。

且说，不到数日甘草已至番营营地，番兵见之喝道："汝这鬼官，莫不是奸细来做什么的?"甘国老叱道："吾乃大汉天使，要来进见番王。"军兵忙去告禀军师高良姜。那高军师于是去见巴豆大黄，言说外面有一个老臣，自称天使要见狼主，巴豆大黄道："带他进来。"军兵答应一声去了。高良姜道："这天使到来，不知有何事干?"正言之间，只见军兵引领甘草进入营中，甘国老拜见了巴豆大黄，那巴豆大黄问道："汝这老官儿到此做甚么?"甘草道："特来言和。"巴豆大黄道："讲什么和?"甘草道："汉朝天下有道，吾主仁义治国。大王乃番邦之主，故以理悦服。大王何乃三年不贡，吾主乃仁义之主，不来加罪，今大王又兴无礼之兵、叛逆之众，侵犯吾大邦，现已连夺三关，杀死上将数位，吾主欲兴兵征伐，又恐劳动生民，故令吾前来以理言之，请大王急带兵退回，休得横行逆理。"巴豆大黄听了后沉吟而不作答。军师高良姜道："汉室君王无道，为人奸诈，外以假仁义、而内实无能，其又为王懦弱，不可当此大位。今吾主乃真命天子，现已统引大兵百万、战将千员前来夺土，已得二关矣！"甘草叱道："汝这军师言语颠倒，谗谄惑人，皆是汝花言巧语哄动番王起兵前来侵犯。"那甘草说得高良姜满面惭愧。巴豆大王喝道："吾已起兵至此，所向披靡，夺取汉朝天下易如反掌，百姓莫不望风而降，汝这老秃子擅敢前来说和罢兵，逆君之命，汝罪当斩首。”言毕，遂命刀斧手推出斩之。欲知甘国老性命如何，且听下回分剖。

第八回 金元帅招兵买马 汉天子御驾亲征

天意汉室定昌盛，石斛保国一梁栋；
都督参军双智勇，平蛮军兵尽忠心。

却言，甘国老到番营去讲和，巴豆大黄却要令人推出斩之，甘国老大怒，骂道：“无知番寇，不听吾言，若待天兵到来让汝死无葬身之所矣。”巴豆大黄闻言大怒，喝道：“实在可恼，快快推出斩之！”此时，军师高良姜劝道：“大王息怒，他虽无理，古人云两国相争，不斩来使。况他也是奉君命而来，今吾主可写一封书信，令他带去与汉王看便了。”巴豆大黄道：“怎生写法？”高良姜道：“可如此如此。”巴豆大黄顿喜，即作书一封付交甘草云：“俺放汝回去，烦汝带这封书信交与汝汉王阅之，若尔主允了，俺便班师回朝。”甘草闻后只好应允，遂带了书信，口中大骂而归。不七八日到了朝内，甘草启上天子道：“臣至番营讲和，那番王与高良姜十分无理，今有一封书信在此。”侍臣接来置于龙案上，那汉天子开龙目一观，但见上面写着胡椒国王封五个大字，书中云：“胡椒国王再拜汉王麾下：窃谓君有德则治国，无才则让位。今汉王素无仁义，为人懦弱，未足以治天下，故以大兵百万、猛将千员来取汉室江山。今汉王可手捧玉玺自来投降，以免生灵涂炭。今汝遣使臣倒来讲和，孤刀下留情且不杀他。此信到日，请速裁之，若稍迟延，祸当在十日，待攻破城池，惟恐玉石俱焚，此汉王所宜知悉也！”

话说，汉天子看毕，勃然大怒道：“实在可恼，这番寇如此猖狂，出言甚是无礼，朕不除此贼誓不罢休。”汉王咬碎龙牙，大怒不息。丞相贯众奏道：“臣令一人可平番寇。”汉王问道：“卿有何人？”贯众奏道：“乃长安总兵金石斛也，其人足智多谋，有万夫不当之勇，力可以拔千钧之鼎。陛下可宣其入朝见驾。”汉王应允，一道圣旨命太监何首乌飞马去了。宰相贯众又启奏道：“臣知一人，其胸怀济世之才，熟通兵书战计、列阵行兵，善知阴阳决断无差，乃是武当山威灵仙之徒弟，去年在防已城卖卦极其神验，其名乃决明子，今在单州常山内隐居。陛下倘得此人则可以退兵，以安天下。”汉王闻言大悦，传旨召决明子入京。却言，总兵金石斛正在府中与黄芪探讨兵法，外面有兵丁报道："圣旨到了！"金石斛遂吩咐快列香案迎接圣旨，俯伏听宣。那太监何首乌下马进入厅来，开缄宣诏："凡为朝臣须文能安邦，武可定国，人臣之道，莫不如此。今有东番胡椒国兴兵入侵，其势甚大。吾朝每战每败，连失二关。番寇且出言不逊，毁辱朕躬。今朝臣杜仲保卿文武全才，以退来兵。诏到急速来京，毋忽！"

金石斛三呼已毕，请过圣旨，金石斛与何首乌见完礼后看坐。何首乌催促总兵金石斛赶快进京，以图退兵。金石斛留酒，太监何首乌道："王命在身，不可迟延，告别了。"金石斛送何首乌出了辕门，何首乌上马如飞而去。金石斛遂入内与夫人作别后连夜起行，金樱子与黄芪相送。金石斛上了马，家将秦艽、石膏、姜黄、白芷同行，不数日即至午朝门外。金石斛拜见了天子，天子看那金石斛堂堂仪表，威风凛凛，心中大悦，赐坐锦墩。汉天子道："卿乃国家之栋梁也。"贯众奏道："金总督大有安邦之志，定国之才，前日讨贼有功，陛下未曾封赏。"汉王曰："朕今加金卿为天下都招讨元戎之职。卿不惜劳，可到长安招兵买马操演兵将，限一月内出兵。卿可调齐十路总兵，限期来京。"天子遂下旨，内宫太监取元戎之印交付与金石斛。

金石斛三呼谢恩已毕，星夜而行，与四员家将赶到了长安府中，立时吩咐军士竖起招兵白旗。那金石斛入府与夫人、公子商议，夫人云："相公虽有如此之勇，对番邦之人亦不可轻敌。"金樱子道："孩儿愿同父出征。"此时，黄芪拜别岳丈、岳母作别返家。那金石斛传令众军士往各府州选买好马数千匹，众军士遂领令去了。金石斛将招兵的旗号挂在辕门外，不几日就有许多的勇士闻风而动，其中一人姓胡名桃，有千斤之力，善用一根酸枣棍；一人姓海名藻，善使一把大刀，勇力过人；一人姓白名芍，善使白缨枪；一人姓夏名枯草，使板斧二把；一人姓茅名根，善使双刀；一人姓苏名梗，惯用连环刀；一人姓石名长生，使的方天戟；一人姓蒲名黄，好使铁枪；一人姓藁名本，善使流星锤。又有兄弟二人前来投军，长者曰芦荟、次者芦根，二人皆使大刀；另一人姓石名楠，善用方天画戟。见有此诸多前来投军者，金石斛元帅大喜，皆封为驱寇军，见功升赏。话说那众军士前往各府州买马，共计购得四千余匹，于是下校场操演兵马不提。

却表那胡椒国王兵至淮阳，此地有一座关，名曰锁阳关，守关之人姓黄名精，其人生得面如黑漆，两目好似铜铃，身长九尺，腰大十围，威风凛凛，真个厉害。此时，忽有守关小兵飞报道："主将爷不好了！那胡椒国兵马卷地而来，离关仅有十里了。"黄精闻后大怒，遂吩咐将关门紧闭，多备灰瓶、金汁、滚木，且待援兵一到开关迎敌罢了，黄精把守锁阳关暂且不表。

却言，汉天子刘寄奴一连三道圣旨，到单州常山地面去招那决明子，然日久未见入京，天子不悦。一旁贯众奏道："此人乃是清高之志，必在深山旷野之中，生平好静，不居于市，吾王可亲赴，他方可出山。”天子允奏，下旨快排銮驾，三千御林军拥护，丞相贯众随行，不几日已到常山，百姓皆香灯花烛迎接。汉王踏足山中各处访寻，然未见决明子形迹，天子愁闷，与贯众道：“未必有此人否？既有此人，哪有不见之理。”贯众奏道：“决明子乃修仙之人，不染红尘，决意隐于山内。”言方止时，只见一人远远吟唱而来，天子与贯众皆侧耳细听，歌曰：

天翻地覆兮，一治一乱；夷狄扰乱兮，万戈莫恃；圣主求一贤兮，却不知吾；隐于此山兮，以待天时。

汉王闻之大惊道：“此人必决明子也。”只见那人走得近来，观之头戴道巾，身穿道服，面色如玉，三缕长须，足踏棕鞋，手执拂尘，一派仙风道骨。那汉王见了叫道：“来人莫非决明仙师也？”决明子见了天子忙拜于地，汉王双手扶起道：“朕思慕先生久矣，前已请过先生数次，奈未能相见，今一见之，实乃幸甚矣！”决明子道：“贫道罪该万死。”天子道：“先生何出此言。”决明子道：“小衲乃山人野士，何劳陛下驾临。”天子道：“朕心下之事先生早已知之，请先生急速上车，同朕而往。”决明子道：“下臣无才无学，怎敢坐此宝车。”贯众道：“先生不必见外。”那汉王执意要决明子登车，决明子只得从命登车。于是，汉王坐龙凤辇、贯众返身上马，带领三千御林军下山而归。

行进间，汉天子在车上与决明子谈论道法，那决明子对答如流，天子大悦。行了三日已到朝内，汉天子宣诏封决明子为军师，决明子辞曰：“小衲山野匹夫，何敢受此大任。”天子道：“朕有赖于先生，先生万勿见却。”众文武皆附和曰：“陛下之言是也。”天子大喜道：“请先生不要推却。”决明子见此情景只得谢了恩。自此，众人皆称其为决明军师。

却言，元帅金石斛奉旨在长安招兵买马，又在校场操演军将，还调了那十路的总兵准备与番军一决雌雄。这十路的总兵乃是：雅州总兵黄连、秦州总兵甘遂、宣州总兵木通、襄州总兵杜衡、广州总兵徐长卿、信州总兵桑寄生、潞州总兵苏子、申州总兵石韦、渠州总兵山茱萸，以及福州总兵苏木，这十位总兵皆才略兼备。话说十位总兵都参见过了元帅，那金元帅传令，命在辕门外大树枝上悬一领锦袍、再挂上一枚先锋印，说有一人可射下者即为先锋。只见那些驱寇军中有一叫石长生者拈弓搭箭，一箭遂将袍射于地下，欲取先锋。此时，海藻喊道：“留下先锋于吾！”石长生道：“吾已射下锦袍，这先锋印当为吾挂。”海藻遂向元帅禀道：“他射锦袍不足为奇，看小将将锦袍与先锋印一同射下。”元帅道：“军中无戏言，若是可齐射下则先锋归汝也。”海藻听命后拈弓搭箭，只见弓如满月，“飕”的一箭将锦袍并印一齐射于地下，众军兵个个称奇。元帅道：“此先锋印可予海藻挂了。”石长生闻之默默不语。却说，那海藻挂了先锋印好不快活，军士无不喝彩。此时，忽然见一个少年大喊道：“汝且留下先锋印与吾。”众视之，此乃元帅公子金樱子也。那金樱子道：“父帅，这先锋印该为孩儿挂。”元帅道：“海藻已射下锦袍与印了。”金樱子道：“此有何罕见，吾于二百步之外竖起一旗竿，旗竿上再挂一枚铜钱，吾要射中那铜钱之孔。”海藻道：“公子若射中了铜钱孔眼，吾情愿将先锋印交予公子。”金樱子道：“这个自然。”金元帅遂下令，吩咐二百步之外立一旗竿，挂铜钱一枚于旗竿之上，金樱子则摇摇摆摆取弓搭箭，一箭正中于铜钱之孔，众军士无不不喝彩，金元帅观之大悦，海藻遂将金印双手交于金樱子。此后，金元帅下令起兵，那十路总兵各带人马杀奔而去。

话说那金元帅率大队兵马，未及数日已至午门外，元帅引了十路总兵、与那些驱寇军共几十人朝见天子，其个个身强力壮，天子见了大喜，与金石斛道：“这胡椒国王番奴甚是猖狂，口出大言，必要来取朕的天下，朕今已将国政付托管、杜二相，保太子在宫，待朕亲自征讨，有赖军师、元帅二人鼎力也。”决明子与金石斛齐奏道：“陛下何出此言，此皆赖陛下之洪福齐天也。”

次日，乃为出兵吉日，朝廷宦官忙排銮驾，天子上辇，銮辇旁边乃是朝内百官与太监内侍人等随附；军师与决明子坐车，金元帅并十位总兵各骑高头骏马，前面驱寇军十余人开路，人人骁勇；马步兵共计有二十万，先锋金樱子则早已引兵前行。时正宣十一年春二月上旬，乃吉日出师平番。此回为天子御驾亲征，好不威武，大军浩浩荡荡杀入锁阳关去。未知胜负如何，且听下回分解。

第九回　汉番大战锁阳关　决明设计擒藜芦

贤君御驾自亲征，交战沙场荡地尘；
若无军师施妙计，藜芦安得被生擒。

却言，汉天子御驾亲征，有军师决明子、元帅金石斛及以下多有能征惯战之将相辅佐，起了二十万天兵一路上杀来，好不威武奋扬，沿途百姓皆香花灯烛迎接，扶老携幼争瞻仁德之主。话说未及十日抵达锁阳关，守关总兵黄精接驾，俯伏道旁口呼万岁云：“臣锁阳关总兵黄精迎驾。”天子道：“卿守关辛苦，朕赐汝平身。”黄精谢了恩，迎接天子安于关内，金元帅与众将则宿于关中。到了次日，只见探子飞报道：“启上元帅爷，那番兵十分无理，在关外日夜大骂，番营内又添了一恶妖僧，凶猛异常，妖术莫测。而其军师高良姜欲架云梯攻打城门，情势危急。”金元帅闻之大惊，问道：

“汝何姓名？”探子道：“小人姓王名因，走得许多路，人多称小人为王不留行。”金元帅于是犒赏了些酒食与他，命其再去打探，那王不留行拜谢了金元帅如飞而去。原来，那王不留行双足一日行得之远，打听兵情转眼就回，曾有《临江仙》一首赞其曰：

面小唇方眼突兀，瘦长清秀人才；皂纱巾畔翠花开，黄旗书令字，红串映宣牌；健足能追千里马，罗衫未曾染尘埃；王不留行果异哉，足行八百里，朝去暮回还。

当下，金元帅开关出兵，吩咐离关十里安营下寨。那边胡椒国王立下战书，这边军师决明子批了来日决战。当下四更造饭，五更披挂，天明列成阵势，汉天子同军师在关上瞻看，金石斛全身披甲，众军簇拥立马于门旗之下。但见，刀枪密密，旗戟重重，只听三通战鼓响，军师决明子使宣州总兵木通带引人马前去讨战。木通一声得令返身上马，手持金刀拍马到番营前挑战。话说，番邦阵上军师高良姜对巴豆大黄道：“狼主，汝观汉朝之兵将猛勇非常，万不可轻敌！”遂传令将军马兜铃领兵前去迎敌。那马兜铃答应一声，手执八十斤重的一对金锤，坐了一匹黄骠马，带领人马一千出关迎战。那总兵木通抬头一看马兜铃，但见：

面阔浓眉须鬓赤，双睛碧绿乃番人；
手执金锤骑黄马，敌将姓名称兜铃。

木通看了也不答话，手使郁金刀直取来将。马兜铃则用金锤当头劈下，二人交手约二三十回合马兜铃自感力怯，遂拨转马头领兵败走，木通策马追赶，此时番营中放出乱箭，木通只好引兵而归。次日，番阵副先锋出马讨战，名曰天竺黄。汉军师决明子令先锋金樱子迎敌，金樱子一声应允拍马出战。那天竺黄抬头一见，乃是一员少年小将，只见他：

戴一顶三叉如意紫金冠，穿一件蜀锦团花白银铠，足登乌油战靴，腰束丝鸾玉带；蚪螭吞手打将鞭，霜雪藏锋杀人剑；左悬金画宝雕弓，右插银嵌狼牙箭；持一枝画杆方天大戟，骑一匹铁脚枣红骆马。

天竺黄看罢，喝一声彩，问曰：“汝这小将姓甚名谁，或许刀下留情饶汝不死？”金樱子大怒道：“汝这番狗问俺的名氏么，俺乃汉天子驾前大元帅金大人麾下先锋大将金樱子是也。汝这狗奴叫什么名字？快快报来！”天竺黄道：“俺乃胡椒国王驾下、天雄元帅帐下加为副先锋大将天竺黄是也。”金樱子耳闻“天竺黄”三字，不由怒从心中起，恶向胆边生，大叱道：“呔，汝这强盗，又作反贼，今日仇人相见，接金爷的方天画戟罢！”说话间遂将大戟朝天竺黄顶心刺去，天竺黄用大砍刀急架相还。两个斗了二三十回合，金樱子年少英雄，好不了得，天竺黄直杀得汗流浃背，忙用大刀迫开方天大戟大败落荒而走。金樱子急取弓搭箭，拽满弓弦准备射杀，突然有番兵高呼：“背后有人暗算！”天竺黄闻之回头一看，叫声：“不好！”急忙闪身躲避，说时迟、那时快，只听“飕”的一声，箭头正中咽喉，天竺黄遂翻身落马。只可惜那天竺黄强霸了一世，如今呜呼死于箭下。金樱子遂得胜回营，天子大悦，军师决明子为之上了功册。金石斛亦大悦道：“吾子战番兵如入无人之境，且将仇人射死，吾乃不及也!”金樱子道：“儿何足言。”正言间，小兵报道番军藜芦搦战。汉军即点雅州总兵黄连出战，黄连顶盔挂甲，手执两根三棱鞭拍马出战迎敌。藜芦手持二百斤的百刺狼牙棒棍；而黄连的三棱鞭左手的重达八十斤，右手的重达六十斤。两员勇将在那阵前厮杀起来，只见：鞭舞两条龙尾，棍横一串狼牙，三军观得双目花，二将纵横交马。使棒的乃军中领袖，执鞭的乃英雄好汉，直杀得天昏地暗日扬沙，鬼神惊怵心胆寒！

且说，二将战至三十回合未分上下，汉襄州总兵杜衡遂手持熟钢刀拍马前来助战；番将蓬莪术观之，亦骑一匹骆马、手中持两柄大银锤来战杜衡，四匹战马战作一团。此时，先锋金樱子在门旗内拈弓搭箭，“飕”的一声箭镞正中蓬莪术，只听“哇”的一声遂，翻身坠马死于非命。那番将藜芦交战正酣间猛然吃了一惊，遂将狼牙棒一起照那黄连天灵盖上打将下来，黄连即用三棱鞭一隔，只震的黄连双手麻木。此间杜衡舞刀向前，三人又战约十多个回合，藜芦暗思难于取胜，遂将战马缰绳一紧退回番营去了。这边黄连、杜衡也不追赶，自回寨中不提。决明子记了金樱子一箭之功，亦为黄、杜二将一一上了功劳册讫。

却言，番将藜芦败回营中后，军师高良姜对巴豆大黄道：“汉营中兵将倒有此本事，待明日非杀他个斤两不留。”是夜三更，汉军师决明子暗中吩咐军兵们要如此如此，军兵依计而去了。话说藜芦心中不服，次日在高良姜面前夸口道：“俺在胡椒国也算一员上将，怎肯败于汉邦下将之手，今日待吾再去讨战，誓必擒之。”高良姜亦未劝阻，那藜芦上了马，手持百刺狼牙棒到汉营门前来搦战。决明子仍令总兵黄连出阵迎敌，二人交马斗了三十个回合，黄连诈败而走，然那藜芦此时杀得性起，心中不舍追上前去，黄连则不慌不忙沿城而走。藜芦此时赶上正欲举棒打将下去，只听“噗通”一声，那藜芦连人并马跌入了坑中，接着四下里伏兵用挠钩套索将藜芦活捉去了。话说，黄连押了藜芦来到锁阳关交由军师发落，决明子不禁大笑道：“果中吾之计也。”原来，在三更时分，决明子命几十个军兵于城外墙下掘陷坑四、五处，上用浮土覆盖，又暗中吩咐黄连依计擒拿先锋藜芦。故此，有人赞羡决明子神机妙算道：

平生机巧心灵，六韬三略究来清；胸中藏战将，腹内隐雄兵；谋略比肩诸葛亮，陈平岂能等才能。略施小计众人惊，名号决明子，辅佐圣明君。欲知番将被擒性命若何，且听下回分剖。

第十回　汉英雄大破番兵　遵师命金铃下山

敢勇当前奋力争，蛮人一败退回程；
仙师法旨应无谬，金铃奉命出山门。

却言，军师决明子用计捉了番将藜芦，众军士将其绑于阶下，汉天子问曰："汝逞本事高强，恃了番王之暴狠，今日被捉有何道理讲？"藜芦叫道："汝这倒运的天子，俺在胡椒国未曾有敌手，今日未与汉将斗几百回合却被汝等巧计遭擒，求死而已，不必胡言！"汉王大怒，喝令左右推出斩之，此时决明子道："他倒也硬直，然番王自恃强暴，欺吾正邦，侵吾疆土，杀吾兵将，夺吾社稷，今既已用计捉来这厮，吾主可权且放他回去，传话与番王让其速速收兵，可免动干戈。不然二次擒来，决行处治。"汉王道："既是军师保汝，朕以仁义为本，且恕了汝。"那藜芦闻之暗自惭愧，军士遂解了缚索，藜芦抱头鼠窜而去。

次日，决明子令宣州总兵木通、申州总兵石长生二人，引兵五千到番营去搦战，高良姜令大将商陆领兵迎敌。那商陆一声"得令"，手持一杆龙牙棒，骑上一匹乌骓马引兵出营迎战。这边汉军木通、石长生二人抬首一看，道那番将怎生打扮，但见：

戴一顶三叉紫金冠，冠口内插两条雉尾；穿一领青纱白罗袍，袍背上绣一双凤雏；披一幅连环镔铁铠，束一条嵌宝丝鸾带，着一双云根鹰爪靴，挂一顶护顶销金帕，带一张鹊画铁胎弓，束一捆雕翎锴子箭；手持一杆龙牙棒，坐下一匹踏雪乌骓马。二人看罢亦不搭话，木通使动郁金刀、石长生舞起萱花斧，那番将商陆手持一百四十斤的龙牙棒力战二将，三人交会约二十回合未分胜负。此时，番营中又冲出一员大将，名曰茵陈，其手持一对镔铁锤拍马前来助战，四匹马横于一处，只杀得天昏地黑、日色无光，战到三四十回合未分上下。金元帅在门旗之下看的真切，遂拈弓搭箭，一箭就将那商陆的紫金冠射于地下。那商陆吃了一惊，手中龙牙棒一松，立时被木通抢上一刀砍作两段。茵陈见之心下慌乱正欲逃走，却被石长生一斧砍死。但见番兵死者不计其数，余者各自逃生。木通、石长生引兵得胜回营，军师为之上了功绩册。

却言那藜芦，返回本营上奏与巴豆大黄，备言汉王仁德、军师宽量。军帅高良姜道："彼窥视吾邦，自张其威，欲以仁义之名播于天下也。"番王道："藜芦被计受擒，吾不罪汝，汝可往西域国去调借精兵能将前来助战。"那藜芦只得奉命去了。

且表那天雄元帅在龙骨关挑选精兵猛将，欲与汉兵决一雌雄，只见有一小军报道：“启上大元帅，那汉邦兵将猛勇，杀死了吾邦许多上将壮兵，大先锋藜芦都被其捉去放归，现狼主令他到西域国借兵；太子国师密陀僧和尚亦去运粮了。今兵将虽多，然不堪与之匹敌。”天雄元帅听了大怒道：“本帅不在那里，汉兵就这般放肆。”于是，随即挑选了一十二员猛勇之将，乃是瞿麦、牛膝、扁蓄、淫羊藿、楮实、干漆、胡黄连、木瓜、猪苓、乌梅、马蕲、芜荑等。那天雄元帅点了十万精壮人马、带了十二员番将，即刻掩杀了过来暂且不表。

且说，汉营中军师决明子对天子刘寄奴道：“今番将不肯出来交战，必有事故。”天子于是请军师决明子卜了一卦，决明子道：“原那番邦兵将虽多，然少有大将，吾在此正好预备征战之策。但是，目下粮草不敷急需补充。”乃令总兵黄连之子黄芪引领一千兵马，到长安禹余城中去运粮。

且言，那石蕊山百合洞薯蓣仙人自从收了那金铃子，教他些法术、兵书及战策，其学的门门精通。一日，真人召唤金铃子，金铃子乃长跪于前问道：“请问师父有何法旨?”薯蓣真人道：“吾许汝一年之后使令父子相见，今已一年有余，汝与都念子同学了些法术，武艺皆精。如今，汝可下山建功立业，正可作一员上将也。然目下番寇作乱，胡椒国起兵前来欲取汉室天下刘姓江山，汝父现任元帅之职随主出征，汉天子访求吾道友决明子为军师，招集猛将出师一月矣。番人勇将极多，兼有妖法邪术厉害，现吾有一件宝贝付汝，急时可解危困。”乃命徒弟都念子取来交与金铃子，金铃子双手接了一看，却是一面朱砂牌。金铃子道：“请问师父，不知这朱砂牌有何用处?”真人曰：“此朱砂牌乃吾仙家之至宝，凡有邪术以它镇之，则邪不可近也。”金铃子再拜欲行，真人又道：“汝本乃是吾一个炼丹童子，然汝不忘前因，今欲去建功立业，可官封极品，待二十年之后再来修仙悟道。现汝父目下有飞刀之厄，那飞刀乃番邦元帅天雄在雷丸山、楝实洞妖仙黎勒处炼就，那五口钢铁飞刀凭汝什么大将，遇之多要化成齑粉。汝现虽有法，将如何破之?”金铃子闻之大惊，再三拜道：“吾父有飞刀之厄，这如何是好！望师父大发慈悲之心救我父一命，阖家将没齿难忘！”薯蓣真人道：“也罢。”遂唤都念子道：“汝这白前圈可借与师弟一用。”于是，那都念子将白前圈交付给了金铃子。薯蓣仙人嘱咐道：“这白前圈乃是都念子炼就，今汝带去可破飞刀。”金铃子再拜而受之，然后别了师父、师兄，一迳下山不表。

再言，那番邦天雄元帅带领了十二员大将、十万人马列成阵势，在阵上耀武扬威的讨战；这边金石斛元帅大怒，他手持钢刀一马当先，那十一名驱寇军紧随其后冲到阵前。天雄元帅催动黑牵牛手持水银刀杀将过来，金石斛也不搭话，拍马持枪直取天雄，两位大元帅各逞威风，在其天子面前赌斗。此二人真正一场好杀，但见：

一往、一来，一上、一下。一来、一往，犹如深水戏珠龙；一上、一下，却似狩猎虎争食。汉元帅大怒，用钢枪不离心坎刺；番将军瞠目，水银刀只望顶门飞。好手之中遇好手，强将手中无弱兵。

话说，二位元帅杀到五十回合未分胜负。此时，番将瞿麦使一把大刀，扁蓄使动长枪，牛膝舞一根霹雳石，干漆握一根白棱藤，乌梅使一条荜拨棒，马蕲手持一杆枪，六员番将一起跑马杀上前来。汉阵上的驱寇军亦是六员，乃是海藻舞起大刀，白芍手持白缨枪，胡桃执了根酸枣棍，蒲黄使条铁枪，藁本使动流星锤，石楠叶持了方天戟，皆纵马向前抵敌。但见金鼓齐鸣，四下里喊杀声连天，只杀得烟尘滚滚，日色无光。此时，决明子军师在关上与汉王观的眼都花了。当两阵中厮杀正酣之时，忽见二将坠马。原来，驱寇军胡桃用酸枣棍打中了扁蓄，藁本的流星锤击中了马蕲，二员番将跌下马来皆一命呜呼了。四员番将见之大惊，瞿麦的大刀瞬间一松，遂被石楠叶一戟刺于马下。这边胡桃与海藻双战干漆，干漆则使用百棱藤力敌二将，脸上全无惧怯。此时，海藻突使神威，反手一刀将那干漆斩于马下。六员番将现已去了四个，剩下的牛膝与乌梅二将见无胜算，只得杀出一条血路逃遁。那边番营内巴豆大黄与高良姜道："汉军果有如此雄将，吾方六员上将已被他杀了四员，真是急煞人也！"军师高良姜忙唤鸣金收兵。却说，那天雄元帅正与金石斛厮杀的未分胜负，忽闻鸣金收兵，遂喝道："少歇，今日天色已晚，明日与汝再斗几百回合不迟。"金石斛道："也罢，明日和汝再决一雌雄。"

自此，二人各自收兵回营。金元帅返回营中，军师决明子近前称赞道："元帅真豪杰也，那番邦元帅天雄十分厉害，元帅与其战了个平手，真可谓大将军也！"金石斛谦逊已毕，那驱寇军胡桃、海藻、藁本、石楠叶皆来请功，军师均为之上了功绩册，加封四人为健将，四人拜谢而去。

再说，那金元帅在帐中小息之时，忽觉一阵心痛，遂倒于地上。汉王与众将闻知大骇，左右扶起后半晌方苏。决明子遂以不死草煎汤与金石斛服之，方得痊愈。决明子遂占得一卦，言道："判测主元帅有飞刀之厄也。"金石斛闻后大惊失色。天子忙问曰："可能逃得过否？"决明子道："此乃是番邦天雄元帅炼就的飞刀，如何避得。"汉天子道："烦军师再卜一卦，可有生路否？"决明子又占一卦，想了半晌然后拍手大笑道："有生路、有生路，主凶中化吉，当有亲人相救，又主吾王可得一员上将矣！"当下，汉天子、金元帅与众皆大悦，遂设酒畅饮不表。

且言，那番邦元帅天雄对军师高良姜道："那汉元帅真乃吾之敌手，吾方六员上将已被其杀了四个，待吾来日不免显些手段，杀他一个片甲不留也。"欲知晓天雄显些什么手段，且听下回分解。

第十一回　破飞刀金铃救父　败番军又复二关

逢凶化吉飞刀厄，仙使金铃救乃翁；
几万番兵皆裂胆，二关复取灭蛮凶。

却言,次日金石斛披挂上马，引领五万壮兵列成阵势，其中健将四员：乃胡桃、石楠叶、海藻、藁本；驱寇军八员：即白芍、蒲黄、茅根、苏梗、芦荟、夏枯草、石长生、车前子；荆芥、石楠叶、姜黄、白芷为左右三军，秦艽督阵。当下，金元帅分列已定，天子刘寄奴同军师决明子早已在关上观战，由守关大将黄精与十路总兵保驾。

再说，那番邦军师高良姜对天雄元帅道："汝看那汉邦阵上刀枪似雪，战将如云，明盔亮甲，日耀如星，天子堂堂一表，元帅凛凛威风，其锐气正盛。"天雄元帅闻之大怒道："今日本帅偏要去挫他的锐气。"巴豆大黄道："元帅之言有理。"于是，那天雄点了十万兵马，以牛膝为前军、以马兜铃副之，领了骁将木瓜、猪苓、胡黄连、淫羊藿、芫荑、楮实子、乌梅列成阵势，准备一决雌雄。番阵上大元帅天雄催动黑牵牛来到汉阵前，正遇军前首将石楠叶、荆芥，天雄喝问道："汝等无名鼠辈快通报姓名来，俺本帅的宝刀不斩无名之将。"荆芥、石楠叶骂道："汝要问俺二位爷的名字么，告诉汝俺乃大元帅麾下将军是也，乃石楠叶、荆芥二位爷爷。"言罢持刀便砍。天雄大骂道："汝两个乃无用之徒，休要逞能，杀之徒污本帅的宝刀耳，可快去唤金石斛来答话。"二将闻之大怒，遂各执兵器拍马向前。天雄正欲迎战，突然一旁闪出副将马兜铃禀道："不劳元帅费心。"遂纵过黄骠马、手持大金锤，一马当先力敌二将，莫约激战二十个回合时，荆芥感到力怯，冷不防被马兜铃一锤打中，遂翻身落马而死。石楠叶大惧，拨转马头便走。

且说，这下可惹恼了汉先锋大将金樱子，他飞马挺戟出阵直取马兜铃，天雄元帅立于高阜之处观看，只见马兜铃与金樱子杀到五十回合时抵不住先锋小将遂拍马而走，天雄见此情景即拍马舞刀赶来截住金樱子，二人厮杀到三十五回合未分胜负。因金樱子年幼，那金元帅唯恐有失，遂催动坐骑带领了四员健将和一十二匹坐骑冲杀过来，番兵死伤无数。此时，番营阵上胡黄连、淫羊藿、芫荑、猪苓四员战将前来救应，马兜铃亦回马又来助战，刀枪乱锤如走马灯一般，汉军元帅与番军元帅抵敌，金樱子则与胡黄连厮杀。却说那胡黄连抡开大斧与金樱子交了几个回合，就被金樱子一戟刺于马下；那边番将芫荑抵住藁本厮杀。且言那番将芫荑生得身长七尺，力大无穷，手持一根紫金藤，有万夫不当之力。当下，其与汉将藁本交了二十个回合，藁本感觉两手酸疼，稍不留神即被芜荑一紫金藤打得脑浆迸裂，坠马而亡。石楠叶与猪苓交战，二人不分上下，然石楠叶见藁本坠马而亡，心下不免伤悼，遂抛了猪苓来战芜荑。这边，金樱子则接住猪苓继续厮杀。石楠叶手执画戟与芜荑交战，欲报藁本被杀之仇，然战不到六个回合，芜荑就生擒了石楠叶。此时，金樱子的画戟刺中了猪苓，猪苓遂翻身落马，金樱子回首忽见石楠叶被擒，于是拍马追赶欲搭救，他急忙搭上箭、拽满弓，嗖的一箭正中芜荑左臂，芜荑则负痛落马，金樱子遂追将过来，然芜荑被番将牛膝救了回去。于是，金樱子解救了石楠叶回归大营。单说胡桃与淫羊藿二人杀到二十六个回合时，淫羊藿被胡桃一棍打死，众军士混杀成一片，番兵则受挫大败。

但说那两位元帅在阵上厮杀正酣，战至一百多个回合未分胜负，金石斛抖擞精神，直杀得那天雄一身臭汗。金元帅这边的枪如风驰电掣，天雄哪里抵得住他，天雄因此暗想，到如今要使出手段来了。于是，那天雄元帅遂将背上五口钢铁飞刀抛于空中，以手指指定喝道："今用此宝贝来取汝的首级也！"金石斛一眼瞥见大惊，汉军众皆失色。但见那飞刀在空中毫光万道，霞焰千条，寒光透骨，寒气逼人，金石斛此时骇得魂不附体。只见那刀在空中正要飞将下来，金元帅命在须臾之间！

然而，事皆有前定，此时恰好金铃子奉了师命已至锁阳关，他眼前只见旌旗蔽日，刀枪密布，剑戟如麻，金鼓齐鸣，喊杀连天。然而,金铃子忽见半空中天降五口飞刀直奔交战的老将军而去，他仔细一看乃是父亲处在危急之秋。于是，金铃子亦未顾及去见天子，急速取出白前圈望空中一撇，只见一道白光，噗嗤一声响亮，那五口飞刀早已无踪无影，被抛入东洋大海去了，金铃子遂将白前圈收了回来。天雄元帅见破了其飞刀，不禁大惊失色的叫道："谁敢收吾之飞刀。"随之急忙抡动水银刀驱兵抢杀过来。这边金元帅叫令三军大杀一阵，只杀得番兵东奔西走，血流成河，横尸遍地，断手缺足损伤者不可胜数。此时，番营军师高良姜亦无计可施。天雄元帅此一场大败，计其兵丁十去其六，折损大将无数。眼看追兵又至，巴豆大黄与高良姜道："此时还不收兵，更待何时？"高良姜道："胜败乃兵家之常，吾军权且班师回营，待以倾国之师前来报仇不迟。先锋藜芦又去借兵不日便回，那时再作商议。"于是，天雄巴豆道："且退三百里下寨。"一时令下，众兵将拔寨启程退兵不提。

却言，汉兵追至五十里遂鸣金收兵，金铃子与父亲金石斛、及兄长金樱子相会，三人悲欢交集。金铃子悉说前情，金石斛元帅大悦道："若非铃儿救父，吾已做泉下之鬼矣！"遂又作悲道："吾又记得上年被劫，为父的日夜忧愁挂念，至今日已有一年矣！但未知汝金银花姐姐有何下落，只恐怕已做泉下之人矣！"金铃子道："儿的师父薯蓣真人对吾云，姐姐亦有仙人救去矣，后来自有相见之期。"正言之间，只见有一小军飞报道："万岁爷爷召元帅父子见驾。"金石斛听召，父子三人急忙来至金銮前见过天子。三呼已毕，天子赐坐，父子三人谢了王恩坐定后，君王道："元帅真赤心为国也。"金石斛奏道："此为臣子者本分，陛下何出此言？"言毕，又将金铃子之事一一上奏于天子，天子闻之大悦。军师决明子道："恭喜元帅！前令婿问卜于吾，言一年之后决定相见，今果如其言也。"金石斛乃谢道："然小女至今未有下落，请军师与吾再卜一卦。"决明子忙占一卦，判曰："相别之期有限矣，不过一月之间应必相见。"金石斛父子听了皆大欢喜，天子闻后亦为之欢悦。话说，天子遂封金铃子为平番将军，父子三呼叩恩后回了本帐。且说那金铃子冠带起来却也是威风凛凛，相貌堂堂。加之，其年纪仅有一十六岁就如此出息，故人人喝彩，个个称奇！汉天子又加封黄连为都统，木通为总督，金樱子为大先锋荡寇将军，石韦为平乐将军，胡桃、海藻、石楠叶三员为骁骑校尉，其余皆依功升赏。众将三呼万岁，谢恩已毕当下在营中大吹大擂饮酒不提。

话说，到了次日元帅金石斛带了大先锋金樱子、平番小将军金铃子并众军将，浩浩荡荡直抵龙骨关。三声炮响,金石斛元帅吩咐放炮攻打关隘，番将草果开关迎敌，其领了三千番兵列成阵势，草果手持三尖刀出马喝道："何方匹夫敢来犯界？"金樱子闻言大怒，正欲出马交战，却有总兵苏子从斜刺里一马当先，舞动大刀与草果大战了十几个回合，即将草果斩于马下，众番兵见势不妙则个个乞降，龙骨关遂被收复，金元帅大喜过望，遂马不停蹄连夜起兵，又杀至边城的地黄关。却说，那个地黄关乃军师高良姜令番将麻黄、白豆蔻二人扼守，两员番将皆有万夫不敌之勇，麻黄善使一对铁锤，每个重有八十多斤；白豆蔻擅用一把熟铜刀，重有一百多斤。此时，那麻黄与白豆蔻道："高军师与天雄元帅托付吾二人守此关，待救兵一到那时与他对敌不迟。"白豆蔻道："汝看汉将在关外耀武扬威何等厉害，对方攻打甚迫，吾与汝二人不如引兵去杀他一阵，待退了汉兵，有功之日狼主自有封赏。"于是，二人就此商议定了，遂领了数千人马开关迎敌。这边那汉将广州总兵徐长卿挺枪出马，番将白豆蔻持刀上前喝问道："那个汉邦蛮子无名小卒，不知俺白爷爷的刀法厉害么？"徐长卿随之大骂道："无知的番狗，汝等据住此关擅敢无理，看枪！"随即一枪刺去，白豆蔻连忙闪过，然后舞起熟铜刀对面相还。两人杀了二十余回合不分上下。此时，番将麻黄领兵冲杀，然正遇金铃子用了一根仙人所传的钩藤拦住了麻黄，而麻黄则欺金铃子乃是一年幼之将，故全然不放在心上，未曾提防就被金铃子一枪刺死于马下。白豆蔻望见大惧，撇下徐长卿领兵丁急忙入关，紧闭关门不出。那汉将徐长卿遂引动人马冲至关前，那关上矢石如雨而下，人马皆不能向前。于是，元帅金石斛传下令来，命兵士架起云梯攻打，但凡军中若有退步者依律斩之。因此，那兵士莫不努力向前，金石斛元帅亦亲冒石矢攻打关隘。只听炮声震天动地，那守关的番将白豆蔻被骇的心胆俱碎，随即弃了地黄关星夜逃奔胡椒国去了。金元帅遂领大军入关，众百姓开关迎接，金石斛接着差人去锁阳关报捷，汉天子得报大悦。军师决明子道："番王此去，必起倾国之兵而来复战，陛下可移驾至地黄关。"天子应允，遂下旨安排銮驾逶迤入关。行进间，天子与决明子道："番王如此无理，欺辱朕躬，誓必擒之方泄朕之深恨。"决明子道："此乃番王自取其祸也！"

话说，未及三日天子到了地黄关，金石斛元帅与众军士迎接，天子抚慰道："卿等果敢收了二关，使朕顿生欣悦。"众将奏道："皆赖陛下之洪福也！"正言之间，忽见探子王不留行前来禀报："启上吾万岁爷爷，那番王回国后又起了五十万人马，雄兵上将不知其数。番邦先锋藜芦前往西域国借了二十万人马，番王使者引领了九皮上将，而那个天雄元帅又往雷丸山炼飞刀去了。此外，国师密陀僧和尚妖法厉害，口出大言要前来一决雌雄。"决明子闻言，即命他再去打听。那王不留行一声得令，好似如飞一般去了。金石斛元帅当即传下令来，着众军兵离城十里之外安营下寨，以待番邦来兵。要知后事如何，且听下文分剖。

第十二回　斗异兽黄芪遇仙　威灵仙传宝刀甲

神仙山洞乃仙境，灵兽原来异兽奇；
数有仙缘得宝甲，无缘俗子敢相欺。

却言，那黄芪奉了师父之令，领了一千人马赶到长安打粮去了，那粮多屯于长安禹余粮城中。众人星夜起行赶到，遂将禹余的粮装在车子上，一千个兵丁推了车子逶迤而行。此时，黄芪又自忖道："吾来运粮已有许多日子，现不如转向天麻岭折至武当山，可近得一大半路程。"于是，令那些推车子的兵卒抄近路而行。待行过天麻岭、抵近武当山时，黄芪又与众兵丁道："此山乃是仙人隐迹之地，汝等勿要喧哗。"众兵士俱答应了。此时，黄芪抬头一看那山，但只见：

四围峥嵘，八面玲珑。重重晓色映晴霞，沥沥泉声飞瀑布。溪涧中流水飞琼，石壁上堆蓝叠翠。白云洞口，紫藤高挂绿萝垂；碧玉峰前，丹桂悬崖千蔓袅。引苍猿献果，呼麋鹿含花。千峰竞秀，夜深白鹤听仙经；万壑争流，风暖闲禽相对语。地僻凡尘飞不到，山高车马几时临。

当下，黄芪同众兵士看了皆称羡不已。此时，忽听“豁喇”一声响亮，犹如天崩地塌，一阵疾风，祥光满目，只见跳出一双异兽来，如水牛一般大，身上有鳞，其色乃青，头上生出二角，目似铜铃，鼻如灵芝，口若血盆，腮下一丛黄须，尾似拂尘，四足放出亮光，行走处步步金钱，真罕见之异兽也！黄芪见此情景大吃一惊，急对众兵士道：“此物未知是何妖兽，必定在此作怪，待吾来捉住他。”言罢，那黄芪急忙拿了一根棍子与那怪物赌斗，那怪兽大叫一声，在山中回旋跳动，浑身散发出毫光瑞气。话说，那黄芪的年纪仅有一十九春，猛勇异于寻常，其将那棍子打了过去，谁知竟然打不着怪兽，众兵士皆立住脚看呆了！

正在相斗之时，然早已惊动了威灵仙的弟子天仙子，天仙子正在那山中采药，忽闻喊声震地，走至山顶上一望遂知就里，忙去禀知师父威灵仙。威灵仙道：“吾早知黄芪打粮过此，然此人乃是汉朝一员大将，日后决当大贵，汝可下去召他上山来见吾。”于是，天仙子领了师父的法旨来到山下，在黄芪身后问曰：“壮士莫非黄芪也？”那黄芪正在山下与那异兽赌斗，忽听的有人呼其名姓，抬头举目一看，只见乃是一个童子模样的打扮，黄芪暗自惊异道：“莫非仙家到了！”遂急忙丢了棍子整顿衣冠，打躬向前施礼道：“请问仙兄，此异兽不知叫做什么名字，如此强猛，莫非乃仙家之物也？”天仙子道：“壮士有所不知，此乃吾师威灵大仙当年收服在此之神兽，以之镇守山洞。其不敢伤生，每每听吾师父说法，言不尽此兽之善处，其灵异之致，名曰麒麟竭是也。”黄芪闻之称谢道：“承蒙见教！”天仙子道：“吾师父有法旨，召壮士上山有话说。”黄芪谢过后，遂吩咐那些军士在山下少待，便循规蹈矩与天仙子一起上山。须臾之间行至一个山洞，洞门上写着“菩萨石洞”四个大字，黄芪随天仙子进入了洞中，果然别有一番洞天。只见松林中一条小路直至威灵大仙观下；又见朱红牌额上面刻着三个金字，乃是“紫微观”。当下，黄芪同了天仙子来到观下，再向四周一看，果然好一个仙境去处。

但见：

青松郁郁，翠竹森森；一群白鹤听经，几个青衣碾药；青松翠竹，洞门深锁碧窗寒；白雪黄芽，白室云封丹炉暖；野鹿含花穿径去，山猿擎果度崖来；时闻仙士诵经，每有山翁论法；虚皇坛畔，天风吹下步云声；礼斗殿中，鸾背忽来环琨韵；至此便为真紫府，更于何处见蓬莱。

且说，黄芪就于亭上整顿衣冠，从廊下入来，迳至殿后松花轩里去了，山栀子、预知子二位仙子把那飞帘卷起，然后报知威灵仙。那威灵仙随即传下法旨，就请黄芪上来。黄芪听请，即同天仙子到松花轩内。只见那威灵仙端坐于云床之上，黄芪上前参拜，拜罢乃躬身侍立于侧。却说黄芪窃看那大仙，端的有神游太极之表，仙骨蔼然之风，但见：

星冠攒玉叶，鹤氅缕金霞；长髯广颊，修行到无漏之天；碧眼金睛，服食造长生之景；气足丹田，端的绿筋紫脑；名登元录，定知肾黑肝青；正是三更步月鸾声远，万里乘风鹤膝高。

此时，威灵仙道："方今边寇作乱，邪澿甚众，巴豆大黄乃是番邦真命，有异人助之，急且不能平安，汝黄芪果是一员上将，后来必立奇功。吾大徒弟决明子今已辅佐汉王，成功后即归山。汝今堪做大将之才，要赤心为国建立奇功。吾有宝甲一副、宝刀一口赠汝，以助成功。"黄芪随即拜受。威灵仙遂传下法旨，叫取宝甲来。不一时，预知子捧了宝甲安放于桌上，黄芪近前一瞻，只见那副宝甲霞光万道，瑞气千条，满目光明。黄芪将之覆于身上，其质轻如纸，自然欢喜。威灵仙又道："此甲穿在身上，刀不能砍，箭不可入。临阵不惊，遇敌而胜，火不能侵，水不能近，遇邪而能镇，逢山而能透。此名穿山甲，乃仙家之至宝也。"言毕，又命黄芪至后园取那口宝刀。

再说，山栀子引黄芪到后园中，看到那口宝刀明灼灼、亮森森，此果然一把好宝刀。山栀子道："此刀乃是马口铁打造，其重约二百多斤，名曰马刀。"黄芪接着道："此刀锋利异常，然觉重了些。"黄芪遂拉起衣服，双手拿起刀却如泰山一般的重，拿便可拿起，然却使不动。只得求见威灵仙道："弟子使不动，觉太沉重了。"威灵仙闻之，遂唤童子取仙枣二枚与黄芪食用，黄芪顿觉精神爽快，力气倍增，拿起马刀就犹如灯草一般。黄芪大喜，又跪下道："吾欲求大仙将守门的麒麟竭与弟子用作坐骑，未知大仙可允否？"威灵仙道："也罢，索性作个人情助你。但此兽不肯服人，汝若有此骑之缘分，那麒麟竭则必然服汝。"当下天色已晚，威灵仙让黄芪就在长松亭安歇。此间，黄芪只看了仙家景致，却便忘记了那些军士在山下等候。当下，仙童捧了夜膳与黄芪，乃是胡麻饭、胡萝卜、荸荠、棠梨、琼浆、玉液等，皆为仙家之食物。黄芪谢了，食后但觉身体轻健，百般爽快。次日，黄芪拜谢威灵仙道："多承大仙赐了弟子许多宝物，弟子乃凡人，打扰仙家，罪莫大焉！"威灵仙随即赐予黄芪铁线草一根，用于收服那麒麒竭，又赐青皮鞍一副，黄芪感恩不尽。黄芪拜别了威灵仙、又作别了众仙子，尔后出了菩萨石洞，只见那异兽盘踞于洞口，黄芪喝道："吾奉了大仙师的法旨，今收汝为坐骑。"那异兽听得是大仙的法旨，遂不敢动弹，唯点头作答而已。黄芪大喜，乃暗思道："此真灵物也。"忙用铁线草穿在那兽的鼻孔中，又将青皮鞍放在背上，作别了童子，跨上了麒麟。话说，那麟麟竭足起祥光，上山下水如履平地，黄芪坐在背上唯闻耳边呼呼风响，行走如飞，顷刻之间已至山下。山下那些兵士见了都吃了一惊，只见黄芪如天神一般的模样，手持了一把大刀如门板般大，又见坐了一匹大兽，众皆愕然不已！众军士对黄芪道："小将军昨日上山去了，众人等至深夜亦未见小将军归来，吾等只得在山下歇宿，不知小将军这个时候才得下山。请问将军得了仙法否?”黄芪道:“然也。”遂将前事一一说知，众军士闻之皆大欢喜，齐声道:“将军有此数件宝贝，何虑番人哉。”黄芪于是吩咐各自推了粮车，不分昼夜急急而行。

再言，那番邦巴豆大黄又起了倾国之兵，还借得西域国番兵二十万一雪前耻。西域国王巴旦杏令番王使者为大将，引领了九皮骁将前往。那九皮将乃是生成的牛皮身子，刀砍不入、箭射不疼，皆用大枣刀棍，均有万夫不当之勇。此时，番王使者督领人马前来驰援暂且不表。却说，那巴豆大黄与军师高良姜互相计议，高良姜道:“可使藜芦仍为先锋，牛膝为副将。”眼下天雄元帅往雷丸山去了，遂令国师密陀僧掌元帅之印，身处大将军位；又以木瓜为督粮军。如此，番兵又添了许多猛将，巴豆大黄则亲自督军。

话说，那巴豆大黄的正宫密蒙花娘娘就是密陀僧的姐姐，其自幼善用兵法，惯使日月双刀，百步可以取人，手下有女兵数千，个个猛勇，在番邦可称为第一个上将，她与天雄元帅之妻马蔺花皆拜华山云母为师，学得道术，能呼风唤雨，撒豆成兵，其有宝贝一件，名曰迷迭香，不论什么天将闻之则立时迷倒。马蔺花另有金牙石一枚，临阵猛将若被击中则必死无疑。除此而外，密蒙花还有红花套索，撒开时但见红花十朵，其中隐收套索捉将。话说，此二人结拜为姐妹，随后起兵都来争夺汉朝天下。另外，密蒙花亦有一个徒弟，名曰红娘子，即番将红曲之妹也，在此暂且不表。

话说，番军前兵已至地黄关，先锋藜芦与牛膝即离关五十里下寨。当下牛膝与藜芦商议道:“汉将未知吾军已至，对方必无准备，不妨今夜就可悄悄引兵去劫汉军营寨，吾方决然可得全胜。”藜芦闻之称是，此间计议已定。却说，那汉王与决明子在中军帐内议事，金石斛元帅在校场操演兵马不提。当晚，辰时至晓忽然刮起一阵大风将军中旗号吹倒，众皆大骇。决明子遂焚香祝告，又卜了一卦，然后对汉王道:“番邦兵马已到，今夜必有敌人劫营，须预先防备。”言罢，遂告知金石斛道:“元帅可下令众将，如此如此。”要知决明子有何妙招，且看下回分解。

第十三回　决明子计败番兵　密陀僧施展妖术

军师计策妙如神，再胜番兵众将欣；
番帅番邦之国舅，陀僧原本是妖僧。

却说，金石斛元帅依了军师的计议，即传令木通与胡桃领了一支人马，在离关二十里山中埋伏；黄连与石楠叶领一支人马埋伏于寨左；石韦与海藻领一支兵埋伏于寨之右，三支人马但听连翘炮响便快速截杀番将，不许放走一人，众将得令而去。其又令蒲黄、白芍带炮手于高阜处施放号炮，金樱子作为接应。汉王与军师等一干人则退入关内，遂仅剩空寨一座。话说，番将藜芦与牛膝统领了三万人马，藜芦手持百刺狼牙棒、牛膝带了霹雳石，二人黑夜行兵，衔枚疾走，不闻号令。莫约行至三更时分已达汉营，即搬开鹿角，呐声喊杀冲入寨内，然只见悬羊吊鼓，乃是一座空寨，藜芦与牛膝大惊，方知中计，慌忙引军回马便走，番兵自相践踏者不计其数。蒲黄、白芍在高阜望见番兵不战自乱，于是放起连翘炮，四下里伏兵齐到，藜芦与牛膝领兵正退之间，忽遇金樱子的兵马，黑夜里两军混杀成一片，藜芦不敢迎战夺路而走。但只见三处伏兵盖地而来，一时间灯球火把亮如油松，吓的番将藜芦、牛膝二人魂不附体，却正冲着黄连、石楠叶二将。只听黄连断喝道："汝这无耻的番奴，前日已被擒获，吾军师宽宏大量，不罪放汝去了，汝今又黑夜来偷营劫寨，希图侥幸，若不是吾军师神算，岂不让汝偷袭成功。"言罢，黄连甩动三棱鞭便打、石楠叶使出画戟就刺。藜芦大怒，遂拿起百刺狼牙棒、牛膝使出霹雳石应战。四将交会了十余个回合时，番将藜芦、牛膝二人心慌，遂引兵而走。然行不上一里多路，却正撞上石韦与海藻一支人马拦住厮杀，且木通的人马已到达，两支人马合为一处共同对敌，藜芦不敢恋战，可怜三万番兵竟折了一半。却说那番将牛膝与石韦碰了个正着，二马交互厮杀起来，冷不防木通从斜刺中赶来，举刀就将牛膝斩于马下。番兵大败溃逃。藜芦大骇，却又遇上了黄连，于是二人又大杀一阵，此时金樱子的援兵亦赶到。话说，藜芦损兵过半，加之折了牛膝，又气又恼，意欲雪耻，遂返身力敌汉军。那藜芦武艺果然了的，众汉将皆战他不下，却被赶到的金樱子一箭射中了其头盔，藜芦吃了一惊，遂用尽平生之力冲出阵来，然身已中数枪。且说，藜芦死战得脱，却只剩下一万余兵马，其中损伤者千余，那藜芦脱了重围时已至天明。这边决明子军师又点起八路总兵追赶，其势大莫挡也。

且说，那藜芦杀了一夜两臂酸麻，聚集残兵逃到营寨正欲埋锅造饭，忽又见尘头起处汉兵漫山海涌而来，那八路总兵乃杜衡、甘遂、苏木、徐长卿、苏子、石韦、山茱萸、桑寄生是也，其各统领一路人马追杀而来。藜芦与众番兵慌忙丢了锅灶，弃了营寨，忍饥负痛而逃。番军被那汉兵大杀一阵后只见尸骸遍野，血流成河。藜芦引了几千残兵败将夺路而逃，前往番王处求救兵去了。这正是：

八路军兵盖地来，先锋难免剥皮灾；
番兵几万如烟散，喜了孤身出九垓。

汉王人马追杀了二十里后得胜回营，金元帅遂犒赏兵军，命参军计点兵马只少得十余人。

却言，那番邦军兵浩浩荡荡已抵南星关，却正遇了残将藜芦大败而归。却说南星关乃是胡椒国的边关，守关之将淡豆豉出关迎接藜芦，藜芦拜伏于巴豆大黄案下，泣奏前事，巴豆大黄闻之大惊，怒斥道："吾邦大兵未到，汝则妄动去劫汉军营寨，中了诡计，且折了大将牛膝，几万大兵却片甲不留，汝有何面目见寡人？"遂喝令左右推出去斩首，藜芦闻之吓得魂不附体。此时，一旁军师高良姜劝道："其欲与吾主建立大功，赤心报国，谁知失计遭败，此天定也，求吾主赦宥他的斩罪，令其到款冬花地面、紫苑山中拜求吾师父鸡子黄，央请神将鬼督邮下山，他有胡芦一个，内藏三万兵将，勇不可当。其手下尚有五参神将，皆有法术，若能求得那神将下山来，汉邦纵有铜皮铁骨、三首六臂皆难免惨败，而狼主之大事可成矣！"高良姜言罢，巴豆大黄方转怒作喜，遂令刀斧手退下，免了藜芦一死。然后，巴豆大黄对藜芦曰："汝屡次犯了罪条，军师每次劝免，今吾敕旨一道，汝若去请得那神将下山来，可以算汝之功，以功折罪，仍作先锋。"藜芦叩拜谢恩、又拜高良姜活命之情！高良姜道："此紫苑山有一万余里，汝要速去速回。"藜芦道："倘求不来如之奈何？"高良姜道："汝去再三恳求，吾师自有怜悯之心，定然央求得来。"藜芦领了敕旨、带了盘缠，没命一般的赶路去了。那藜芦在番邦也算的上是一名上将，除了天雄元帅之外在番营中未有对手，此时运蹇，故如此晦气。

却言，汉天子刘寄奴、军师决明子与元帅金石斛等正在计议征进之事，忽见流星探子王不留行飞来禀报："启上元帅爷爷，番王统兵八十多万已至荚皂山了，国师密陀僧掌元帅之印，其手下大将百员，以马兜铃为先锋，借了西域大将胡王使者，猛不可当；尚领了几员裨将，个个厉害，现密陀僧与马兜铃先来挑战。"金石斛元帅闻之遂传令众将道："番王此来不可轻敌，众军听令！"

话说，金石斛元帅准备在此厮杀，汉王与军师在那地黄关上有诸多官员拥簇遥望，但见那尘头起处，旌旗蔽日，炮声连天，那番兵从东南方盖地而来，隔汉营四五十里安营下寨。番营先锋马兜铃先率领五千人马来到汉阵上挑战，这边荡寇将军金樱子出马迎敌，他使一杆大戟直取马兜铃。马兜铃用大金锤抵挡，二将战到二十回合时，马兜铃卖了一个破绽拍马便走，金樱子匹马追赶不舍，却被马兜铃暗使一枚金钢石子击中了头盔，金樱子吃了一惊，好在幸未受伤，遂负痛返身回营。却说，金樱子回营后将头盔细察，只见其上被打了两条柳裂。原来，马兜铃所使金钢石子乃是伏鸡子传授与他，形如鸡卵一般，其坚如钢，日看如金、夜看如石，故名之曰金钢石，于阵上打人百发百中。当下，马兜铃打中了金樱子，遂乘机领兵杀将过来，金元帅传令放箭，顷刻间强弓硬箭如雨而下，番兵无法抵近，其五千兵丁被射杀数百，马兜铃亦身中两箭无法再战，遂拨转马头领兵逃遁了。

话说，那番邦元帅密陀僧领了五万壮兵、兼四员大将，乃是芫荑、乌梅、羌活、马蓟（即马兜铃之弟）等，此四将皆有万夫不当之勇。却言，金石斛布下阵势，战鼓三通，两军对圆。金石斛同众将抬眼一看，只见番营内的门旗开处冲出一队人马，为首的二员勇将生得奇形古怪，一个骑黑马、另一个骑青鬃马，骑黑马的手执赤钢刀，坐青马的握一杆大巴戟，呼呼喝喝而来。金元帅遂令骁骑校尉胡桃、海藻领三千人马迎敌，二人得令，点兵杀将过去。胡桃当下喝道："汝两个是什么番奴，敢来厮杀?"骑黑马之将答道："俺乃国师和尚大元帅麾下大将羌活是也。"坐青马的人亦应道："俺乃大将马蓟是也。"言毕，马蓟摇动大巴戟、羌活使起赤钢刀杀将过来。这边，胡桃使起酸枣棍、海藻舞起大刀急架相还。胡桃敌住马蓟、海藻敌住羌活，双双战到二十回合后，那海藻抵不住羌活，刀松处被羌活一刀砍中了肩肘，海藻应声落马，可怜死于非命。见此形势，总兵徐长卿、杜衡二将齐出双战羌活。那边胡桃亦斗不过马蓟，且用酸枣棍左拦右隔对方，心中好不慌乱。此时，金樱子在门旗下望见胡桃要败下来，自忖道："好厉害的番蛮，待吾赏他一箭。"遂拈弓搭箭，"飕"的一声正中马蓟的坐骑，那战马负痛直立起来，险些将马蓟颠了下来，胡桃正欲用棍劈之，却被那番将红曲救去。胡桃遂转而攻打羌活，但见那羌活果真了的，其一人敌住三将而全无惧怯，斗到三十回合左右羌活渐渐抵敌不住了，随即拍马而走，三将未再追赶，亦引兵退回不表。

话说羌活败回营后只听番营内一声炮响，却又闪出一个和尚来，其生得面目黄黑，形容古怪，骑一匹刺虎，手拿铁禅杖，又名打虎杖，重约三百斤，腰插两口戒刀，气势汹汹的冲向汉营。原来那和尚乃是：

自从落发寓禅林，山内常将猛虎擒；臂负千斤扛鼎力，天生一片杀人心。欺佛祖，轻观音，戒刀虎杖冷森森；学来妖法奇无比，变化多端独逞能。不读经本狠和尚，沙门酒肉密陀僧。

原来，这和尚乃是巴豆大黄之国舅，为目下掌元帅印的和尚密陀僧是也。那个密陀僧其人凶恶非常，因年幼间打死了人命，因之逃走到地锦村庵兰寺中削发为僧，寺中主持海浮石和尚收他作为徒弟。后来，其姐姐密蒙花被番王点入宫中去了，因她生得面貌如花似玉，百般娇态，于是巴豆大黄立她为皇后，密陀僧遂借此做了国舅，恃势横行，诈取百姓、官员之财物，妄作种种非理之事。加之师父海浮石和尚又教他些妖术，因此密陀僧以为天下无敌也。

当下，密陀僧独自前来挑战，金石斛带了黄连、木通二人挺枪出马，喝道："何方妖僧敢来挑战。"密陀僧道："汝不知俺家的大名么，俺乃是执掌大元帅之印、督领天下番兵的密陀僧大和尚是也。汝若知事，应天顺人，早早卸甲投降，吾主不失汝封侯之位。若稍有不依，俺家怒起，一虎杖打汝为肉泥。"金石斛与黄连、木通闻之大怒，一齐并刀向前，金元帅使了点钢刀、木总兵用了郁金刀、黄都统抡开三棱鞭，三人同时杀将过去。

密陀僧欲要取悦番王，独自一人抡动禅杖当住那三将，颜面全无惧怯，四人在战场上交斗，金鼓同鸣，叫喊连天。但见那密和尚好不厉害，其虎杖如龙盘蛟舞的一般，拦开点钢刀、架开郁金刀、闪开三棱鞭，好一场恶斗。汉天子在那关上与决明子道："这个番僧好厉害也！"决明子道："这个和尚不可轻视。"眼看又斗了二十回合，双方众军皆喝彩。番王观之大喜，身旁军师高良姜道："国舅大和尚如此骁勇，又有法术，哪怕汉兵有百万之众皆让他片甲不存，吾主夺取汉朝之天下易如反掌矣。"当下，金石斛、木通、黄连三将与密和尚大战了四十回合不能取胜。此时，密陀僧却精力倍增，用那虎杖力敌那三般兵器。木通大怒，一刀砍去正中虎杖上，只听得咔嚓一响，幸喜是一把宝刀尚未全卷刃，虎杖上倒被砍了一条凹陷。密和尚双手被震得生痛，心下忿怒，暗思战不下三员上将，于是口中念念有词，喝声："疾！"立时忽见乌云四起，日色无光，狂风大作，飞沙走石，摇士扬灰，黑黑漫漫半空中神哭鬼号。此时，汉兵则乱作一团，东西不辨。密陀僧乘机大驱人马杀将过来，汉兵全军溃败，被杀者无数，元帅金石斛、木通与黄连急忙退身。密和尚长驱直入掩杀过来，直杀得汉兵横尸遍野，血流成河。未知汉军性命如何，且听下回分剖。

第十四回　黄芪大战密陀僧　金铃斗法番皇后

古今竞争莫如僧，妖术施法能害人；
汉邦幼将无敌手，国舅皇后枉费心。

却言,那密陀僧以妖术败了汉军，随即催动兵马杀上前来。汉王与军师决明子在关上看了大惊，急令鸣金收兵，计点人马损失万余，幸喜众将逃得快未见折损。却说，木通身受一箭却未重伤，决明子遂以不死根煎汤为其疗伤，损伤不日即平复，此草乃大师威灵仙处所生之真仙草也，木通叩谢了军师不表。再说，汉王近日眉目不展，心下愁闷，决明子道："金铃子在此则未必有此败，因前日番王回国调救兵两下罢战，他故此上奏陛下回长安省亲去了，想必不日便回。何况胜负乃兵家之常，主上不必过虑。那密和尚必有妖术，来日可宰些犬血秽物以破之。"军师正言之间有小军报云："黄公子督粮到了。"决明子、金石斛同众将士等抬头一看，只见黄芪宛如天神一般的模样，怎见得：

束发冠珍珠嵌就，绛红袍绵绣作成。穿山宝甲镶黄金，双翅银盔飞彩凤。

足踏云缝吊墩靴，腰束狮舞金绦带。手内马刀七钧重，坐骑瑞兽乃麒麟。

当下，黄芪交割了粮草，参拜了元帅和军师，又见了父亲黄连及金樱子，列位俱各施礼毕，黄芪遂将遇仙得宝之事一一道来，黄连与众将等闻后莫不称羡，于是设酒致贺。是夕，黄连之子黄芪宿于帐中，忽闻宝刀长啸一声，如雷闪电，黄连与众将起来视之，宝刀在那里熠熠生辉，众人个个惊诧不已。次日，黄芪面谒天子，这时探子王不留行飞来报道："番将攻打地黄关甚急。"金元帅闻之下令开关，随即率领十五万精兵列成阵势。只闻三声炮响，两下金鼓齐鸣。番兵二十万雄兵齐列成阵势，但见：

烈烈旌旗似火，森森戈戟如麻；阵分八卦列长蛇，委实神钦鬼怕。枪晃绿沉紫焰，旌摇绣带红霞；马蹄来往乱交加，乾坤生煞气，成败属谁家。

此时，番阵中密陀僧骑刺虎、持虎杖，阵中擂鼓挑战；汉将木通要报一箭之仇，遂用百十斤的郁金刀接住厮杀，两将交手未至十七八回合，木通即大败而回。

当下可急坏了小将黄芪，他拍动麒麟竭，其快如闪电、足起祥光，众人看了无不喝彩。说时迟、那时快，黄芪早已跑到密陀僧面前，将马刀冲面门直接砍将下来，然密陀僧持虎杖当头打下，黄芪闪侧身闪了过去，接着二人又是一场大战，怎见得：

两条龙竞宝，一对虎争食；马刀怒举半截金蛇，虎杖一飞全身玉蟒；卒律律忽喇喇天崩地塌，黑云中玉爪盘桓；恶狠狠雄赳赳雷吼风呼，杀声内金睛闪耀。

两条龙竞宝眼珠放采，尾摆得水母殿台摇；一对虎争食野蛮奔驰，声震得山神毛发竖。

这回厮杀好不厉害，众兵将看的眼睛都直了。只见：一个胜似跨虎的伏虎罗汉，另一个乃象坐麒麟羯的伏龙将军。当下二人战至五十回合，那密陀僧本事却欠了三分，抵敌不住黄芪的宝刀，直杀得密陀僧汗流浃背，骨软筋麻。此时，密陀僧便口中念念有词，喝一声"疾"，片刻时间即乌天黑地，石走沙飞，狂风大作，细雨濛濛，汉兵阵中顿时大乱。金元帅早已令胡桃、石楠叶二将整备犬血、人溺等污秽之物，在高阜处撒泼下来，顷刻间飞沙走石隐退，乌云四散，一轮红日重现乾坤。

密陀僧眼见破了其法术，大惊不已。此时，黄芪又冲杀过来，密陀僧则倒退几步，动用虎杖又斗了二十多个回合。且说，密和尚突然从腰间取出一件宝物，形如莲房一般，名曰露房蜂，其将之抱在手中喝了一声"出"，只见那宝物中飞出无数赤翅蜂来，汉军众兵将见之大惊。那赤翅蜂迎风则长，犹如蝉壳一般的模样，口如铜针，将那汉军将士乱螫一气，汉兵阵营则犹如风卷残云一般尽相溃逃，未逃及者尽被螫伤，其毒性不可胜言，受伤者痛不可支。然而，那毒蜂却无一只去螫黄芪，原来黄芪穿了仙家所馈之宝甲，妖物皆近他不得。

此间，密陀僧急忙收了法，令四员将士助战，红曲、芫荑、羌活、乌梅遂各持兵器，催令三军敌住黄芪厮杀。话说，黄芪毕竟年幼，怎敌得那五员大将，此时被五员番将围在垓心，黄芪抖擞精神，左冲右突杀出重围，自身并无损伤，汉天子同决明子、金石斛等众人都看得惊呆了！只见黄芪跑动麒麟竭，腾起万朵祥光如飞而归。那边巴豆大黄直看得目瞪口呆，番兵个个吃惊，密和尚亦未敢追赶，自收兵回营去了。番主巴豆大黄道："汉邦有如此异人，如何处治是好？"军师高良姜道："不足为虑，若藜芦去紫苑山求得五参神将下山来，汉邦虽有千百个如此之异人，都让其死而无恨。何况吾邦猛将尚多，有何惧哉！"

却言，黄芪回营后众人称贺，天子大悦，召至御前，黄芪三呼已毕，天子命赐黄金千两、彩缎百匹、金花二朵、美酒十瓶，并封其为虎威将军，待有功之日再加升赏，黄芪谢恩已讫欣欣而去。其父金石斛大悦，设酒畅饮不提。再说次日，探子王不留行报云："致上元帅，番邦又到三员女将，乃是巴豆大黄的正宫密蒙花是也，她乃密陀僧之姐姐，与天雄元帅之妻马蔺花皆拜华山云母为师，学的法术好不厉害。加之又有徒弟红花娘子，乃番将红曲之妹。"金石斛赏赐了王不留行，让其再去打探，以便有备厮杀。此时，又有一名小兵报云："平番将军金铃子带领了二位将军已至营门。"黄芪与金樱子遂出门迎接金铃子等一干人，金铃子等拜见了元帅金石斛，告之曰："母亲致意问安，银花姐姐亦有下落了，三日之后即当相见。"金石斛闻之大悦。尔后，金铃子引领二将与众官相见已毕，再入朝拜见天子，天子大悦，询问二将的姓名，金铃子奏曰："面黄者乃尚书杜仲之族弟杜若是也，面青者乃元老甘草之侄甘蔗是也。"天子遂唤二将近前，二人三呼已毕立于其侧，天子细观二人相貌大吃一惊，遂对军师决明子道："此二人形容古怪，世所罕见也！"但见那杜若：

面色晦而青，眼光暴且绿，遍身鼓青筋，须起如绳束；
腰小五围多，膀阔尺有六，声响若雷鸣，丈夫闻之惊。

又看那甘蔗之时，只见：

面皮青亦厚，身材长小瘦，双孔鼻上掀，双耳轮后翻；
目小若银星，灿灿如闪电，上阵极轻娇，酣斗百回合。

当下，军师决明子对汉王道："此二人形状奇异，必有大勇也。"汉王遂问二将身居何职，甘蔗、杜若二人奏道："皆为举子出身，因后遇了异人白头翁，传授金棱藤一杆，于阵上取人百发百中，臣二人故此结为兄弟。今遇友人金铃子兄，故相随同行，愿与陛下出力。"天子闻言大悦，封二人为都尉，二人拜谢后各回帐下。

话说到了次日，探子王不留行飞报番将又来挑战，金元帅传令众将披甲迎战。阵前，番邦女将红娘子首先出马，手持双刀赶将过来；汉军杜若出马，使用金棱藤交战。红娘子与杜若战到五十回合时拍马便走，杜若知是诈败诱战，未追而归。此时，金樱子统领了五千铁骑人马冲将过去，番兵阵脚大乱，死伤无数。忽然间，番营门旗下飞出一员女将，使两口日月双刀，跨一骑龙驹冲了过来。汉将抬头一看，只见那女娘子：

蝉鬓金钗双压，凤鞋宝镫斜踏；连环铠甲红纱，绣带柳腰端跨。霜刃将雄兵乱砍，玉线把猛将生擒；天然美貌海棠花，密蒙花抡刀跃马。

原来，那员女将就是番皇后蜜蒙花娘娘，当下领了众女兵杀来。这边金樱子二话未说拍马使方天大戟直取密蒙花，密蒙花亦不搭话，两边直杀到四十回合未分胜负。此时，那密蒙花用所带火种将迷迭香焚燃，金樱子嗅后突然神智恍惚，遂被迷翻于马下。汉将木通、黄芪急忙同出，拼死方才救回金樱子。原来，那迷迭香焚烧后嗅之气味可迷闷人，过去一时三刻即可苏醒。当下木通、黄芪将金樱子抢救回去，密蒙花看见后大怒，遂乘势驱动女兵掩杀过去，汉军大败。此时，桑寄生使一杆浑铁枪、苏木使一柄铁锏，二人拚力向前迎敌，密蒙花则以双刀力敌二将。战了莫约三十回合时，番阵上飞马而出两位女将，乃是马蔺花与红娘子也，红娘子遂抵住苏木；马蔺花却在一边轻取金牙石打将过来，直接打到桑寄生顶门上，可怜其脑浆迸出，死于婢子之手。随后，汉阵上木通、金铃子、黄芪、石韦等四将出阵迎敌。话说，正当苏木杀败正要逃走时，密蒙花取出一件宝贝望空中一晃，有如万朵红花在空中散乱，苏木看得眼花，哪知中了隐套索上七八十个金钩，遂将苏木活捉了去。此时，四位汉将直杀过去欲救苏木，然密和尚与马兜铃却一齐挡住，木通则与密陀僧厮杀，石韦则同马兜铃对决，黄芪抵住马蔺花，金铃子敌住红娘子，八匹坐骑在阵上盘盘旋旋，各逞威风。且说，金铃子战到三十个回合时其钩藤枪使得神出鬼没，红娘子力怯敌他不住欲施妖法，早被一旁金铃子看得真切，将那白前圈向上一抛，那红娘子应声坠马而亡。

且说，密蒙花又走到阵前，见红娘子被金铃子打死心中大怒，口中遂念念有词，顷刻间忽见乌云罩地，旋风大作，吹得汉兵东倒西歪，阵脚大乱，金铃子急取出朱砂牌一晃，片刻间那乌云四散，狂风平息。密蒙花见此情景大怒，骂道："汝这小贼子，敢破了吾之法术!"随手又以红花套索撒于空中，欲捉金铃子一雪耻辱，金铃子遂口念真言，那红花套索在半空中却下不来。此时，马兜铃暗取了金刚石欲要打木通，金铃子则以白前圈去套，遂将那金刚石收了回来，马兜铃见之大惊，急忙奔回本寨。密蒙花见红花套索也捉不得金铃子，又急忙取出两个纸包，一红、一绿。那红纸包内存有一束剪断的草，向空中一撒即可变出无数的悍马；绿纸包内皆是绿豆，向空中一抛可化成无数的兵将。只听密蒙花一声号令道："众兵将皆要拼力上前。"言罢，只见那呼号之声犹如千军万马之驰骋，汉将见之大惊，返身而逃。密蒙花则又使剑作法，顷刻间云布满山，飞沙走石，奔雷闪电，天昏地暗，遂又大驱兵马掩杀过来，好不吓煞人也。欲知汉军将士性命如何，且听下回分解。

第十五回　女贞仙法降妖后　汉军决胜九皮将

幻术从来莫施逞，女贞仙术降番后；
九皮泼顽难力敌，雄军上将胜泼皮。

却言，密蒙花皇后撒豆成兵、断草为马，又施法术，其后大批番兵杀将过来，只杀得汉兵溃不成军，死伤者无可数计，汉军遂急忙收兵入关，此时已损兵一半。密蒙花率众将直杀至关下方才收法,番军得胜而回，人人称快、个个言功。番王巴豆大黄亲自迎接密蒙花，接着赐赏众军，已毕，军士押过苏木来，巴豆大黄冷笑不语，军师高良姜在旁言道："汝既已被擒，如何不跪？"然苏木仍直立而不跪。巴豆大黄道："汝今强也无益，不跪也由汝罢了，可问汝在那邦官居何职？"苏木答道："俺乃福州白矾关的总兵是也，汝问俺何干？"巴豆大黄道："孤今加封汝为破汉将军。"苏木则厉声叱道："俺乃忠臣不事二主，汝这番狗不守天命，尚在横行抗拒，俺今视死如归，死又有何惧哉！"巴豆大黄大怒，遂令左右刀斧手推出斩之，苏木引颈受刑。可怜汉军一代忠臣却死于非命。后人有诗以叹之：

哀哉苏君终尽节，岂知为国被番擒；
平番未捷身先丧，忠心贯日竟留名。

却言，汉兵大败入关，奏知天子，将那番后密蒙花的幻术之厉害一一道明，天子刘寄奴大惊。军师决明子云："这番后密蒙花系出华山云母之徒，法术颇高。吾师威灵仙曾曰：巴豆大黄乃是番邦的真命天子，故有异人助他扰乱江山，若不剿灭，则陛下之生民受苦矣！"汉王闻之眉头不展，面有忧色。此时，又见探子王不留行报道："启上万岁爷爷，小的打听到那番邦又多十万壮兵，乃斑蝥国阿胶大王引了神曲将军、熊胆将军、桃仁将军、葱白将军四员大将，个个皆有万夫不当之勇，督令军兵已近南星关之左泽泻岭地面了。”天子大惊，急与决明子计议，决明子道：“主上不必过虑，在此有大将金石斛元帅，又有黄连、木通、金铃子、黄芪一干人等，谅可足以拒之。所可虑者尔，乃番后密蒙花是也。”军师决明子遂令各营防守，紧闭寨栅。同时，命总兵山茱萸往南番皮国去调借几路人马前来助阵。此间，汉天子心中忧闷，寝食不安，文武官员亦人人着急，央请军师卜下一卦。那决明子焚香后手拈一卦，判曰：“来日有破敌之人前来保驾。”众人闻之大喜，汉王素知军师仙卦灵验，心下方安。

待到次日天明，众将在那山上悬望破敌之人，当时乃秋高天色，天高气爽，露滴茅草，清风徐来，一轮红日早已在东山透出。正在众将盼望之下，忽见那山坡上祥光蔼蔼，众人定睛一看却是三位道姑，皆背着剑走将出来。众文武叩问道：“三位女仙，莫非来助汉乎?”女仙答道：“然也。”众人急忙报知汉王与军师。这边军师决明和天子正仰首以待，只见那三个道姑迤逦而来，众人皆迎了上去。决明子早已知之，便问道：“来者何仙?”其中有一老年道姑答曰：“小老乃琥珀山水萍洞女贞仙是也；左首者即总兵山茱萸之女山慈姑也；右首者即元帅之女金银花也。今小道引了二徒特来与国家效力。”决明子见她三位皆有神仙之相，忙离席曰：“久仰大名，幸而相见，请大仙入座。”女贞仙子作谦道：“军师乃武当山仙师威灵仙之高徒，又为佐汉天子之军师参谋掌握大事，小道焉敢占坐。”决明子则再三礼让，然后分宾主坐定不表。

却说，金石斛、金樱子并金铃子闻知金银花之事，便急与金银花小姐相会，双方邂逅悲喜交加。金元帅问起根由，金银花小姐从始至终诉说了一遍，父子三人闻之皆大欢喜。金银花又曰:“母亲已曾会过，今安心在家。”元帅听罢更是欢悦，然后同二子拜叩女贞仙子救拔之恩。女仙姑道：“些许小事，何足言谢，今使父子姐弟相会，也是汝家的好事。”元帅致谢不已，再谢军师卜卦之灵，众亦皆悦服军师之仙卦。此时，忽又闻探子王不留行飞来报云：“番邦女将密蒙花、马蔺花前来讨战。”元帅遂下令众将披挂出营迎战。三通鼓响，列成阵势，金银花率先出营，舞动双剑敌住密蒙花；那边山慈姑敌住马蔺花，四员女将在阵上双双大战，盘盘旋旋犹如万道金光、千条烈火，观这场厮杀不比寻常也，怎见得：

一个乃初出仙宫施道力，一个是堪夸法术拒天兵；一个舞对剑如寒霜凛凛，一个动双刀似瑞雪飘飘；各逞神通争胜负，皆施妙法显威风。

四员女将斗到五六十回合，先是马蔺花力怯，即取金牙石打将过去。当时，女贞仙子在高阜处看得真切，遂取出一扇子，始如艾叶般大小，迎风一吹则如荷叶一般大，其色白而黄，此乃仙家炼成的宝贝，名曰“当归扇”，当下望着金牙石一扇，这金牙石即被女贞仙子收归了去。马蔺花看见破了法宝，大惊，遂舞动双刀又力敌山慈姑。再说密蒙花战金银花不下，遂令女兵将迷迭香燃起，银花则口诵法语，迷迭香却再也迷不着她了。如此则恼了密蒙花，她遂口中念念有词喝声："疾"，只见乌云四合，狂风漫卷，沙石骤飞，轰雷闪电，冰雹交加。女贞仙在高阜处仗剑作法，念动真言，忽闻半空中霹雳一声，如天崩地裂般响亮，片刻狂风顿息，乌云尽散，冰雹不加。密蒙花见法术被破遂大怒，忙取出红花套索向空中一撒，如千朵红花半空中飞舞起来，众兵士见此情景皆都惊呆了，那金银花乘机先自走了。密蒙花现出套索欲要套取山慈姑，未防山慈姑却会土遁，此时已不见了踪影，番将个个惊呆了，吓得密蒙花亦手足无措，金元帅遂挥兵掩杀过来，番兵大败，死伤者无数。此时，但见日已沉西，决明子军师下令收兵不必追赶穷寇，汉兵得胜而归。少刻，女贞仙子带着两个徒弟亦回到营中。

汉军取胜后汉王大悦云："此皆赖女贞仙子之力也！"女贞仙子称谢君王夸赞，汉王遂令取出玉黄云彩缎等御玩之物赐赏之，女贞仙子却固辞不受。于是，汉王大兴酒宴贺功不表。次日，番将胡王使者又来挑战，金元帅顶盔擐甲绰枪上马，领了众将出阵迎战，金元帅率先出马，一抬头却看见胡王使者冲将出来。你道那胡王使者怎生打扮，但见：

头戴铁兜鍪，顶上折犁尾红缨一束；身披银罩甲，腰中拴虎筋细带一条。两眼圆似铜铃，依稀半绿半红；一部须如卷钢爪，蒙茸非赤非黄；鼻似波斯略小，颧如蒙古尚高。手中铁蒺藜，舞弄处风驰雨骤；坐下铁骊驹，跑起时电掣云飞；向日威震塞外，今朝名播寰中。

当下，金元帅见了喝道："来将通名？"胡王使者答曰："吾乃西域国王巴旦杏之御下封为招讨大将军胡王使者是也。"金石斛道："汝既是西域国王的臣子，为何反来助贼，犯吾天朝？汝今急速退兵，可免你一死！"胡王使者道："胡椒国巴豆大黄乃是正主，故此不以千里之远助之，以成全其大事也。"金石斛元帅闻之大怒，拍马持枪直取胡王使者，那胡王使者亦用铁蒺藜对面相迎。再说，胡王使者好不厉害，那铁蒺藜足有二百多斤重，随着战鼓助威，二将战到了六十个回合却未分上下。这时，木通使郁金刀、黄连持三棱鞭拍马助战金元帅。胡王使者抖擞精神又战了十几个回合，然挡不住三员猛将。此时，只见那番营内门旗下一声炮响，闪出那九员皮将。汝道那九员皮将是何人也？乃为白鲜皮、海桐皮、大腹皮、牡丹皮、榆白皮、地骨皮、石榴皮、川桦皮、柞木皮等，此九人皆使大枣棍、尽坐黑牵牛一起冲将过来。汉阵上众将抬头一看，那九皮将怎生模样，但只见：

头顶虎皮盔，斑斓杂色；身穿象皮甲，刀枪莫近；腰间拴丝带，背上插飞枪；手持大枣棍，皆骑黑牵牛。

汝观那九皮将好不唬人，手执了百十斤的大枣棍，上有飞镰枪五把，坐了黑牵牛，喇喇地径直冲了过来，汉军阵上黄连、石韦、杜衡、甘遂、金樱子、徐长卿、杜若、甘蔗、胡桃九员上将出马迎战。黄连使一条三棱鞭，接住了牡丹皮厮杀；金樱子手持大戟直刺海桐皮；石韦舞起萱花斧与大腹皮相斗；甘遂用铁戟同榆白皮交战；杜若使金棱藤战住地骨皮；徐长卿持枪与柞木皮相对；杜衡用熟铜刀接住白鲜皮厮杀；甘蔗使金棱藤迎住川桦皮交手；胡桃则用酸枣棍与石榴皮交战。只见阵上杀得征尘滚滚，灰土漫漫，旌旗蔽日，鼓似雷鸣，一十八匹坐骑往来驰驰交相鏖战。且说，杜衡卖了个破绽，任白鲜皮杀将进来，尔后突然扭转身体，手起熟铜刀“咔嚓”一下正着在那白鲜皮的项上，杜衡大快，道将白鲜皮的首级已砍了下来，然谁知那白鲜皮却一毫未损，杜衡大惊，只好竭力应战。再言，那金樱子一戟刺中了海桐皮，海桐皮却毫无感知。此时，徐长卿一枪刺中了柞木皮，而柞木皮一手却接住了枪，随即用红枣棍将徐长卿打于马下一命呜呼了，可惜死于蛮皮之手也！后人有诗以吊之，诗曰：

痛惜将军鏖战场，九皮番将太猖狂；
刺人不克遂殒命，徐君英灵驻沙场。

军师决明子在将台上望见那九皮将的厉害，观之刀斧不能伤、枪刺不可入，料想众将亦无法抵挡。又见折了徐长卿，心中不免大吃一惊，于是急令鸣金收兵，再作打算，金元帅随之急查兵卒，总计折了六千余人。话说番兵得胜而归，巴豆大黄心悦，遂犒赏三军，并封九员皮将为九胜威武将军，封胡王使者为副元帅大将军，番军营中大吹大擂饮酒甚是高兴，暂且不表。

却说，那密蒙花同马蔺花又一同前往华山见师父去了。此间汉将皆来见驾，奏言九皮将的厉害，皆为铜皮铁骨铸就，因此不能取胜，汉王闻奏后心中愁闷不已。话说，到了次日九皮将又来挑战，众将又出去杀了一阵，然九皮将用飞镰枪伤了数百汉兵。其中，驱寇军芦荟、芦根、夏枯草三将皆被其刺死，总兵甘遂手臂上亦中了一枪，幸枪刺的不深，未至丧命，军师决明子于是取了不死草一根交与甘遂的军士，令甘遂煎水服之则伤可立愈。再说，汉天子闻战报大惊，心中难免忧上加忧，遂请决明子入帐从长计议。天子与决明子道：“番邦九皮之将如此厉害，吾折损了诸多兵将，如之奈何，师台有何大见？”决明子道：“要破此九皮将，须以火攻方可取胜。”天子闻之不免心中一喜。此时，有守军禀报：“辕门之外有两个道人求见万岁。”汉天子遂命宣进见。欲知来着为何方道士，且看下文分剖。

第十六回　元帅巧布八阵图　黄芪力斩四番将

乾坤气象古今存，八卦奇术敌万人；
年少英豪世罕见，四员番将立时亡。

却言，那道人昕得汉王宣召，便偕弟子急步上殿三呼后曰:“陛下，贫道稽首!”天子曰:“仙师住居何处，有何大名?”道人答曰:“小道乃白及山白茅洞覆盆子是也，此小徒名曰木兰，乃木通总兵之弟也。近闻番国作反，异人并起，卒不见平息，故特来助一线之力耳!”汉天子大悦道:“朕欲剿削番邦以消五内之恨，今仙师肯助朕破敌，真天下之幸矣!”于是，下令摆酒款待不提。木通闻知此事，忙来入见木兰，手足之情自不必说，尔后又感谢了覆盆子训弟之恩。此外，还有那军师决明子、元帅金石斛等一干人皆来相见。列位看官，汝道那覆盆子怎生打扮，但见其:

头挽两枚蓬松丫髻，身穿一领巴山短褐袍，腰束杂色彩绦，背上松纹古宝剑。

白绫袜衬紫色棕鞋，锦囊手持着片甲扇子，八字眉一双杏仁眼，四方口一部络腮须。

话说到了次日，金元帅同众将披挂停当，三通战鼓后元帅上了点将台，将令旗随手招扬，不一时忽列一阵势，十万军兵盘盘桓桓如海水之潮涌一般，刀戈密密，旗旌重重。元帅下令众将，急催战鼓，准备迎敌不在话下。

且言，番阵上密陀僧并阿胶大王几多番将望见汉军正在排阵，便请军师高良姜同上将台观之，只见:

正东方上一队人马，皆打火焰红旗、红甲红袍、红缨赤马，为首一杆引军红旗，上面金销南斗六星，下绣朱雀之状。但见在那军旗招展之处拥出一员大将，号旗上写得分明，乃先锋大将金樱子是也，其手绰方天大戟，坐骑赤马，立于正东方之离位上；正南方一队人马，尽皆青旗、青甲、青袍、青缨、青马，为首一杆引军青旗，旗上面金销南斗四星，下绣青龙之状。只见那一杆青旗招展之处拥出一员大将，号旗上写得分明为左军大将木通，他手执郁金刀，跨骑青马立于正南之震位上；那正西一队人马，尽皆白旗、白甲、白袍、白缨、白马，为首一杆引军白旗，又以金销南斗五星，下绣白虎之状。在那一杆旗帜招展处拥出一员大将，号旗上写的乃是右军大将黄连，其手执三棱鞭坐骑白马，立于正西方之兑位上；正北一队人马，则尽是黑旗、黑甲、黑袍、黑缨、黑马，为首一杆引军黑旗，上面金销北斗七星，下绣玄武之状。在那一杆门旗招动之处拥出一员大将，号旗上写得明白，乃石韦也，其手执萱花斧胯下黑马，立于正北之坎位上；看那西南方门旗影内一队人马，皆红旗、白甲，为首一杆引军绣花旗，旗上金销坤卦下绣飞熊，在战旗招动之处乃是骠骑大将杜衡，坐骑战马手持铜刀，立于坤位上；观那东北方门旗阴影内一队人马，皂旗、青甲，为首一杆引军旗上面金销巽卦下绣飞豹，在旗幡招动之处号旗之下写着骠骑大将甘蔗，其手握金棱藤胯下战马，立于艮位上；在西北方门旗阴影内一队人马，白旗、黑甲，为首一杆引军旗上金销乾卦，下绣飞虎，在旗杆招动之处号旗上写着骠骑大将胡桃，他手执酸枣棍坐战马，立于乾位上；再看那东南方门旗阴影内一队人马，红旗、红甲，为首一杆引军旗上金销巽卦，下绣飞龙，在那一杆旗招动之处号旗上写得明白，乃是骠骑大将杜若，其手执金棱藤，骑战马立于巽位上。

且说，那八方阵列排布得似铁桶一般，阵门内马军随马队，步军随步队，各执阔剑、长枪、钢刀、大斧，旗帜整齐，队伍威严。观那八阵之中央皆为一色的杏黄旗，间有六十四面长脚旗，旗上金销六十四卦，两员女将各执双剑，坐骑黄马守在黄旗之下，乃是女仙山慈姑与金银花也；在那杆黄旗之后立着姜黄、白芷，二人引领副手二十余人回绕着挠勾、套索和准备擒敌的器械；看那金石斛元帅则仗着宝剑胯下金鞍白马，立于阵上督战兼掌控中军；在金元帅马后皆短戟长戈、锦鞍骏马，整整齐齐地排着三五十员大将，皆骑着战马手执长枪，全副弓箭侍候；那中军羽翼，左是石楠叶统领马兵三千，右为石长生管领步兵三千；后阵又有一队雄兵，乃是白芍、蒲黄、白茅根、苏梗四员大将压阵。端的那座阵势非同小可，只见那：

明分八卦，暗合九宫，占天地之机关，夺风云之气象。丙丁前进如一道烈火烧山，壬癸后退似一片乌云伏地。左手下盘绕青气，右手下贯串白光。金霞遍满中央，黄道全归戊己。回有二十八宿之分，周有六十四卦之变。马军则一冲一突，步卒乃或先或后。休夸八阵可以成功，漫道六韬方能取胜。

话说，当下阵势排列已毕，军师决明子令金铃子与甘遂领一支人马，前往南北方向十余里的皂荚山下埋伏，以备番兵溃退时截其归路。又令黄芪率领三千人马，前往皂荚山之北约六七里处的紫荆岭，在山岭下合欢桥处埋伏，番兵一败必从此路而逃，故截其归路必收大功。众将皆欣欣听令分头准备，暂且不表。

却言，番邦军师高良姜同众将在将台上观望了汉军阵势半晌，夸羡道："汉军元帅排布了个好阵势！"突然，只听得汉营中不断的擂动催战锣鼓，众统领尽皆下了将台跨上战马准备出击。那高良姜遂来到诸将中问道："哪一位敢打头阵？"一旁先锋队内闪出四员骁将请命云："小将军四人愿往。"高良姜视之，乃是马兜铃的副将胡荽、马勃、干姜、乌药四人。高良姜又道："汝等四个无能小将，休夸口舌，对方阵势极其厉害凶恶，其阵外开八门，汝等知道打从哪一门杀将进去？何况此阵坚固异常，不可小视也！”四人齐声应道：“吾等愿去打破此阵，建立大功有何不可？”一旁马兜铃亦劝阻不住，只见那四个番将引了五千人马，各执兵戈拍马而去。此时，两军阵前一齐呐喊，那四员番将商议道：“观此阵势不易攻打。”干姜道：“可分兵两路，马勃与胡荽引领二千五百人马从南门杀入，吾与乌药率引二千五百人马从此门而入，务要在阵上齐心协力一并力杀出去，此阵则必然可破矣。”

却说，那四番将商议已定，先是干姜手执大刀、乌药手持方天画戟，率了一半人马不管好歹从正门杀入，然见那阵中乌云罩地，黑气漫天，巨浪喧嚣，喊声四起，干姜、乌药二人大惊，悔之不及。此时，只听一声炮响，突然冲出那大将石韦，更不打话就用萱花斧直取二将，双方一来一往、一返一复，只战了十几个回合石韦手起刀落遂将干姜斩于马下。此间乌药大恐，然措手不及被石韦斩首，其余军兵亦被杀的四散奔逃。又言番将胡荽、马勃领了一半人马，也不知厉害径望南门而入。但只见得阵内烈焰腾飞，四周一片火海，马、胡二人大惧，未能杀入阵中，正欲回身忽听一声炮响，迎面一员大将抵住去路，其手执方天画戟大声叱道：“汝等无名小奴，欲逃往哪里而去？”却说那员大将正是先锋金樱子，二番将顿时吓的汗流浃背。这边金樱子手执方天画戟力抵二番将，双方交手仅一回合，金樱子一戟便将胡荽刺于马下；马勃见无法抵敌于是拨马便走，金樱子急取弓放箭，一箭正中那马勃的咽喉，遂翻身落马而亡。那些所剩番兵亦尽被红旗军杀得未曾走掉一个。原来，那覆盆子法师在将台上看见番兵自南门而入，即于台上仗剑作法，故有乌云巨浪、烈火焰焰，以迷乱番将就而斩之，因之毫不费力。

却言，番营中军师高良姜看见两路兵马杀将过去时，那阵忽然改变，循环多端，幻化百出；又见南边火起，空中乌云密布，早已料定两路番军必亡于阵中。遂急忙下了将台将军情报知巴豆大黄，巴豆大黄闻之大惊，遂急召文武百官商议破阵之策，众人皆默然。此时，忽见密陀僧大喝道：“食君之禄，必当与君分忧，汝等皆是贪生畏死之徒，洒家愿往。”言未了，又见一人出班奏道：“无须国师用力，只用俺这个四大将军则足以破得此阵。”众人视之，只见其人生得面如黑漆，目似铜铃，一嘴胡须，头上雉尾金盔，身穿乌油甲，足踏战靴，腰系碧玉带，身长一丈二尺，腰大十围，凛凛威风，乃是阿胶大王也。

巴豆大黄闻之大悦道：“既是如此，贤弟与国舅和尚可同去破此阵。”阿胶大王即令四将披挂上马，四人一声得令而去。且说，熊胆将军使一柄大青刀，葱白将军握一条瓜藤棍，神曲将军持一把槟榔锤，桃仁将军用一枝虎刺枪，四员皆为斑蝥国的骁将，其勇力无比。那阿胶大王自己用一柄大蒜刀，重约三百余斤，有万夫不当之勇，力可以举鼎。其在斑蝥国中赤手打成天下，因与巴豆大黄结为兄弟，故此发兵来助他。

话说，那密陀僧亦点了其四员大将，乃是羌活、芜荑、乌梅、马蓟，四人各执刀戈跨上战马，率领八九千壮兵出战。再说那阿胶大王，坐下一匹白牵牛，一日可行千里，真乃一匹宝骑。当下，番军大驱人马又来打阵，亦作两路分杀而入，呐声喊叫，万马奔驰，好不势大威风。金石斛元帅在将台上望见了那些番将皆冲入阵中而去。且说，汉营左军尽是白旗、白甲，右军皆为皂旗、皂甲，金元帅喝令一声，左右将令旗摇动，那座阵势盘桓启动，又忽然变作一个太极阵。番兵杀入蒙蒙盹盹，只见白浪滔天；杀到那边，昏昏沉沉，又似乌云罩地。此时，忽听得半空中一声炮响，四下里雄兵大将围拢过来，那番兵抵挡不住遂各自逃生，那四面好似铜墙铁壁一般哪里逃得出去。又忽见火光冲天，火炮自火光中射出，番兵被打死了过半，乌梅与马蓟亦被焚死于阵中。那阿胶大王虽有力然不能使，遂急忙与密陀僧引了一干残兵溃逃。其八员副将已亡两员，兵丁只剩得五万余人，皆是焦头烂额。话说，阿胶大王、密陀僧和尚并六将杀出重围，领着残兵舍命逃生，直往皂荚山而走，然喘息未定忽闻山后一声响，但见那金铃子、甘遂所率的伏兵一齐杀出，截住番兵大杀一阵，番兵此时只剩得三万余人。

此时，密陀僧与阿胶大王不敢领兵从大路逃遁，遂向紫荆岭而走。眼下番兵人马困乏，正在越岭而行忽然又听见一声炮响，山下一员大将阻住去路，阿胶大王与密陀僧使神曲将军出马，那神曲将军用槟榔锤去迎那员大将。原来，那员大将乃是黄芪也，当下黄芪大喝道："吾奉军师之令到此，已待多时，今看汝等往哪里而逃！"言毕便催动麒麟竭，抡起马刀直与神曲交战，战不数合遂将神曲一刀斩于马下。其余三个番将大怒，并力一齐向前，熊胆执大青刀便砍，桃仁舒虎刺枪便刺，葱白抡起瓜藤棍当头便打。却说那黄芪全然不放于心上，将那马刀舞得如雪片一般力敌三将，忽然一刀斩下去，正中桃仁的面门，遂翻身落马而死；葱白见之大恐，措手不及，不提防被黄芪又是一刀砍作两段；此时熊胆大怒，持大青刀单战黄芪，然战不上十回合其抵挡不住拍马而走，黄芪遂赶上一刀斩之于马下。阿胶大王连损数将心中大怒，气得须发竖直；身旁密陀僧则暴跳如雷，双睛突出，二人遂并力向前杀那黄芪。然此时只见汉邦追兵疾至，兵马盖地而来，阿胶大王此时眼花心乱，遂与密陀僧杀开一条血路，领了万余残兵慌忙溃逃。黄芪驱兵在后追赶，阿胶大王遂返身再与黄芪战约十余回合，阿胶大王将那大蒜刀照着黄芪头顶砍下，黄芪急闪身，刀却在肩肘上削过。原来，黄芪穿的是仙家宝甲，其刀砍不入，然黄芪倒也吃了一惊。话说那斑蝥国军将虽是勇猛，却挡不住黄芪的主力精兵，况又人困马乏，加之汉邦的追兵又至，于是番军中急急吹起牛角号收兵，那些残兵败将如飞一样逃命去了。要说那羌活、芜荑命亦不该绝，故也逃脱了。

再言这场厮杀，真个是人号鬼哭，阵中烧死者堆积如山，横尸十里，血流成河，番邦锐气由此折尽。当下金石斛元帅鸣金收兵，决明子俱各表功。此时，一将禀曰："虎威大将军黄芪斩了四员番将，今以首级献上。"决明子闻听大悦，遂为黄芪上表了大功。须臾，忽又见探子王不留行前来禀报："番邦又有几员女将，其个个神通广大，仙法不测，欲报仇雪耻。"欲知那女将法术如何，且听下回分解。

第十七回　云母施法败汉军　女葵宝瓶收石燕

仙家妙术各有异，争斗原来法力奇；
石燕纷飞无可破，石胆净瓶尽收之。

且言,金石斛排阵大胜番军，汉天子闻奏大悦道："此全赖仙师覆盆子之法力无边矣!"覆盆子道："天子言过，贫道无能也。"尔后，覆盆子便被汉天子请为法师，又加封黄芪为灭番大将军，其余将士各以功升赏，众人皆三呼谢恩。天子又召见金元帅云："卿努力王家，辛苦益甚，大败番兵以锉其锐气，皆吾卿之力也！"金石斛奏曰："陛下何出此言，此乃上托吾天子之洪福，下赖将士之同心也。臣有何能，敢受天子之褒奖。"接着，汉王命设宴贺功不表。

却说，阿胶大王、密陀僧、芜荑、羌活四将领兵败回本营，个个垂头丧气，满面惭羞觐见番王，番王见之大惊，问曰："闻之那阵势好不厉害，贤弟与国舅去攻打，胜负若何?"密陀僧、阿胶大王无言以对，倒是芜荑、羌活二人一一奏明战况。巴豆大黄闻之大惊失色，然亦无可奈何，只得心不由衷地言道："胜负乃军家之常事也。"军师高良姜云："那个阵上必有妖人作法，今已中了其奸计，折了吾方几万人马与几员大将，此乃天数也，非二人之罪。"正言间，只见一小兵报云："王后去华山请得云母娘娘来了。"巴豆大黄闻报顿生欣悦，亲自与众将出门迎接。只见那为首来者乃是马蔺花女仙，次之乃为密蒙花，又次之似两个道姑模样的人；压阵者乃华山主母云母娘娘是也，其坐骑为一只羯羊。须臾，将众人迎至营中，番将个个前来参见。接下来云母问道："近日军中胜负若何?"巴豆大黄道："连负数阵，折了大将十余员、兵马五六万。昨日汉军又排兵布阵，吾方又折壮兵八九万。看来不可成功，反自损兵折将，今师父到此，有何妙计?"云母道："吾主勿忧，小道自有理论。前日，吾弟子密蒙花、马蔺花的法宝皆被汉军破了，故今日小道特来助吾主以求成功，定要大破那汉兵，捉住妖人以泄贫道之恨。"巴豆大黄闻之大悦，又问道："此二位女仙又是何仙?"云母曰：

"亦为吾之徒弟也，一个是射罔山之知母，一个是水蕲山之贝母，皆是来破敌的。"巴豆大黄遂大悦。此时，早有探子王不留行将番营敌情禀报给了金石斛元帅。

话说到了次日，番阵上战鼓如雷，军丁列成阵势，多半乃是女兵；这边汉营中亦排好阵势准备迎敌。接着双方擂起战鼓，番军中密蒙花、马蔺花各执双刀出马挑战；汉营内山慈姑、金银花齐出应战，四员女将大战了二十个回合时，金银花斜刺里一剑砍去，正砍中了密蒙花的战马，那马负痛直立起来将密蒙花掀于马下。知母、贝母二位女仙随即飞马前来接住厮杀，密陀僧趁机将姐姐密蒙花救走，马蔺花亦返身回营。当下，贝母持一根千金藤与山慈姑交战，知母使一枝地丁枪与银花小姐厮杀，双双皆施手段，各逞神通。此时，知母忽然取出一枚金星石来照着金银花打来，那金银花急闪身时已被打在背上，其口吐鲜血大败而走，幸有众人将之救回营中。且说，金石斛闻知金银花受伤大惊，女贞仙子安慰云："元帅休惧，依小道看来令爱本有几日血光之灾，今伤虽重然不致于死。小道有一种胡孙姜又名骨碎补，将之捣细敷于伤处则不日即可痊愈。"军师决明子闻知金银花伤情，亦送来不死草给予调治。且又言，山慈姑此时一人力敌知母、贝母二人，又战了十八九个回合，那贝母暗中随手取出一个硇砂筒来，口中念念有词，接着一阵大风吹来，那硇砂顿时如大雪一般纷纷扬扬的布满征场，此时汉兵则个个睁不开眼，若被吹入眼中者必为翳障。山慈姑则念着避砂诀，只见知母又将金星石打下，山慈姑遂借土遁走了。汉军大败，贝母亦收了法与知母大胜而回。

次日，云母乘骑羯羊出阵，她手执两口龙胆宝剑冲将出来，两军阵上助威声震天，金鼓齐鸣。这边，汉营中女贞仙执蚤休剑出阵喝道："何处妖仙，敢到此来横行，昨日伤了吾徒，今日又来讨死不成？"云母道："汝乃一野仙，有何等本事与吾争斗？前日吾徒之法宝俱被汝用什么妖法收了去，今特来捉汝。"女贞仙之闻言大怒，持蚤休剑砍将了过去，云母则使龙胆剑急架相迎，二人各使神通赌战。此时，阵上但见彩光漫漫，浮云蔽日，瑞烟蔼蔼，杀气冲天，二女仙各施法术腾于云端争斗，须臾又落下地来厮杀，双方将士个个皆看的目瞪口呆。忽然，云母口中念着咒语，顿时风雷大作，从半空中纷纷坠下数万人马，均是青面獠牙，蓬首跣足，手抡刀戈枪戟向汉军阵中砍杀。女贞仙子亦念念有词，但见风雷顿息，那数万人马原来皆为纸剪也。云母见破了其法术心中大怒，遂将两口龙胆宝剑抛向空中，顿时又化作万把利刃在空中乱纷纷砍将下来，女贞仙子遂将那口蚤休剑飞向空中，立时化作数万宝剑在空中赌斗。突然，只听得天崩地裂般霹雳一声巨响，二人所施法术皆烟消云散。

且说，二人又斗了十余回合，云母暗中又取出石燕一只，口中念念有词，石燕遂化作万只向汉阵上打将过来。女贞仙子遂以当归扇欲收之，谁知那石燕乃是云母肚中炼成之宝物，女贞仙子用当归扇收之不住，那石燕翩翩飞飞如乱箭一般射来，女贞仙子无计可施，亦以土遁一走了之。却说，那石燕飞将过来又伤了汉兵一万余人，待急忙退兵时却又伤了黄连、甘遂二将，因两人伤势严重，其命危在旦夕。且说，女贞仙子土遁回营后，急用骨碎补与二将敷伤、又予不死草汤煎服，黄连、甘遂二将方得回生，黄芪、黄芩闻知大惊，急来问安。却言云母却是不肯收兵，其率大批人马以石燕开路，又席卷而来，此时离地黄关仅有十里。覆盆子闻之大惧，急急仗剑作法迎敌。然那番兵如潮、石燕如雨，覆盆子遂大败不提，云母得胜后遂收兵回营。

却说，覆盆子闻知女贞仙子所言后叹曰“那云母的法力果然厉害，真吾之敌手也!”覆盆子道：“他的石燕十分厉害，难以胜之。”汉王闻之大恐，面现忧色。军师决明子云：“如今折了一万多人马，所有受伤轻者皆服不死草汤药，故可以全其性命；然兵丁被那硇砂入于眼内的达千余人，现俱已失明，不可调治矣!”只闻营中军兵痛苦之声四起，汉天子越发忧虑。此时，女贞仙子又云：“贫道有一个师兄，乃是女葵娘娘，其在西方紫堇山波棱洞修炼，他有仙宝一枚，名曰空青，任汝年久失明者，若点之则立即光明；其尚有一石胆净瓶善破奸邪，亦可收取石燕。若有人去请他下山来，则番军可平。”天子闻之大悦道：“仙师有此令兄，若请得下山来定能破敌，则幸甚矣！但不知紫堇山此去有多少里路?”决明子道：“此去紫堇山约二千多里，如何立时可到?”金石斛道：“不若令探子王不留行去请之，他一日可行千里，只消四五天就可有回音。”天子允诺，遂以御笔亲书请帖一封，召王不留行即刻起行，那王不留行遂至驾前，汉王曰：“汝可到西方紫堇山去央请女葵娘娘下来助朕攻敌。汝若请得来，即封汝为总哨探马大将军。”王不留行三呼谢恩，领了御帖后放开脚步如飞而去。但见那王不留行：

仿佛浑如驾雾，依稀恰似登云，如飞双足荡红尘，上山越岭疾行。
顷刻方离乡井，片时又达州城，王不留行果神通，千里之遥日还。

众将士见得王不留行如飞而去，个个欢悦。正在此时，忽又见西南方烟尘滚滚，旌旗掩日，一队人马铺天盖地如蜂拥般而来，众人大惊，不知是何方兵马也。转眼到了近前，只见为首一员大将乃是山茱萸。原来，那山茱萸前往南番由跋国借得二十万人马、四员大将归来，众将闻听后人人大悦。山茱萸遂交了令箭来见汉王，天子安慰道：“卿一路上辛苦，朕不胜感激之至也!”山茱萸奏道：“臣到由跋国，那国王吴茱萸为人仁义，就此调兵二十万，又助香附米十万石，并差大将四员，乃白术、黑山栀、赤茯苓、青蒿，四人皆有万夫不当之勇。”汉王大快，即召那四员番邦大将入殿，叩拜已毕汉王细观那四将，但见白术生的面色白中泛黄，赤茯苓生的面红、须少，青蒿生的青面獠牙、胡须倒竖，黑山栀生的而如锅底、目似铜铃，四人长相个个奇形古怪，汉王心中暗自吃惊。却说，四员番将朝见已毕遂一齐出营去了。山茱萸亦回到营帐，山楂、山柰、山慈姑皆前往拜见不在言下。

此时，忽报云母与知贝母搦战，二人在阵上耀武扬威，指名欲与女贞仙子赌战。此时，金银花小姐伤已痊愈，女贞仙子遂带二徒出阵斗法，一连三日未分上下。话说时至四日，云母乘骑了羯羊出来，定要与女贞仙子分个高下，女贞仙子遂出阵应战，云母见了女贞仙子怒骂曰："妖贱婢，今日欲又收贫道的法宝么?"说话间暗中急取出石燕来，大喝一声，遂又化作亿万只，此与前日大不相同，只见得疾如乱箭一般而来，吓的汉军众将魂不附体，四散溃逃。正在危困之际，忽见一朵白云自西方而起，如车轮一般卷来，疾快之至。原来，那来者便是女葵仙娘，因受了汉王的御帖即驾云而来，当时遥见石燕如战马排阵一般，于是急忙按下云头，将那石胆净瓶晃于空中，片刻间那些石燕皆自瓶口中飞入，却曾未留一只。云母突见收了她的法宝心中大恐，只吓的魂不附体。一旁贝母遂取出金砂筒，念念咒诀布散出如大雪一般絮片，女葵仙子又将石胆净瓶敞开，只见那金砂纷纷的皆被收入其中。这净瓶长有一尺余、广约四寸，可藏得诸多的物件，真乃仙人之宝也。金石斛随即率领人马乘胜掩追过去，番军遂大败，云母气得面目狰狞，收兵回营不表。

却言，汉军得胜回营，天子与众人亲自迎接女葵仙子入营，那女贞仙子亦来相见。再说，那些目盲的兵丁有三千之众，闻知女葵有药可使其复明，故皆伏跪于女葵之前乞求空青一点，以开目盲，女葵仙子遂取出空青与之一一施治，目盲者立时光明，众兵士叩恩不已，欢声大作。汉王亦大悦，深谢女葵仙母。欲知后事如何，且听下文分剖。

第十八回　覆盆子法损铜牌　金铃子再破飞刀

只以妖术惊人众，惟赖飞刀折汉兵；

自是法师高妙计，又将仙杖破刀兵。

且言，众多汉兵被云母、贝母施放硇砂瞎了眼目，幸得女葵仙娘用空青点眼疗愈，且又破收了法宝，因此众文武人人不胜喜之。当下，女葵仙子就此辞别了女贞仙子并汉王、决明子、覆盆子等人意欲归返，天子同众文官武将留之不住，只得送行其回归紫堇山波棱洞修行去了。且言，番邦天雄元帅前往雷丸山楝实洞其师父诃黎勒处又炼成五口苗叶飞刀，末了师父又与他一面聚兽铜牌、硼砂筒一个，让其去折损汉兵。临行前又叮嘱天雄曰："如再不能成功，吾便亲自前往。"天雄应诺拜别下山，跨上黑牵牛疾快如飞，渡水登山如履平地，未及一月即至南星关了。此时，已是深秋天色，但见白霜日降，野草枯焦，黄叶时飞，树枝败折，清晨日方出。守关将淡豆豉迎接天雄元帅入了南星关，不一时又到了大营内，众番将出迎，天雄即面见巴豆大黄，一旁军师高良姜诉言汉王之仙人甚多、大将不少，故不可取胜。天雄道："来日待看俺来胜他一阵。"当下，天雄元帅吩咐军士把守加固关栅，并于寨外布满鹿角，自己又去与马蔺花相见一番。再说，那密陀僧所寄存之元帅印遂交付于天雄元帅，番王巴豆大黄令密陀僧与胡王使者两人辅佐天雄，当晚开宴致贺不提。时至次日五更，天雄元帅自到校场去点壮兵二十万，放炮行兵，擂鼓壮行，汉、番两边各列成阵势，但见双方众将个个披甲，立马于门旗之下。番将天雄元帅全身结束，手执水银刀，背插五口苗叶飞刀，威风八面，拍动黑牵牛上阵；汉营中大将黄芪望见天雄，遂坐了麒麟竭舞动马刀上前迎敌。但见二马相交，双刀并举上下翻飞，各逞威风。只见：

大将黄芪威风凛凛，抡刀当头便劈；元帅天雄杀气腾腾，执刀急架相迎。众军呐喊，金鼓齐鸣；黑牵牛动如乌云伏地，麒麟竭行似彩雾迷天。

二将一来一往、一返一复，战到八十余个回合未分胜负。此时，汉军先锋队内闪出一员小将，乃黄芩也，其拈弓搭箭，见得清、窥得准，"飕"的一箭正中天雄的肩肘，天雄顿时一惊。当下，番将红曲使一条槌胡根、木瓜持一柄开山斧一齐出阵；汉军先锋队内小将黄丹使方天大戟、山楂使铁杆枪出阵接战。且说那黄丹年纪仅一十四岁，然少年英雄，他武动方天戟与红曲交战；那山楂则持铁枪力敌木瓜；这边天雄元帅又与大将黄芪交战约三十回合，众兵士则摇旗呐喊，金鼓喧天。正在诸将酣战至难分难解之时，黄芩暗中又放了一矢，正中番将木瓜的面门，其随即翻身落马而亡。红曲见之大惊，在其开山斧尚未举起时，黄丹手起一戟将之刺于马下。两个小将遂返身又来夹攻天雄元帅，天雄大怒曰："汉邦乳臭小儿敢来相助耶？"二小将闻听大怒，各持兵戈越战越勇。天雄渐渐力怯，怎敌得住那三员猛将，遂又勉强抵挡了八九个回合，加之肩上中箭之处疼痛难忍，即佯败而走，当其退下去约有十里之远时，遂取出硼砂筒并口念咒诀，忽见一朵祥云之中狂风大作，那硼砂吹将来白茫茫如雪片一般；随即又在牛鞍桥上取出那面聚兽铜牌，上有龙章凤篆，天雄将宝物连拍三下，在铜牌响处却走出一群怪兽来。但只见：

狻猊舞爪，狮子摇头；闪金獬豸逞威风，奋锦貅貔施神勇。豺狼作队吐獠牙，直奔雄兵；虎豹成群张巨目，来啮劣马。带刺野猪冲入阵，卷毛恶犬对人来；如龙大蟒接天飞，吞象顽蛇地下游。

话说,那群怪兽虫豺与那硼砂如洪水般而来，长驱直入汉阵，众官兵惧怯，顿时兵马大乱，急忙撤退，落后者则尽被怪兽咬伤,天雄元帅引番兵铺天盖地而来，那汉营中的肥马被怪物吃了数十匹。覆盆子见形势不妙急仗剑作法,金铃子亦出阵将朱砂牌持于手中，那些怪兽方才未敢向前。且说覆盆子作法，只听得霹雳一声，吹来一阵顺风，那些怪物则转身尽奔番阵，撞倒了无数番兵；接着又是霹雳一声，那怪兽毒虫即刻都现出了本相，乃是纸剪的妖怪，随之皆纷纷倒于地上。天雄见之大怒，喝道：“何人破了本帅的宝贝，本帅与汝势不两立！”喝罢又念起狠咒，将硼砂扬撒出来，汉兵遂又丢盔卸甲败下阵来。好在有女贞仙子忙用当归扇一扇，遂将硼砂筒又收了去。天雄见之大惊，举止失措，未提防却被小将黄芩一矢射中了左腿，天雄遂跌下牛去，此时幸有胡王使者引了九皮将方才救回。当下双方收兵，汉兵得胜回营。军师决明子上表了金铃子并黄芪、山楂、黄丹、黄芩等众将的功劳，又追加黄芩三矢之功。此间，天子刘寄奴又致谢了覆盆子，且按下不表。

次日，番营外来了一位称作萎蕤的道人，生得面黑须少，身长不及五尺，膀倒也阔二尺，身着白绫道服，头上戴道帽，足下一双棕鞋，背一柄龙须宝剑。此道有呼风唤雨之能，向日云游四方，近闻巴豆大黄乃是真命之主，故来投之。这道人有一个葫芦，内收几千万乌鸦兵；又有一张网，名曰地锦罗，能收取兵器等物。巴豆大黄见之大喜，招其当了法师。此外，又有两名番将亦骁勇非常，一个名曰狼毒；一个称为天名精，乃天竺黄之弟也，向日在番邦为官，因闻知天竺黄被杀，故特来报仇，现在天雄元帅麾下听用。话说，狼毒将军用一根狼牙鹿角棒，天名精使一杆卫矛枪，二人俱有万夫不当之勇，巴豆大黄加封二人为虎贲将军。当下，天雄元帅披挂出阵，耀武扬威，口出恶言，擂鼓挑战。此间，在汉军先锋队内却恼了小将山柰、黄丹，二将各持兵戈拍马出阵双战天雄。却说，那天雄的水银刀如雪花一般舞动，好不厉害，两个小将各逞威风，战约四十个回合未分胜负。此时天雄性起，遂将背上那五口苗叶飞刀拔将下来，喝了一声“起”，只见早已悬在半空中，其以手指向二小将。正当危急时刻，这边汉阵上金铃子看得真切，忙将白前圈望着飞刀打去，番阵上萎蕤道人见此情形，亦将地锦罗撒起，将那白前圈收了去，金铃子立时大惊失色。且说，只见那五口苗叶飞刀在空中乱舞，随之化作千百口利刃，如乌鸦一般黑压压袭来，黄丹与山柰皆大惊失色，叫声“吾等命休矣！然大丈夫丧于沙场，幸矣！”言未毕，只见那些飞刀从天而降，二小将一霎时被砍成了肉泥。后人有诗叹曰：

英雄本欲建勋功，悲哉双双阵上殂；
慷慨少年俱俊杰，临死犹称大丈夫。

且说，那天雄的苗叶飞刀真个是利害，接着又砍杀汉兵上千人，然后便收了飞刀催动番兵杀将过来，汉兵大败溃退，幸得黄芪、金樱子、甘蔗、杜若四将断后，方才杀退番兵各自罢战。汉将黄连、山茱萸见死了二子，大哭不已，黄芪、黄芩、山楂等一干人俱皆悲伤。这时军师决明子道："天雄的飞刀委实利害！金铃子的白前圈亦被那矮道收去了。如今再无别法破其飞刀，这如何是好？"一旁金铃子道："小将的白前圈已被收去，今吾欲往师父处再求妙法破他。只是路途遥远，不知如何速达？"此间，众皆无计可施。然只见覆盆子道："小将军快伸手过来！"金铃子将手舒去，覆盆子口诵法语，书一道符毕，然后说道："让汝三个时辰便回也。"众皆大喜。金铃子拜谢已毕，辞别了金石斛等人，忽倏去了。军师决明子传令各营严防紧守，四下里皆使鹿角，预备炮木弓箭等项以防不测。却说，那覆盆子的仙符真是灵验，金铃子未及三个时辰便返回营中，并带着一个道童打扮的人，乃是都念子也，二人当下进营与军师、法师等俱各施礼。金铃子道："吾师薯蓣真人与仙人杖一根以破飞刀，且命吾师兄都念子前来收取白前圈。"众闻之皆大喜。此后，都念子又去见过汉王，汉王亦甚喜。

到了次日，双方两阵对圆，番将狼毒首先出马，其手持狼牙鹿角棒，那棒重约一百二十斤。狼毒在阵前大逞雄威，厉声高喊汉将迎战；这边汉阵上黄连出马，其手舞一对三棱鞭，更不搭话与狼毒碰面就厮杀作一团，二将大战约四五十个回合未见胜败。此时，汉军中闪出先锋金樱子骤放一箭，正着狼毒的右臂，其遂负痛而归。如此却恼了天雄元帅，他骑着黑牵牛到阵前，将那背上五口苗叶飞刀一抛欲斩汉将黄连。此时，金铃子飞马出阵，忙将仙人杖晃于空中，一霎时万道金光乱闪，遂将那飞刀尽皆打的无影无踪。天雄见之大怒，急挥水银刀直杀过来，欲取金铃子性命。此时，金石斛元帅大驱人马掩杀过来，对方番邦阿胶大王与胡王使者带了九皮大将亦杀了过来。两下摇旗呐喊，金鼓乱鸣，混战一场，双方见天色已晚，遂各自收兵。回到营中，金石斛元帅计点军马折了二千余人，军师决明子上表了金铃子的功劳，又上了金樱子一矢之功，接着赏劳众军不在话下。

且说，番邦天雄元帅因其飞刀又被破，心中恼怒，回营计点番兵折了一万余，更是愤懑不已，此时军师高良姜道："元帅不必忧愁，那汉将虽皆勇猛，然其军中仅有两个懂法术的而已；而吾方法师萎蕤，一人足堪抵之耳。"巴豆大黄道："吾欲取汉朝天下，然甚是艰难，反自损了许多人马，这如何是好？"高良姜道："狼主不必多虑，贫道夜观天象，待候时日，夺取汉室的江山则唾手可得。"巴豆大黄大喜道："若如此则

幸甚也!”遂取酒与天雄元帅、军师高良姜一起对酌。后人有诗叹曰:

井底之蛙岂知天,可怜番王听诡言;
最终结果难取胜,伤民劳众枉徒然。

却说,正饮之间忽闻小番军禀报,其远远望见南星关处有几员大将,皆骑五色马而来,人人生得诧异。列位杏林看官,欲知那几员诧异之将从何而来?且看下回分解则自然明白。

第十九回 鬼督邮摆五行阵 木兰袋收葫芦巴

自恃神通摆凶阵,损擒汉将建功勋;
汉军难灭邪仙鬼,婆婆针袋尽收封。

话说,那番邦几员形容古怪的大将,乃是藜芦往紫苑山鸡子黄处请来的鬼督邮和那五参神将,一干人马威威武武一路而来,出了南星关由大路进发,不一时即到了番营前,巴豆大黄与高良姜命众将出营迎接。鬼督邮和五参神将俱各拜见过番王,巴豆大黄赐坐。高良姜道:“远劳神将降临,不胜感荷之至!”鬼督邮道:“闻知真王未能破汉,藜芦先锋恳告吾师鸡子黄,故为师遣调吾等下山,与黎先锋作速而来,以助一臂之力。”番王闻言大悦。当下,那藜芦亦来朝见巴豆大黄,番王遂赦了其以前之罪,仍封藜芦为先锋大将,藜芦再三谢恩。随后,巴豆大黄命排摆宴席以待来者神将。次日,金石斛元帅引兵列成阵势,与众将立于军营门旗之下;番邦鬼督邮领兵十万立于皂荚山之西,摆下一个阵势。汉元帅与众将观望,只见番邦无限人马,摇旗呐喊,擂鼓喧天,吹吹打打,疑似摆阵的模样。军师决明子与法师覆盆子俱上将台观望,只见诸多番将皆骑马立于阵上,又见一大队人马中当先一员大将骑一匹银鬃马,手仗龙葵宝剑,好似天将一般的模样,前面一杆大旗上书八个大字:“紫苑山神将鬼督邮”。你道那鬼督邮怎生装束,但见:

头戴妆金嵌宝三叉金冠,身披锦边珠砌锁子黄金铠,外罩猩猩血染红战袍,袍上斑斑锦织金翅雕。腰系碧玉带,背着葫芦巴,手执龙葵宝剑,坐骑银鬃马。

只见鬼督邮下马上了将台招动令旗,遂出现无数的刀枪剑戟,彩旗明甲,纷纷队队。在旗开处飞出五队人马,皆为五色旗号,那为首五员大将果然厉害。

但见：

一个面如蓝靛，发似青鬃；一个脸似白银，目如秋水；一个面如重枣，一部红髯；一个面似黑漆，双目铜铃；一个面如代赭，三缕黄须。均戴金盔，皆披铁甲，手持异样兵器，各骑五色战马。

却说，那五员大将来到将台一一听令。首先是一队人马皆红旗、红缨、红甲、红袍、赤马，当前一杆引军大红旗上书"火师丹参神将"六个金字。这丹参神将手执一支火焰金枪，骑赤兔马，立于南方正按丙丁火位上；又见一队人马尽皆青旗、青缨、青甲、青袍、青马，当先一面大青旗上书"本师苦参神将"。那苦参大将手持一柄木莲锤，骑一匹青鬃马，立于东方正按甲乙木位上；又见一队人马，尽皆白旗、白缨、白甲、白袍、白马，前面一面大白旗上书"金沙参神将"。那沙参大将手持一把金蘸斧，骑着一匹银鬃马，立于西方正按庚辛金位上；又有一队人马，均打皂旗、皂缨、皂甲、皂袍、皂马，当前手执一柄水银刀，骑匹乌骓马，一杆大皂旗上书"水师玄参神将"。这玄参将立于北方正按壬癸水位上。四方既定，合后又是一大队人马，皆是黄缨、黄甲、黄袍、黄马，前面一杆大黄旗上写着"本师人参神将"。那人参大将手执一条土茯苓棒，骑匹黄骠马望中央立着，正按戊己土方位上。此五队人马悉数为精壮雄兵，多谙纪律，每队各三万人马，各带号炮、挠钩、套索及器械等物。

且说，汉阵上决明子、覆盆子、金石斛等一干人在将台上观望，却只见南边犹有十条烈焰、万道霞光，东方青云罩地，西边白雾冲天，中央黄气纵横盘旋，北面乌云堆布。那五队人马按青黄赤白黑五色排列，五般兵器按金木水火土五行分布。那鬼督邮下了将台进入营帐，巴豆大黄大喜道："鬼仙真神将也，摆的此座大阵亦险又猛。"鬼督邮道："小将今列此五行阵，捉尽汉朝猛将易如反掌也。"巴豆大黄闻言大悦。再言，汉军决明子、覆盆子与金石斛商议道："他如今摆此五行阵倒也厉害！"覆盆子道："鬼督邮与五参将自称之为神将，当必有法术也。"于是，一干人下了将台与众将商议破阵之策。

话说，汉军诸将正在商议破敌计策时，忽闻营外鼓声大震，番将天名精前来搦战，大将黄芪出阵迎敌，他催动麒麟竭，使起马刀冲将过去，断声喝道："汝这番将唤作什么名字，吾黄将军也好刀下留情。"天名精亦喝道："呔，汝这小厮敢问俺家姓名，吾乃天雄元帅麾下大将虎骨将军天名精是也。闻知俺兄天竺黄被汝邦甚么小将杀死，今俺特来报仇，汝这小将有多大本事敢来决战？"黄芪听了呵呵大笑道："天竺黄乃是一个强盗，他作了欺天大事，献关反叛，被俺先锋大将一箭射死，死有余辜也。汝今认其为兄，乃是强盗之弟亦为盗也，今欲想报仇真乃不识羞耻。"一言话直说得天名精满面惭羞，怒气冲冲，遂将卫矛枪直刺黄芪。二将斗到三十回合左右时天名精诈败便走，黄芪后边急追。此时，那番营内又冲出鬼督邮来，他持一把海马大刀，背上插着那口龙葵宝剑和那个葫芦巴，引领番兵杀将过来，正迎着黄芪追赶天名精，二人遂大战十余回合未分胜负。

却言，决明子望见那面旗号上乃紫苑山神将鬼督邮，即与法师覆盆子道："那鬼督邮未知有何法术，恐黄芪被其暗算也！"于是，覆盆子乃命木兰前往助战。那木兰持一枝射干枪，乃是师父传授之兵器；另有一只宝袋儿可收上千兵器、藏得巨万宝贝，袋阔止八寸、长仅尺二，名曰婆婆针袋，此乃仙家所罕见之宝物。当下，木兰足下蹈两朵云宝车如腾云一般疾快，片刻即来到阵上。此时,黄芪正与鬼督邮酣战尚未分胜负,木兰至前挥动射干枪协助黄芪，鬼督邮抵敌不住二人遂拨马便走，木兰、黄芪追到番阵上,番将天雄元帅与阿胶大王一个骑黑牵牛、一个跨白牵牛，一个使水银刀、一个持大蒜刀同时杀将出来，与木兰、黄芪作对厮杀在一起。这时，鬼督邮回转马头，在背上取出了那个葫芦巴，揭开塞子口念咒语，顷刻间迎风放出那三千飞天神兵来，势如奔驰之万马千军，好不厉害。但只见：

头披乱发，脑后撒一把烟云；身挂葫芦，背上藏千条烈火。黄抹额齐分八卦，豹皮棍尽按四方；熟铜面具似金装，镔铁滚刀如扫帚。掩心铠甲，前后竖两面清铜；照眼旌旗，左右罩千层黑雾。

却说，鬼督邮挥剑直冲过来，三千飞天神兵亦个个狰狞暴恶，各掣兵器杀将过来，汉兵则四散逃窜。此时木兰杀得火起，一枪刺中了阿胶大上的肩肘，阿胶大王遂叫声不好负痛而逃；天雄元帅力不能胜，亦便退去。话说木兰将那些神兵乱刺，黄芪亦使马刀将神兵砍杀了数十，鬼督邮于是大怒，喝令众神兵并力向前。那些飞天神兵呐喊如雷，望汉阵上直杀过去，木兰则踏云车悬于空中，黄芪抵挡不住急忙退却。金石斛元帅见此情形惊惶无措，众神兵扬起滚刀将汉兵砍死约六七百员。军师决明子着急，一旁覆盆子口念神咒仗剑作法，遂将那三千神兵挡住，那众神兵见去路被阻尽皆忿怒，遂将所持滚刀望汉营中飞将过来，然未防木兰在空中观见，她取出婆婆针袋向下一晃，于是将这许多滚刀一一尽收，众神兵则赤手空拳丧失战力。鬼督邮见此情景大惊失色，慌忙将葫芦巴抛出收回了神兵。然而，说时慢、那时快，木兰又用婆婆针袋将那葫芦巴收了去。此时鬼督邮吓得三魂出窍，面如灰土，遂返身溃逃不提。木兰则驾着云车从地下滚将过去，番将见之皆不敢向前。金石斛元帅乘机催动三军掩杀过去，木兰的射干枪犹如电掣风飞龙游蛟舞的一般，将那番兵杀死了数以百计。当时，幸得胡王使者领九皮将骑大黄羊突出、密陀僧又骑了刺虎赶来助战，番兵尚得喘息之机。却说，番阵上主帅萎蕤道人，亦将前日地锦罗收取来的白前圈望着木兰打去，正逢被都念子望见，只见都念子随即用手一招，喝声"宝贝归主"，那白前圈儿转眼就飞到都念子手中了，萎蕤道人见之惊骇异常。密陀僧忙将露蜂房取出，用手指弹了三下，遂从内中飞出数以万计的赤翅蜂来，将那汉兵叮丧无数。木兰见之，又以婆婆针袋将那露蜂房收了回来。此时，两军一场混战，各逞威力，然番将抵敌不住，损兵千余人遂退去。这边决明子亦鸣金收兵大胜而归，然后犒赏众将，并为木兰记了大功。话说，汉军营中正在庆贺挫败番军时，忽见探子王不留行前来禀报道："探得番邦来了一个凶狠的和尚，乃是国舅密陀僧的师父，不日要来决战。"军师决明子遂吩咐王不留行继续详查，番营一有动静即速报。欲知那密陀僧的师父乃是何人，列位杏林看官且见下文分述。

第二十回　黄芪智斗海和尚　木贼盗取婆针袋

禅门修炼果然强，木兰针囊收妖狂；
木贼为奴奴作贼，今朝盗宝献番邦。

却说，番邦密陀僧的师父乃是海浮石和尚，向日在胡椒国地锦村庵兰寺中为住持，大有法术，甚有本事。近闻徒弟密陀僧输于汉将，故特来相助番王以成大事。那海浮石持有数件宝贝，乃是钢刀两口，重约四百余斤，上阵时砍杀九十个首级亦不费力，屡次出战或擒大将、或斩敌人之首级，每每大胜而归，故名曰"巨胜刀"；他又有一根放杖木，惯打名将，乃是桦木削制而成，上书符咒，长约二尺余，随身插在背上；再有阳起石一枚，专打英雄好汉，其锋芒不可阻挡。海浮石坐骑乃为一石鳖，系由礞石炼就而成，其体长八尺、高七尺余，皮色雪白光亮，且体形如鼍龙一般，上阵时快如闪电，真乃宝骑也，这海浮石和尚在番营内被巴豆大黄称之为护法大神师和尚。当下，他来到汉阵上搦战。汉营中金石斛元帅与众将看那和尚时怎生模样，曾有《西江月》词一首为证：

直裰冷披黑雾，戒箍光似秋霜，额前剪发拂眉长，脑后护头齐顶上。数珠灿灿亮，绒条结微黄。身骑石鳖呈强将，上阵如同虎样。放杖木棍背插，阳起石子腰藏，钢刀两口尽寒光，海石和尚形象。

当下，金樱子见了遂策马而出，挺大戟直杀过去。海浮石和尚更不打话，使起两把巨胜刀杀将过来，二人斗了三十回合左右时，那海浮石和尚骑的石鳖忽然"嗷嗷"的叫将起来，张开巨口喷出一股白烟来，那金樱子的战马随之嘶哮打喷，屎尿直流，返身奔回本阵。海浮石和尚乘势冲将过来，飞起钢刀将汉兵砍了数百。黄芪见之大怒，跨上麒麟竭，弄起马刀劈面相迎，海浮石和尚恶狠狠用钢刀就砍，二人大战八十余回合未分胜负。此时，黄芪自忖道："他这两口钢刀恁般沉重，同他力敌不能取胜也。"遂急卖一破绽，引诱海浮石和尚近前来。黄芪返转麒麟竭，反手速砍一刀，海浮石和尚虽闪过，然刀削下去却正砍在石鳖的屁股上，那石鳖痛极大叫转身就跑，然被海浮石和尚喝住；这边黄芪的麒麟竭亦咆哮发威，四足放起毫光上下跳动，黄芪忙将铁线草缰绳收住方休。话说，二人又斗了二三十个回合，此时天色已晚，金石斛元帅遂鸣金收兵，各自罢战。黄芪回到营中众军称羡，军师决明子道："以吾观黄芪公子真天神也，今日看这番僧大有异术，十分厉害也。"金石斛道："吾唯恐有失，故鸣金罢战。"当夜不表。

却说次早将明，金石斛令军士饱餐一顿准备厮杀。此时已是残冬之际，天色寒冷，正可交战，诸将披甲上马，三声炮响，战鼓如雷。海浮石和尚带领了五万番兵迎战，木通持郁金刀出马与海浮石和尚战到二十个回合时，却被海浮石和尚一放杖击中头盔遂应声落马，汉阵上山茱萸、甘遂、杜衡三骑飞马死命方才救回木通。此间，黄连一骑马两条鞭奔杀过去，与海浮石和尚大战约三十回合因力怯而归。海浮石和尚乘胜追击，黄芪遂又出营迎战，海浮石和尚道："汝汉邦这些皆是无用之辈，贪生怕死之徒，无一个可与洒家斗三百回合，汝这小将非洒家之敌手，还只顾要来讨死不成？"黄芪闻言大怒道："汝这番贼秃，擅敢口出大言，吾今与汝大战三百合。"言讫持刀就砍，海浮石和尚使钢刀急架相还，来来往往、盘盘桓桓，又斗了约六十余回合！当下，海浮石和尚奋力恶战，那两把巨胜刀上下翻飞好不厉害；这边黄芪的马竟也是宝驹，故此争斗不大十分费力。此时，但见那海浮石和尚性起，将放杖木棍打将过来正中黄芪肩肘，幸亏黄芪穿戴宝甲未曾被伤着，但仍隐隐感觉疼痛，汝道那杖木厉害不厉害也！当时，海浮石和尚大为惊诧道："此放杖木棍打去即中，中着即伤，伤者即死，怎么打在他肩上安然无恙，尽无感觉，亦未坠马？"正忖思间，黄芪又以马刀砍将过来，二人各逞英雄，又斗了三五十回合，直杀得土雾滚滚，昏云蔽日。却说，海浮石和尚又在腰间取出那件阳起石对着黄芪打来，恰好木兰在阵上看的真切，遂急取婆婆针袋将那阳起石子收了去，海浮石大惊，返身退去半里之遥方才停下。然后，朝石鳖背上用指连弹三下，这只石鳖口中"咔"的一声响亮，立时放出上万条石蛇来，忽喇喇望着汉阵上抢来，汉军遭蛇便倒，转眼间已被伤了上百人，此时黄芪亦催动麒麟竭退回本阵。法师覆盆子急在汉营中仗剑作法，顷刻狂风大作，方将石蛇驱返。

此时，番阵海浮石和尚见情势不妙，忙在石鳖背上猛拍了三下，那石鳖遂张开巨口将那上万的石蛇尽行收入腹中。汉将石韦、杜衡、甘蔗、黄芪、黄芩等，与山楂合兵一处冲将过去，杀的番兵大败，那天雄元帅、藜芦先锋、胡王使者、九皮将等则皆持兵戈力敌汉将。却说，木兰驾着云车飞一般的过去，持射干枪挑死了十数个番兵，那九皮大将只顾蛮杀，汉兵亦被其杀去一二百人。黄芪、木兰等众将协力大杀番兵，天雄等番将力不能胜，这时番阵上萎蕤道人急取出一个葫芦来欲要放出乌鸦兵以助之，然早被木兰瞧见其将要放甚么东西出来，于是就将婆婆针袋一晃，叫声“来也”，那葫芦遂被收入袋中，骇得萎蕤道人如泥塑的一般，气得犹如石斑鱼的模样。于是，番邦兵将尽退，汉军得胜而回。金石斛元帅奏知汉王战况，刘寄奴大悦，决明子军师记功已毕遂设宴庆功。然唯有木通被海浮石和尚放杖木打伤未能到场，决明子以不死草予之疗治伤病不表。

却说，萎蕤道人丢失葫芦败归，气的他形如斗鸡，军师高良姜安慰萎蕤并对巴豆大黄道：“汉邦有此异人法师，藏乌鸦兵的葫芦亦被对方收去了，这如何是好！”巴豆大黄亦曰：“这如何处之？”于是，急召护法大神师商议战事。那海浮石和尚入内稽首坐下，默默无言，闷闷不乐。高良姜道：“那些汉兵倒也平常，容易抵敌，所虑者乃那童子的宝袋也。前日，密和尚的露蜂房、鬼将军的葫芦巴、海神师的阳起石及萎法师的乌鸦兵，今皆尽被其收去，此事怎了？”番王闻言亦面现忧虑。萎蕤道人接着曰：“贫道的乌鸦兵此间不曾用着，今欲初放就被那孩子宝袋收去了，着实可恶也！”高良姜道：“若能得到那只宝袋，何惧汉兵哉！”萎蕤道人道：“贫道若有此宝袋，可尽取汉朝江山也，以图报狼主。”言未已，忽见帐外闪入一小军来叩首禀道：“小的在帐外闻知大王有难事，吾愿往偷他的宝袋奉献于大王。”众闻之皆吃一惊。萎蕤道人问曰：“汝怎生去偷她的宝袋？”那小军道：“小的今日细看那个童子打扮之人，她原来是吾的二主人，向在白及山学道，故有此宝物也。”高良姜道：“汝主子姓甚名谁？”小军禀道：“小的大主人木通乃宣州总兵也，二主人木兰在白及山修道也。”高良姜道：“汝为何在吾邦奉事耶？”小军道：“小人自幼在本府中作营帐，名唤木草，因有些贼手贼脚偷东抹西，人皆唤小的木贼也。后被主人知觉逐出在外，遂跟随几位大财主出外漂流，因时运不济故流落在胡椒国，就此充为一名军士以解饥寒。现如若欲去偷她的宝袋，只须如此如此即可。”众人闻之大悦。萎蕤道人曰：“汝若果真去偷其宝袋，明日临阵时便可内穿汉服、外披吾邦之甲胄，余自有妙法让汝身着汉衣杂于汉兵中去。”木贼点头称道。高良姜又曰：“莫非此乃汝要脱身回汉之计么？”木贼叩头流涕道：“小的哪敢有此心，今吾欲要在狼主爷驾下谋个出身，军师爷要是疑忌小的，吾愿赌咒发誓以表忠心！”巴豆大黄道：“汝若有真心偷得来那宝袋，赏汝千金封万户侯，本王决不失言。”木贼闻之心花怒放，感恩涕零再三拜谢。

次日，阿胶大王与藜芦、马兜铃领兵三万前往对阵；金石斛元帅和黄连、杜衡、石韦三将引一万人马迎敌。两阵对圆，藜芦舞起百刺狼牙棒抢先杀过来，石韦用萱花斧迎战；番将马兜铃持金锤杀将过来，汉将杜衡使熟铜刀接杀；接着是阿胶大王骑白牵牛抡大蒜刀驱兵冲杀，这边黄连持三棱鞭领兵抵敌。六四坐骑十二条好汉杀得天昏地暗，如河翻水沸似相斗。却言，金铃子打粮回来，交了令箭遂前来参战。再言，双方四将倒战得个平手，唯独阿胶大王武功了得，黄连战他不下，正巧金铃子持钩藤枪到达与黄连双斗阿胶大王，莫约战到三十回合时阿胶大王抵敌不住，此时番将羌活亦来助战，双方遂混战一场。却说，那木贼在双方乱战中脱去了番服，乘机混杂在了汉军中。

话说，番邦军师高良姜见不能取胜汉军，遂急忙收兵，两下就此休战。且说那木贼混入汉军中后，候至黄昏时从侧溜入木兰的营帐，此时木兰正与金铃子席坐谈论兵法，忽见一人在帐外探头探脑，木兰唤手下将他抓进来，手下四员将士一声应诺，顿时吓得木贼魂不附体，木贼战战兢兢的被推倒跪于阶下，木兰喝问道："汝是何人，擅敢偷入内营。"木贼禀道："小人是军校。"木兰道："既是军校，为何不谙法度，黑夜闯入营帐来作甚么？"木贼则无言以对。木兰细看那军士有些面善，乃喝道："汝从实招来，莫不是奸细么？"木贼道："将军爷莫非姓木么？"木兰诧异问道："汝当真是何人？"木贼道："原乃为将军的奴仆木草便是，就是人们所称的木贼也，实不瞒将军。"木兰从未闻知此事，因问道："汝向在何处？"木贼遂将所事一一藏头换尾、巧言花语道说一番，木兰乃是仁厚君子，遂信以为真将其留在了身边。木贼见木兰对己笃信不疑，就乘势禀道："奴仆有机密事情报知二爷，番营那巴豆大黄因折了无数雄兵大将，又听了军师高良姜的谗言毫无主见，今兵亦少粮又乏，军心涣散，兵将哀怨。其所有大将俱往皂荚山内扎营把守五行阵，今营内尽皆无能之辈，巴豆大黄、高良姜现均在大营中，若今晚去劫番营，对方必无准备，一鼓可破也。"木兰闻言大悦。金铃子一旁道："既是如此，二娘舅可禀知军师裁夺。"木兰道："现天色昏暗，且到明日再作商议不迟。"于是，各回帐内安歇不提。却说，那木贼心中暗想道："若不就此打点，更待何时。"遂悄悄爬入内营用了手段溜将进去，但见木兰鼾声如雷，却灯烛犹亮，木贼往四下里一扫，只见那宝袋却在桌子上萤萤的放光，心中不由大喜，遂急速将宝袋揣入怀中然后爬到了外营。此时，外面已到四更天，于是木贼放大了胆欲溜出汉营，然被守门的军士发现后扯住，木贼闻听身后亦有人嘶马叫之音，回首一看，早见有汉军兵马追将了过来。

原来，木兰睡梦中似觉有响动，忽得起身来却不见了婆婆针袋，遂急查木贼时人却不见了，当即心下大惊，故急起本部之兵追赶。然自古道人急计生，话说这木贼随之灵机一动，对把守的军士云："汝等勿要喧哗，今夜吾主欲去番营中劫寨，令吾为探路，若汝等不信时，可看后面那大队人马来也。"打更军兵一望，果见有人马到来，遂信以为实放木贼出了营寨。那木贼得意洋洋，然行不上四里路后面喊声大震追兵骤至，木贼心想，这下小命休矣！列为杏林看官要知其性命如何，且看下文一一道来。

第二十一回　打前阵元帅折兵　续断谷汉军受困

督邮幻术古来稀，排阵屡将汉帅欺；
上万军士已待毙，困于谷内遭番欺。

话说，木贼偷了婆婆针袋因后有追兵，于是就欺骗了打更和守门的军士，撩开双足忙忙如丧家之犬、急急如漏网之鱼溜掉了，然眼见得追兵渐近，心内不免惊慌，于是就从皂荚山小路奔去。此时，只听后面木兰大叫道："奴贼休走，还不站住快快束手就擒。"眼看将要追上时木贼遂大喊救命，正在危急关头忽见山凹里冲出一彪人马来，当先一员大将乃是番将胡王使者，与九员皮将领兵马拦住了木兰去路，那木贼遂乘机逃脱了。原来，是那番邦军师高良姜令十员骁将领兵前来接应木贼的。当下，木兰大喝道："汝救应木贼该得何罪，看枪罢！"胡王使随即接战，二人战到三十回合左右时，胡王使者突然一声号令，只见那九皮将领兵一起围拢了过来，将汉兵杀的大败。话说，木兰虽是仙道之人，但自古云寡不敌众，且因追木贼要紧，又忘乘踏云车，幸亏用那杆射干枪护身方得以全身，当下清点手下军士，却只剩下二百余人。然四面被番兵围得像铁桶一般，直杀到天明仍未能脱身。

话分两头，却言至天明时，汉军营内打更军士忙去禀知军师道："昨夜有一个贼，不知用了甚么手段将二爷的宝袋盗了去，欺骗了吾等守门和打更军士，后被木兰知觉追了去，此时尚未见返回营内。"决明子闻知大惊道："皆是汝等不小心，那番营中人如何到的吾寨，如今未知情况如何？"当下忙占一卦，结果大恐，即请金石斛元帅道："令舅被番将围困在彼，未能脱身，元帅可速点兵马前去营救，回来再从长计议。"那金石斛元帅遂点了一万壮兵，并将此事告知木通。木通此时伤已痊愈，闻弟被困遂急要去救，金元帅就令金樱子、金铃子、黄连、黄芪、石韦与木通六员大将披挂上马作为先锋，元帅殿后，催动人马赶去救木兰。不多时，早已望见那熙熙攘攘的无数番兵，金石斛令大军直杀过去。黄芪一马当先，抡动马刀破杀进去，金樱子兄弟随即赶到杀入番阵，只见那木兰此时杀得眼花缭乱，气喘吁吁。三将合力将木兰救出，双方四下里混杀成一团，末了，两阵各自收兵不表。

再言，木贼偷了婆婆针袋，幸得胡王使者敌住木兰方才脱身，木贼心中窃喜，此时不自主的摇头摆尾，梦想如今端的要得千金、作万户侯了。不一时行至番寨，众番兵皆认得他，忙入营中禀报，军师高良姜令木贼进见。木贼拿了宝袋进入营帐，跪下献与萎蕤道人，众人都围过来瞧，只见那袋儿如金子打成，明晃晃亮光光似绢帛织成，且能大能小，真是说不尽的神奇。袋中装有几件东西，取出观之原来就是萎蕤道人的葫芦、海浮石和尚的阳起石、鬼督邮的葫芦巴和密陀僧的露蜂房，这许多物件皆在袋中，各人遂将之取回，而那只婆婆针袋则归了萎蕤道人。待献罢宝袋，木贼便摇摇摆摆的跪拜于番王座下即求封赏，巴豆大黄欣喜地问道："汝如何去偷宝袋的？"木贼遂从头至尾一一道说，高良姜道："狼主，他想要千金赏、封万户侯，故不惜卖主求荣，狼主可将其推出斩之。"巴豆大黄点头道："然也"，遂唤刀斧手推出斩首，木贼此时已悔之不及矣！后人有诗叹曰：

人言木贼小人心，不惜卖主欲求荣；
咫尺青天真可畏，吁嗟不遂总成空。

却说，金石斛元帅与众将救了木兰后领兵望皂荚山大路返回，行进间忽听得喊声大起，举目观之于皂荚山西面突出一队人马，为首两员番将乃是天雄元帅与神将鬼督邮也，天雄当下断喝道："汉军休走，俺天爷爷与鬼伯伯在此，汝等往哪里走！"金石斛元帅与众将闻言大怒，各使兵器催马向前，天雄元帅和鬼督邮接住混杀一阵。鬼督邮乘着间歇问云："俺神将排列的乃是混天五行阵，汝汉军皆夸自己猛勇，汝等可否打得进阵去？"金石斛道："本帅此番前来正要破汝阵也"。当下，金石斛遂带领约一万人马、八员大将，腾腾的径直奔向皂荚山之西。且看，那皂荚山方圆八百里，四面皆通去处。东面通番邦大寨；南面乃是汉番两兵相遇之所；西南一条路通往续断谷，其路径庞杂，马不可行，乃是一条断头路，四面高山险岭，上面皆是荆棘之类；北面乃是紫荆岭的合欢桥去处。

当下，元帅金石斛兵到番军阵前，但见那阵中烟雾弥漫，杀气森森，说不尽的险恶。金石斛随即令黄连、木通领二千五百人马从西门杀入，石韦与金铃子领二千五百人马望东门杀去，黄芪与金樱子带二千五百人马向南门杀入，自己则同木兰领了二千五百人马去打北门。吩咐已毕，先是木通、黄连引兵杀入西门，但见阵内雪霜凛凛，皆是锋利之刃，长戈短戟纷纷的乱砍下来，二将率部奋力冲进，然只闻里边一声炮响，突然冒出那沙参神将来，其手拈金燕斧，胯下银鬃马，当先拦住汉军去路。黄连与木通各持兵器奋力上前大杀一阵，回头看二千五百兵马已折了大半；却说，石韦与金铃子引兵杀入东门，只见有许多木棍、木蛋，以及无数树木丫丫叉叉的抵住去路，石韦与金铃子奋力杀入，只听得一声炮响，突然冲出个苦参神将来，他骑着青鬃马，手执木莲锤，大叫道："贼将休走"，金铃子、石韦各持兵器与其斗杀一阵，亦将二千五百人马折了一半；再说那黄芪、金樱子二将引兵由南门杀入，只见得到处烈焰腾腾一片火海，二将领兵冒烟突火而行，可怜汉兵亦被烧死了上千。幸得黄芪的坐骑麒麟竭乃是不怕火的穿山甲托生，他一骑当先杀将进去，忽闻一声炮响，却冲出那个丹参神将来，其手挺火焰枪，胯下赤兔马，迎面截住黄芪、金樱子上前大杀一场，二将不能取胜遂夺路而走。此时，西边汉军木通、黄连，东边石韦、金铃子皆到了阵中央，加上黄芪、金樱子共三路人马，于是合兵一处共破番阵。此时，黄连道："吾等今日大败一场，都折了许多兵马，此阵委实难破矣！"石韦曰："未知元帅去攻北门胜负若何？"二将正言间，只听得四下里鼓声不绝，番兵如潮涌一般而来，接着又是一声号炮，把守中央的人参神将骑着黄骠马，手执茯苓棒，恶狠狠地拦住了去路。人参大喝道："汝等不知死活，敢来打俺神将的阵？只怕汝等死在眼前了。"汉将闻听大怒，遂与番军厮杀在一起。此时，南面的丹参神将、东面的苦参神将、西边的沙参神将皆到达阵中央，唯有北面的元参神将在那里抵住金石斛与木兰竭力厮杀。

却说，金石斛元帅与木兰带领二千五百兵马杀入北门，然军士被水淹死者约五百左右，余皆泅水行进，却正巧撞上了元参神将，他胯下乌骓马，蹈水持刀截住汉军。此时，忽闻人喊马嘶，金鼓连天，轰隆隆炮声不绝于耳，金石斛料道三路人马齐到，那阵恶凶不能取胜，遂与木兰撇了元参神将领兵马驰援那三路人马。到了阵上，只见六员汉将与四员番将斗得难解难分，再看那番邦神将个个勇猛，且法术惊人，汉军如何抵得住，金石斛元帅急与木兰杀入阵中助战，此时元参神将亦到，五员番将合兵一处大杀一阵，汉军将士人人惊惧，个个力怯。金石斛元帅见未能取胜，急与七将并力冲杀至南门，只见那里火光又起，后面五行神将亦大叫着追赶过来。当下形势紧迫，黄芪、木兰、金铃子三将各持兵器一马当先避开火种，终于杀出了一条血路，然行不到二三里路，却见番兵铺天盖地如飞而来，为首四员骁将乃是藜芦、马兜铃、羌活、芜荑，为首藜芦大喝道："汝等逃往哪里去？"八员汉将只得合力迎战。此时，天雄元帅、鬼督邮亦赶到，番军遂将汉兵围得如铜墙铁壁一般，唯有那西南方向番兵稀少，于是元帅金石斛与众将拼死冲将过去，番兵则紧随其后追杀，只杀得汉兵四散溃败，死伤无数，金石斛元帅计点人马，却只剩得二百余。当下，天色已黑，加之追兵又至，汉将杀得人困马乏，莫辨东西，竟然误入续断谷内，番将随后追至，即令番兵搬运石块堵塞了谷口，番军然后安营扎寨，将汉军围困于续断谷中。

却言，那金石斛元帅与七将进入谷内后人马皆不堪行，军士叫苦不迭。金石斛遂与黄连议道："今日大负一场，吾军锐气尽折，只因杀昏了头，如今被番兵追到此去处，路径难行也。"木通道："听闻这里有个续断谷，莫非就是此去处？"石韦道："一点不错，这续断谷只可进入，难得出来也！"金石斛道："吾今折了无数人马，幸喜众将未曾损折，吾等可拼一死杀将出去也。"于是，又掉头杀转回来，然只闻得炮声连天，番兵围住在那谷口、又用石块堵住了出路，金石斛元帅此时无计可施，只得又转入谷内。当下将士腹中饥肠辘辘，人困马乏，说不尽的那苦楚。此时，正是残冬交春之季，幸喜月色微明，众将借着月色四下一望，皆是高山峻岭，上面尽是瓜藤紫葛。金元帅令军士爬上去，然兵丁们拼命地爬皆未能爬上去，最终仅有四五人攀藤附葛爬了半晌才至上面，观望四处但见野烟罩地，冷雾凄然，遥望南方隐约有旗旌飘动，然未见动静。于是，五个军士又大着胆子拼命爬将下来禀知元帅情形，金石斛闻之愁闷嗟叹！五位军士皆踉踉跄跄去一块大青礤石上歇脚喘息。待挨到半夜，汉军饥渴益甚，此时忽有一个军士叫道："此间有一条溪流也"，众军士闻知皆没命地跑去，金石斛与众将口中皆渴，闻知军士云有溪流，即与众将步行至溪边，只见众军士在溪旁一顿畅饮。金石斛低头一望，但见那溪中之水乌黑，月光照上去如乌金般闪亮，金石斛疑忌，忙喝令兵丁道："此水只怕有毒，尔等勿要饮用！"众军禀道："无妨，此水倒有些滋味也。"金石斛抬头观望，忽见溪边有块石碑，上刻两个大字："黑溪"，因此众将以为此水名曰黑溪，故水色如此黑，饮了料也无事，于是皆一起痛饮。

话说，将士饮用黑溪之水果然快爽无事。此时，一旁闪出黄芪对元帅道："吾等被困此处，恐有死无生，若军师闻知起兵来救，亦无破解番军之策矣！"金石斛道："如今贤婿有何高见？"黄芪禀道："小婿忽然想起仙师威灵仙曾云，那穿山甲逢山能透，如今事甚危急，待小婿透将过去，请得救兵前来以图万全。"金石斛闻之大喜，众将亦欣然不已。一旁黄连道："既然如此，吾儿快去快回也。"那黄芪遂跨上麒麟竭连策三鞭，只闻呼的一声便穿过皂荚山去了。列位杏林看官恐说汝也不信，但见那麒麟竭倚了穿山甲之力呼的一声，接着又闻得一声响亮遂穿山而去。黄芪回首一瞻，连自己亦不敢相信，那山透而即合，如未曾有人穿过一般，黄芪不禁心中大悦，于是撒开麒麟竭如风也似飞去。

再言，此时决明子军师坐在帐中思想，金元帅起兵去救木兰因何此时仍未见回营，正在其疑惑间此时天已放明，突然有小军禀报黄将军回来了，决明子忙问道："可有人马跟随否?"小军禀道："仅有一人一骑。"决明子心下不免一怔。正说话间，黄芪已到达营帐中来参见军师，诉说救木兰、破番阵被困皂荚山续断谷之内，幸小将有穿山甲麒麟竭透山方得脱身，特来请军师急出救兵前往，若再迟延将士性命不能保矣！决明子闻言后大惊道："那番将这等厉害么？黄公子汝且饱餐，然后再去营救不迟。"随即，决明子军师举十万雄兵、六员猛将，欲前往搭救受困将士。诸位杏林看官，欲知结果如何且看下文剖白。

第二十二回　薯蓣仙破五行阵　决明子焚九皮将

真仙妙法广无边，番王终将难获捷；

薯蓣破阵五行穿，熊熊烈焰九皮完。

却说，军师决明子传令众将官排列一边，众军答应一声顶盔擐甲，军容整肃好不威武。军师点了大将杜衡、甘遂、山茱萸、胡桃，黄芩、苏梗六将领，另起精兵十万，黄芪为先锋，三声炮响后即刻行兵。却说救兵如救火，从辰时起至午时，救兵已至皂荚山之西南角，再遥望那番兵将谷口围的水泄不通。此时，黄芪一马当先，持刀径直冲杀过去，番兵溃散者甚多，天雄元帅、鬼督邮神将和藜芦先锋闻知齐到阵前。且说，天雄使起水银刀直奔黄芪，黄芪即用马刀截住厮杀；山茱萸、胡桃等则领兵冲击番阵，番兵败去大半。接着，山茱萸、胡桃、黄芩等引兵杀至谷口，只见番兵将谷口密层层的围住，山茱萸断喝道："呔，汝这些番奴，若是怕死的快与吾退去！"言犹未了只闻一声炮响，突然冲出一员番将飞马挺戟赶来，山茱萸叱问道："汝这奴才唤作什么名字？"那员番将大怒道："汝问爷爷的名字么，俺乃天雄元帅麾下大将羌活是也。"言毕，双方各使兵器厮杀在了一起。汉军胡桃、黄芩、苏梗三员勇将趁机杀将进去，把守谷口的番兵四散溃逃，汉军将士遂把谷口的石块移开准备救人不表。

却言，金石斛元帅等七将领与那残兵在谷中挨了一夜半日，腹中愈加饥渴，身心疲倦，黄芪一去杳无音信，只的听天由命，坐以待毙。突然，忽闻得金鼓齐鸣，炮声连天，喊声震地，金石斛等一干人料想黄芪所请救兵已至，遂与众将士打点行装，引领所剩残兵百十人一步高、一步低的向谷口行进。眼看将要走到那续断谷口时，只见得汉军已将谷口石块搬尽了，金石斛元帅见之大喜，遂招引黄连、木通、石韦、木兰、金樱子等一起冲出谷口。这正是：

险些谷内丧英雄，喜得今朝又再生；

悲喜交加谷口会，誓灭番军保汉廷。

当下，众将相见悲喜交加，随即合兵一处向番军冲杀过去。再说，山茱萸斗羌活不下，木通遂用郁金刀上前助战，二对一杀了十余个回合，羌活卖了个破绽诈败而走，二将亦未追赶，掉头皆往甘遂、杜衡、黄芪那里助战。此时，金石斛元帅大驱汉兵冲锋陷阵，番兵遂被截作两段，天雄元帅、鬼督邮拼死力战，藜芦亦凸显本事厮杀，然而却档不得汉军十数员勇将及十万之兵。眼看抵敌不住，那三员番将急带领人马败下阵去了。金石斛元帅挥军乘胜追杀，忽然山凹里冲出了马兜铃、芜荑二番将，遂将溃军接应了回去。

话说，汉军众将士亦返回大营，元帅金石斛拜谢了军师，然后同众将到汉王驾前诉呈曰："番将勇猛，其五行阵凶恶难破，吾军反折兵一万有余，且被困于续断谷内，几遭伤亡，若非黄芪的奇异之兽穿山报信请得军师发救兵前来，则坐以待毙矣！"汉王道："元帅受惊了，幸得逢凶化吉！"金石斛又泣奏道："今臣子折了上万之众，亦无寸功，乞求陛下赐罪！"汉王道："元帅安得有罪，况胜负乃兵家之常事，汝日夜辛劳努力，何罪之有矣？"金石斛遂再三谢恩退下。接着，汉王令赐黄金千两与黄芪，黄芪则固辞不受，汉王道："卿之功多矣，若非卿透山请救兵去，朕几失栋梁矣！卿不必推却。"黄芪遂拜而受之，其余众将皆三呼，礼毕遂回营饱餐去了。

当下，汉王即召军师决明子、并法师覆盆子商议破阵之策。决明子道："以贫道观之，那五行阵排列循环变异，委实厉害。若要破此阵，须跳出三界外，不在五行中，唯神仙可以破矣，非凡夫俗子所可为也。"汉王闻听军师一番言语后不免心生愁闷，一旁覆盆子道："吾主勿忧，待贫道去央求道友薯蓣仙来，此阵可破矣。"汉王道："法师一去，何时可归。"覆盆子道："去请他只消三个时辰便可来也。"汉王不仅心中大悦，遂下旨设宴与法师饯行。却说覆盆子辞别了汉王，未消三时果然请来了薯蓣仙师，汉王闻知大悦，与百官降阶迎入殿内。汉王道："因番邦无理太过，今又摆此五行阵，凡人莫能破之，久仰仙师道法无边必能破阵，故朕法师覆盆子特往拜请。今承大仙疾至，幸甚！幸甚！"此时，决明子进来施礼道："全仗师兄法力以救倒悬也！"薯蓣仙道："蒙陛下召见，贫道当得效力。"

话说，次日五更薯蓣登坛，金石斛与大小将佐全身披挂侍立于两旁。薯蓣仙高居于坛上，手执玉如意，徒弟都念子立于其身后。薯蓣仙遂传下法旨，命大小将校俱一一报上名来，下面一声答应，不一时俱报名讫。再看那薯蓣真人坐于正中，其左为军师、其右为法师，薯蓣仙定性片刻，尔后打开慧眼一看，已知那五行阵果真厉害。决明子道："师兄若破此阵，可用多少人马？"薯蓣仙道："只消五人足矣"。覆盆子道："以贫道观此阵，虽有大将千万之众，雄兵百队之多，遇见仙师则皆化为乌有矣。"薯蓣仙道："吾已有妙术破之矣"，决明子、覆盆子闻听皆称羡不已！且说，薯蓣仙叫那由跋国借来的赤茯苓、白术、黑山栀、青蒿四员大将待命，只见那青蒿骑青马手绰青铜刀，赤茯苓骑红马手持赤铜刀，黑山栀跨黑马手执乌缨枪，俱正听候调遣。薯蓣先令白术一人独骑去打五行阵之东门，行前叮嘱曰："贫道自有妙法助汝，自可放心前去。”白术答应一声，遂手执白茅枪跨上白马而去；接着又令青蒿前去打那五行阵之中央，待等四方齐聚，再至中央取那人参神将；随后令赤茯苓前往攻打西门，黑山栀前去攻打南门。薯蓣仙又令黄芩前往攻打北门，却说那黄芩年纪虽小然胆量过人，他手执一条黄金棍，跨上一匹黄骠马，应声而去了。

薯蓣仙继下法旨，让木兰、金铃子、黄芪三将听令，又请女贞仙到，只见薯蓣仙从袖中取出五只五色净瓶来，众观之皆大为惊异！原来，那五个净瓶乃薯蓣仙早已在洞中按金木水火土五行相生相克炼就。一只乃是青黛瓶，内已炼成木绵木；一只乃是黄瓜瓶，内已炼就土芋土；一只乃为赤豆瓶，内已炼作火参火；一只乃是黑芝瓶，内已炼成水杨水；一只乃是白昌瓶，内已炼有金桔金，五只瓶皆长七寸，广三寸许。薯蓣先取黄瓜瓶交与女贞仙子，驾云去那五行阵之北门以克其水；又将那黑芝瓶付与木兰，驾云车到那阵之南门以克其火；又取青黛瓶交付覆盆子，踏云去那中央以克其土；又取赤豆瓶付与黄芪，令他将麒麟竭项上拍七下起于空中，去到阵之西以克其金。后又唤徒弟金铃子过来，将仙人杖安放于其足下曰：“汝不会驾云，故以仙人杖为汝立身之本，可随心所欲也。”并将白昌瓶付与金铃子前往东门以克其木。接着，薯蓣仙喝道一声“起”，只见那金铃子便往空中去了。

且言，白术望那五行阵东门径直杀入阵中，苦参神将率兵抢将出来，他手执木莲锤呼呼喝喝的直奔白术而来，白术使起白茅根枪交战，两人相交约二十回合不分胜负。此时，忽听阵中一声炮响，震耳欲聋、好不厉害，只见那树木、木棍及木蛋等，噼噼啪啪如雨点一样打将下来，白术仅一人一骑，心下不免慌乱。然而，忽闻得头顶噗嗤一声，只见那无数金桔金望着东门打去，那些木器忽然如天女散花般，倒望着番阵内打入，苦参神将促不及防，汉将白术遂一枪刺在其左肋上，苦参负痛而逃，番军五行阵东门告破，金铃子、白术二将即返回营寨复旨去了。

再说，那青蒿却于高埠处候得四下人马皆至，方去中央打阵。却说，赤茯苓去打西门，只见大刀阔斧长戈短戟纷纷的砍将出来，赤茯苓无法向前。此时，忽见半空中黄芪跨着麒麟竭，将一只小红净瓶口朝向西门，顷刻间熊熊烈焰烧将了下来，遂将那番军诸多兵器焚烧殆尽，只见铁水漫地流淌。这时，惊动了阵中沙参神将，他手执金醮斧杀将出来，马蹄不慎踏入炭火般铁水中，只听“扑通”一声马匹随之跌倒，被赤茯苓抢上前遂将那沙参神将一赤铜刀砍死，一阵又破，黄芪与赤茯苓遂回旨复命去了。

话说，黑山栀前去打南门，却被丹参神将坐赤兔马、手执火焰枪截住，丹参厉声喝道：“汝这个黑脸鬼，独自前来送死么？”黑山栀闻言大怒，挺起乌缨枪直取丹参，二将一来一往杀得好狠。未及十余回合丹参神将抵敌不住，遂望阵内便走，黑山栀拍马追赶，却又听得号炮一声，番阵中顿时火龙火马烈焰腾腾，云中的木兰见之，遂将黑芝瓶内水杨真水浇了下来，顷刻间烈火顿熄。于是，木兰落地后同黑山栀一起复旨去了。

又言，黄芩至五行阵之北门杀入了去，但见那洪水茫天无以阻挡，黄芩当下无计可施。此时，忽见云中女贞仙子手持一只黄净瓶，从中放下无数的泥土来，只见一眨眼的功夫那水皆被吸入土中去了。黄芩遂乘势使起黄金棒打将进去，迎面正遇见那元参神将，黄芩亦不搭话，抡起黄金棒大杀一阵，元参心慌意乱，被黄芩一棍打在背上，口吐鲜血而遁。战事已毕，女贞仙子和黄芩亦回去复旨去了。且说那番阵上排阵的兵丁，犹如蝼蚁一般四散而去，死伤者不计其数，仅剩下中央人参神将与丹参神将，二将见形势不妙正欲逃走，忽遇青蒿手执青铜刀拦住去路，战约七八回合青蒿敌不住二将，此刻忽见覆盆子于空中放下木绵木来，正打中人参神将，且噼噼啪啪打个不休，直打的人参神将死去活来。青蒿见势执刀杀来，丹参急忙救了人参并率中央阵内所剩三万余番兵惊慌逃遁。

当下，覆盆子与青蒿回去复旨。汉王闻知战报大悦，遂令百官拜谢薯蓣仙，并加封青、黄、赤、白、黑五人为五行大将。此时，忽报胡王使者倾九皮将前来挑战，军师决明子即传令多备火器、火弩、火箭、火枪、火刀，以及硫黄、硝石引火之物等以备急用。金石斛元帅遂带领石韦、杜衡、甘遂、山茱萸、甘蔗、杜若、金樱子、胡桃、石兰等九员勇将出马抵敌。胡王使者在阵前大骂，金石斛更不打话，挺枪跃马直取胡王使者，胡王使者遂舞动铁蒺藜便打，二将兵器相交你来我往战在一处。那边九员汉将抵着九皮将厮杀起来，双方三十余回合未分胜负。此间，决明子军师下令众兵丁将火器急速施放，顷刻间只见火枪、火箭、火炮如雨点一般落下，白鲜皮、海桐皮与柞木皮身中火箭，皆坠牛而死。这时，汉将尽皆闪开皮将，押着柴车，以硫黄、火硝引火之物点燃，顷刻间四面烈焰烧将起来，覆盆子又口念真言，遂在东南西北方呼啦啦刮起一阵狂风，但见那风借火势烈焰冲天，那居中的六员皮将此时上天无路、入地无门，加之外围的汉兵又把火箭、火炮射了进来，可怜那几员皮将尽被焚死，番兵死亡亦不计其数。后人有诗叹曰：

刀砍不入逞猖狂，谁知九皮今遭殃；
决明军师施妙计，番军从此元气伤。

且不表火焚九皮将，只言胡王使者与金石斛大战五六十回合却未分胜负，正在酣战期间，胡王使者忽瞥见九皮将皆被烧死，心中大惊，直吓得他魂不附体，遂只得把马缰一带败下阵去了。见此形势，金石斛元帅亦急率众将赶去追杀。诸位杏林看官，欲知胡王使者性命若何，且看下回分剖。

第二十三回　汉元帅大破番兵　木兰将力取南星

将军敢勇士当先，番寇茫茫去若烟；
盖世英雄匡汉室，力取南星保边关。

却言，胡王使者大败而走，金石斛元帅引兵追赶五六里路未遂，于是决明子军师鸣金收兵，并为诸将各上了功劳册。蓍莸大仙与都念子亦作别了汉王、军师、法师及众将意欲返回山中，汉王遂与决明子、覆盆子及众文武官员将二人送出了朝门，并再三致谢，不几时，蓍莸仙与徒弟都念子皆飘然回到了石蕊山中。且说，四参神将受伤后与鬼督邮去见巴豆大黄诉说破阵之事，番王闻之大惊。军师高良姜道："仙阵排布如此厉害，何以被彼破了也？"鬼督邮道："汉营中有仙人帮助，故大破了吾方阵图，且折了沙参神将，如今待吾去与师父商议，定要与汉军一决胜负！"那鬼督邮与四参神将遂辞别了巴豆大黄与高良姜等，前往紫菀山见师父鸡子黄去了。再言，胡王使者引领残兵败将回营后气喘吁吁入帐，跪拜于番王阶下哭诉道："九皮将皆被汉兵用火烧死，臣死战方得无虞。"番王闻之大惊失色，吼道："如此勇将被彼烧死，吾之羽翼尽折，大事休矣！"言罢哀痛欲绝，众官一旁苦谏。军师高良姜道："狼主勿忧也，吾邦猛将甚多，雄兵不少，要取汉室天下却甚容易。自古云好事多磨折，请我主勿虑。"胡王使者接着奏道："待臣且回国，恳请主上亲提大兵前往报此仇。"于是，胡王使者拜别番王前往西域国去了。当下，番王忧心忡忡，却见云母来到殿下道："主公勿忧，待贫道前去列当山央求道友独脚仙来，则汉室可破矣。"番王回忧作喜道："如此甚佳！"那云母遂别了番王，并带领徒弟知母、贝母二仙离去，巴豆大黄与众将送之于营外。话说，知母返回了射干山、贝母回到了木靳山，皆都苦修去了，而那云母则独自去列当山请独脚仙人了。再说，那阿胶大王对巴豆大黄道："弟来助兄，却未能成事而反折大将，今弟且回国去再作计较，然后来助兄以成大事。"番王只得依允。于是，阿胶大王辞别番王回斑蝥国去了。驾前军师高良姜道："狼主，如今与汉兵厮斗，奈兵多粮少，如之奈何也？"巴豆大黄道："可令马兜铃前往押运粮饷。"高良姜遂即令马兜铃前往不表。

且言，金石斛元帅督领人马与众将前驱大进，直抵番营阵前搦战。番将牛膝之弟牛扁使一柄大刀领兵出马应战，金石斛元帅令胡桃迎战，两人斗了二十余回合不分胜败。此时，那番营中的海浮石和尚骑着石龟鳖、手执两口巨胜刀，密陀僧跨着刺虎、手抡虎杖皆恶狠狠地一并率兵杀将过来；这边先锋金樱子一骑马、一条戟接住密陀僧厮杀，大将木通一匹马、一把刀迎着海浮石和尚交战。两下鼓声大震，杀得天昏地暗，那海浮石和尚好不凶勇，但见木通渐渐力怯，金石斛遂令黄芪上前相助，海浮石和尚遂抖擞精神力敌二将。金石斛又令杜若、甘蔗前去助胡桃、金樱子，二将得令，皆手持金棱藤前往，甘蔗协助胡桃战牛扁，杜若协助金樱子战密陀僧。话说，先是牛扁力怯，于是拉马便走，胡桃、甘蔗也不追赶，却回头将番兵杀了一半，然后方去力战密陀僧。那密陀僧虽是勇猛厉害不过的和尚，然怎能力敌过四员大将，直杀得他汗流浃背败阵退走。此时，只听番营内正门旗下一声炮响，飞出那个天雄元帅来，他骑着黑牵牛、舞动水银刀大逞威风其身后亦率雄兵五万、副将两员，其中副将朱砂根使大刀，副将甘松香摆弄一双大斧。只听番将天雄元帅大喝一声，鼓角齐鸣，铺天盖地杀将过来。

话说，汉将胡桃即迎住朱砂根，甘蔗敌住松香，金樱子、杜若二将双战天雄，看这场厮杀甚是可怕。金石斛元帅乘势大纵三军掩杀过去，番兵猝不及防，被杀的血流成河，尸横遍野。再说，海浮石和尚与木通、黄芪力战四十余回合，即觉得两臂酸麻，气力渐怯，于是舍战退回了番营。转眼间，番将藜芦又率一万人马冲杀出来，黄芪遂出马迎战。木通此时则去助金樱子、杜若二将，俱战天雄。再看那番阵上，萎蕤道人仗龙须蓟立着，杜若乘隙瞥见番阵上有个矮道人，遂将金棱藤打将过去，萎蕤道人见有兵器打来，随即将木兰的婆婆针袋取出欲收金棱藤，汉阵上木兰看的真切，遂急念一个决喝声："宝贝归主也"，那宝袋顷刻就又回到了木兰手中，萎蕤道人大惊。于是，杜若的金棱藤照着萎蕤额角上就是一下，只打的萎蕤道人血流满面，法力尽失，遂掩着脸负痛入营疗伤去了，杜若收回金棱藤遂又去战天雄。却说，甘蔗与甘松香交战不下十数回合，即被甘蔗用金棱藤将双斧打脱手，甘松香急待反扑，却被那甘蔗抢上前将其揽入怀内生擒而回。那边，胡桃与朱砂根亦正在厮杀，二人斗到约二十回合时，胡桃乘隙飞起酸枣棍当头直取朱砂根，可怜朱砂根被连盔透顶打得粉碎，垂马而亡。金石斛元帅急催兵掩杀过去，一路长驱直入，天雄元帅抵挡不住，番兵死伤不计其数，遂急速败入营中紧闭寨门不出。

却说，巴豆大黄正与高良姜商议计策，忽见天雄元帅大败入营，诉言汉军人马厉害，吾方寡不敌众未能取胜遂大败而回。巴豆大黄闻言大惊失色，又听得寨外炮响连天，接着闻知汉军又至寨前攻打。身边军师高良姜道："狼主，如今兵粮已缺少，不可与彼僵持，吾方只可退回，屯扎于防风关内可保无虞，且待粮草接续、各方救兵到达，那时与其争夺天下亦未迟也。何况马兜铃运粮未到，众将又新败，速作退兵为上计也。"巴豆大黄听了军师一番言语，只得与天雄元帅众兵将等拔寨而起，令海浮石和尚与羌活、芜荑断后，率领六七万疲惫之师退入到了防风关。

却言，金石斛元帅领兵追袭，赶了二三日后直抵南星关，只见得那关门紧闭。金石斛于是离关十里安营下寨，随即放炮攻打，军中粮草皆于大寨源源不断运抵。且说，这个南星关乃胡国的第一座关隘，由番将淡豆豉把守，其人身长六尺，面黑微须，使一柄厚朴刀，重约二百斤，有万夫不当之勇。淡豆豉有个侄子名曰淡竹叶，其年仅十五岁，然却会行兵。淡竹叶使两柄金果锤，身长五尺，碧脸尖嘴，面貌奇形怪状。当下，淡豆豉唤淡竹叶商议曰："侄儿，汝看那巴豆大黄与汉室争夺天下，却折了三军无数、雄兵不少。今因粮草不敷，遂退于防风关内。如今汉邦勇将又来攻打此关，吾思汉将众多难以抵挡，侄儿有何计议？"淡竹叶道："叔父如此英雄，可开关迎敌，待小侄前往打死他几个汉将以退敌军，与番土建功立业有何不可？"那淡竹叶说的一片言词，淡豆豉闻之欢喜，即便点了三千番兵，胯下一匹枣红骟马，提了二百斤的厚朴刀，开关列成阵势；淡竹叶亦披甲跨马，手执金果锤立于门旗之下。淡豆豉率先提刀出马，众汉军抬头一看，见那淡豆豉怎生的打扮：

头顶金盔嵌雉尾，身穿铠甲砌金银；
丝鸾宝带腰间系，抹绿乌靴足上登；
厚朴大刀如雪练，枣骟宝驹阵上腾。

此时，金石斛元帅令五行将青蒿出战，青蒿一声得令，遂手执青铜刀与淡豆豉厮杀起来，一个使厚朴刀、一个舞青铜刀，二刀相碰，只听得叮当噶喇、噶喇叮当，二将战到三十余个回合未分高下。此时，淡竹叶使着金果锤出阵，汝看他怎生模样：

面如猴儿嘴如针，头顶金冠耀日明；
连环铠甲身穿挂，鹰爪乌靴足上登；
手提金果锤一对，身跨白花马一骑。

木兰见此情景，随即手持射干枪、足踏云车迎战淡竹叶。淡竹叶见木兰跨着个小车心中感到稀罕，遂曰："咦，这两轮车儿立着倒好耍也！呔，汝这个车儿可卖么，若要卖就卖与俺淡公子耍玩耍玩。"木兰喝道："蛮小卒子不必多言，看枪！"淡竹叶急使起两柄金果锤盘桓迎杀，约斗到二十余回合，却被木兰逼开双锤直望其心坎下刺去，淡竹叶遂垂于马下，呜呼死了！木兰继用射干枪挑杀了无数番兵，然后去助青蒿迎战淡豆豉。

淡豆豉眼见侄儿被杀，心中愤怒，却又见木兰枪法厉害，难以抵敌。于是，大喊一声"罢了"，急拨转马头领兵败回了南星关。谁知，木兰的云车却似飞云一般，随后即达关门，淡豆豉闭关不及，遂拨马与木兰战约七八回合时被木兰一枪刺中左臂，于是负痛弃关率领残兵逃往巴豆大黄处。木兰遂领兵抢上关去，将余兵尽皆杀散。随后，金石斛元帅与众将率大队人马俱入南星关。金石斛一面改换旗号、一面出示安民，接着差人去汉营报捷。汉主刘寄奴遂移驾南星关，由百官拥护，摆着銮驾，由宫娥妃女侍奉而来。决明子、覆盆子、女贞仙子及徒弟等，皆扎营于南星关。待众人朝贺已毕，金石斛元帅备称木兰之功，决明子就此上了功册讫，于是大摆盛宴与众将士畅饮。宴毕，决明子道："吾料番王必然再去调兵来以决胜负"，汉王道："朕受番狗之累，有赖众卿猛勇，赤心为国，诸仙道力，以助朕躬。此番务要夺取几座关山，以消朕愤，使番寇丧胆而不敢正视吾邦矣！"决明子道："番邦再有异人骁将前来赌斗，亦未可料也。"于是，急令探子王不留行前往打探。

次日，王不留行回营禀报曰："番王巴豆大黄率军屯兵于防风关内，那座防风关高约十余丈，两边皆是高山，坚固之至，只待救兵与粮草到来之后方能出战。"军师决明子赏了王不留行后自去了。再说，南星关总兵淡豆豉失关逃回番营，向巴豆大黄苦诉其事："臣侄淡竹叶劝臣开关迎敌，今贱侄已战死沙场，臣的臂又中一枪，故不能取胜以至败回。"那番王闻听之后大怒，命手下将淡豆豉推出斩之，一旁军师高良姜告免道："他本不欲出战，是害于其侄儿之手也。淡竹叶以匹夫之勇与汉将抗拒以致败北，其罪该万死也！"然番王仍怒气未息，遂责了淡豆豉一百桑棍方才罢休。且说，闻知王不留行打探的消息后，决明子即对汉王道："看那局面对方倒要罢兵几时，故吾方可再作商议。"于是，传令众军士将粮草皆屯于南星关之左，以作久远之计不表。列位杏林看官，欲知后事如何，且听下回分解。

第二十四回　蜀椒山草蔻造反　石龙芮斧劈强徒

昔时盗贼已多年，今日凶徒又日延；
虽云始终有本末，彼越先天斯后天。

话说，大汉国宣州蜀椒山又出现三个强盗，其中有两个为首的强盗乃是兄弟二人，长者曰天门冬，次者曰天花粉。二人一向在东山狩猎为生，原系天竺黄之族弟，旧闻天竺黄在蜀椒山称王作霸，威风振于远方，故远远赶来投拜于门下。及到山中却已不见天竺黄，四处打听方知被汉元帅金石斛驱逐到了它方，现未知去向。于是乎，兄弟二人遂在山中效仿那天竺黄的故事打家劫舍。后来，又遇一强人姓马名兰，乃是宣州蕤仁县内马快出身，由于知县甘蔗让他到蜀椒山捕捉强盗，然却被天门冬捉上了山去，并让他坐上了第一把交椅。此后，三人聚众山林，掳掠民财，杀人放火，无恶不作。此后，又招南藤山大盗杨卢亦同到蜀椒山做事。其山寨中已有上千小喽啰，事业甚是兴旺。

忽一日，山下有一位起课先生经过，天门冬遂唤他上山相面，那相面的见了那班强盗后吓得战战兢兢乱抖。遂先相了天门冬后来乃大贵之相，又相那二大王天花粉为大富之相，天门冬闻之大喜道："先生姓甚名谁?"那相面的道："学生姓米名仁，别号薏苡。"天门冬道："据先生说俺有大贵之相，将来可成霸业否?"米仁道："以大王如此豪杰，则心想事成也。"天门冬闻言大喜，遂留米仁于山中为参谋，以共商大事。接下来米仁献计道："目今皇上出驾征蛮，大将等皆出征去了，汉邦无甚大将雄兵，朝中俱为老臣掌政。自古有云，朝中不可无君，无君则天下乱也。大王可乘此机会招军买马，以图霸业。"那天门冬与众人闻言皆大悦，即克日招兵买马，继之取了宣州白石英关，将那守关将白蔹杀戮后，又将县官甘蔗杀死，劫取了县内钱粮无数，城中百姓皆惶恐无措。前知府带领官兵屡扑不获，遂将告急文书送达当今圣上，乞发兵剿除大患。

再言，天门冬与天花粉两兄弟自称为二天王，封米仁为丞相，马兰、杨卢为将军。天门冬号为飞龙正天王，天花粉号为飞龙副天王，其占据了宣州一带地方，掠夺财物，抢夺民女，杀人如麻，所得宝贝物件堆积如山，皆贮存于海金沙寺中。却说，那海金沙寺日前乃是有修行的高僧居住，近日却被两个云游的狠和尚霸占了，一个名曰曼陀罗，一个唤作大空和尚、俗称苦虱也。这两个和尚亦有些个拳脚，且与天门冬一干强盗结成了一伙，其将经卷焚化，遂靠着两把钢刀为生，杀人越货，无恶不作。接着，两天冬、花粉个贼首又令马兰、杨卢二人率领五百喽啰兵前去攻打申州。

却说，申州乃是石韦管辖属地，因受命出征去了，故托其弟石龙芮接守。那石龙芮生得身长九尺，力大无穷，使一柄开山大斧，重约一百斤。因近闻得强盗犯境，遂吩咐紧闭城门，又令三百军士上城把守，自个去与参谋黄坯商议对策。且说，那黄坯却是黄连之嫡亲兄弟，虽做副将然本事倒也厉害，其使两条竹节钢鞭，重一百二十斤，为人也忠厚。他的夫人甘氏，小名菊花，即甘国老之女也。夫妇育有一子名黄寮郎，年方一十六岁，乃是一名小虎将，其一手能接飞来之剑、两臂能开三石之弓，善用两条双鞭，乃是由马口铁打制而成，唤作大马鞭，重达八十斤。当下，石龙芮入辕门至厅上，黄坯出来相迎，原来黄坯与石龙芮乃是厚交，谊契之至。当下，石龙芮云："强寇犯界，欲夺城池，今弟孤力不能支持，乞兄相助一臂之力。"正言间，只见黄寮郎打猎归来，其身后兵丁背了无数鸽鸡雕鹞及野兔等。黄寮郎到堂上先拜见了石龙芮，口称世叔，拜毕立于侧旁。黄坯遂将蜀椒山盗寇霸占劫掠民财、抢夺妇女、杀害官兵等横行无忌之事一一说与黄寮郎听，并曰："今贼寇又来犯吾边界，故世叔特来与吾商议。"黄寮郎道："方才孩儿去北门打猎，撞见许多喽啰兵在那里里调戏人家妇女，孩儿一时怒起杀了几个。后有一强徒唤作马兰，骑了一匹黄马，手执一柄银刀赶将来，孩儿就与他斗了一阵，那贼遂落败而走。"石龙芮闻之称羡不已。此时，忽有军丁飞报道："贼兵攻打甚急，正在东门！"黄寮郎闻之大怒，遂对父亲黄坯道："孩儿这就去，吾誓洗此寇！"石龙芮闻言大悦。于是，黄坯入内衙吩咐抬兵器盔甲等物，与黄寮郎率步军五百名同去石府驰援，石龙芮回府后亦点了一千兵马助战。此时，天色已晚，正是仲春四月上旬，天气却还不热，当夜黄坯父子皆宿于石龙芮府中不表。

次日黎明，众将士炊饭、披甲，三声炮响后开了城门，双方列成阵势，鸣锣击鼓准备交战。但见，在那贼营中跑出两个骑战马的强人来立于门旗之下，先一个浓须黑面的强人手持一枝方天画戟，引领了百几十个喽啰兵前来对阵。你道这强人哪般模样：

面黑眉浓一嘴须，腰大身长八尺余；
手执银刀骑骏马，椒山强盗乃杨卢。

石龙芮见之，遂骑一匹白马，使动开山大斧冲将过去迎战。果然，那石龙芮好一表人才，有《临江仙》为证：

雁眼鹰睛头似虎，猿臂熊腰英气豪；善骑雪白马，喜着绛红袍；腰下龙泉剑一柄，开山大斧持手中。

当下，石龙芮冲出马来大喝道："呔，汝这强盗，倚了天贼之势毫无忌惮，擅敢来占吾城池么？"杨卢笑曰："俺奉天王之命，特来取汝城池。如若痛快献城于吾，归降天王，不失封侯之位。"石龙芮喝道："休得胡言，还不快快下马受缚，若再花言巧语，让汝做刀下鬼！"杨卢闻言大怒，使起画戟直刺石龙芮，二人一来一往杀到二十多回合，杨卢抵敌不住心中恐慌，正欲逃走却被石龙芮一斧劈了个大开叉，连人带马死于非命。接着，石龙芮用大斧杀散了余兵。这下可惹恼了马兰，他骑了一匹黄马，执一把银刀径直杀将过来要为杨卢报仇，汉将石龙芮抬头一看，汝说那强盗怎生模样：

面阔髯浓尺许长，身披铠甲堆银装；
手执银刀跨黄马，盗匪马兰呈猖狂。

当下，马兰破口大骂汉将："汝等贼子，伤了俺杨将军，此乃不共戴天之仇，看刀罢！"说话间遂一刀朝着石龙芮顶门砍将下来。石龙芮大怒，持开山斧架住大刀回马交战，二人战了约三十回合胜负未分，黄寮郎在门旗内看得真切，遂拈弓搭箭射向马兰，正中其右臂，马兰慌忙撤走了银刀负痛而逃，石龙芮随即赶上，一斧将之砍于马下。可怜那两个强盗本事低微，不曾大战几场，于是就此呜呼哀哉了！石龙芮乘势将那几百喽啰兵尽皆杀散，得胜而归。黄坯大喜，褒奖石龙芮英雄了得，石龙芮道："还有两个猛和尚，乃是海金沙寺僧人，这两个和尚亦附身那天门冬作盗，吾等明日且引兵杀到宣州，收复白石英关，此为上计矣。"黄坯道："然"。于是，书写奏章上表，不在言下。

话说，杨卢、马兰所率手下的残兵连夜逃回宣州蜀椒山，将败绩报于那二天王。天王闻知大怒，即同丞相米仁商酌。米仁道："申州的兵将能有多大本事，此乃二将未用心之过也。来日，天王可亲率军兵前往夺其城池，以雪前耻，有何不可？"二天王闻言大悦。遂当夜开宴畅饮，美女歌舞于左右，笙箫鼓乐好不热闹。两位天王喜不自胜，天门冬吃得醺然，口中只云："好不快活也！"且信口作了一首七言绝句：

马挂征鞍将着袍，柳梢枝上月儿高；
丈夫欲取封王印，腰内长匿强盗刀。

天花粉亦吃得大醉，随口也附和一首诗云：

二爷好着紫龙袍，飞虎林中霸业高；
杀遍申州无敌手，违逆本王且看刀！

此时，米仁丞相也吃得欢喜，亦信口和了一首词：

身为丞相衣锦袍，区区元宰最云高；
平生未持枪和棍，心似铜锤口似刀。

诵毕，皆大欢笑。天门冬问米仁道："俺封汝为丞相，汝心中得意否？"米仁道："有何不得意，此是臣上山来与二位天王相了面，而天王听从为臣的劝说，因此方封为丞相也。"言讫，众皆大喜。话说次日天明，天门冬兄弟二人将山上之事托付与米仁，遂顶盔擐甲，引了一千喽啰兵出征。两大王领兵先到海金沙寺，与曼陀罗、大空两个和尚汇合一处径直来取申州。后人有诗叹曰：

竺黄前车已覆亡，门冬辙后又猖狂；
喽啰千余皆赤子，未知几人免遭殃？

诸位杏林中人，欲知天门冬、天花粉二盗可否取得申州，且看下回分剖。

第二十五回　寮郎死战二凶僧　黄石力除两天王

称王作霸果然强，又有凶僧势猖狂；
命运盈时黄石现，戮除二秃乃寮郎。

话说，天门冬、天花粉引领了一千喽啰兵，命大空和尚、曼陀罗二僧为先锋，一路杀至申州东城门外，离城十里扎下营寨。接着，天门冬令大空和尚、曼陀罗先率三百军士前去攻城且云："吾随后就来也"，曼陀罗、大空和尚一声得令，即放炮攻城。城内黄坯与石龙芮道："其此来必欲取俺城池也，吾军可以逸待劳，则战无不克。"随即吩咐开城门迎敌，率一千兵马列成阵头。贼军中曼陀罗和尚当先出马，他手持明晃晃一把钢刀，观其貌乃：

头梳金丱额发蓬松，身披黑褶纵束黄绒；
贪痴财宝酒色之中，钢刀一柄到处行凶。

话说，那曼陀罗耀武扬威来至汉阵挑战，当即恼了门旗下一员汉将，其催马扬鞭而出。众兵士视之，汝道是哪一位：

来至汉朝建功勋，虹电气逼斗牛寒；鞭能安宇宙，弓可定尘寰；虎体狼腰猿背健，跨龙背坐稳雕鞍；申州有俊杰，参将乃黄坯。

当下，曼陀罗持钢刀直取黄坯，黄坯抡动双鞭急架相迎，二人杀得好不厉害，但见烟尘乱起，鼓角同鸣。斗了约二十回合，那大空和尚遂引贼兵三百人马，使一条神明枪掩杀过来。话说那大空模样：

面似黑漆目如铃，不好经卷喜杀人；
恃强哪惧如来佛，大空和尚乃邪僧。

再说，只见那大空和尚领贼兵掩杀过来，却恼了小将军黄寮郎，他随即拍马舞鞭领兵而出。故兵将看那黄寮郎威风凛凛，果然仪表非凡，正是：

汉室功臣后裔，当今国老外甥；家传钢鞭最通神，英武熟通战阵；

舒手能接飞剑，弯弓可射雄雕；小将立志定乾坤，寮郎英名大振。

当下，黄寮郎舞鞭直取那黑面和尚，大空则使动禅杖纵马相迎，二人战不到十数回合，大空和尚力怯，乘其禅杖空处被黄寮郎一鞭打于马下，接着顺手抽出腰中宝剑，一下将那大空和尚的头好似西瓜一般砍落于地上，黄寮郎拾了其首级，然后飞身上马助父亲黄坯。且说，那曼陀罗杀到五十回合则力怯而走，黄氏父子率兵追赶，忽然间听得炮响连天，原来是二天王的兵马已到。黄坯遂不再追赶，即与黄寮郎返回门旗下观察情形，只见那贼兵队伍散乱，旌旗不整，形如蝼蚁一般。黄坯同石龙芮大欢道："汝且看，那贼兵不知纪律，皆是乌合之众，真可笑也！"正说话间，只见天门冬与天花粉、曼陀罗僧率兵马如飞而来。天门冬列开阵势，令其弟天花粉出马挑战，这边石龙芮掠马横斧亦相迎。汝道那天花粉这般装束：

头戴黄金盔，身着锦红袍，披挂鱼鳞甲，腰束丝鸾带，足踏抹绿靴，手持铁钢叉，胯下灰黑马。

石龙芮看罢大喝道："猖狂寇贼，吾正欲领兵剿灭汝等巢穴，今汝却自来送死，就此先赏你一斧。"言毕，一斧砍去，天花粉闪过后拍马摇叉直取石龙芮，二人各逞威风，盘桓赌斗。众兵士看得呆了，只见叉来斧去，嗖嗖劈啪声不绝于耳，杀到五十回合两人胜负未分。此时，强盗和尚曼陀罗出马，舞动钢刀杀将过来，这边小将黄寮郎挥动八十斤的铁马鞭，与曼陀僧大战二十余回合未果。黄寮郎暗自思忖道："同他力战，急不能取胜也。"算计已定，遂又战了五六回合后佯败而走，曼陀罗则紧追不放，那黄寮郎眼疾手快，忽然闪马于侧面，随后曼陀罗骤到却收不住马，说时迟、那时快，黄寮郎即刻拔剑将之斩于了马下，遂取了首级返回营中，黄坯大悦，即将二僧人头悬于城头示众。却言，石龙芮与天花粉厮杀许多回合未决胜负，然天色已晚，遂收手各回本寨。次日，天门冬率了三五百喽啰兵，擂鼓呐喊挑战。只见那天门冬：

头顶双龙金盔，身披白银铠甲，外罩大红蟒袍，腰束碧玉宝带；足穿粉底乌靴，手持大砍刀柄，胯下银鬃白马。

当下，天门冬率先出马，这边参将黄坯舞起一对竹节铜鞭拍马相迎。天门冬手持七十余斤的大砍刀骂道："汉贼杀吾数员大将，当与尔等誓不甘休，即刻把申州献了，免得受吾一刀！"黄坯闻言大怒，喝道："汝这强盗，抢财劫物，夺取国之城池，杀戮官兵，奸淫良家妇女，占据山关称王称霸，真是十恶不赦死有余辜也。汝今日恶贯满盈，且吃吾一鞭！”说罢扬鞭便打。天门冬大怒，遂舞刀迎面砍来，二人一来一往，大战六十回合不分上下；石龙芮使动开山大斧接替黄坯，又战了三十个回合；接着黄寮郎持了两条铁马鞭，替换下石龙芮亦斗了五十余个回合。官军如此盘旋接战，天门冬渐渐力怯，遂闪身拨马回营去了。次日，贼将天花粉使铁钢叉来到汉阵搦战，黄坯出马应战，二人交战未到数合天花粉即大败而走，黄坯催马追上，一鞭打在天花粉背脊上，遂滚下马来一命呜呼了！天门冬见之大怒，遂领了七百喽啰兵前来与其弟报仇。此时，黄坯与石龙芮商议道：“如今只剩得天门冬一个贼首，怕他什么，一发结果了他也罢。”于是，黄坯使双鞭、石龙芮使大斧，二将双战天门冬。话说，那天门冬虽是猛勇却难敌二将，心中暗自愁闷，加之兄弟已死，党羽尽折，前日称孤道寡图霸业，到头来只好作一个画饼充饥，回山去有何面目见米仁丞相，不如决一死战。思忖罢，天门冬抖擞精神奋力舞刀交战，又与二将交手十多回合，不料却被黄寮郎领兵冲杀过来，天门冬所率三四百喽啰兵遂东倒西歪死了一半，只剩下残兵二百余人。此时，天门冬气力亦不支，乘隙被黄坯一鞭打在腿上，即感疼痛之至，加之力气用尽，只好束手待毙，乃大叫道：

霸业可图称帝王，未能如愿自刎亡；
啸聚山林成往事，灰飞烟灭梦一场！

叫罢，遂仗剑自刎而亡，那所剩一二百喽啰兵皆四散而逃。汉兵齐上，将天门冬的尸首砍为了肉泥。接下来石龙芮与黄坯商议道：“今大患已除，然贼寇久住宣州白石英关，其势甚大，必有亲党在彼，可即领兵剿灭，以绝后患。”黄坯道：“甚好”。于是，连夜起兵杀往白石英关，到达已是次日正午，然只见得关门紧闭，城楼上有一二百喽啰兵把守，黄坯、石龙芮吩咐放炮攻城。再说，那米仁在蜀椒山中正在听信，只见有喽啰兵飞报道：“丞相，不好了，二位天王并两个和尚俱已战死，所率将士亦被杀死大半，其余尽皆溃散。现申州总兵与参将已杀至关下，形势危急，请丞相快快定夺！”米仁闻报后惊得魂飞魄散，如泥塑的一般。等醒过神来米仁颤抖着问道：“这、这事，怎怎、怎么处？天、天、天王如此勇猛，怎、怎、怎会被官军杀、杀、杀了？”此时，忽又有一个小喽兵报道：“汉兵在关外架云梯攻打，眼看城池将破，请丞相速速定计！”那米仁惊魂未定，却又闻得轰隆、轰隆炮声震地，吓的薏苡仁心胆俱裂，遂急忙换了衣服，仍作相面的先生逃向它方去了。当下群龙无首，关内众喽啰兵尽皆散了伙。

黄坯、黄寮郎、石龙芮领兵入关，关内百姓开关迎接汉将入关。汉军又直抵蜀椒山中，到处搜检却未发现一个强盗，只见有几十个小喽啰兵在山中东逃西串。石龙芮遂擒住一个喽啰兵喝问道："寨中强盗到哪里去了？"小喽啰兵只顾哀求道："乞饶狗命"，石龙芮道："汝快快说来，吾不杀汝。"小喽兵战战兢兢的叩首道："再无盗首了，只有一个米仁如今逃走了。"石龙芮喝道："饶汝等残生，去罢。"那些喽啰兵闻听后于是走的半个也不剩了。黄坯、石龙芮、黄寮郎遂领兵搜入厅上，只见那抢劫来的珠灯、锦屏以及诸多好玩之物满目皆是。再看那中厅上立着两面大旗，左边大书：飞龙正天王；右边大书：飞虎副天王。厅上列着两把交椅，皆是虎皮靠背，两旁排列着刀枪剑戟之物，观之好不威风。石龙芮看罢大怒，命兵士将之尽皆捣毁了。接着又寻入内厅，受用器皿、山珍海味和美酒应有尽有，石龙芮遂吩咐吃尽不留。后又到了一间库房，门上用大铁锁紧锁着，石龙芮一斧砍开仔细一看，满目皆是金银宝贝，约有几十箱，于是吩咐军士进行搬运。黄坯又进入后堂旁间，却见得是那些抢来的妇女，足足的有五六十个美貌女子，皆蓬头垢面、披头散发、哭哭啼啼百般的酸楚，众人见了黄坯，皆跪下哀乞救命。黄坯问道："汝等乃是什么人？"那些女子哀告道："妾等皆良家女子，是被那些强盗抢来的，乞求老爷救吾等跳出火坑，此恩此德则永世不忘矣！"黄坯遂令军士唤那些被抢人家都来认领，家属闻知大悦，叩破头额，千恩万谢不表。

当下，石龙芮召唤来那些被抢的百姓，将一半金银赐赏给了众人，百姓大喜，皆拜谢去了；接着，又将所剩金银充为军费，临走前放了一把火，将那山上的厅房皆焚烧的一干二净。三人率领人马又回到了白石英关，安慰了城内百姓，然后赶赴海金沙寺，只见得山门反锁着，遂径直打将入寺院，却见院内堆积无数金银铜铁锡器皿、谷物、和锦帛布匹等。正在盘查间，忽闻前知府秦参来此拜见，石龙芮、黄坯道："先生，汝可将这些物件尽皆收入府库，谷米则散于贫民以济困扶危。"知府秦参应道："如此甚佳！"　石龙芮、黄坯父子遂作别了知府，率领兵马离开白石英关，秦参并众百姓相送出关不表。

却说，三将率兵离了白石英关，不一日眼看就要抵达申州了，石龙芮乃道："如今除了大患，心中欢喜也！"三人遂缓缓而行。当离城约有五六里路时，只见城门外尘头大起，炮声连天，似有许多兵马涌动。黄坯、石龙芮皆大惊，看看当头乃一贵官，年约五十，头顶乌纱，身穿白锦袍，腰束碧玉带，胯下白马，但见那个官人高声问道："来将莫非黄将军、石将军么？"黄坯、石龙芮、黄寮郎闻声皆滚鞍下马，拜于马前。汝道那贵官人是谁，原来他就是宰相杜仲也，只因保驾王孙太子，闻知蜀椒山草寇作反，于是王孙太子命杜仲率五千银军前来相助。当下，黄坯、石龙芮遂将往事一一告之于杜仲，杜仲闻言大悦，于是带着三将星夜赴京，将他三人的功劳一一奏知王孙太子。次日，太子坐临银銮殿，三将朝贺。太子朝下看那三将，皆乃威风凛凛的异相将才，真正的豪杰也！太子即出钧旨，封黄坯为威勇将军，石龙芮为荡寇将军，黄寮郎为英武将军。分封已毕，太子命卜吉日起兵赴边关辅佐万岁征番，建功立业。那三将皆口称千岁千千岁，领命谢恩退出宫殿，离开五朝门外一路返回。当下，石龙芮遂吩咐家将等守城，黄坯、黄寮郎父子二人别了甘氏菊花，择了五月上旬吉日发兵三千远征边关助帝霸业。杏林看官欲知其成败如何，且看下回分剖。

第二十六回　芸苔亭汉王赏花　水精湖蛇怪兴妖

暑炎天气且逍遥，君共人臣诗兴豪；
持觞观景临乐地，岂知水怪兴波涛。

话说，汉、番每次交兵，然那番邦屡负，因番军又缺粮草，搬请救兵亦迟迟未到，故退于防风关内坚守待援。此时值六月初头，天气炎热，故而两相罢兵。于是，那汉王刘寄奴与军师决明子、法师覆盆子、元帅金石斛等，趁间隙去各处游玩观景。一日，忽访着一个所在，距南星关十余里有个亭子，那亭子高约五六丈，内有楼台殿阁，曲折回廊，旁有朱漆栏杆，中间摆满无数好玩之物。亭子周围一带有树木，皆为柳松、榆杨、桐竹之类；有绿池植着荷花，其香异常，汉王喜出望外。从红漆木桥行过时，亦有金鱼跃出池中。抬头看那树木茂盛，鹊噪高枝，遍地开着四季不谢之花，乃有凤仙花、杏红花、蒺藜花、鸡冠花、田姜花之类。此外，在那亭子正中有一匾额，上书“芸苔亭”三个金字。此地在番邦胡椒国要算为第一个好去处了。当下，汉王与决明子道：“这个所在吾生平少有遇见，今可畅游一番。”决明子道：“这个所在足以乐尽平生也。”汉王大喜，遂与众四处游玩不表。午后，当返回亭子时，推开四面的碧纱窗子观望景致时，众人莫不欢喜。此时已至半夏，满目只见：

青郁郁山峰叠翠，绿油油野树堆云，四周流水绕中亭，几处疏篁沿小径；茅庐临涧，松竹成林；帘外高悬沽酒旗，柳下闲纵钓鱼船。

却说，汉王见如此景致甚感喜悦，遂与决明子道：“不枉来此征蛮一番辛苦，哪知尚有此好景也。今游玩一日，顿觉清逸，似却忘了尘世矣！”军师决明子道：“如今天色已晚，大王可以回去了。”汉王道：“朕不欲回去，可令人将饮食运来，待朕于此间再逍遥几日。”决明子闻后只得依允，于是令人搬运饮食不表。当晚，汉王则宿于云台亭怀香阁内。次日晨起，尽见满目荷花盛开，汉王即传旨大开宴席，不一时将宴席布于云台亭上，真个是龙肝凤髓堆满，山珍海味俱全。又有那薄荷糕、茯苓糕等物，那亭子上宽敞凉爽，将亭子三面纱窗打开后，汉王落座于正南，百官尽皆拜舞。汉王道："朕今日乐于赏荷，与文武官员畅饮，不枉诸卿征蛮一番辛苦也。尔等文武官员不必行君臣之礼，皆各就位可也。"众文武拜谢后军师坐于左桌，法师坐于右桌，元帅与其余众文武皆依次序而坐。只见亭外满目荷花绽放，清香宜人，有词为证：

前临湖泊，后映波心；数十株杨绿如茵，一二池荷花绽放；凉亭上窗开碧栏，水阁中风动失帘。休言天下大名山，只此便是真仙景。

当下，汉王对军师决明子等道："今日在此胜景地开宴赏荷，亦算是人生第一乐事也，尔等文武可作诗一首以志其事也。"决明子道："陛下可先吟一首，众官随后附和。"于是，汉王即作七言绝句一首：

寄迹云台偶赏游，凉生水浅竹林幽；
荷香入亭助诗兴，飘飘欲乘采莲舟。

汉王吟罢，众官皆称羡，遂请军师妙句。决明子道："贫道才疏识浅，且请法师先吟一咏。"法师覆盆子道："不成敬意"，即题一首云：

藉却栏杆倚竹扉，沉然坐久午风微；
凉亭何用挥纨扇，菡萏丛开清酿肥。

覆盆子吟罢，决明子亦作一首：

云清芳草绕河湄，水碧芙蕖绽满池；
胜景不晓人间事，身闲常伴帝王侧。

元帅金石斛也作一首：

幽清蔽日千竿绿，荷香随风入云亭；
远听声声蝉鸣韵，时见频频燕入林。

汉王闻后大喜，遂命谏议大夫甘薯一咏，那甘薯谢了恩，亦作七言绝句一首：

爰有高歌吟咏兴，何烦绿竹管弦声；
怡情桃熟堆盘艳，适意荷花满座清。

甘薯咏毕，黄连亦附吟一首：

胜地多情酒百觞，清歌一曲助君饮；
归家检点吟荷句，风土人情两地异。

黄连吟讫，木通亦作一首：

暑炎亭上盼莲红，离却江山万千重；
随主征蛮平定日，凤凰池上立勋功。

大夫石松亦赋一首：

夏日荷花映碧流，兴因迟日放扁舟；
闲吟只爱渔歌晚，钓艇寻盟问白鸥。

当下，众皆吟就，汉王喜不自胜，待酒行数巡，汉王不觉手舞足蹈，又吟一首：

恨不移山伴此湖，飞来云作一峰孤；
杯酒未干人自醉，笼壁荷花映水红。

汉王吟毕，眼见天色已晚。此时，池中蟾蜍蟆声声，亭前萤火星星；凉风轻轻拂衣襟，云絮翩翩遮月色，汉王并众文武官员遂皆兴酣而罢。

却说，那番王巴豆大黄与军师高良姜、萎蕤道人及天雄元帅等，在防风关内却已打听到汉王君臣在云台亭游玩看荷之事。番王与高良姜道："实在可恼！这厮倒受用俺的地盘来享清福了，目下荷花茂盛，倒被这厮逍遥快活。"萎蕤道人曰："大王请闻吾言，那云台池东直通水精河，河水中白石洞有一位水仙。小道与他有一面之交，其手下有白、乌二怪，俱能呼风唤雨，兴妖作怪，乃是白花蛇与乌梢蛇二精怪。今汉王在云台亭留恋日久必定未归，待小道去说通那水仙，领其二蛇精去到云台亭作怪便了。"番王闻言大喜。于是，萎蕤道人使用水遁法去请水仙了。

话说，汉王同众文武官员去云台亭盘桓了数日，赏花、饮宴好不快活。一日，那汉王、决明子、覆盆子等赏玩正浓时，忽然刮起一阵怪风，好不厉害。但见：

飞沙走石，卷水摇天，黑漫漫堆起乌云，昏暗暗催开急雨，吹折昆仑山顶树，唤醒东海老龙君。

汉王见此情景大惊失色，诸官皆战栗畏惧。军师覆盆子道："此阵妖风，必有怪物也。"随即与众武将道："那怪物决然厉害，众将可各执兵器以待。"众皆应允。此时，忽见那怪物一阵风过去后，只见漫天乌云滚滚，顷刻间河中的水涨了约三四尺，水面白浪滔天、半云半雾，突然游来两条大蟒蛇。只见：

一条似乌金纸一般的黑，一条如雪花一般的白，身大如龙舟，首犹似车轮，目大如西瓜，口张若血盆。吐出两条长枪是软的，乃是其口中的舌；叫声明朗，有如寺院中的木鱼声，其声不曾闻，闻之丢失魂；其形何曾见，见了就杀人。

那两条蛇怪接着横乱于半空中，须臾间忽变为一个白面将军、一个黑面将军，皆使长枪打将过来。决明子令军士放箭，军士一声答应遂硬着头皮乱放一通箭。那两条蛇精身披鳞甲，滑溜如油，箭那里射得着它。此时，惹恼了黄芪也，遂跨上麒麟竭，在其背上拍了三下，舞动马刀行于水面迎战那乌梢蛇精；木兰则足踏云车，持射干枪在半空中斗那白花蛇精。这时，又见东边狂风大作，卷水摇天，波涛汹涌，浪头开处冲出一队虾兵蟹将来，中间有一个道人模样打扮，原来就是那个水仙也，它骑着一个大水蛭，手持一柄水栗锤，犹如水车一般飞快而来。

此时，那云台亭上又闪出那位女贞仙子来，其左为山慈姑、右为金银花。当下，女贞仙子与两个徒弟各架一朵云前去迎战水仙，半途中却遇了个正着，女贞仙子对水仙喝道："汝乃何方妖魔，敢到此兴风作浪，有惊汉王?"那水仙道："汝这妇人，好不知世事，贫道乃是水精河白石洞主水仙是也。因为巴豆大黄乃是胡椒国主，理应吞并各国而称帝。尔汉王乃屡败之主，故萎蕤法师请贫道前来捉拿汉王，汝这妇人勿要多管闲事!"女贞仙子闻言喝道："汝这妖怪，枉在河中修行，番王乃是汉王之臣，他恃强暴戾，以臣伐君，此乃大逆不道。汝今助纣为虐逞弄妖术，该当何罪？汝若不速去隐迹，则让汝承受劫数便了!"水仙闻之大怒，遂催水蛭过来，舞起水栗锤便打，两个在空中斗了十余回合未分胜负。

却说，水仙渐渐力怯，抵敌不住。于是，随即从口中喷出一道黑气，寒气森森，厉害难当，女贞仙子禁不住打了个寒噤，这口气若是凡人则受之即死。当下，女贞仙子遂将蚤休剑放出，水仙则侧身闪过，因其所乘水蛭滑如油一般。水仙接着又吐出一口气来，只见空中如乌墨遮盖一般，黑气直冲至云台亭内，嗅到的数十名军士皆死于非命，军师覆盆子大恐，急忙以龟甲扇扇去黑雾，方才使得汉王与众将士皆免于难。话说，那水仙又把手中的水栗锤照女贞仙子打来，女贞仙子用当归扇一扇，遂将水栗锤收了去。水仙赤手空拳无兵器可使，只好骑水蛭逃遁了。此时，山慈姑、金银花已将那些虾兵蟹将尽皆杀了。

且言，黄芪、木兰在空中战那二蛇精，然两条蛇精却抵敌不住黄芪、木兰的进攻，遂口中吐出许多的毒气来，黄芪、木兰遇毒气眼看就要败下阵来，覆盆子却看得真切，于是驾云在空中仗剑作法，只见其放出一个劈蛇雷来，犹如霹雳一般响亮，那两个黑、白蛇精遂分别仍变为了乌梢蛇与白花蛇，双双皆死于水中。话说，黄芪、木兰因受毒气较深命在旦夕，军师决明子急将不死草与二人服之，须臾，二人吐出许多黑水后身体方才保全。

再言，那水仙骑了水蛭慌忙逃命，女贞仙子与两个徒弟追了上来，一蚤休剑便砍去了水蛭的尾巴，那水蛭负痛落入水中翻腾。此时，云台中闪出那金铃子来，他用朱砂牌镇住水仙后遂取出仙人杖，照着水仙的脑袋就是一杖，水仙负痛欲绝，覆盆子接着又朝它放了一个劈蛇雷，犹如天崩地坼的一般，那水仙抵挡不住，遂现了出本相，却原来是绝大一条水蛇也，它在水精河白石洞内已修炼了一千余年，故此有些神通变化。只见，那条水蛇摇头摆尾，两只眼睛明光光的放着异彩。覆盆子与众文武近前细细一看，笑曰："可惜汝修了上千年，然今日却仍还了本相，汝且再去修几千年罢。"接下来，覆盆子遂口诵法语，但见顷刻间风雷大作，河水泛溢，将那蛇妖并水蛭一起皆泛往水精河去了。覆盆子遂收了法，一刹那风雨顿息，天晴日朗，但见水中的荷花尽皆败残了。汉王赞叹覆盆子的妙法消除了大患，于是设宴庆功。汉王道："前二日何等兴致也，荷花盛放，赏心乐意，与众卿同欢共赋。而今花残叶败，何等寂寞伤情也！"决明子道："主公前日何喜、今日又何忧？此皆风云莫测，祸福不明，这亦是命中注定也。"这正是：万事不由人计较，一生皆是命安排！

宴毕，众皆散寝。次日，忽闻探子王不留行禀报，番邦云母请的列当山独脚仙来了；另有西域国王巴嗒杏与赤豆使者、胡王使者并一员大将军，起兵三十万前来助番破汉；此外，马兜铃运粮亦到达，巴豆大黄的乌头太子也到了防风关。现众番将皆咬牙切齿，不日将一决雌雄报仇雪恨，军师决明子遂让王不留行再去打探不表。当下，决明子军师与金石斛元帅共商战事，即请汉王移驾南星关；继令军士整备征战，并在关外安营下寨以防敌兵。列位杏林中人，欲知征战如何，且看下回分剖。

第二十七回　五黄将胜巴嗒杏　银花土遁斩殷蘖

一家五将孰能挡，战伐番主西域王；
土殷蘖刺汉君王，银花斩妖保汉邦。

却言，黄坯父子与石龙芮征叛寇有功，王孙太子遂提举三人为将军之职，命他们到边关助帝。那三人奉了太子的钧旨，率领了三千人马饥餐渴饮，日行夜宿，不止月余已抵南星关。守城军士报与金石斛元帅云：“汉朝有三员大将，率领人马前来要见元帅。”金石斛遂令二子出迎，黄坯、石龙芮将三千人马屯于关内后即往恭见金元帅。当下，三将参见已毕遂落座，金石斛道：“黄将军与石将军远来到此，可曾见过万岁否?”三人答云：“还未见过”。金石斛道：“请问黄将军，不知国内平安否?”黄坯、石龙芮遂俱云：“草寇作反，念征剿有功，王孙太子提举吾等为将军之职，今命小将到此助君征蛮，故从速到此以听调用也。”金石斛闻言大喜。黄连闻知后，亦与其子黄芪、黄芩皆相会面，各诉衷肠自不必说。接着，石龙芮亦与其兄石韦相见，并将往事细说了一遍，石韦闻言大悦。

再说，金石斛引领黄坯、石龙芮、黄寮郎三人面君，将往事一一启奏，汉王闻之不胜欣悦，遂曰：“朕国家不安，乃内寇作乱也，多亏了黄、石贤卿扫除逆党，朕不胜欣慰，即太子表卿等为将军职，朕亦然之也。”于是，传内监取银印三枚、金银千两、彩缎百匹赐与三将，黄坯父子与石龙芮三呼拜谢后退去。接着，将三千关内人马统于大营之中后，三将又去中军帐内拜见了军师决明子，决明子大悦，至晚设宴席庆贺三将荣升。次日，番将胡王使者与赤军使者二人率领五千人马前来冲阵，黄坯见了遂策马舞动钢鞭杀将了出去，赤军使者纵马前来迎敌。却说那使者持一柄天麻刀，有万夫不当之勇。但只见其模样：

盔顶长缨似火焰，纷纷乱散猩红星；战袍绣蜀锦，铠甲镀金铜；天麻刀如同匹练，垓心抖擞威风；一马当先突显英雄，赤军使者名重。

话说，那黄坯与其碰面更不打话，舞鞭直取赤军使者，赤军使者用那天麻刀急架相迎，二员骁将斗到四十余回合未分胜负。突然，只听得番营内一声炮响，遂闪出个西域国王巴嗒杏来，他骑一匹龙驹马，持了一根重约三百余斤的黄荆棒，率领三万番兵杀将了过来。汉军阵上众将抬首一看，却说那巴嗒杏怎生个模样，有《西江月》一首为证：

头戴雉尾金冠，身穿绛色袍鲜；面如赤赭目似环，黄金铠甲耀眼；抹绿战靴云嵌，丝鸾宝带腰上悬；黄荆棍棒手中持，威风凛凛罕见。

却说，巴嗒杏大叫着向汉军讨战，此时汉军中闪出山茱萸，纵马舞动两把大斧迎战巴嗒杏。且说，那巴嗒杏乃是西域国第一个勇夫，其好不了得，两人战到十余回合，山茱萸抵敌不住，遂大败而归。这可惹恼了一位少年小将，他乃是小英雄黄寮郎也，他亦挥舞起八十斤重的两条马鞭，拍马出阵与巴嗒杏厮杀。然那巴嗒杏将黄寮郎未放在心上，乃叱道："汝这孩子家不是俺的对手，快回去叫两个有名的汉将出来与咱家对阵。"黄寮郎闻听后，好似炉中添炭、火上浇油，遂奋力挥动马鞭照巴嗒杏打将过去，巴嗒杏则用黄荆棍架住，两人战了约五十回合，黄寮郎渐渐力怯，只有招架之功、而无还手之力。汉营中黄连、黄芪、黄芩父子三看得真切，遂一起出马助战，四黄将围住巴嗒杏厮杀。胡王使者见此情形，遂策马舞动铁蒺藜杀奔过来，这边汉营中金樱子挺戟出马迎战，与之交战二十回合时金铃子持枪上前助战，二将双战胡王使者至三十余回合时胡王使者拨马便走，金氏兄弟二人亦不追赶，掉转马头去帮黄坯战那赤军使者。且说，赤军使者与黄坯交战却正好打了个平手，然怎奈又添二员勇将协助黄坯，那赤军使者如何抵敌得住，遂将天麻刀虚晃了一下，拨转马头率领五千人马败走，金樱子、金铃子二将则合兵追赶暂且不表。

再说,那黄坯勒马收鞭掉头亦去战巴嗒杏。如今，黄连、黄坯、黄芪、黄芩、黄寮郎五员大将，皆拚力杀那巴嗒杏，那巴嗒杏虽有拔山之力，但如何抵得过五将围剿，竟将他所率的三万番兵杀掉了数千。此时，巴嗒杏自思寡不敌众，且胡椒国大兵又未曾到达，吾一人杀也无益处。因此，巴嗒杏随手拦开那五将的兵器，把那所乘的龙驹马连打三鞭，率领了剩余二万五千人马败回营去了。黄氏五将遂得胜而回，决明子大喜道："西域国王巴嗒杏耀武扬威，勇猛莫当。然今日却被黄氏五员勇将并力杀败，此堪挫动胡椒国之锐气矣！"五将皆谦逊了一回，军师随之为其上了功劳簿，五将遂拜谢而退。话说,金樱子兄弟追赶赤军使者约二十里遂归，并向军师禀告曰："小将兄弟追赶赤军使者归来时，正遇巴嗒杏的败兵，于是被小将兄弟拦住又杀一阵，番兵大败。巴嗒杏被三弟金铃子一仙人杖打中了肩膊，已负痛而逃。今夺得器械衣盔无数，故上禀于军师。"决明子闻听大喜，亦为二人上了功劳簿且按下不表。

且说，那巴豆大黄与高良姜、萎蕤道人、独脚仙、乌头太子、天雄元帅等众将，率领五十万人马出了防风关，在约二百多里的紫草镇扎下大营，却正巧遇见西域国巴嗒杏败回，其诉言汉王兵将的厉害，巴豆大黄道："贤弟这等英雄果勇之极，何故太谦，请贤弟快饮几杯。今日天色已晚，来日准备交战不迟。如今有众卿等扶助，吾必要复仇并与汉邦争夺天下也！"话说，那番王倚强恃暴，不自悔过，此正是：万事皆前定，人生空自忙！

却言，独脚仙乃是列当山一个野仙，他仅生得一只足，但凡行走时便立在一轮紫河车上，速度如风一般快也，且又知些异术。其有一个弟子，名曰土殷蘖，使一柄大豆刀，善于土遁。这日，独脚仙受云母之请命土殷蘖去汉营中决战，行前曰“若胜了自不必说；若输了，汝可用土遁法去汉营中杀了汉主刘寄奴，以绝后患，算汝大功一件。”那土殷蘖遂奉了师命，至汉营前执大豆刀呼呼喝喝的挑战。汉营大将杜衡手舞熟铜刀策马迎战，两人交手三十回合未分胜负。此时，黄芪执马刀催麒麟竭前来助战，二对一又交战二十余回合，突然在眼一眨的功夫，那个土殷蘖却忽然不见了，黄芪与杜衡二将遂于各处找寻，然并无踪迹。话说，黄芪的麒麟竭果然是匹宝骑，它用那鼻孔在地下一嗅，遂用足乱踏。于是，黄芪已知土殷蘖遁入地下去了。

再说，战阵上女贞仙子遇见了山慈姑与金银花，遂曰：“方才见那番国的野仙与二将战了一回却斗不过，遂遁入地下去了。吾等土遁下去再与他斗一回如何？”原来，那金银花亦知得土行之法。话说，女贞仙子与二徒正欲土遁，却看见黄芪的麒麟竭回到了大营，它沿途嗅进营中，一直嗅到内营殿下，女贞仙子和山慈姑已明了内营殿下有情况，随即遁入去，却正好撞见土殷蘖疾行。女贞仙子喝道：“汝这厮借土遁前来，欲作何勾当？”土殷蘖闻声大惊，心中暗想：“汉朝亦有这等异人么？”想罢，遂急用大豆刀与二女仙在土中斗杀，二对一杀了约十余回合时，瞬间土殷蘖返身竟往内殿而行。却言，汉王此时正在内营殿上与决明子、覆盆子谈说战事，百官随从于侧，突然间见有一人从地下钻出，其手执大豆刀径直望着汉王便砍，汉王大骇！正在危急关头，但见汉王头顶出现一只龙爪将刀托住方才脱险。一旁覆盆子遂大喝道：“何方妖怪，敢来行刺吾主？”汉王亦当即拔所佩之剑挥向土殷蘖。此时，女贞仙子、山慈姑已追至殿内，遂与汉王等合力战那土殷蘖，土殷蘖抵挡不住，遂又以土遁法逃走了。女贞仙子、山慈姑在后急急追赶、那土殷蘖则忙忙的逃遁，土殷蘖约行至汉营门旗边上时，见后面不赶了遂放心土遁，却不提防金银花小姐却遁于门旗下土内，看见土殷蘖大败而遁，于是闪身在旁边，一剑将那土殷蘖的首级砍了下来，接着拾了首级去献功劳。话说，原来那金银花甚是乖巧，她预先遁在此处守候，料定那土殷蘖必大败而遁行于此，因而守株待兔将其斩之。此正是顺天者存，逆天者亡也！汉王乃是真命天子，其根深不怕风摇动，树正何愁月影斜。然那土殷蘖不过乃一野童而已，他纵有三头六臂亦必命亡，如何能够行刺于真君也？

却言，独脚仙使弟子去汉邦行事，候了多时只不见回，于是忙去诉知巴豆大黄，巴豆大黄闻之云：“令徒会土遁法，此番前往必有捷音。”正言间，忽有探子禀报：“启奏狼主爷，不好了，土师被那汉元帅之女金银花斩了。小的探得备细，特来报知。”独脚仙闻听后顿时惊得目瞪口呆！巴豆大黄大怒，即与乌头太子亲督军马，欲与汉王以决胜负。后人道那番王取不成汉室江山，遂讥讽云：画水无风空作浪，绣花有色不闻香。诸位杏林看官，欲知后事如何，且听下回分解。

第二十八回　乌头鬼箭射汉兵　木兰枪挑独脚仙

各展奇术互相争，岂料乌头弓箭狠；
独脚魔怪妖术异，木兰仙子仙机神。

却言，金银花斩了土殷蘖汉王大悦，军师决明子进言："今杀其番邦异人，彼必不肯甘休，早晚定有大兵前来雪耻，吾军需要加紧提防。对方此番异人必多、巧将亦不少，须令众将士披甲以待之。"汉王道："先生之志甚远矣！"正言间，只见王不留行探报："番王督兵率将已云集而来也。"决明子遂下令迎战，请汉王观战，汉王遂移驾至南星关。却说，元帅金石斛领众军立于门旗之下，三万汉兵列阵应战。此时，忽闻远处喊声震地，雾气连天，番邦人马如风卷而来，约有二十多万之众。当下，双方摆成阵势，巴豆大黄令众将一字儿排开，呐喊声连天。当下，决明子对汉王道："此次番兵气势甚大矣!"正在说话间，只见巴豆大黄顶盔擐甲，领三千铁甲军亲自出马来到汉营前，大叫汉王刘寄奴答话。这边门旗下金石斛元帅一马当先，持枪到阵前欲战番王。汝道那巴豆大黄怎生模样，但见：

头戴凤翅紫金冠，璀璨与日争耀；身披雁羽素银甲，皎洁与月同辉；口角崔嵬似番王之气，紫甲飘拂如牛马之鬃；颐厚而丰棱垂，鼻如胆悬；面黄而黑焰焰然，目似流星；手中枪神出鬼没，座下马翻江搅海。

当下，巴豆大黄喝道："如何不叫汉王前来答话?"金石斛道："汝等小邦有多少勇将，何不出来答话交战，却要番王自己劳神费力?"巴豆大黄道："尔主欺吾太甚，不得不亲来与他答话，告之定要取其天下！古人云，欲来生富贵，需下死功夫也。"金石斛道："番王只顾要取吾主之天下，斗了无数日月，反自损兵折将，倒失城池。如今，谅汝不能再恢复矣，还妄想要夺汉家江山！请番王莫起邪念，早早收兵回去罢了。何况番王又如是老迈，未能成什么大事了。正是：月过十五光渐少，人到中年事乃休。此皆乃好言相劝，请番王三思。"那番王闻之，气得暴跳如雷，须发倒竖，拍马挺枪与金元帅大战了四十余回合未分胜负。此时,木通提刀跃马而出，叫一声："元帅少歇，俺来也。"那金元帅遂一骑马自返回营中去了。巴豆大黄正斗到酣处，未料到木通提刀来接战，于是挺身直取木通，那木通舞刀劈面相迎，二人各逞威风，其勇力相当。但见得：

一个乌金刀风驰电掣，一个紫钢枪雪洒霜飞；一个是大汉将军巍巍公裔，一位是胡椒国主奕奕王称；一个恃强暴要取江山，一个守忠良要安天下；一位血气方刚，自号将军善战；一位武技高强，尽号木通义勇。

这场厮杀，好不厉害，木通与番王大战五六十回合未分胜负。此时，金石斛驱三万雄兵冲向番营，番营中遂闪出那个乌头太子来，他生得面如黑漆，跨一匹雪花马，执一柄海桐刀重约一百五十斤；腰中佩挂川芎弓箭一支，那支弓箭要射死百万雄兵亦不难也，此箭射中目标后则急返回，用之不竭也，此系异人白石英所授，十分厉害不过。当下，乌头太子纵马持刀向汉阵杀奔过来，元帅金石斛抬头一看，但见那乌头太子怎生个模样：

头戴嵌宝金盔，身披银铠金甲；素罗战袍绣花枝，丝鸾带琼瑶密砌；抹绿战靴足蹈，川芎鬼箭腰坠；海桐宝刀紧绰，雪花骏马嘶叫。

乌头太子拍马扬刀直取金石斛，两人大战了二十多回合时乌头太子诈败而走，金石斛统领兵马追赶，乌头太子则把刀扣于马鞍上，轻取川芎弓，搭上了鬼箭羽，突然扭转身子望汉军中乱射,金石斛元帅急回马时三万兵马却折了一半。当下，乌头太子与巴豆大黄乘势率兵冲杀过来，汉军遂急收残兵皆退回营去了。

却说，巴豆大黄并乌头太子领兵得胜而归，众将与军师等前来庆贺。再言，那金石斛折了二万雄兵心中闷闷不乐。次日，决明子与覆盆子共同计较破箭之策，忽闻一小军禀报："营外有一道人，自称独脚仙师，只生一足，立于小车上，扬言要为徒弟报仇。"覆盆子道："他的徒弟未知是何人也？"决明子道："其徒弟定然是那会土遁的野童。"覆盆子即呼木兰道："汝可出去与他答话。"木兰奉命，遂足踏云车，手挺射干枪出营举目一看，乃是一个独脚之人，其独足踏在一轮紫河车上，手持棕榈棒，上画着十数道灵符。当下，木兰喝道："汝这独脚怪，到俺营前来做甚？"那独脚仙亦喝道："汝这小童子好不晓事理，贫道来此与弟子土殷蘖讨命。闻知吾徒乃被那金元帅之女金银花所杀，故今日来寻金银花索命！"木兰闻言大怒道："汝这可耻之人，你徒弟欠能，本事低微，自然被她杀了。况那金银花乃是吾之外甥女，汝这人真个羞死，自己的足被别人斩掉了一只，却还要与他人报仇？"言毕，说声看枪就直取独脚仙，独脚仙闻言大怒，遂使起棕榈棒当头便打，木兰持枪急迎独脚仙的棕榈棒。但见二人皆足踏战车，行动处如风轮一般。此一番大战，只见得：

一个持棕榈棒，一个握射干枪；枪如龙腾虎跃，棒如吐信毒蟒。

一位仙风道骨，一位猛烈刚强；木兰武艺不双，独脚怪形无二。

当下，木兰与独脚仙大战五十余回合未分伯仲。此时，金铃子亦挥动钩藤枪步行前来助战，母舅与外甥双双斗那独脚仙，又战了约二十回合独脚仙抵敌不住，遂将那紫河车腾起于半空中，然后望下喝道："小孩子还敢与贫道赌斗么？"木兰在下应道："如何斗不得"，即将云车亦起于空中，手持射干枪直取独脚仙，独脚仙大惊，仓皇接了几个回合遂从身上取出一件宝贝来，乃是一块婆婆石也，随即撒手打将过来，木兰急忙一闪却未打着，独脚仙遂收回了石头，然后口中念念有词，顿时将那婆婆石化为上万枚，在空中径直朝着木兰打将过来。木兰却不慌不忙，即取出婆婆针袋来，张开了袋口，一霎时将那上万枚石子尽皆收于了囊中。那独脚仙见此情形只吓得目瞪口呆，浑身冷汗淋漓，随即逃离而去。木兰眼明手快，顺手撩起一枪，独脚仙见之急欲施法，然枪早已直刺到咽喉，独脚仙躲闪不及，一个倒翻筋斗遂摔下地来，直跌得如烂糟一般。只可怜那独脚仙修行一世，到头来却未能成其正果！这正是：三寸气在千般用，一旦无常万事休！

当下，独脚仙已死，木兰遂落下地来，那紫河车亦为金铃子得了。却说，二人正要回营，突然冲出番邦天雄元帅与藜芦先锋，其督领三万人马前来交战，木兰和金铃子遂又返回身，双双皆足踏战车挺枪迎敌。番军天雄元帅舞起那水银刀、藜芦先锋甩动百刺狼牙棒截住二人厮杀。四将战至三十余回合时，木兰、金铃子皆将那车子纵于空中，居高临下持枪径取番将，天雄元帅与藜芦皆毫无办法，于是大骂着率军退去。木兰与金铃子急落地追赶，突然只见番营中冲出一大队人马来，当先为五员异将，后有一个若仙家装扮的模样，其头顶如意冠，身披皂色道服，腰系绒绦，足踏棕履，座下一只壁虎。当下，木兰和金铃子正欲上前盘问，此时却闻军师决明子鸣金收兵，于是二人只得返回营中。诸位杏林中人，欲知那五员骁将和那仙家打扮的是何人也？披阅下回自然分晓。

第二十九回　鸡子黄黑夜偷营　决明子智降柴胡

邪仙妖法未取胜，谋划三更去劫营；

幸得军师早设备，智降番将不言功。

话说,番营来的仙家打扮之人原来就是紫苑山的鸡子黄，因鬼督邮折了五行阵，故亲自前来助阵。另外，那五员骁将乃是鬼督邮与四参神将也。当下,鸡子黄骑了一只壁虎来到阵前，手持一根青风藤大叫道："哪个出来会吾？"只见从汉阵里走出行法真师覆盆子来，他手执一柄宝剑，身后跟着徒弟木兰。那覆盆子道："道友请了！"鸡子黄也言一声："请了！"覆盆子又道："未知道友领兵前来却是何故？"鸡子黄道："前次，吾徒鬼督邮领四参神将摆列五行阵图，却被何人用法破了，且伤了沙参神将，故此贫道特来问话。"覆盆子道："道友此言差矣，那鬼督邮摆五行恶阵以败汉兵，自然被吾方打破。况此阵凶恶，无人可破，后被石蕊山百合洞薯蓣仙人所破。"鸡子黄闻听后亦不回言，接着就使青风藤照着覆盆子打将过来，覆盆子则仗剑相迎。二仙大战到百十余回合时，然那鸡子黄终是一个野仙，他如何抵敌得住覆盆子，随即忙招呼鬼督邮与四参将上前助战，木兰见之大怒，遂以射干枪力敌五将。这下可惹恼了黄芪，他拿起马刀，飞动麒麟竭前来助战，木兰与黄芪抵住那五番将不表。再说，那鸡子黄到底斗不过覆盆子，于是便取出一个网来，名曰剪春罗，当下望着覆盆子撒来，覆盆子则口念咒语，只见剪春罗突然倒将那鸡子黄一网收住了。覆盆子法师急忙赶过来欲擒拿，然鸡子黄则慌忙骑了壁虎，被网着身子败回去了。眼下，鬼督邮与四参将亦斗不过木兰与黄芪二将，于是亦收兵败回去了。于是，覆盆子与木兰、黄芪退回了本寨。

却言，鸡子黄败回营遂将罩己之网解开，然后与鬼督邮及四参神将同去参见巴豆大黄，禀告其汉营中有个道人法术厉害，贫道斗他不过。巴豆大黄闻知大惊道："鸡师如此神通广大尚且斗他不过，这便如何是好？"鸡子黄道："今日让他胜了一阵，其必然掉以轻心。待今晚贫道领兵前去劫他的营寨，其决然未料想到被劫营。"巴豆大黄闻言大悦，遂传旨："速设酒席饯行，待到三更时分前往劫营。"鸡子黄道："待到二更足矣。"当下，巴豆大黄与鸡子黄交杯互饮不表。

且言，覆盆子与木兰、黄芪得胜而归，汉王大悦。军师决明子与大夫甘薯、石松子出帐迎接。决明子道："师真乃高仙也，那紫菀山鸡子黄其名久矣，何等法力，然今观法师妙术，真罕有也！"石松子道："番邦鸡子黄乃是一个野仙，今统大队人马及五员骁将，却尽被法师与令徒等绳之以法，真可敬也！"正言间，突然一阵旋风自东而至，把那中军寨上帅字旗都吹折了，众皆大骇！决明子忙焚香祈祷占卜，于是心下了然，遂对覆盆子曰："此卦主凶，今夜必有贼人前来劫营，甚是凶恶，况吹折了旗号，当有应验。"正言间，元帅金石斛至，决明子道："今夜必有前来劫营者，元帅汝要小心防备！"金石斛遂受命而去。覆盆子对决明子道："番邦无人敢来偷营劫寨，就怕乃是日内被杀败的道人，他恃三分道术，日间斗贫道不过，黑夜里又前来劫寨亦未可知也。"决明子道："然也。"覆盆子又道："今夜可央女贞仙子师徒助贫道一臂之力；且让黄芪、金铃子、甘蔗、杜仲、木兰五人，领兵埋伏于山僻处听候调用。"金石斛元帅遂点五将率精壮兵丁五千，专等连翘炮响即便杀出截住番将。

却言，酒宴后鸡子黄即与四参神将、与鬼督邮等一干人马收拾停当，准备偷袭汉军营寨。军师高良姜道："师父此去劫寨全胜，则弟子门面上有光矣！"当下，与五将番兵一万前往偷袭汉军营寨。此时已二更天，正是初秋下旬，并无月色，鸡子黄令军丁衔枚、马卸铃，三更时分偷偷来到了汉营前。鸡子黄窥看汉营中静悄悄一片，更鼓亦未打，知是稳睡，便放心杀将了去。此时，忽听得前面军士叫苦不迭，鸡子黄使鬼督邮前去盘问，原来是汉军寨外布满无数鹿角及刺蒺藜。当下，鸡子黄命拨开鹿角与那刺蒺藜，呐喊杀将入去，只见头营许多兵卒尽皆熟睡，中央有一张桌子，其上忽闪着一盏油灯，在一把交椅上端坐着日间斗战的那覆盆子。鸡子黄暗想："此人该休矣！"当下，丹参神将闪过来，一枪就将那覆盆子刺倒了，鸡子黄大喜，遂与众人近前看时，却是一个草人装扮的覆盆子模样，旁边的士兵亦俱为禾草扎制而成。鸡子黄大惊，连声云"中计"，军士顿时慌乱，自相践踏。由于天色昏黑，未辨东西，鸡子黄遂取出一枚夜明沙来放于空中，照耀如同白昼，乘机急与五将慌忙领兵杀将出来，然忽闻得营外霹雳一声巨响，番军立时被杀了数以百计。鸡子黄当先率败兵夺路而逃，正走之间，忽听得有人朗声喝道："妖仙鸡子黄，黑夜里前来偷营做贼，可不羞死也！"鸡子黄闻之暗觉惭愧，遂策壁虎上前一看，乃是覆盆子也。鸡子黄又羞又怒，竟不搭话，舞起那青风藤在夜明沙光下与覆盆子大战了约三十个回合，然因鸡子黄心慌力怯，于是鬼督邮与四参将上前助战。此时，汉营女贞仙子与其徒山慈姑、金银花亦至，只见女贞仙子手起一剑遂将那苦参砍为两段。丹参见之大怒，正欲使枪交战，却被金银花闪过，一剑将其杀死。鸡子黄不敢再恋战，遂领了鬼督邮、人参、元参三将及其残部望风而逃。然行不到一里之遥，忽听得半空中轰隆一声炮响，但见山僻处伏兵皆起，灯笼火把亮似油松，喊杀声震天。但见当先五员大将乃是木兰、金铃子、黄芪、甘蔗、杜仲，其身后兵丁一字儿排开截住了去路，鸡子黄吓得面如土色。当下黄芪大喝道："妖仙待走哪里去！"鸡子黄硬着头皮，与那鬼督邮、人参、元参三将驱兵冲杀过去，五员汉将则率兵四下里截杀，番兵又折损了大半。且说，甘蔗持金棱藤打中人参，人参负痛而逃，金铃子斜刺里使钩藤枪将人参斩于马下。那边，元参与木兰交战正酣，未及提防元参却被木兰一枪刺中咽喉，随即呜呼死了！鸡子黄与鬼督邮竭尽全力拼力一冲，竟然冲开了一条血路，遂如漏网之鱼逃出重围，然番兵尽折矣。此时，鸡子黄暗想，如今折了无数的兵马，四将尽皆被杀，吾又无寸功，有何颜再去面见番王。于是，那鸡子黄凄凄凉凉的与徒弟鬼督邮一同返回紫苑山，继续修行去了，后来遂成正果。真可谓：

力微休负重任，术低莫与人争；
得道神仙有法，鸡子法力何能？

再言，汉军五将回营交令，并告知军师决明子那鸡子黄师徒二人已逃，所率四参将及兵丁则被尽杀，决明子遂俱上了功劳簿。此时天已黎明，汉王闻报大悦，称谢法师覆盆子、女贞仙子师徒大功，即令设宴以待。

却言，探子报知番王战事，番王闻之默默无语。此时，一旁闪过高良姜道："吾师归山，必然再练法术来报此仇也。"巴豆大黄道："鸡师虽中计损兵，然也该回营再作商议，何得自回山去了？"高良姜道："吾师折了五参大将和许多兵马法器，心中愧闷，故无颜前来话别矣！"巴豆大黄闻之不悦。此时，忽报斑蝥国阿胶大王又领十万雄兵、三员大将前来，巴豆大黄出营亲自迎接，俱各相见，礼毕，巴豆火黄问曰："那三卿是何将？"阿胶大王道："那虎头燕颔者，乃吾邦之大将军也，姓柴名胡，有万夫不当之勇，惯使一杆桔梗画戟，功夫神出鬼没；面白者复姓麦门名冬，使一柄木瓜锤；另一位姓辛名荑，其使一支谷芽枪。两人皆为骁勇之副将，巴豆大黄闻听大喜。此时，探子忽报："启上狼主爷，那儿茶国大将芦苇乘虎率兵已抵槐花关，守关总兵桑葚不敢出战，兹来请狼主爷旨意。"巴豆大黄闻报大惊，遂请王后密蒙花与天雄元帅之妻马兰花二人，率领一万精兵回朝防御不表。次日，阿胶大王令柴胡领兵三千前往汉阵，柴胡得令披甲上马，率了三千兵丁来到汉营前横戟索战。元帅金石斛挺枪跃马而出，抬头看那柴胡，但见其人：

虎头燕颔，猿臂狼腰；腰悬铜镶钢鞭，手持桔梗画戟；声似震雷，有斩将折旗之气；目如闪电，具迅雷不及之势。铜人知姓氏，见则胆消；铁汉慕风声，闻之心寒！

当下，柴胡抡动桔梗戟直取金石斛，金石斛则更不打话，持枪劈面相迎。二将各逞精神，威风抖擞，战到约七八十回合未分高下。此时，汉营中黄连、黄坯兄弟二人随即抡鞭出马，叫声："元帅少歇，由吾二人来战这厮。"黄连舞动三棱鞭、黄坯挥动双鹿鞭，三将合力俱战柴胡。却说，那柴胡本事高强，其手中桔梗戟使得如风驰电掣，直战到日色西沉三将未能取胜，军师决明子遂鸣金收兵，柴胡亦率兵回营去了。

却说，金石斛与黄氏兄弟回到营寨，告知军师道："那员番将着实厉害，吾等皆战他不下！"决明子遂与覆盆子商议道："今日这员番将本事了得，只恐怕就是探子王不留行所云的那斑蝥国阿胶大王的手下柴胡是也，闻其有万夫不当之勇，莫非就是此人？"覆盆子道："此人真骁勇，众将莫能折其锋也！"决明子道："胜此人只宜智取，不可以力斗之。吾有延胡索，又名元胡，其索长五六丈，筋力极佳，今付与金元帅，可命那胡桃、石长生、苏梗、茅根四将去那偏僻处埋伏，将索设在彼处。明日番将柴胡必然出来挑战，可令木通上阵，只许败、不许胜，引诱他至山僻之处，然后抬起延胡索，则可一举而擒也。"金石斛闻之大喜，遂连夜行事去了。

次日，柴胡果然又来讨战，木通出马迎战，两人交战约十数回合时木通买了个破绽，返身大败落荒而走，柴胡领了三千兵马则紧追不舍。莫约赶了三五里路，那木通突然回头骂道："番贼，汝还敢往前行吗？"柴胡闻言大怒，策马向前急追。忽然，只闻得"扑通"一声，柴胡遂连人带马一齐被绊倒。此时，四下里伏兵皆起，将那柴胡背剪绑了个结实，木通近前对柴胡云："汝今日中了俺军师妙计也。"柴胡闻言默然长叹。汉军将士等一干人遂押解着柴胡回营交令去了，柴胡所带三千人马亦逃回了番营。

再说，木通押解柴胡去见军师决明子，决明子大悦，遂离席而言曰："柴将军受惊了！今将军肯降吾主否？"柴胡闻言大怒道："俺乃是斑蝥国一员上将，今既被汝擒，唯有一死而已！"决明子道："将军差矣，古人云：良禽择木而栖，贤臣择主而仕。今胡椒国王暴虐之甚，其罪不可胜数。故吾王以仁义之师替天行道，尔斑蝥国主却反以兵将助番，使彼越恃猖獗。吾主乃上天佑之，百战百胜也。请将军息却雷霆之怒，罢去虎狼之威，今贫道惜将军之才勇故不忍加害，请将军细思之。"柴胡闻之沉吟半晌，遂叹了一口气道："军师如此以礼行仁，求贤纳士，使末将赧然悦服！"决明子闻言后大喜过望，遂喝令军士速解其缚，于是柴胡再拜唯命。接着，柴胡又道："今末将已负不忠之名，只愿为军师执鞭矣！"决明子抚慰道："不日番王亦要如此矣。"次日，柴胡面谒汉帝，帝见柴胡仪表非俗，遂龙颜大悦，即封其为大将之职，柴胡三呼万岁谢恩退于殿下。此时，忽闻军士禀报："番营有人讨战。"列为杏林看官，欲知何人讨战，且听下回分解。

第三十回　覆盆子胜雌雄怪　威灵仙收仙子阵

阴阳互根育生灵，雌雄现出一双奇；
仙子网阵谁可破，灵仙宝袋收妖魔。

话说，番邦阿胶大王闻知柴胡被擒，心中大怒，遂率领骁将辛荑、麦门冬，点兵三万来至汉营前搦战。当下，两阵前鼓声齐鸣，汉军先锋将金樱子挺大戟出马迎敌，番营阿胶大王正欲出战，身旁却闪过来麦门冬禀道："勿须我主费心，看小将力擒此人也。"言毕，遂舞动一柄木瓜锤策马而出。金樱子抬头一看，汝道那麦门冬怎生模样，但见：

盔上白缨如飘云，素练战袍色清新；连环铠甲银堆砌，云根战靴抹深绿；坐下马如同白兔，木瓜锤似流星。

金樱子看罢，便舞动大戟直取麦门冬，麦门冬则挥舞木瓜锤劈面相迎，二将战到三十余回合未分胜败。此时，黄芪随即跨麒麟竭，挥动马刀出战；那边，阿胶大王遂使辛荑持谷芽枪飞马截杀。黄芪抬头一看，那辛荑怎生个模样：

两支猫儿眼，一捧连须胡；内着皂衣袍，外披龟甲铠；足踏乌靴一双，腰缠海带一束；手执谷芽枪，坐下灰牡马。

黄芪见之更不打话，舞刀直取辛荑，辛荑持枪迎战，二将斗了二十余回合辛荑则抵敌不住败走，阿胶大王遂策动白牵牛来战黄芪。当下，这边金樱子与麦门冬交战，那边黄芪与阿胶大王争斗，双双战到天色已晚尚未分出高下，双方遂各自鸣金收兵。且言，那萎蕤道人去胡椒国大蓟山说动了雄黄仙怪、又赴小蓟山说动了雌黄仙怪，一同前往番营面见巴豆大黄，巴豆大黄大悦，称其为雌雄二仙师，遂设宴款待。次日，雌黄、雄黄皆上了马，雄黄手执一支南大戟、雌黄手执一支北大戟，均重约二百斤。当下，雌黄、雄黄二仙怪来至汉营前擂鼓搦战，汉军将士见二将模样俱皆惊慌，只见得那雄黄：

朱砂发面如红枣，血盆口一对黑睛；大红袍血猩猩，皮铠甲如红镜；足踏一双红战履，红铜宝带腰间系；手执红梗南大戟，坐骑红马火龙驹。

又见得那雌黄：

金箔面黄发蓬松，长阔嘴双目如钟；枳壳黄甲砌金龙，火黄袍衣绣云龙；

黄绫战靴足上登，腰间宝带乃黄铜；黄柄北大戟手中绰，疾走如风黄骠骏马。

时下，汉将石韦、石龙芮兄弟二人出马迎战，石韦大喝道："何处妖怪敢来搦战，快通上姓名来？"二黄将亦喝道："汉邦小将，未闻俺家的大名么，俺乃大蓟山雄黄仙是也；俺乃小蓟山雌黄仙是也。"石韦笑曰："汝二人可是个夫妻么？"二黄闻言大怒道："这厮如此胡言！"雄黄遂使动南大戟、雌黄亦挺出北大戟直取石韦与石龙芮；石韦则舞动萱花斧、石龙芮挥起开山斧迎战雄黄和雌黄。四将捉对斗到五六十回合，然未分胜负。汉将黄连、黄坯兄弟二人又出战，黄坯挥动竹节钢鞭、黄连舞动三棱双鞭纵马助战。又斗到五十余回合，却皆未分出上下，眼看天色已晚，遂各自鸣金罢战。次日，雄、雌二黄又出马搦战，汉营内五行将齐出迎战，黄芩持一杆黄金棍、赤茯苓执一柄赤铜刀、青蒿舞起青铜刀、黑山栀手握金缨枪、白术紧挺茅根枪，一同策马与雌、雄二黄厮杀，斗到约三十回合时，黄芪又抡刀出马助战，那二黄渐渐力怯，抵不住汉将围攻。此时，雌黄遂从口中喷出一朵黄烟来，一霎时便弥漫征场，汉将尽受那毒雾侵袭，气息不畅，遂大败而归。当下，雄黄、雌黄喜不自胜，得胜回营去了。

却言，那六员战将归来后，忽然仆倒昏迷，继之口吐黄水数升，军师决明子大惊。覆盆子道："那黄烟必是毒气，故所以如此。"决明子即与六人煎了不死草汤，服之方醒。次日，雄、雌二黄又来讨战，木兰和金铃子请命应战，覆盆子嘱咐道："若是那黄妖怪又吐出黄烟来时，可暗中念动吾授汝九字真经，则黄烟不能侵入也。"木兰、金铃子记住了所授咒语，遂各蹬上了车子冲将出去，敌住雄黄、雌黄厮杀在一起，战不到二十回合，雌黄又将黄气吐了出来，木兰与金铃子同念咒语，果然见那黄烟未能侵身。雌黄见之大惊，遂又厮杀了二十余回合，但见那雄黄突然将口一张，烘烘的喷出连绵烈火来。汉营二将大惊，木兰遂将云车腾起于空中，金铃子把紫河车亦悬于空中，两人朝下一望，只见那腾腾的烈火烧死了上百汉兵。覆盆子见势不好，急忙仗剑作法，步罡踏斗，口诵咒语，顷刻间乌云四起，风雨大作，遂将那雄黄所吐邪火浇熄。雌、雄二黄见此情形气得目瞪口呆，不知所措。然未提防木兰与金铃子从空中飞一般的蹬车下来，持枪望着二黄直刺，雄黄和雌黄大骇，随即拍马而逃。金铃子迅疾赶上，一枪刺中了雄黄的背脊，雄黄负痛与雌黄夺路而逃。木兰和金铃子率兵追赶十余里，军师决明子鸣金收兵，二人大胜而归。

再言，雄黄与雌黄败至番营对巴豆大黄道："狼主，请收兵回国罢了。那汉朝有诸多勇将和神仙，如何斗得过他！"巴豆大黄道："雌、雄二仙何出此言，此乃灭吾威风、长他人志气也。"雄黄道："狼主不听好言，所以屡败，此战则必败、败则必死矣。"巴豆大黄闻此言后火气冒顶不能忍受，遂叱道："汝二人一些功也未曾有，反倒劝吾罢兵，岂有此理！"雄黄与雌黄见番王生嗔，遂出帐别了萎蕤道人，仍返回大蓟山、小蓟山修行去了。

却言，雷丸山楝实洞妖仙诃黎勒，率领了许多徒弟来到番营，巴豆大黄亲自与高良姜、萎蕤道人、天雄等一干人出营迎接。诃黎勒及众弟子入帐依次坐定后巴豆大黄问道："诃大仙带来之人都是何方仙家？"诃黎勒答道："皆乃贫道的弟子，是贫道前往三山五岳唤来的。"巴豆大黄遂问众仙子道号，诃黎勒道："贫道的徒弟共有四十四子，乃是：

五味子、车前子、茺蔚子、冬葵子、续随子、牛蒡子、都角子、青葙子、投石子、君迁子、大枫子、白附子、黄药子、都咸子、盐附子、菟丝子、白芥子、茴香子、悬勾子、皂角子、莱菔子、木鳖子、海松子、槟榔子、胡颓子、使君子、瓦楞子、白药子、排风子、甘露子、地肤子、葶苈子、亚麻子、猪腰子、相思子、蔓荆子、蛇床子、牵牛子、五倍子、枸杞子、木龟子、橡斗子、蓖麻子也。此四十四子皆法术神通，本事厉害。"巴豆大黄闻听大喜，吩咐大摆酒席，宴请诃仙师与众仙子，当夜尽醉而散。

次日，汉营军师令甘蔗与降将柴胡前往番营讨战，番营中马兜铃、羌活二将出阵迎敌。这边,甘蔗使金棱藤直取羌活，羌活使水巴戟劈面迎之;那边,柴胡持桔梗戟直刺马兜铃，马兜铃使大金锤力敌柴胡。四员战将捉对厮杀至四五十回合时，只见柴胡一戟将马兜铃刺落于马下，羌活见之大惊，遂败走不提。甘蔗、柴胡二将得胜回营,军师大喜，为柴胡上了功劳簿。此时,忽报雷丸山楝实洞妖仙诃黎勒前来搦战,众将出营应战，元帅金石斛全身披甲，决明子、覆盆子皆在阵前助威。但见那个诃黎勒骑了一只金毛狗脊，手执一柄槟榔锤立于阵前，其后跟随着那四十四个徒弟，个个凶神恶煞一般，皆持一支鼠尾枪。汝道那诃黎勒怎生模样，曾有《西江月》词为证：

头披青丝细发，身着棕榈皮袍；
罂粟盔甲赛霄，炼铜练锤神妙；
恰似北方玄武，世间降龙伏虎；
金狗脊似神夔，黎勒妖仙道号。

当下，诃黎勒厉声喝道："汝那汉营中有法术之人出来会吾！"覆盆子闻言大怒，遂仗剑而出，叱道："汝是何处妖仙，敢来放肆？"河黎勒道："贫道乃雷丸山楝实洞洞主，诃黎勒大仙是也。汝是何道人，敢来问吾？"覆盆子道："既是在雷丸山修道，如何不谙世事，助纣为虐，实属可恨，看剑罢！"话音未落，覆盆子一剑砍将出去，诃黎勒大怒，遂持起槟榔锤还击，只见两道士一往一来、一上一下，战了约百余回合未见高下。汉营内女贞仙子见之，遂持蚤休剑上前助战，又厮杀了四五十回合，女贞仙子突然将那蚤休剑飞起于空中欲斩诃黎勒，然那诃黎勒法力广大，他口中念念有词，只见那柄宝剑悬于空中却未曾落下来。此时，身旁徒弟大枫子口中呼呼的吹起一阵大风来，将那空中的蚤休剑吹走约有百十余里，幸得女贞仙子法术玄妙，遂将蚤休剑收了回来。话说，覆盆子与女贞仙子两位无法取胜诃黎勒，不免心中慌闷，那金石斛元帅遂与黄家五将，以及木通、木兰、甘蔗、杜衡、石韦、胡桃、甘遂、石龙芮等将士，驱三万雄兵冲杀过去，诃黎勒招弟子众人等迎敌，那些徒弟一齐答应，声如天崩地塌一般，其各持鼠尾枪冲入汉军阵中，挑死兵丁达上千之众，金元师与众将如何抵得住，遂率残部大败而走。再看，菟丝子则趁机吐出千万丈银晃晃的丝网，将数百汉兵缚于网中；木龟子又放出无数的巨龟来乱撞汉兵；瓦楞子则口中念念有词，只见千百个瓦楞如流星般从空中落下，又打死了数百汉军；牵牛子则牵了百十余头水牛乱冲汉阵；投石子又把千万枚石子打将过来；都角子却将身子一晃，只见其头上顿时生出十几支锐角，在汉军中横冲直撞，又撞死了兵丁五六十人；盐附子随即撒下漫天白雪般的盐来，有汉兵仰首察看时却落在了双目内，又瞎了上百个兵卒的眼睛；大枫子与排风子口中呼呼的吹出犹如排山倒海似的大风来，只吹得那汉军残部人马歪歪扭扭、东倒西斜。话说简短，那众仙子纷纷各使手段，好不厉害也！只可怜那三万汉兵，到头来却折损了约四五千人！汉军大败而走，木兰则断后。覆盆子遂驾云遁走了，女贞仙子亦土遁而回。此时已是日暮西陲，诃黎勒率众弟子大胜而归。

次日，诃黎勒带着众徒又直抵汉军阵上来，且摆下一座阵势，将那四十四个仙子分作四队，以十一人为先队，十一个为后队，以二十二人作左右二队，亦分为四门。

汉营中覆盆子与决明子细看此阵势，虽是四十四人排的一个小阵，然但见内中昏昏黑黑，杀气冲天，着实厉害也！只见得诃黎勒骑了金毛狗脊来至汉营前云："昨日贫道大胜一场，尔等汉人皆丧胆矣。今日贫道摆此阵，汝汉朝可有能人识得此阵否？"覆盆子答道："汝仅以此四十四个妖子排布这妖阵，阵法上却是没有的，未知汝这妖阵也。"诃黎勒闻之哈哈大笑道："贫道摆的乃是仙阵，凡夫俗子如何能识得此阵。吾排此阵，只为捉尽汉邦上将与汝等道人也。此阵名曰'四门仙子灭汉阵'，汝如破得贫道此阵，吾就去请狼主收兵回国；若破不得，那汉朝江山只有奉送与胡椒国主矣。"诃黎勒言罢，遂骑着金毛狗脊返回了番营。

再言，此间覆盆子正与决明子商议破阵之策，不经意间抬头忽见天际祥云飘渺，瑞气祥和，清风徐徐，紫雾迷漫，只见那云端里有一位神仙，后随一个童子，决明子认出乃是师父威灵仙与师弟天仙子也，禁不住心中顿生欢喜，遂与覆盆子道："吾师威灵仙来也！"覆盆子闻之亦大悦。汉王闻知此事，急率金石斛与众文武官员出营相迎，决明子、覆盆子则俯伏迎候。当下，只见那威灵仙座下一只紫金牛、天仙子跨骑了一条天牛从空降下。此时，但见万朵彩云霭霭，千层秀色团团，述不尽那仙家的景象。当下，汉王与决明子、覆盆子、金石斛等将二位接入营内，决明子请威灵仙上坐，威灵仙对汉王道："贫道稽首了！"待汉王回礼毕，决明子遂率领众将前来参拜。礼毕，那汉王、决明子、覆盆子等请威灵仙师略施小术以破此小妖怪阵，捉拿诃黎勒妖仙。威灵仙道："今雷丸山诃黎勒来助番邦，故贫道亲自到此以助之。那诃黎勒的弟子皆乃怪异之徒，汉兵难以与之匹敌也。今排此四门仙子阵，汉军未能破矣！故贫道急来破此阵也。"众人闻听后尽皆悦服。威灵仙又对决明子云："吾大弟子功将满矣，今日贫道若未能前来破阵，使汝赤心为国之志一旦休矣！"决明子道："远劳师父降临，以破番邦恶阵，使弟子欢欣无极也！"师徒相见，当下不表。

却言，次日妖仙诃黎勒骑着金毛狗脊又至汉营前叫骂："汝汉邦有法力者，敢来破吾阵么？如若不能破吾之仙阵，则贫道与众弟子将杀入汉营，擒拿刘寄奴以索天下矣！"覆盆子与决明子闻言皆大怒，遂邀威灵仙的法旨，调汉营数员大将以破此阵，威灵仙随即在道袍袖内取出一个名曰昆布袋的宝贝付与天仙子曰："汝可拿着此后天昆布袋，驾起祥云念诵收子咒，与吾将那四十四个小仙子收敛了来。"天仙子领了法旨，坐着天牛腾空而去，众人见之皆惊喜万分。

再言，那诃黎勒在营外叫骂了半天，却未见有汉军出来破阵。正纳闷间，突然回头一看，然但见那座仙子阵忽然消失了，当下他心中恍恍惚惚不知所措；遂又抬头一看，只见那云端内有一个童子，骑着一头天牛，对诃黎勒道："吾奉威灵大仙法旨，来收汝诃黎勒的仙子阵也。"诃黎勒闻之，顿时神魂颠倒、目瞪口呆，"扑通"一声，遂倒于地上。诸位杏林中人，欲知诃黎勒性命若何？且看下回分解。

第三十一回　天罗阵天密丧身　番王献珍宝称臣

天道循环不可违，悖行阵化为尘灰；
番君折断栋梁柱，汉帝收蛮载宝归。

却言，诃黎勒因见那童子收去了仙子阵，顷刻间遂血气冲心倒于地上半晌方醒，那诃黎勒恨得咬牙切齿，接着翻身跨上金毛狗脊，手执槟榔锤径望汉营中杀将过来。此时，忽闻得鼓乐喧天，似有仙音回荡其间。不一时，遂现出旗幡翠盖，只见左乃决明子、右为覆盆子，居中那紫金牛背上端坐着威灵大仙。诃黎勒定睛一观，只见那威灵仙真乃飘飘然一神仙也！汝道其怎生打扮？但见：

如意冠碧玉翠，绛绡衣鹤舞金霞；火神珠复映桃花，环佩叮当斜挂；肩挎雌雄宝剑，匣鞘微吐光华；青罗紫盖拥高牙，紫金牛上稳跨。

威灵仙身后跟随着天仙子，其手持后天昆布袋。原来，那个昆布袋乃是仙家之至宝也，任汝一座须弥山亦可收于囊内，其形仅有莱菔子大小，然将四十四个仙子收入其内却皆无影无踪。当下，诃黎勒不管好歹，竟奔威灵仙而去。一旁覆盆子断喝道："妖仙休狂，威灵大仙师在此，还不拜服！"诃黎勒也不搭话，手持槟榔锤朝着覆盆子面门砸下，覆盆子仗剑相迎，两个斗了数十回合时，那天仙子骑着天牛仗剑出阵替换，诃黎勒见之大怒，叱道："汝这小妖童，使何物收了吾的仙子阵，速急送回。如若不肯，吾先将汝一槟榔锤打作肉泥也。"天仙子亦不搭话，甩动手中宝剑直刺诃黎勒，二人大战了约三十余回合胜负未分。此时，威灵仙坐于紫金牛上，取出一根草来，名曰"捉拿草"，当下口念咒语，将草向着诃黎勒抛去，那诃黎勒槟榔锤突然脱手，翻身坠下了金毛狗脊，其两手如绳索绑缚的一般，倒于地下无法动作。威灵仙遂近前问曰："诃黎勒，汝冒犯天条，今悔悟否？"那诃黎勒挣扎不得，口中只得哀告道："弟子从今改过自新，乞大仙饶恕弟子，是弟子一时愚昧，排着小阵儿违犯了天条。今弟子改悔前非，欲回山修行，伏乞大仙师放出四十四个弟子，在下感恩不尽矣！"言毕，只是哀告作揖苦求。威灵仙道："本不欲放汝那些弟子出来、然看汝哀情如此，已知悔过矣，故吾今起慈心放其出来，汝要好生教训他们，苦修归于正道方为正果！"诃黎勒唯唯拜伏于地。威灵仙遂取出那个后天昆布袋来，悉数放出了那四十四个小仙子，然那四十四个仙子的鼠尾枪却尽皆没了。诃黎勒问其弟子道："汝等在袋中若何？"众仙子道："昏昏昧昧，一无所知也。"诃黎勒道："汝等俱过来参拜大仙师！"那些仙子遂跪拜道："众弟子们再也不横行了，求大仙宽宥众弟子之罪！"威灵仙道："汝众弟子此去，皆须苦心修行，要不终未能脱掉个妖字！"众皆唯诺答应。威灵仙又道："汝诃黎勒积恶太深，吾已悉知，今恕免汝速回山去继续修行！"诃黎勒再拜承命。威灵仙遂又念咒语，将诃黎勒双手松绑，诃黎勒拜谢毕正欲起身，威灵仙又嘱咐道："汝若此去不修正道，再次恣意横行，下次擒来定不轻恕！"诃黎勒又拜道："弟了怎敢如是！"言罢，诃黎勒骑着金毛狗脊，领了其四十四子，垂头丧气的匆忙回山去了。这正是：强中更有强中手，邪不压正事终成。

话说，诃黎勒率领众弟子归山念诵苦修不提。且言，番营中天雄元帅闻知诃黎勒消息，不仅勃然大怒道："吾师父老颓矣！那四十四个师弟皆被汉营中妖仙的化袋收了去。哇呀呀，可恼！可恼！"那天雄元帅暴跳如雷，遂手持水银刀、跨上黑牵牛，点兵马三万欲雪耻辱。密陀僧亦大怒道："如此说，狼主难道夺不成天下了么？"他亦手执虎杖，跨上刺虎与天雄一起率军直望汉阵上杀去。此时，日已西沉，汉元帅金石斛闻知，遂全身披甲绰枪上马，与石韦、黄芪二将率兵迎战。来至阵前，金石斛当先出战与天雄斗约五十余回合却未分胜负。眼见天色昏黑，天雄元帅道："待本帅来日杀汝等一个罄尽，否则誓不回兵！"金元帅道："来日定当斗个汝死吾活。"言罢，遂各自收兵。

且说，威灵仙对汉王道："这天雄元帅乃是上界恶星下凡，厉害之极，须要除了他方得太平；那密陀僧亦是上界下凡的恶煞罗汉转世，也十分凶恶也。"汉王与决明子皆道："大仙有何处置之法？"威灵仙道："贫道自有主见于胸。"当下不表。却说，那威灵仙在四更时分便运动元气，步罡踏斗，书符念咒，仗剑作法，片刻间即召了上界的百部天军到来。那百部天军每部有二十队，一队有两千军兵，个个明盔亮甲，手执旗幡兵器等物，神威凛凛，皆驾云而至。众天军道："威灵大仙师召吾等到此有何法旨？"威灵仙道："吾今召汝等众天军来非为别事，乃因番邦元帅天雄与密陀僧二人，为上界的恶星与恶罗汉下凡，俱在凡间兴动干戈伤害军民，作恶多端。今其又起兵搦战，胜败难分，故召汝等天军到来摆下一个天罗阵，以诛灭此二恶也。"那百部天军一声应诺，领了法旨腾云驾雾来到阵上。但见，天仙子骑着天牛将那令旗招动，天军遂盘盘旋旋顷刻间摆下一座天罗阵来，观之好生厉害。只见里面或烟、或火、或水、或雾；外列二十八门，按周天二十八宿节制，队伍整肃，毫无尘气，待阵势排完时恰已天明。威灵仙遂骑着紫金牛高居营中，汉王与决明子、覆盆子等群臣则在阵前观望。金石斛与众将列坐骑于门旗下，以待敌兵。

且说，番邦的探子将情报飞禀于天雄元帅，天雄闻听大怒道："他既然摆下此妖阵，那待本帅领兵去打破它！"此时，一旁高良姜道："吾闻说那座凶阵外有四七二十八门，元帅若仅以血气之勇与几员大将岂可能破它，乞三思而行。"然那天雄元帅怒气填膺，一味只要去打阵。当下，阿胶大王与巴嗒杏、胡王使者、赤军使者、萎蕤道人、海浮石和尚、密陀僧、藜芦、芫荑、天明精、狼毒、羌活等一干将士，皆都请求去破天罗阵。那巴豆大黄嘱咐道："汝等前往破天罗阵须要小心谨慎，见机行事方可。"众皆称是，然唯有天雄元帅同那密陀僧道："破他妖阵易如反掌，有何惧哉！"随之，天雄与密陀僧率领雄兵五万，巴豆大黄使乌头太子殿后，浩浩荡荡来到天罗阵前挑战。天雄元帅驱牛横刀出阵，对着汉军骂道："汝等布此妖阵，本帅若不破了誓不为人！"言讫，径望汉军阵中杀将过去，却正遇上金石斛，二将便厮杀在一起。此间，却恼了那个平番的小将军，其即刻踏车挺枪而至，天雄乘机抬头一看，那个后生将军且怎生模样，有《西江月》词为证：

千丈凌云豪气，一团仙骨精神；
挺枪跃马荡征尘，四海英雄莫近。
身着战袍锦绣，七星甲挂龙鳞；
将军乃是小金铃，一马当先出阵。

且说，金铃子足踏紫河车、手持钩藤枪来到阵前喝道："汝这不怕死的番贼，俺金铃子来也！"言毕，遂挺枪直刺天雄。天雄大怒，挥起水银刀劈面相迎，二将战到约三十回合时，只闻金铃子喝声："番贼，俺威灵大仙布下的天罗仙阵汝能打得进去吗？料汝也打不进去，遂只好在此和俺小将军斗杀也。"天雄闻言，怒火中烧，钢牙咬碎，怒喝道："本帅打破汝的妖阵，乃只须缚鸡之力，有何虑哉！"言罢，即率领一万雄兵由东北方一涌而入，其后萎蕤道人、海浮石和尚、阿胶大王、藜芦先锋、巴嗒杏、密陀僧、羌活等，随之一齐杀入了阵中。然而，谁知那阵中却有千百般的变化，接着冲放出来火砂烟水等物，番军莫能深入，唯有密陀僧从东方一门而入。萎蕤道人等又率了四万兵丁再欲杀入阵内，但只见那座阵的二十八门尽行封闭了。此时，只见天罗阵内火光冲天，旋风忽起，烟雨弥漫，惊心动魄。那海浮石和尚持放樟木和阳起石直望天罗阵中打去，骑着天牛的天仙子立即张开了昆布袋，遂将那二物收入了囊内。萎蕤道人随之将锦地罗撒开，却也被昆布袋收走了。乌头太子见此大怒，遂拈开川芎弓、搭上鬼箭，"飕"的一箭射向了天罗阵，却又被天仙子张着昆布袋连弓带箭一起收走了。再说，那天雄元帅领了一万人马，与密陀僧拼力杀入了天罗阵，却只见火光四起、雾涨八方，随之掀天揭地刮起狂风，倒海翻江飞起急雨，天雄与密陀僧惊得魂飞魄散，悔之不及！却言，那百部天军各施法力，电闪雷轰，顷刻间天雄与密陀僧二将遂灰飞烟灭了。此正是：但将冷眼观螃蟹，看它横行到几时。后人有诗叹曰：

上临之以天监，下察之以地祇；
明有王法相继，暗中鬼神相随；
行凶毕竟逢凶，恃势终归失势；
劝君自谨平生，勿师天雄密僧。

话说，天雄元帅和密陀僧、并所率人马，皆死于天罗阵中。那天仙子接下来将令旗一挥，百部天军遂散开迎敌；覆盆子与女贞仙子、木兰、黄芪、金铃子等各持仙器亦杀将过去，番将萎蕤道人、海浮石和尚、巴嗒杏、藜芦、羌活等，皆惊的丧魂落魄，急急如丧家之犬样遁逃。天仙子跨着天牛驱动百部天军乘势追杀过去，只见那四万番兵却折去了一半。海浮石和尚骑着石龟鳖、阿胶大王坐着白牵牛急奔回番营，将情势禀告于巴豆大黄，巴豆大黄闻后惊得面如土色、呆若木鸡；侧旁高良姜则目瞪口呆、形若僵尸。此时，忽闻小军飞报："汉元帅率领上将数十员、精兵数万追击而来!"巴豆大黄闻听忙与高良姜道："目下栋梁已尽折，将如之奈何矣?"那巴豆大黄说的伤心，不仅放声大哭，众人苦劝方休。高良姜道："此乃天数也，非人力所能为之。事既已至此，无可奈何也，只有速速退入防风关内待守。"于是，遂拔营而起，率领所剩六七万疲乏之师进入防风关闭守。

且言，那金元帅大驱兵马攻到防风关下，关内兵民皆心胆俱裂；那天仙子亦率领着百部天军，驾祥云攻打关隘。番王见之大惊失色，遂与军师高良姜商议应对之策，高良姜愣了半晌答道："观此局势，关城被破难免矣。唯有狼主于关上竖起降旗，卜日投降汉王，庶可全性命矣!"巴豆大黄闻言后，于是命军士上关插了降旗，三日内即开关出降。金石斛见之，遂令众军士休要再攻，天仙子亦率百部天军返归汉营。回营后，威灵仙对天仙子和百部天军曰："有劳百部天军！现各各请回也。"言毕，焚了一道退符，但见那百部天军驾云而去。次日，巴豆大黄命西域巴嗒杏赍了降书、推了许多车贡品，步行到了汉营内拜见汉王，口称："万岁！西域国巴嗒杏兹将巴豆大黄降表呈上。"侍从遂将降表呈于几案上，汉王刘寄奴遂与军师决明子一同阅览，降表云："臣巴豆大黄诚惶诚恐、稽首顿首拜汉天子陛下：伏惟胡椒番国主无理太甚，自恃强暴兴兵，有犯天朝，致汉天子御驾劳神远征。本理宜弃戈卸甲降服，奈众将士抵死欲战，方酿此败。臣罪该万死！赖汉天子仁慈厚德，以准降服。今特供明珠二车、珊瑚二车、琅玉五千、玛瑙四车，以及犀角、玻瑙各二车，共计八车，另有波罗蜜数十担，以奉献圣天子，略表微意！申此诚心，谨以表上闻之!"

汉王阅罢微微一笑，问巴嗒杏道："那番王肯服否?"巴嗒杏对曰："然也。"汉王道："那巴豆大黄强暴欺上，吾每每让他，他却必要与朕争斗方致此祸。今事败投降，乃是其造化也。本欲生擒这厮，以出朕气，然朕因广施仁德，不忍加罚，故此饶恕了他。”巴嗒杏闻之再拜称谢。决明子又道：“吾主乃仁德之君，不念旧恶，番王虽有逆犯之罪，然其今势急供宝来降吾主，吾主仁慈故未加罪于他。”巴嗒杏闻言大悦，遂拜别汉王回到了防风关，将那上项一一说与巴豆大黄。巴豆大黄闻听大喜，于是同阿胶大王、巴嗒杏一起自缚到汉营投降，拜见汉王时皆口呼万岁，称臣该万死！汉王命解其缚，赐坐锦墩。巴豆大黄奏道：“臣实该万死，罪在不赦，承万岁恕宥不责，反赐坐墩，臣何敢坐！”汉王再三命坐，巴豆大黄遂与阿胶大王、巴嗒杏坐定，然惶恐不敢抬头。当下，汉王传旨设宴以待三人，巴豆大黄见汉王毫无见责，心下甚喜。宴毕，巴豆大黄与阿胶大王、巴嗒杏三呼舞拜，然后辞别汉王与军师回归，军师决明子将三人送于营外道别。

此后，巴豆大黄即返回了本邦，萎蕤道人、高良姜等一干人尽皆散去，海浮石和尚仍回其锦村庵修行。阿胶大王亦别了番王，率领辛荑、麦门冬二将回斑蝥国去了。巴嗒杏折损了几万兵马，最后与那九皮大将回到了西域国。话说，那巴豆大黄自此再也未敢轻视汉邦，其年年上朝进贡，此乃是后话耳。

事毕，汉王与众文武皆前往拜谢威灵仙，那威灵仙与汉王道：“吾大徒弟今已功满，可随贫道回山去了。”决明子遂辞别汉王，欲同师父威灵仙一同回山修行。汉王闻之，顿生满面愁容，似有不舍之状也。诸位杏林客官，欲晓决明子是否归隐，且听下文分解。

第三十二回　汉天子征番回国　封勋臣乐享太平

旌旗蔽日马嘶鸣，汉主征蛮收番军；
良将艰辛归故土，凤凰池上封爵勋。

话说，汉王历经数载征番，番邦臣服。刘天子与众文武等遂拜谢威灵仙援手之德,威灵仙欲作别汉王刘寄奴，并带徒弟决明子军师回山修道,汉王心下不舍分离，于是云：“待朕回国后，再让决明军师入山修行，未知大仙允否?”威灵仙道：“既如此，那贫道权且自回山中去。”汉王闻之大喜，遂与决明子、覆盆子及众文武等拜送威灵仙归隐，那威灵仙坐上了紫金牛、天仙子骑着天牛随后，腾腾地驾云冉冉而去；再言，女贞仙子亦作别汉王欲回山去，汉王与众皆再三拜谢，女贞仙子遂驾云返回了琥珀山水萍洞。且言，汉王刘寄奴得胜班师而归，南星关则令大将杜衡把守，并加封其为抿番将军都武侯。

再言，汉王排銮驾坐五龙辇由百官随护起驾，决明子与覆盆子则乘车左右相陪，鞭敲金镫响，齐唱凯歌旋，元帅金石斛与众将士亦皆喜气洋洋，大队人马好不壮观，沿途所至州县官员皆往俯伏迎接。却说，一干人晓行夜宿路过地黄关，汉王命骁将石兰留守把关，石兰遂奉旨把守去了；又行了约六七百里地到达了龙骨关，关隘亦无守将，汉王遂命骁将苏梗镇守。再说，那汉王与众文武将士等在路上行程不止十日即至长安，军师决明子于是打发探子王不留行先去禀告朝内太子与众大臣等迎驾。汉王刘寄奴乃是中宣十一年春正月御驾征蛮，今日回朝乃中宣十二年冬十月上旬也，那长安城中的庶民百姓闻知圣驾回朝，倾城男男女女、老老幼幼皆拜伏于道旁，以灯烛香花迎接仁德之君。汉王銮驾移到了城内，金石斛元帅则将兵马屯扎于城外。此时，王孙太子、朝内百官、宰相及国老等，皆前往朝门外迎接君主，那刘天子威威赫赫被迎至了琉璃殿，景天王后与兰花公主遂上殿拜见刘寄奴。却言，次日正是十月初十，乃是大吉之时。因此，天子刘寄奴遂于五更三点坐上了金銮殿，文武百官皆来朝贺，但见：

祥云迷凤阁，瑞气罩龙楼；徐徐清风拂旌旗，带露宫花迎霞光；天香影里玉簪珠馥聚丹墀，仙乐声中绣袄锦衣扶御驾；珍珠帘卷，黄金殿上现金舆；凤羽屏开，白玉阶前停宝辇；隐隐净鞭上下响，文武群臣两班齐。

且言，百官朝拜已毕，军师决明子与法师覆盆子上前再行君臣之礼，汉王赐坐锦墩，开金口道："军师、法师二仙，其功重如泰山矣！"决明子、覆盆子同奏道："吾侪何功之有，今贫道二人欲告别陛下，归隐山中修行去也。"汉天子闻言踌躇片刻后，欲与其财宝等物，然二人则固辞不受。汉王心下不安，于是传旨文武百官皆来拜谢军师与法师，并号封决明子为普德大真人、覆盆子为广法大真人，二仙谦谢后遂告辞作别。覆盆子与徒弟木兰一起回山，汉王欲加封木兰官职，然奈木兰乃是一位修仙之人，不便封赏，汉王遂号封其为宝袋广力仙子，木兰拜谢已毕，然后辞别了金石斛元帅与兄长木通，即随师父覆盆子回到了白及山仙茅洞。再说，那决明子拜别了汉王要回山去，汉王却恋恋不舍，然事已至此，只得顺其自然，汉王遂率众文武洒泪相送至朝门外。此后，决明子即回到武当山菩萨洞威灵仙师父处继续修行不表。

却说，返回大殿后那天子刘寄奴复坐于龙位上，元帅金石斛率金樱子、金银花、金铃子三呼朝见，汉王道："元帅与公子等皆功莫大焉！"金石斛奏道："陛下何出此言？但凡为臣子者，理当赤心报国。君言过矣，臣等父子惶恐之至也！"汉王遂封金石斛为忠国大将军耀武王，赐金印紫绶、黄金千镒、白璧百双、珊瑚树一株、彩绒二百匹，另封其妻木氏为国泰夫人；封金石斛长子金樱子为荡寇大将军英杰侯；封金铃子为火寇大将军雄杰侯。且俱赠金印冠冕；封金银花为英烈夫人，一品服饰，赐凤冠霞帔两副。金石斛及其子女受封已毕皆口称万岁，三呼拜谢！汉王又传旨建造银銮殿，赐予金石斛元帅居住。

随之，汉王又封黄连为追番大将军参忠侯，黄坯为驱辽大将军保国侯。封其长子黄芪为仙勇大将军安汉侯，黄芩为少勇大将军，黄寮郎为英武大将军。同时，令黄芪与金银花小姐择日完婚，钦赐珠灯四对、彩女八名、御乐人十二名。那黄家五将受封后三呼谢恩，遂退出了午门，黄坯并黄寮郎告别了黄连等遂返回申州去了；黄芪则奉旨完婚，不在话下。汉王接着又封木通为荡寇将军宣州侯，石韦为镇北将军申州侯，石龙芮为平寇将军勇异侯，甘遂为车骑将军秦州侯，山茱萸为破虏将军渠州侯、其子山楂为骁勇将军。封苏子为安达将军潞州侯，甘蔗、杜仲为异勇大将军，茅根、白芍皆为偏将。封胡桃为奋勇将军永定侯，石长生为偏将之职，又封王不留行为先行大将军，余皆论功升赏。众官皆三呼万岁，谢恩而去。

当下，汉王又加封降将柴胡为良勇将军义武侯；将番将白术、青蒿、黑山栀、赤茯苓封为四方无敌将军，并付兵马十万、粮饷二十万，发还南方由跋国王吴茱萸统领。另备珍珠、玛瑙、犀角等物共一车，令四将带于吴茱萸以示致谢。那四将三呼谢恩后，自领了兵马回由跋国去了。

继之，汉王御览姓氏功劳簿后下旨，于午门外建造一座楼台，取名“凌香阁”，上绘以彩画龙凤麒麟等，于正中立一大牌额，雕刻众功臣之名讳，以昭示千古不朽！又将阵亡的众将士俱立牌坊，一一追封。追封江南提督棕榈为武威侯，苏子之弟苏叶为冤灭侯，广州总兵徐长卿为忠烈将军不屈侯，信州总兵桑寄生为英烈将军无灭侯，福州总兵苏方木为豪烈将军武竭侯。又封海藻为巨勇将军，山柰、黄丹为英忠将军，夏枯草、芦荟、芦根等皆为将军之职。汉天子加封已毕，众臣皆三呼万岁退出朝门，然后各回州府不提。汉王遂又招金樱子为驸马，与兰花公主结为连理，喜庆热闹自不必言。

却说，那金银花小姐与黄芪已完婚三个年头，然却未生出一男半女，金银花此时方想起女贞仙子师父让其修仙成道之事，金银花遂将此事禀于父亲金石斛与母亲木氏夫人，执意欲往师父处修仙悟道，金石斛夫妻无奈，只得应允。那金银花遂卸去了凤冠霞帔，仍还道姑打扮，拜别父母和公公黄连，与再丈夫黄芪等作别后，遂借土遁法到琥珀山水萍洞续修正果去了。再言，那金铃子作了二十年的雄杰侯，亦拜别双亲与大兄金樱子等，到那白芷山百合洞薯蓣仙师父处修炼正果去了。那黄芪后来也悟却尘世，亦往武当山菩萨洞拜决明子为师修仙悟道了。后来，各自皆修成了正果，黄芪遂渡其父黄连、金银花则渡其母木香娘娘、金铃子亦渡父王金石斛等脱离了凡间。尔后，皆升天成仙了。

再说，那汉天子刘寄奴广施宏德，众人欣喜欢悦，却又是五谷丰登之年，百姓皆称此全赖天子洪福也！故此，日日欢声不绝于耳，岁岁讴歌君主之德。自此，天朝民风淳朴，庶民夜不闭户，道不拾遗，真乃唐虞之象也！那天子刘寄奴坐位至三十六载洪基，享誉了三十年的太平天子，寿至六十又五，遂驾崩。继之，王孙太子即位，立景天娘娘为后。自此，风调雨顺，五谷丰登，国泰民安,天下昌盛!后人曾为汉、番草木争雄抒发古风一篇，其词曰：

汉主堂堂仁德君，无端番寇动刀兵；
番将巴豆恃势大，番帅天雄逞奇能；
天竺献关汗逆贼，天使国老赴番营；
幸有栋梁金石斛，寄奴天子驾亲征；
军师计将藜芦袭，飞刀破番乃金铃；
番后法术惊诸众，凶狠恶暴密陀僧；
八卦阵中云雾起，九皮番将乱纷纷；
云母法术难以敌，女葵仙瓶降妖魔；
督邮排布五行阵，海石和尚恶狠狠；
石斛破阵损兵将，续断谷内蒙艰辛；
木兰仙子果厉害，收复一座南星关；
社稷生非盗贼起，先天竹并后天门；
三员大将力保国，剿灭天门逆党魔；
君臣赏荷云台亭，兴妖作怪水蛇精；
独脚仙与土般蘖，太子乌头射汉兵；
决明力劝降柴胡，雄黄雌黄火烟生；
威灵仙布天罗阵，焚灭天雄与妖僧；
若非一番虎狼争，何得番王诚服心？
华夏九州皆平定，力决胜负将纷纷；
鞭敲金镫回朝城，列位功臣蒙君封；
汉室社稷此昌盛，一统江山定太平！
本草演义拟人化，杏林看官莫当真；
弘扬橘杏药文化，作者夙愿融其中！

陈　成　肖正国　刘效栓

根据民国1936年刻印本辑校厘订